医学实验室ISO 15189认可指导丛书

总主编
周庭银 ｜ 王华梁

临床微生物
检验标准化操作程序

Standard Operating Procedures
for Clinical Microbiology

主编
周庭银 倪语星 胡继红 徐英春 吴文娟

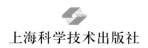

上海科学技术出版社

图书在版编目(CIP)数据

临床微生物检验标准化操作程序 / 周庭银等主编.
—上海：上海科学技术出版社，2019.9(2021.9 重印)
（医学实验室 ISO 15189 认可指导丛书 / 周庭银，王
华梁总主编）
ISBN 978 - 7 - 5478 - 4503 - 5

Ⅰ.①临… Ⅱ.①周… Ⅲ.①病原微生物－医学检验
－技术操作规程 Ⅳ.①R446.5 - 65

中国版本图书馆 CIP 数据核字(2019)第 147632 号

临床微生物检验标准化操作程序
主编 周庭银 倪语星 胡继红 徐英春 吴文娟

上海世纪出版(集团)有限公司
上海 科 学 技 术 出 版 社 出版、发行
（上海钦州南路 71 号 邮政编码 200235 www.sstp.cn）
上海盛通时代印刷有限公司印刷
开本 787×1092 1/16 印张 39.75 插页 4
字数 850 千字
2019 年 9 月第 1 版 2021 年 9 月第 4 次印刷
ISBN 978 - 7 - 5478 - 4503 - 5/R · 1870
定价：150.00 元

内容提要

"医学实验室 ISO 15189 认可指导丛书"以 CNAS－CL02:2012《医学实验室质量和能力认可准则》为指导,由全国医学检验各专业领域的专家共同编写,对开展 ISO 15189 医学实验室认可有重要的指导意义和实用价值。

本书共分 2 篇 20 章。第一篇为管理要求,主要介绍组织和管理、质量管理和实验室安全管理等方面的操作程序。第二篇为技术要求,从标本采集、临床标本的细菌学检验、抗菌药物敏感试验等方面来阐述临床微生物实验室相关操作规程,包括检验前质量管理、实验室仪器设备、常用培养基及试剂、血清学试验、微生物相关抗体抗原检测、各种染色方法、各种标本的涂片镜检与培养、常见病原菌及高致病菌检验、手工检验人员比对与仪器性能验证等标准操作规程。附录部分不仅收录了实验室管理、仪器和设备及质量控制等方面常用的记录表格,方便读者直接引用,而且列举了微生物室现场评审不符合项等,有利于读者借鉴和参考,指导作用突出。

本书内容全面,编排格式规范,言简意赅,指导性强,既可作为正在准备或已经通过 ISO 15189 认可的医院临床微生物实验室的指导书,又可作为基层医院微生物室常规工作的管理规范和操作手册,还可作为临床微生物专业学习的培训教材。

总主编简介

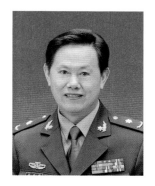

周庭银

海军军医大学附属长征医院实验诊断科主任技师。从事临床微生物检验及科研工作 40 余年，在临床微生物鉴定方面积累了丰富的经验，尤其是对疑难菌、少见菌株鉴定的研究有独到之处。在国内首次发现卫星状链球菌、星座链球菌、霍氏格里蒙菌、拟态弧菌等多株新菌株。近年来，先后帮助国内多家医院鉴定 40 余株疑难菌株。主办国家医学继续教育"疑难菌株分离与鉴定"学习班 22 期（培训 2 800 余人），2013 年发起成立上海疑难菌读片会，并已成功举办 15 期。成功研究并解决了血培养瓶内有细菌生长，但革兰染色看不到菌、转种任何平板无细菌生长这一难题。研制了新型双相显色血培养瓶、多功能体液显色培养瓶、尿培养快速培养基、抗酸杆菌消化液，以及一种既适用于痰细菌培养，又适用于结核分枝杆菌和抗酸杆菌培养的痰标本液化留置容器。

获国家实用新型专利 5 项、发明专利 1 项。主编临床微生物学专著 11 部，其中《临床微生物学诊断与图解》获华东地区科技出版社优秀科技图书一等奖。以第一作者发表论文 40 余篇。

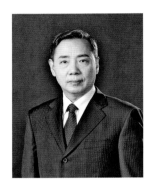

王华梁

医学博士、二级教授、博士生导师，国务院政府特殊津贴专家，上海市临床检验中心主任，《检验医学》杂志主编。

现任全国卫生产业企业管理协会实验医学分会主任委员，中国妇幼保健协会临床诊断与实验医学分会名誉主任委员，中国医师协会检验医师分会分子诊断专家委员会主任委员，中国健康促进基金会质谱精准检验专家委员会主任委员，中国医院协会临床检验管理专业委员会副主任委员，中国遗传学会遗传诊断分会副主任委员，中国医师协会临床精准医疗专业委员会常务委员，国家卫生标准委员会委员，国家卫生健康委临床检验中心专家委员会委员，中华医学会医疗鉴定专家，中国合格评定国家认可委员会 ISO 15189 主任评审员及 17025、17043 评审员等。

先后主持或参与国家"十三五"重大专项、国家自然科学基金、国家博士后基金、上海市重大项目、上海市科学技术委员会产学研重大项目、上海市自然科学基金、上海市卫生健康委员会重点项目等科研项目 20 余项；获上海市科学技术奖一等奖、上海市科技成果奖、军队医疗成果奖多项；先后主编或参编专著 20 余部；在 Science、Clinical Biochemistry、Applied Microbiology and Biotechnology、Clinical Chemistry and Laboratory Medicine、Accreditation and Quality Assurance、《中华医学杂志》等期刊发表论文多篇。

主编简介

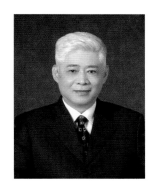

倪语星

主任医师、教授、博士生导师，上海交通大学医学院附属瑞金医院临床微生物科主任、医院感染控制管理科主任，上海交通大学医学院医院感染防控专业委员会主任。

国家卫生健康委员会细菌耐药监测专家委员会委员及合理用药专家委员会委员。上海市卫生健康委员会抗菌药物合理应用和管理专家委员会顾问。

中华预防医学会医院感染控制分会常委，中国医院协会医院感染管理专业委员会常委，中华医学会微生物与免疫学分会临床微生物学组前任组长，上海市微生物学会常务理事、微生物耐药防控专业委员会主任委员。上海市医学会抗感染和化疗分会副主任委员；上海市医学会检验医学分会顾问，上海市医师协会检验医师分会顾问。

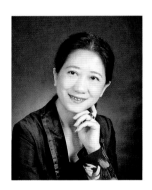

胡继红

主任技师，北京大学医学部基础医学院病原生物系硕士，国家卫生健康委员会临床检验中心微生物室主任。负责全国临床机构及疾病预防控制中心微生物室间质量评价等项目，推进临床微生物检验标准化、质量控制、实验室生物安全、专业技术培训等工作。研究方向：临床微生物检验质量控制及病原诊断和药敏方法学研究、病原微生物基因诊断标准化研究。

现学术任职：中国微生物学会临床微生物学专业委员会副主任委员，中国医疗保健国际交流促进会临床微生物与感染分会副主任委员，中国医院协会临床微生物实验室管理专业委员会副主任委员，国家病原微生物实验室生物安全专家委员会委员，中华医学会检验分会临床微生物学组副组长，中华医学会微生物与免疫学分会临床微生物学组委员，中国国家认证认可监督管理委员会（CNAS）实验室技术委员会医学专业委员会委员，全国医用临床检验实验室和体外诊断系统标准化技术委员会（TC136）委员，中国医药生物技术协会理事、实验室生物安全专业委员会常委，北京市医学检验质量控制和改进中心专业委员会委员，《中国抗生素杂志》编委、《医学参考报·微生物与免疫学频道》编委等。

主持并完成 3 项临床检验行业标准，参加"八五""863""十二五"支撑计划、国家科技重大专项等国家重大课题 7 项，获局级科研成果 2 项。

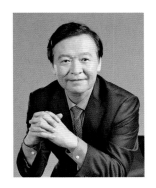

徐英春

研究员、教授、博士及博士后研究生导师。北京协和医学院临床检验诊断学系主任,北京协和医院检验科主任、临床生物标本管理中心主任。科研方向:临床病原菌实验室诊断、耐药机制及其分子流行病学。

现学术任职:国家卫生健康委员会抗菌药物临床应用与细菌耐药评价专家委员会委员兼办公室主任,国家卫生健康委员会全国细菌耐药监测网质量管理中心负责人,中国医学装备学会检验医学分会会长,中国医师协会检验医师分会常委,北京医学会微生物与免疫学分会主任委员,欧洲临床抗菌药物敏感试验委员会华人抗菌药物敏感试验委员会主任委员,全球华人临床微生物感染病学会理事长,世界华人医师协会世界华人检验与病理医师协会副会长。

主持国家高技术研究发展("863")计划课题,科技部重大专项子课题,国家自然科学基金、国家卫生健康委员会公益行业科研专项子课题,卫生行业标准、首都发展科研专项基金重点攻关等 20 余项。发表论文 200 余篇,其中被 SCI 收录近百篇,主编图书 20 余部。个人及所在团队曾获国家科学技术进步奖二等奖,北京市科学技术奖二等奖,中华医学科学技术奖二、三等奖,华夏医学科学技术奖三等奖。

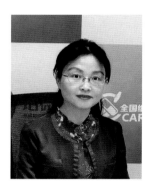

吴文娟

　　教授、主任技师、博士研究生导师,同济大学附属东方医院南院医学检验科主任。

　　中国女医师协会检验医学分会副主任委员,中华医学会检验医学分会微生物学组委员,中华医学会微生物与免疫学分会微生物学组委员,上海市微生物学会理事、临床微生物学专业委员会副主任委员,上海市医学会分子诊断分会委员兼感染病学组组长,上海市医学会检验医学分会微生物学组组长,中国合格评定国家认可委员会主任评审员。

作者名单

主　编

周庭银　倪语星　胡继红　徐英春　吴文娟

副主编

侯铁英　广东省人民医院

罗燕萍　中国人民解放军总医院

周铁丽　温州医科大学附属第一医院

贾　伟　宁夏医科大学总医院

李军燕　中国合格评定国家认可中心

阿祥仁　青海省人民医院

张　泓　上海市儿童医院

解范迪　上海市虹口区江湾医院

朱　雄　三亚市人民医院

葛　平　上海市临床检验中心

胡海清　海军军医大学附属长征医院

刘　洋　南昌大学第一附属医院

编　委

肖美芳　海南省妇女儿童医学中心

黄文辉　青海大学附属医院

陈险峰　海军军医大学附属长征医院

梁金花　牡丹江医学院附属红旗医院

唐群力　上海市奉贤区中心医院

汤　瑾　上海交通大学附属第六人民医院

刘耀婷　海军军医大学附属长征医院
韩立中　上海交通大学医学院附属瑞金医院
杨乐园　上海市宝山区中西医结合医院
陈　众　洛阳市第一中医院
陈　蓉　上海市临床检验中心
黄　会　海口市人民医院

丛书序言

健康是人类进化的不懈追求，医学的进步是人类文明进步的重要标志，医学实验室的发展是医学进步的重要组成部分。

近年来，随着我国医学实验室信息化、自动化、数字化的飞速发展，医学实验室检验的质量管理水平面临着快速提高的历史机遇。ISO 15189《医学实验室质量和能力认可准则》是指导和引领医学实验室走向规范化的重要指南，已经逐渐在全球范围内广泛应用，对实验室管理、检验医学学科建设和能力提升等发挥了积极的作用。

医学检验是一门综合性的学科，为患者疾病的诊断及后续的治疗提供了精准数据支持，其准确性备受关注。检验数据要精准可靠，报告速度要迅速及时。但是，在临床检验的过程中，检测结果受到诸多环节、多种因素的影响。而医学实验室 ISO 15189 质量管理体系的建立、运行和持续改进，正是不断提高医学检验质量管理水平、保障检验结果准确性的法宝，是提高实验室核心竞争力的重要因素。

"医学实验室 ISO 15189 认可指导丛书"共有 6 个分册，包括《临床微生物检验标准化操作程序》《分子诊断标准化操作程序》《医学实验室质量管理体系》《临床化学检验标准化操作程序》《临床免疫检验标准化操作程序》和《临床血液和体液检验标准化操作程序》。每个分册严格按照 ISO 15189 质量管理体系文件的要求撰写，可以保证实验的精确性、准确性、可溯源性，是从操作层面对 ISO 15189 的一次详细解读，可作为医学实验室建立自身质量管理体系的具体参考，有利于医学实验室的质量管理和技术能力的标准化和规范化建设。

本套丛书邀请了全国一百余名医学检验专家和认可专家参与编写。编写理念新颖，内容实用，符合临床实际，注重整体，重点突出，编排有序，适合于指导建立医学实验室质量管理体系。相信该套丛书的出版，对我国医学实验室的规范化建设、质量与能力提升、更好地服务患者会起到良好的推动作用。

我衷心希望本套丛书能为各实验室开展和运行 ISO 15189 认可发挥积极的作用,并得到读者们的喜爱。我也相信,本套丛书在临床使用的过程中,通过实践的检验,能不断得到改进、完善和提升。

国家市场监督管理总局认可与检验检测监督管理司副司长

2019 年 5 月

丛书前言

随着科学的发展和技术的进步,实验医学对临床医学的贡献越来越大,临床医疗决策对实验医学的依赖越来越高。正是由于医学实验室的重要性不断提高,对其质量和能力的要求也越来越高,医学实验室面临的风险也越来越大。如何保证医学实验室的质量和能力也变得比以往任何时候都重要。ISO 15189《医学实验室质量和能力认可准则》是指导和引领医学实验室走向标准化、规范化的重要指南,已经成为全球范围内被广泛认可和采用的重要标准。

目前,中国医学实验室有以下显著特征:质量管理的标准化、规范化,分析技术的自动化、信息化,以及人员分工的专业化、精细化。医学实验室已进入一个崭新的发展阶段。

为此,我们组织国内一百余名医学检验专家,根据 CNAS－CL02:2012《医学实验室质量和能力认可准则》编写了"医学实验室 ISO 15189 认可指导丛书",共有 6 个分册,包括《医学实验室质量管理体系》《临床血液和体液检验标准化操作程序》《临床化学检验标准化操作程序》《临床免疫检验标准化操作程序》《临床微生物检验标准化操作程序》和《分子诊断标准化操作程序》。本套丛书充分遵循了准则的原则和要求,更是在实际操作层面给读者以提示和指引,旨在提高医学实验室质量的管理能力、室内质控的精确性、室间质评的准确性、测量结果的溯源性等,为各医学实验室自身质量管理体系的建立提供具体参考,对拟申请 ISO 15189 认可的医学实验室具有一定的指导意义和实用价值,可作为医学实验室规范化管理和标准化操作的实用性工具书和参考书。

本套丛书在编写过程中得到了多方的大力支持和无私帮助,尤其是中国合格评定国家认可委员会领导的关心和支持、各分册主编和编者夜以继日的努力与辛勤奉献,在此谨向各位表示诚挚的谢意! 此外,还要感谢郑州安图生物工程股份有限公司和上海标源生物科技有限公司对丛书编写给予的大力支持和协助!

由于编者水平所限，加之时间仓促，本套丛书一定有欠缺和不足之处，欢迎专家和读者批评指正。

2019 年 6 月

本书前言

ISO 15189 是国际标准化组织为医学实验室标准化而发布的专用要求,集中了世界各国专家的智慧和经验。ISO 15189 认可是推动和促进医学实验室规范化管理水平、提高检验结果准确性和有效性的重要手段,是证实医学实验室检验能力的国际权威和通用途径。

《临床微生物检验标准化操作程序》(医学实验室 ISO 15189 认可指导丛书)是根据 CNAS‑CL02:2012《医学实验室质量和能力认可准则》和 CNAS‑CL02‑A005:2018《医学实验室质量和能力认可准则在临床微生物学检验领域的应用说明》,对《临床微生物检验标准化操作》第三版进行修订而成。同时,就读者提出的意见和建议,对相关内容做了修改、增补和更新。

本书邀请二十多位国内知名临床微生物检验专家参与编写,在修订过程中,先由专家们搜集资料,进行讨论,共同决定本书编写方案。初稿撰写完后,交叉分送各位专家审核,对提出的问题再次组织讨论,经集中讨论并修改后最终定稿。

《临床微生物检验标准化操作程序》依据 ISO 15189 标准中质量体系建立的要求,按照微生物实验室的工作流程,依次介绍了组织和管理、质量管理、安全管理、检验操作程序、实验室记录表格、不符合项、微生物领域现场核查要点等内容。全书共涉及 400 余项标准操作规程(SOP)及 70 余个质量和技术记录表格。该书对申请医学实验室 ISO 15189 认可有较高的指导意义和实用价值,并可作为各级医院微生物室标准化操作和规范化管理的实践手册,是必备的实用性工具书和参考书。

本书在编写过程中得到了多方面的支持和帮助。海军军医大学附属长征医院实验诊断科胡海清、陈险峰、张玲珍等承担了本书部分校对工作。在此谨向各位专家和同仁的辛勤劳动表示诚挚的谢意。

　　本书在内容和质量上均较前书更为完善，但由于时间比较仓促，欠缺和不足之处在所难免，欢迎专家和读者批评指正。

2019 年 6 月

目 录

第二篇
技术要求 / 051

第一篇

管 理 要 求

第一章
组 织 和 管 理

实验室设施和环境条件

××医院检验科微生物室作业指导书	文件编号：××-JY-CZ-XJ-×××
版本： 生效日期：	共 页 第 页

1. 目的
确保微生物检验的质量、安全和有效，以及实验室员工、患者和来访者的健康和安全。

2. 适用范围
微生物实验活动涉及的区域。

3. 职责
3.1·微生物实验室负责人负责实验室的设施和环境符合要求。

3.2·岗位人员负责实验中设施、设备的维护和环境的保持。

3.3·卫生员负责微生物室地面、桌面和仪器表面的清洁卫生。

4. 程序
4.1·实验室应按照生物安全管理要求和风险评估程序，评估和确定工作空间的充分性和适宜性，在此基础上分配开展工作的空间。如按功能分区：标本处理室、无菌（培养基配制）室、涂片镜检室、仪器室、细菌室、真菌室、结核室等。

4.2·临床微生物实验室为二级生物安全实验室，须设置门禁，对进入影响检验质量和安全的区域进行控制。

4.3·真菌室、结核室宜设置负压或定向气流，以确保生物安全。

4.4·实验室内照明宜充足，避免阳光直射及反射，如可能，可在实验室内不同区域设置照明控制，以满足不同试验的需要。应有可靠的电力供应和应急照明。

4.5·实验室内的通信系统与机构的规模、复杂性相适应，以确保信息的有效传输；如安装电话以保证危急值报告及其他实验室与临床的实时沟通。

4.6·已检标本和检验中平板、分离菌株的储存空间和条件应确保检验质量和生物安全；应以防止交叉污染的方式储存检验过程中使用的临床样品和材料。

4.7·实验室配置适当的储存设施确保文件、设备、试剂、耗材、记录、结果和其他影响检验结果质量的物品的持续完整性。

4.8·实验室配置二级生物安全柜、高压灭菌器、个人防护设备等安全用品和适用于开展检验项目要求的各类检测设备。应依据所用分析设备和实验过程的要求，制订环境温度、湿度控制要求并记录。应有温度、湿度失控时的处理措施并记录。必要时，实验室可配置不间断电源（UPS）和（或）双路电源以保证关键设备（如需要控制温度和连续监测的分析仪、培养箱、冰箱等）的正常工作。

4.9·危险品的储存和处置设施应与物品的危险性相适应，并符合适用要求的规定。

4.10·实验室须配置紧急冲淋、洗眼设施，以及职业暴露紧急处理用的救护包。定期检查以确保设施的有效性。

4.11·记录：微生物室室内温度、湿度,每日记录 2 次,实验室温度宜控制在 22℃±3℃。要求按照微生物室温、湿度计的显示结果如实记录。试剂与样品冰箱温度每日记录 2 次,按照冰箱冷藏室和冷冻室的温度计显示如实记录或使用电子冷链监测系统 24 h 监测记录。

4.12·微生物室内环境监测：每季度对微生物室内消毒后空气、物表和工作人员的手进行监测,按Ⅲ类区域标准进行判断,不合格需要重新消毒后进行监测,做好相应记录,具体操作及处理见《医院感染监测标准操作规程》。

参考文献

[1] 中国合格评定国家认可委员会.CNAS－CL02－A005：医学实验室质量和能力认可准则在临床微生物学检验领域的应用说明.2018.
[2] 中国合格评定国家认可委员会.CNAS－CL02：医学实验室质量和能力认可准则(ISO 15189：2012，IDT).2012.
[3] 周庭银,倪语星,胡继红,等.临床微生物检验标准化操作.3 版.上海：上海科学技术出版社,2015.

(吴文娟　李军燕　周庭银)

实验室设备管理程序

××医院检验科微生物室作业指导书	文件编号：××-JY-CZ-XJ-×××
版本：　　　　　生效日期：	共　页　第　页

1. 目的

规范微生物实验室仪器的管理、使用和维护保养程序，保证仪器的正常安全使用。

2. 适用范围

微生物实验室的所有仪器硬件和软件、测量系统和实验室信息系统。

3. 职责

3.1·科主任负责审批微生物实验室仪器的采购申请，医院设备科负责采购。

3.2·实验室负责人负责仪器配置、评估、申请、验收、维修、报废等管理工作。

3.3·仪器负责人负责建立仪器档案，编写仪器 SOP。

3.4·微生物实验室检验人员负责仪器的使用、质量控制和保养工作。

4. 程序

4.1·仪器的配置、评估、申购及验收

4.1.1　配置实验室：应根据工作需求配置所需的全部仪器。生物安全柜的类型和安装应满足工作要求；培养箱的数量和种类（如特殊温度范围和气体要求）、冰箱应满足诊断需要；无菌体液的显微镜检查应配备细胞离心机。

4.1.2　评估、选择仪器时，应评估该仪器性能是否满足本实验室的要求。应以技术操作可靠性、工作特异性为原则选择高质量、高安全性的仪器。

4.1.3　申购实验室负责人填写仪器申购表，经科主任审核，上报医院设备科购买。

4.1.4　验收仪器：采购到货后，由厂家工程师负责安装，要求仪器安装完成后能够达到规定的性能标准，并且符合相关试验要求。经设备科工作人员确认，填报仪器安装单，由微生物实验室负责人签字后方可使用。

4.2·仪器档案：微生物实验室所有仪器应建立档案，包括以下内容。

4.2.1　仪器名称、唯一标识。

4.2.2　生产商、型号、系列号。

4.2.3　接收日期及接收人员签字。

4.2.4　接收时的状态（例如：新品、使用过、修复过）。

4.2.5　启用日期及当前存放位置。

4.2.6　制造商说明书及其存放处。

4.2.7　重要仪器制造商的联系人姓名和电话。

4.2.8　证实仪器可以使用的仪器性能记录。性能记录应包括所有校准和（或）验证报告（或证明）的复件，内容包括日期、时间、结果、调整、可接受标准以及下次校准和（或）验证的日期。

4.2.9　已执行及计划进行的维护。

4.2.10　记录校准的相关参数，及时更新备份。

4.2.11　仪器的损坏、故障、改动或维修。

4.2.12　预计更换日期（可能时）。

4.2.13　日常使用保养记录及质控记录等。

4.3·仪器的标识

4.3.1　微生物室仪器均应有唯一标识，并张贴在仪器醒目处。

4.3.2　标识内容包括名称标识、功能状态标识、运行状态颜色标识。

4.3.3　名称标识包括仪器名称、型号、序列号、仪器统一编号（仪器统一编号采用"组室名英文缩写＋仪器号"形式，如："MIC01"表示微生物室 1 号仪器），生产厂商、代理商名称，提供的检测项目，使用组室的名称，启用日期，负责人等。

4.3.4　功能状态标识包括仪器工作条件、运行状态、校准有效期（标明仪器已经过校准或验证状态，性能处于正常，并标明有效期及再次校准验证日期）、耗材订购联系电话等。

4.3.5　运行状态颜色标识采用绿色、红色标识。

4.3.5.1　绿色标识：表示仪器处于正常状态。

4.3.5.2　红色标识：表示仪器处于停用状态（仪器停用可能由于某些原因引起，如校准不合格、处于维修或损坏状态、未经过方法学验证尚未启用）。

4.4·仪器的使用

4.4.1　微生物实验室仪器应安全、有序、整洁地放置。任何人不得随意搬移、拆卸。

4.4.2　各类仪器应指定仪器责任人，负责编写仪器的使用、校正、质量控制、维护保养计划和操作规程，严格执行并有相应的记录。

4.4.3　操作手册应放置在方便取用的位置，供工作人员参考。

4.4.4　仪器的使用授权：只有经授权的工作人员才可操作仪器。

4.4.5　仪器的操作管理：实验室工作人员须经厂商培训考核，经实验室负责人签字认可后方能操作仪器，操作前须确认仪器运行状态正常、环境条件良好、质控通过并做好记录。

4.4.6　操作时应严格按照仪器标准操作规程操作。一般工作人员不得随意更改仪器设置或参数，必要时应设置权限。操作完成后应做维护保养。

4.5·设备的校准、验证

4.5.1　实验室设备应有定期校准、检定计划，只有经过定期检查、校正的仪器才具有操作可靠性。可通过检测质控数据、PT 试验等确定仪器操作的稳定性及校准状态的可信度。

4.5.2　设备校准、验证等应符合如下要求。

4.5.2.1　自动化鉴定仪、血培养仪的校准应满足制造商建议。

4.5.2.2　每 6 个月进行检定或校准的设备至少应包括浊度仪。

4.5.2.3　每 12 个月进行检定或校准的设备至少应包括：生物安全柜（高效过滤器、气流、负压等参数）、CO_2浓度检测仪、细胞离心机、压力灭菌器、游标卡尺、培养箱、温度计、移液器、微量滴定管或自动分配器。

4.5.2.4　应保存仪器功能监测记录的设备至少包括：温度依赖设施（冰箱、培养箱、水浴箱、加热块等每日记录温度）、CO_2 培养箱（每日记录 CO_2 浓度）、超净工作台（定期做无菌试验）、压力灭菌器（至少每个灭菌包外贴化学指示胶带，内置化学指示卡，定期进行生物监测）。

4.5.3　如果设备故障影响了方法学性能，在设备修复、校准后，实验室可通过检测质控菌株或已知结果的样品来进行性能验证。

4.5.4　校准合格的仪器由仪器责任人贴上状态标识，以标明仪器的校正或验证状态以及下次校正或验证的日期。

4.6·仪器的维护保养

4.6.1　应制订预防性维护计划并记录的设备至少包括：生物安全柜、CO_2 培养箱、自动化鉴定仪、血培养仪、压力灭菌器、超净工作台、显微镜和离心机。设备的维护保养应按计划实施并记录。

4.6.2　所有重要仪器应有紧急报警装置，并配备不间断电源以防在断电或外力冲击时发出警报。

4.6.3　任何一个有潜在接触电装置的仪器应有合适的接地证明。

4.6.4　实验室发生故障的仪器应停止使用，立即加贴红色停用标识。

4.6.5　实验室应有相应的备用仪器，用来替代故障仪器。

4.6.6　实验室应采取合理措施在修理或报废之前对其进行去污染处理。

4.7·仪器的报废管理：因使用寿命、损坏、故障导致仪器不能满足检测需要时，该仪器即行报废。由实验室负责人填写报废申请，科主任审核，设备科批准后办理相关报废手续。

参考文献

[1] 中国合格评定国家认可委员会.CNAS-CL02-A005：医学实验室质量和能力认可准则在临床微生物学检验领域的应用说明.2018.
[2] 中国合格评定国家认可委员会.CNAS-CL02：医学实验室质量和能力认可准则(ISO 15189：2012，IDT).2012.
[3] 周庭银，倪语星，胡继红，等.临床微生物检验标准化操作.3 版.上海：上海科学技术出版社，2015.
[4] Sewell DL. Cumitech 3B：Quality Systems in the Clinical Microbiology Laboratory. 2005.

（吴文娟　李军燕　周庭银）

实验室试剂及耗材管理程序

××医院检验科微生物室作业指导书	文件编号：××-JY-CZ-XJ-×××
版本： 生效日期：	共　页　第　页

1. 目的

制订微生物室试剂及耗材管理制度，保证检验工作的有效性和规范性。

2. 适用范围

适用于微生物室试剂和耗材管理。

3. 职责

实验室负责人组织本实验室试剂和耗材管理，实验室所有工作人员均应执行本程序。

4. 程序

4.1·试剂和耗材管理制度

4.1.1　常规使用试剂，由使用人在用完之前 1 周向科室递交请购单，特殊试剂（如需到国外购买的试剂）提前 1 个月申请。

4.1.2　试剂和耗材验收试验应符合如下要求。

4.1.2.1　新批号及每一货次试剂和耗材使用前，应通过直接分析参考物质、新旧批号平行试验或常规质控等方法进行验证，并记录。

4.1.2.2　新批号及每一货次试剂和耗材，如吲哚试剂，杆菌肽，奥普托欣，X、V、XV 因子纸片等应使用阴性和阳性质控物进行验证。

4.1.2.3　新批号及每一货次的药敏试验纸片使用前应以标准菌株进行验证。

4.1.2.4　新批号及每一货次的染色剂（革兰染色、特殊染色和荧光染色）应用已知阳性和阴性（适用时）的质控菌株进行验证。

4.1.2.5　新批号及每一货次直接抗原检测试剂（无论是否含内质控）应用阴性和阳性外质控进行验证。

4.1.2.6　培养基外观良好（平滑、水分适宜、无污染、适当的颜色和厚度，试管培养基湿度适宜），新批号及每一货次的商品或自配培养基应检测相应的性能，包括无菌试验、生长试验或与旧批号平行试验、生长抑制试验（适用时）、生化反应（适用时）等，应以质控菌株进行验证。

4.1.2.7　一次性定量接种环每批次应抽样验证。

4.1.3　药品、耗材应存放在干燥、冷暗处，分类编号保管，不得乱拿乱放。

4.1.4　易燃、易爆、易挥发药品，皆应密封，单独分存于冷暗安全处。

4.1.5　各种鉴定卡、药敏卡、诊断血清、药敏纸片、化学试剂应按相应规定保存。

4.1.6　定期检查是否有过期或变质试剂，并向科室申请报废。

4.1.7　各种试剂应合理使用，不可铺张浪费。

4.2·各种培养基(试剂)的制备过程应有记录,至少应包括如下内容。

4.2.1 培养基(试剂)名称和类型。

4.2.2 配制日期和配制人员。

4.2.3 培养基(试剂)的体积。

4.2.4 分装体积。

4.2.5 成分及其含量、制造商、批号。

4.2.6 最初 pH 和最终 pH(适用时)。

4.2.7 无菌措施,包括实施的方式、时间和温度(适用时)。

4.3·培养基(试剂)标签制备

4.3.1 所有试剂应贴上标签,注明名称、浓度或滴度、配制日期和失效期。如试剂启封后,在瓶身上注明开瓶日期。若试剂启封,改变了有效期和储存条件,应记录新的有效期。试剂的储存条件应遵循生产商的建议,确保在有效期内使用。

4.3.2 自制培养基标签应包括的信息有:名称、生产日期(批号)、失效期、贮存条件。商品化培养基外包装或培养基上应提供生产批号、失效期等信息。

4.4·由试剂或耗材直接引起的不良事件和事故,应按要求进行调查并向制造商和相应的监管部门报告。

参考文献

[1] 中国合格评定国家认可委员会.CNAS-CL02-A005:医学实验室质量和能力认可准则在临床微生物学检验领域的应用说明.2018.

[2] 中国合格评定国家认可委员会.CNAS-CL02:医学实验室质量和能力认可准则(ISO 15189:2012,IDT).2012.

[3] 周庭银,倪语星,胡继红,等.临床微生物检验标准化操作.3版.上海:上海科学技术出版社,2015.

(吴文娟 周庭银 李军燕)

人员配置基本要求

××医院检验科微生物室作业指导书	文件编号：××-JY-CZ-XJ-×××
版本： 生效日期：	共 页 第 页

1. 目的

规范微生物实验室人员配置。

2. 适用范围

本程序适用于实验室人员配置、管理。

3. 职责

实验室负责人应负责本科室工作人员配置及管理工作。

4. 程序

4.1·人员要求

4.1.1 实验室应由一人或多人负责管理，负责人至少具有以下资格：中级技术职称，医学、医学检验专业背景，或相关专业背景经过医学检验培训，3 年以上临床微生物工作经验。

4.1.2 授权签字人应具有中级及以上专业技术职称，从事申请认可授权签字领域专业技术工作至少 3 年。

4.1.3 有颜色视觉障碍者不应从事涉及辨色的微生物学检验。

4.1.4 特殊岗位如基因扩增、性病检测、人类免疫缺陷病毒（HIV）检测、TB 检测等需要具备相应的岗位培训及上岗合格证。

4.1.5 微生物实验室人员需要生物安全培训和考核合格。

4.2·人员配置：实验室应根据临床和（或）科研、教学任务配置充足的人力资源。依据员工的专业技能考核及综合评估对不同人员进行分级授权。

4.2.1 实验室应配置高级、中级和初级工作人员。

4.2.2 各级检验人员履行相应的工作职责。实验室负责人负责实验室全面管理、技术指导、解决与临床沟通及技术疑难问题。检验人员负责实验室日常工作，参与部分管理工作。

4.3·人员管理：实验室建立所有工作人员的技术档案，包括学历、任职资格、发表论文、研究成果、培训等相关材料复印件。技术档案分文本档案和电子档案，文本档案每年更新 1 次，电子档案随时更新。

参考文献

[1] 中国合格评定国家认可委员会.CNAS-CL02-A005：医学实验室质量和能力认可准则在临床微生物学检验领域的应用说明.2018.

[2] 中国合格评定国家认可委员会.CNAS-CL02：医学实验室质量和能力认可准则（ISO 15189：2012，IDT）.2012.

（吴文娟　周庭银　李军燕）

人员岗位职责设置程序

××医院检验科微生物室作业指导书	文件编号：××-JY-CZ-XJ-×××
版本： 生效日期：	共 页 第 页

1. 目的
规范微生物实验室人员岗位职责设置程序。

2. 范围
适用于微生物实验室工作人员管理及考核。

3. 职责
微生物实验室负责人和所有检验人员执行本程序。

4. 程序

4.1·微生物室组长(或主任技师)职责

4.1.1　在科主任的领导下,负责微生物室的业务、教学、科研及行政管理工作;落实和完成医院与科室下达的各项工作任务;落实国家法律、法规和上级的文件要求;规划及落实所在专业的发展计划;负责本专业检测方法的验证、确认和评价;组织本专业组人员编写作业指导书,并负责审核。

4.1.2　制订微生物室年度工作计划;制订近期和远期的业务发展规划;负责新技术、新业务、新方法、新项目的引进和推广;负责质量监控方案的制订、实施和检查;亲自参加检验工作并掌握特殊检验技术,解决本专业的复杂、疑难问题。

4.1.3　负责微生物室的决策、人员分工,合理安排工作;负责组内人员的工作督促和考核,提出晋升、奖惩和培养使用意见;制订人员培训计划,完成组内员工的岗位考核、评估。

4.1.4　负责与医院院内感染办公室及其他部门的联系与沟通,定期征询临床科室对检验质量的意见,介绍新的检验项目及临床意义;参与临床会诊及临床病例讨论,主动配合临床医疗工作。

4.1.5　组织小组内业务学习,抓好员工的继续教育和技术考核工作;抓好实习进修人员的带教。

4.1.6　结合临床医疗,制订本专业的科研计划,并不断学习国内外的新成果、新技术、新方法,开展新项目,提高本专业的技术水平,并撰写论文。

4.1.7　负责或指定人员负责本专业仪器设备和各种设施的管理;负责或指定人员负责制订本专业试剂和实验用品的请购计划;配合外部服务供应人员对所请购试剂的验收以及本专业范围内试剂和低耗品的合理使用。

4.1.8　检查督促检验人员贯彻执行各项规章制度的情况,包括表格和记录的填写。

4.1.9　检查组内每月室内质控小结,分析室间质评回报成绩。

4.1.10　不定期进行专业室内的人员沟通,每月参加科务会。参加科室值班或备班。

4.1.11　专业组组长外出前,应临时指定其他人员代理职务,代理人应熟悉本实验室质量体系,了解组长职责,具有协助组长完成组内事务的能力。

4.2·副主任技师职责

4.2.1　在微生物室组长的领导下,协助科室做好本专业的业务、教学、科研和仪器设备管理工作。

4.2.2　解决本专业相关的复杂、疑难技术问题,参加相关检验技术工作和经授权的检验结果审核。

4.2.3　协助本专业组长进行组内人员培训与考核,培训主管技师解决复杂技术问题;承担教学工作。

4.2.4　对本专业检测系统性能验证和仪器设备校准提出建议性意见。

4.2.5　掌握本专业国内外信息,运用先进技术指导各项检验,不断开展新业务、新技术,总结经验,积极申报科研课题,撰写学术论文。

4.2.6　参加临床疑难病例的会诊和讨论,负责疑难检查项目的检查。参加科室值班或备班。

4.3·主管技师职责

4.3.1　在微生物室组长和副主任技师指导下进行本专业的医疗、教学和科研工作。

4.3.2　负责本组试剂的库存清点,协助组长完成申购计划,并做好验收工作。

4.3.3　有效地开展室内质量控制工作,负责制订微生物室室内质量控制方案,每日检查检验项目的室内质量控制情况,分析室内质控数据,提出纠正措施,填写每月质控和年度质控报告,保证达到质量要求。

4.3.4　熟悉所在专业各种仪器的原理、性能和操作方法,协同实验室管理层制订技术操作规程和质量控制措施,负责仪器的调试、鉴定、操作和维护保养,解决复杂、疑难技术问题。

4.3.5　承担指导和培训技师工作,并指导进修生、实习生的学习。

4.3.6　承担所在专业的质量控制,检测系统的性能验证(确认)和检测设备的性能评价;参加能力验证和室间质评,审查、签发室间质评上报表;分析室间质评上报结果,提出改进措施,填写室间质评分析报告并交组长审核归档。

4.3.7　了解本专业国内外信息,运用先进技术指导各项检验,不断开展新业务、新技术,总结经验,努力申报科研课题和撰写学术论文。

4.3.8　负责检验项目的操作及报告审核,并参加临床病例讨论,参加科室一线值班。

4.4·技师职责

4.4.1　在微生物室组长和上级技师的指导下进行检验技术工作。

4.4.2　参加本专业仪器和设备的调试、操作、建档和维护保养工作,并做好所在专业资料的积累、保管及登记工作。

4.4.3　根据科室安排,参加相应的带教工作,指导和培训技士、实习生,并负责技术考核,指导下级技士及进修人员做好相关技术工作。

4.4.4 学习和应用国内外先进技术,参加科研和开展新技术、新项目,总结经验,撰写学术论文。认真做好所在专业的室内质控和室间质评工作,做好记录。

4.4.5 负责各项检验的技术操作和特殊试剂的配制和鉴定。

4.4.6 负责标本处理、记录填写、临床试验登记和带教准备等工作,参加科室一线值班。

4.5 · 技士职责

4.5.1 在微生物室组长和上级技师的指导下进行检验技术工作。

4.5.2 协同技师做好仪器设备的安装、调试、操作、维修、保养、建档和使用登记。

4.5.3 协同技师做好物品、药品、器材的请领和保管,以及各种登记、统计工作。

4.5.4 钻研业务技术,开展新业务、新技术,指导实习人员工作。

4.5.5 进行一般检验工作,必要时负责收集、采集检验标本,洗刷检验器材,做好消毒、灭菌工作。

4.6 · 质控员(监督员)职责

4.6.1 负责制订微生物室室内质控方案,每日监督本专业各检验项目的室内质控情况并做好记录,协助操作者分析质控数据,必要时提出纠正措施,完成月质控报告;积极参加或指导其他成员参加能力验证和室间质量评价活动,审查、签发室间质评上报表;组织专业组分析质评成绩,提出改进措施,填写室间质评总结报告。

4.6.2 进行日常工作质量监督,调查、分析、报告不符合检测项目,协助专业室组长对差错严重性进行评估,对纠正措施的实施进行跟踪验证,必要时通知客户取消检测工作。

4.6.3 协助组长处理实验室服务对象对服务态度或服务质量的投诉、意见或建议,追踪处理后实验室服务对象是否满意,如不满意,有无具体改进措施。

4.6.4 监督是否对职工、轮岗人员、新职工进行培训,有无按培训计划执行和管理;人员业务培训是否按要求进行。

4.6.5 监督实验室环境有无记录,内务管理是否符合标准要求。

4.6.6 监督是否有试剂的请购和验收记录,仪器、试剂、质控的失控是否按规定处理。

4.6.7 监督标本交接、查对、检验、保存是否按要求进行。

4.6.8 监督开展新项目(方法)、换用新标准是否依据标准管理。

4.6.9 监督标准物质是否有溯源证明,比对试验及室间质评结果汇报后有无分析报告。

4.6.10 质控员外出前,应由组长临时指定其他人员代理职务。代理人应熟悉本实验室质量体系,了解质控员职责,具有协助质控员完成组内质控工作的能力。

参考文献

[1] 中国合格评定国家认可委员会.CNAS - CL02 - A005:医学实验室质量和能力认可准则在临床微生物学检验领域的应用说明.2018.

[2] 中国合格评定国家认可委员会.CNAS - CL02:医学实验室质量和能力认可准则(ISO 15189;2012,IDT).2012.

(吴文娟 周庭银)

人员培训及能力评估程序

××医院检验科微生物室作业指导书	文件编号：××-JY-CZ-XJ-×××
版本： 生效日期：	共 页 第 页

1. 目的

通过对不同类型人员不同层面的培训，提高员工微生物检验水平，并通过相应的考核方式确保培训的有效性，保证检验结果质量可靠稳定。

2. 范围

主要包括微生物室在岗员工、新员工、急诊夜班值班人员。

3. 职责

3.1·微生物室组长应负责制订针对在岗人员的继续教育培训计划，针对其他人员的微生物室专业知识培训计划，确定各级人员培训目标、相应的培训内容、考核内容、考核标准等。

3.2·微生物室在岗人员应协助进行新员工、轮转员工的理论知识和基本技能操作培训。

4. 程序

4.1·培训内容

4.1.1　安全培训：包括科室的生物安全要求、消防安全培训等。

4.1.2　微生物室情况简介：包括微生物室的布局、人员结构、工作岗位、设置情况、所开展的检验项目等。

4.1.3　微生物专业技术及知识培训和标准化操作程序。

4.1.4　微生物室检验质量管理培训。

4.1.5　继续教育培训：包括质量体系文件学习、组内业务学习、科室内部学习、外出参加培训学习等多种形式。

4.2·培训人员

4.2.1　在岗人员：一般是指相对定岗在微生物室的人员。此类人员已通过了最初的新员工培训流程，因此，其培训更侧重于内部和外部的继续教育培训。

4.2.1.1　内部培训：必须根据医院的要求参加各种专业的业务学习和学术活动；按检验科业务培训计划参加学习。

4.2.1.2　外部培训：根据科室安排参加院外学习培训，鼓励工作之余积极参加院外各种继续教育和新知识、新进展业务学习。

4.2.2　新员工：一般是指新聘入微生物室的员工，对于科室安排人事调动或轮转，调职或轮转到微生物室的职工，一律按新职工进行培训。

4.2.2.1　新员工进入实验室前，由科室统一安排进行生物安全培训，考核合格后方能进入实验室。

4.2.2.2　每位新员工进入微生物室后由组长向新员工介绍微生物室的情况和相关规章

制度,并安排其培训内容、培训时间、带教老师及培训后考核方式等。

4.2.2.3 新员工应与在岗人员一起参加每月微生物室及院内、科内的业务学习。

4.2.3 急诊值班人员:负责标本的接收接种和危急值报告。当标本的接收接种等操作程序有变更时,应接受相应的培训和考核。

4.3 · 培训方式

4.3.1 微生物组内的业务学习:制订组内业务学习计划,由微生物室在岗人员或外聘专家 PPT 授课或操作技能培训;每个月 2 次。鼓励进修生、实习生参与。

4.3.2 科室和院内的各种继续教育讲座和培训活动。

4.3.3 院外的学习和培训活动。

4.4 · 培训考核及评估

4.4.1 在岗人员及值班人员,每 6 个月对其进行一次考核,保留考核记录并存档。没有通过考核的人员需进行相应的培训和再考核,合格后方可上岗,同时做好记录。

4.4.2 新员工完成培训后对其进行考核(在最初 6 个月内至少进行 2 次能力评估),由组长和带教老师共同监考。考核方式包括理论考核(试卷)、现场操作、口试三部分。组长对考核结果进行评估,保留记录并存档。考核合格后经科主任授权后方可独立上岗工作。考核不合格者需再培训,考核合格后重新授权方能上岗。

4.4.3 重新培训与考核:当人员的职责发生改变或长时间离岗后再上岗以及有政策、程序、技术变更时需对该类工作人员的技能进行重新培训和评估,合格后才可继续上岗,并记录。

4.4.4 各专业组组长每月评价员工是否胜任其岗位工作,包括员工工作表现和业绩,填写"月度人员岗位技术能力考核表"。

4.4.5 科室人员年度考核由技术主管组织实施,包括德、能、勤、绩四个方面,综合评估考核。

参考文献

[1] 中国合格评定国家认可委员会.CNAS－CL02－A005:医学实验室质量和能力认可准则在临床微生物学检验领域的应用说明.2018.

[2] 中国合格评定国家认可委员会.CNAS－CL02:医学实验室质量和能力认可准则(ISO 15189:2012,IDT).2012.

[3] 周庭银,倪语星,胡继红,等.临床微生物检验标准化操作.3 版.上海:上海科学技术出版社,2015.

(吴文娟 周庭银)

实验室与临床沟通程序

××医院检验科微生物室作业指导书	文件编号：×× - JY - CZ - XJ - ×××
版本： 生效日期：	共 页 第 页

1. 目的
建立微生物实验室与临床沟通的有效机制。

2. 范围
适用于临床微生物室与临床各科室的沟通协作。

3. 职责
微生物实验室负责人和所有检验人员执行本程序。

4. 程序
4.1 · 沟通内容：临床沟通一方面是向临床科室宣传检验新技术、新方法、新项目，以及一些新的细菌变迁及耐药情况，帮助临床医生制订诊疗方案；另一方面是征求临床科室对微生物检验工作的意见和建议，促进检验技术水平和临床诊疗水平的提高。

4.2 · 沟通方式

4.2.1 微生物室应积极参加临床联系会，并填写"检验科与临床医护人员会议交流记录表"，了解临床对微生物检验新项目、新技术以及日常工作中检验质量的要求和意见，以促进日常检验工作。

4.2.2 必要时，微生物室应就检验前质控部分的监测项目对临床进行有针对性的培训。

4.2.3 开展新项目时，在正式开始检验之前，应以书面形式向临床发送新项目通知，内容包括：项目名称、基本介绍、临床意义、参考范围及标本采集注意事项等。

4.2.4 遇到临床提出的、微生物室不能独立解决的问题，应联系相关主管部门协调解决。

4.2.5 当出现检验危急值（如血培养阳性）应立即报告。当培养结果可疑，有污染、特殊菌种以及罕见的耐药情况时，应主动联系临床，并提供必要的相关知识的解释和帮助。

4.2.6 实验室工作人员要加强临床知识和微生物检验新理论的学习，积极参加临床科室的会诊讨论会，为临床治疗献计献策。

4.3 · 微生物检验结果准确与否涉及患者、医生、护士、标本运送员、检验人员等各类人员，因此需要相互沟通，密切配合。与临床诊治、检验质量相关的重要沟通内容应记录，遇到沟通人员不能解决的疑难问题时应尽快报告上级人员或科主任。

参考文献

[1] 中国合格评定国家认可委员会.CNAS－CL02－A005：医学实验室质量和能力认可准则在临床微生物学检验领域的应用说明.2018.

[2] 中国合格评定国家认可委员会.CNAS－CL02：医学实验室质量和能力认可准则(ISO 15189：2012，IDT).2012.

[3] 周庭银，倪语星，胡继红，等.临床微生物检验标准化操作.3 版.上海：上海科学技术出版社,2015.

（吴文娟 周庭银）

第二章
质量管理程序

能力验证活动管理程序

××医院检验科微生物室作业指导书	文件编号：××-JY-CZ-XJ-×××
版本： 生效日期：	共 页 第 页

1. 目的

规范微生物实验室能力验证活动,确保检验质量。

2. 适用范围

微生物实验室开展的所有临床检测项目。

3. 职责

微生物检验人员均需熟知并遵守本程序。

4. 程序

4.1·微生物实验室提供临床服务的每个项目每年至少参加2次能力验证活动。当使用不同型号设备、多台相同设备和(或)不同方法检测同一项目时,宜针对每一设备和方法参加不同的能力验证活动。能力验证活动选择的顺序为：应优先选择参加获认可的能力验证提供者的能力验证计划；当未获认可提供者提供的能力验证计划时,优先参加卫生系统权威机构(省部级)提供的实验室间比对(室间质评,EQA)；当没有可供利用的能力验证和EQA项目时,应至少每6个月进行一次性能评估。方法包括与参考实验室或其他实验室分割标本检测,与本实验室建立的方法分割标本检测,检测商品化质控品或参考物质,分析地方数据库或临床证实资料以及其他适宜的和规定的方法。

4.2·能力验证活动样品的接收和验收：收到调查品后由相关人员登记、签字,根据样本的有关说明对数量、批号、包装进行验收,并按要求保存。

4.3·能力验证活动样品必须按实验室常规工作进行,由进行常规工作的检验人员测试,必须使用实验室的常规检测方法和试剂,不得特殊对待。检测结果须在截止日期前上报。

4.4·每次能力验证活动至少包含5个样品。若3次能力验证活动中有2次PT得分低于80分,则认为结果不满意。

4.5·能力验证活动样品的检测结果和反馈结果均据实记录,根据反馈结果分析能力验证的状态,如有不合格结果应先向负责人和主任报告,然后查找原因,撰写错误评估报告,制订纠正措施并培训员工,避免常规工作和能力验证活动再次发生同样错误。

4.6·能力验证活动结果发生不符合时应对各方面的测试过程进行评估,如笔误、质量控制记录、检测系统的性能,以及失控是否对患者检测结果造成影响等。

4.7·结果上报截止日期之前严禁与其他实验室交流能力验证或室间质评样品的检测结果。

4.8·结果上报截止日期之前严禁将调查样品送至其他单位代做。

参考文献

[1] 中国合格评定国家认可委员会.CNAS－CL02－A005：医学实验室质量和能力认可准则在临床微生物学检验领域的应用说明.2018.

[2] 中国合格评定国家认可委员会.CNAS－CL02：医学实验室质量和能力认可准则(ISO 15189：2012，IDT).2012.

[3] 周庭银，倪语星，胡继红，等.临床微生物检验标准化操作.3 版.上海：上海科学技术出版社,2015.

[4] 中国合格评定国家认可委员会.CNAS－RL02：能力验证规则.2018.

（吴文娟　周庭银）

室内质量控制管理程序

××医院检验科微生物室作业指导书	文件编号：××-JY-CZ-XJ-×××
版本： 生效日期：	共 页 第 页

1. 目的
规范微生物实验室内部质量控制，确保临床报告的质量。

2. 适用范围
微生物实验室的所有检验项目。

3. 职责
实验室检验人员均需熟知并遵守本程序。

4. 程序

4.1·分析前质量控制

4.1.1 检验申请单：临床医生应按照《微生物检验项目申请程序》申请临床微生物检测。口头申请追加样本检验项目，必须在样本有效期内申请，并补正式的检验申请单。

4.1.2 生成微生物检验标本标签：护士应在核对医嘱、患者信息和检验申请信息后，按照《微生物检验标本条形码程序》生成申请单和微生物检验项目标签，并将微生物检验项目标签正确张贴于标本容器上。

4.1.3 样本采集手册：实验室应制订样本采集手册，指导正确采集和处理样本。

4.1.4 样本采集和运输：样本采集人员应按照《采样前患者识别程序》确认患者，按照《标本采集、运送、保存程序》采集样本，并在规定的时间和温度范围内，使用指定的运输培养基，安全运送到微生物室。

4.1.5 样本的接收：样本接收人员应严格按照《标本接收、标识及信息录入程序》《标本拒收程序》对样本接收或拒收，并记录。

4.1.6 微生物检验标本信息输入：微生物实验室接种岗位检验人员严格按照相关的微生物标本检验信息输入程序录入、核对患者信息和标本信息等资料。

4.1.7 样本储存：微生物实验室接种岗位检验人员按照相关的微生物标本检验前储存程序正确储存未能及时处理的标本。已经检验的样本应在保证其性质稳定的条件下，将样本以适当的方式保留到规定时间内，以便能在出具结果报告后可以复查，或做补充检验。

4.2·分析中质量控制

4.2.1 试剂的质量控制

4.2.1.1 所有试剂用于检测标本前，必须做质控以验证试剂性能并记录质控结果，只有质控合格才可使用（表2-1-1）。质控应遵循以下原则。

4.2.1.1.1 使用中的染色剂（革兰染色、特殊染色和荧光染色），至少每周（若检测频率小于每周1次，则实验当日）用已知阳性和阴性（适用时）的质控菌株检测。

表 2-1-1 常用试验试剂质量控制

试 剂	阳 性 对 照	阴 性 对 照	监 测 频 率
氧化酶	铜绿假单胞菌 ATCC 27853	大肠埃希菌 ATCC 25922	每次新配制时及使用中每个工作日
触 酶	金黄色葡萄球菌 ATCC 25923	A 群链球菌 ATCC 19615	每次新配制时及使用中每个工作日
靛基质	大肠埃希菌 ATCC 25922	肺炎克雷伯菌 ATCC 13883	1‰蛋白胨水及靛基质试剂：每次新配制时及使用中每个月 1 次

4.2.1.1.2 凝固酶、过氧化氢酶、氧化酶、β-内酰胺酶，实验当日应做阴性和阳性质控，商业头孢菌素试剂的 β-内酰胺酶试验可遵循制造商的建议。诊断性抗血清试剂，实验当日至少应做多价血清阴性和阳性质控。定性试验试剂每次检测时应至少包括阳性和阴性质控菌株。不含内质控的直接抗原检测试剂，实验当日应检测阳性和阴性质控。

4.2.1.1.3 一般细菌药敏试验应以 CLSI M100 规定质控标准菌株连续检测 20~30 日，每一组药物/细菌超出参考范围（抑菌圈直径或 MIC）的频率应不超过（≤）1/20 或 3/30；也可采用替代质控方案，即连续 5 日，每日对每一组药物/细菌重复测定 3 次，每次单独制备接种物，15 个数据超出参考范围（抑菌圈直径或 MIC）的结果应不超过（≤）1 个，若失控结果为 2~3 个，则如前述，再进行 5 日，每日 3 次重复试验，30 个数据失控结果应不超过（≤）3 个。此后，应每周使用标准菌株进行质控。若检测频率小于每周 1 次，则每个检测日应进行质控。采用自动或半自动仪器检测 MIC 时，应按照制造商的要求进行质控。

4.2.1.1.4 真菌药敏试验：酵母菌真菌药敏试验主要参考美国 CLSI-M27 ED4、M44-A2，丝状真菌药敏试验主要参考美国 CLSI-M38 A3、M51-A 进行。质控菌株重悬在含 50%甘油肉汤中冻存于-70℃。使用时，质控菌株接种于沙保弱平板上，存放于 2~8℃，每周传代，连续传代不超过 3 次。至少每个月将冻存的质控菌株复苏 1 次备用。药敏试验前冻存的质控菌株应传代至少 2 次。质控频率：连续 30 天检测所有质控菌株药敏并记录结果，当每种药物对每个菌株的药敏结果不超过 3 次失控时，可以由日质控转为周质控。周质控时当单个 MIC 失控时，要重新进行日质控并解决失控的问题，确保所有的 MIC 值均在控。在重新周质控之前，需要连续进行 30 天日质控。质控菌株检测结果应符合 CLSI M60、M61 文件要求。

4.2.1.1.5 厌氧菌：应以有效的方法检测厌氧培养环境（如以亚甲蓝试条、厌氧菌或其他适当方法）。

4.2.1.1.6 分枝杆菌：抗酸染色应在实验当日用适当的阴性和阳性质控验证；荧光染色应在每次实验时以阴性和阳性质控验证。

4.2.1.1.7 真菌：直接染色（如抗酸染色、PAS 染色、吉姆萨染色、墨汁染色）检查患者样品时，应在实验当日做阴性和阳性质控（某些染色如吉姆萨染色，玻片本身作为阴性质控）。

4.2.1.1.8 病毒：连续细胞传代时应定期监测支原体污染（宜监测阴性未传代的质控株，而不是培养支原体）；应监测用于细胞生长培养液的动物血清的细胞毒性；应具备相应的细胞株用于病毒培养。

4.2.1.2 平行试验：新批号试剂使用前须用老试剂或参考材料平行试验。

4.2.1.3 无厂商特别说明时，不同批号的试剂不可混用。

4.2.1.4 缺陷或失效试剂只能用于培训员工业务能力，否则报废处理。培训试剂应明显标记"仅供培训使用"，并与检验试剂分开放置。

4.2.2 培养基的质量控制

4.2.2.1 培养基外观良好（平滑、水分适宜、无污染、适当的颜色和厚度，试管培养基湿度适宜），新批号及每一货次的商品或自配培养基应检测相应的性能，包括无菌试验、生长试验或与旧批号平行试验、生长抑制试验（适用时）、生化反应（适用时）等，应以质控菌株进行验证。

4.2.2.2 外观检查合格的培养基的标准：完整，琼脂附于平板底部，血平板应不透明、没有溶血情况，平板颜色好、湿润，无干裂、无污染、无浑浊或沉淀、无冻伤、无过热现象，琼脂厚度至少 3 mm。如发现与上述情况不符的培养基，应不予使用。

4.2.2.3 无菌试验时抽检培养基数量：100 块以内，随机抽检 5%；100 块以上可随机取 10 块平板或 10 支试管培养基进行无菌试验。35℃培养 24 h 后观察是否有细菌生长，无细菌生长为合格。

4.2.2.4 生长试验及生化反应试验：质控菌株（表 2-1-2，表 2-1-3）于 35℃培养 24 h，用无菌生理盐水配制 0.5 麦氏单位的细菌悬液。无菌生理盐水 1:100 稀释，每块平板接种 10 μl（浓度相当于 $10^3 \sim 10^4$ CFU/平板），培养 24～48 h。符合生长、生化试验质控标准者方可使用。失控者必须记录失控情况并有相应的纠正措施。

表 2-1-2 生化试验用培养基的质控

培养基	质控菌株	鉴定标准
克氏双糖铁培养基	大肠埃希菌 ATCC 25922	+/+
	奇异变形杆菌 ATCC 49005	-/+，H_2S+
	福氏志贺菌 质控菌株	-/+
	铜绿假单胞菌 ATCC 27853	-/-
1%蛋白胨水（靛基质用）	大肠埃希菌 ATCC 25922	+
	肺炎克雷伯菌 ATCC 13883	-
鸟氨酸	阴沟肠杆菌 ATCC 45301	+
	肺炎克雷伯菌 ATCC 13883	-
尿道定位显色培养基	大肠埃希菌 ATCC 25922	紫红色
	肺炎克雷伯菌 ATCC 13883	蓝色
科玛嘉念珠菌显色平板	光滑念珠菌 ATCC 90030	紫色、光滑
	白念珠菌 ATCC 90028	绿色
	热带念珠菌 ATCC 981083	蓝灰色
	克柔念珠菌 质控菌株	粉红色，表面毛糙
……		

表 2-1-3　培养基的生长试验质控

培养基	质控菌株	鉴定标准
巧克力平板	流感嗜血杆菌 ATCC 49247	生长情况好
血平板	金黄色葡萄球菌 ATCC 25923	中度到大量生长
	A 群链球菌 ATCC 19615	生长，β溶血
	肺炎链球菌 ATCC 49619	生长，α溶血
	大肠埃希菌 ATCC 25922	生长
中国蓝培养基	大肠埃希菌 ATCC 25922	生长，蓝色菌落
	奇异变形杆菌 ATCC 49005	部分抑制
	鼠伤寒沙门菌 ATCC 14028	无色菌落
	粪肠球菌 ATCC 29212	不生长
SS 培养基	大肠埃希菌 ATCC 25922	部分或全部抑制
	福氏志贺菌 质控菌株	生长，无色菌落
	鼠伤寒沙门菌 ATCC 14028	生长，有黑色中心

......

4.2.3　自动化仪器鉴定和药敏试验质控应遵循厂商要求进行，使用材料和试剂批号、检测结果必须记录并保存。鉴定卡和药敏卡质控菌株应根据仪器品牌种类而定，表 2-1-4 以 VITEK 2 Compact 为例介绍常用反应卡使用的质控菌株。

表 2-1-4　Vitek 2 Compact 常用反应卡使用质控菌株

反应卡种类	质控菌株	
GNI	阴沟肠杆菌 ATCC 700323	产酸克雷伯菌 ATCC 700324
GPI	金黄色葡萄球菌 ATCC 25923	铅黄肠球菌 ATCC 700327
YST	葡萄牙念珠菌 ATCC 34449	头状地霉 ATCC 28576
NH	流感嗜血杆菌 ATCC 9007	乳糖奈瑟菌 ATCC 23970
ANC	普通拟杆菌 ATCC 8482	产气荚膜梭菌 ATCC 13124
AST-GNxx	大肠埃希菌 ATCC 25922	铜绿假单胞菌 ATCC 27853
AST-Nxxx	大肠埃希菌 ATCC 25922	铜绿假单胞菌 ATCC 27853
AST-GPxx	肺炎链球菌 ATCC 49619	
AST-Pxx	粪肠球菌 ATCC 29212	金黄色葡萄球菌 ATCC 29213

4.2.4　应贮存与诊断相配套的质控物，以便在染色、试剂、试验、鉴定系统和抗菌药物敏感性试验中使用。

4.2.5　药敏用标准菌株种类和数量应满足工作要求，保存其来源、传代等记录，并有证据表明标准菌株性能满足要求。

4.3·分析后质量控制

4.3.1　药敏岗位检验人员综合细菌鉴定和药敏结果形成检验报告并签名，微生物实验室负责人或指定人员按照相关抗菌药物敏感试验标准操作规程核对药敏结果，尤其注意异常和少见结果，例如 CRE、VRE、PRSP 等。

4.3.2   报告患者结果之前,应确认质控在可接受范围。

4.3.3   经双人双核后的报告单交报告发放人员分发到各病房或门诊患者,注意签收并记录;若采用电子化报告,应确保结果传输的准确性和仅授权人员获取信息。值夜班急诊时缺乏审核者的报告结果,应由微生物实验室负责人或指定人员在 24 h 内进行评估。

4.3.4   血培养阳性、脑脊液涂片阳性的初步报告经核实后,按《危急值报告标准操作程序》报告。

4.3.5   发现传染性病原菌应严格按照《传染病报告标准操作程序》做好传报。

4.3.6   完成分析后的微生物标本,检验人员应按照《检验后标本保存和处理程序》安全妥善管理标本及平板,要求有明确标识以备复检。3～5 日后,由废弃物处理岗位人员按照《废弃物处理程序》处理。

4.3.7   遇到来自临床或患者对检验结果的抱怨,应按照相关程序解决。

4.3.8   发现检验流程、文书等错误时,应按照《质量改进程序》处理。

参考文献

[1] 中国合格评定国家认可委员会.CNAS－CL02－A005:医学实验室质量和能力认可准则在临床微生物学检验领域的应用说明.2018.

[2] 中国合格评定国家认可委员会.CNAS－CL02:医学实验室质量和能力认可准则(ISO 15189:2012,IDT).2012.

[3] 中国合格评定国家认可委员会.CNAS－RL02:能力验证规则.2018.

[4] 周庭银,倪语星,胡继红,等.临床微生物检验标准化操作.3 版.上海:上海科学技术出版社,2015.

(吴文娟　周庭银)

质量改进程序

××医院检验科微生物室作业指导书	文件编号：××-JY-CZ-XJ-×××
版本：　　　　　生效日期：	共　　页　　第　　页

1. 目的

规范质量改进程序，不断提高微生物检验工作的质量。

2. 范围

适用于与微生物检验质量有关的全部程序。

3. 职责

微生物实验室负责人对发现的质量问题及时进行分析、改进。

4. 程序

4.1 · 确定影响检验质量的关键质量指标：如痰标本合格率、血培养污染率、血培养单瓶送检率、采血量合格率、分枝杆菌培养污染率、检测报告时间等。也可将住院患者住院日数、患者发病率、患者寿命的增加或生活质量的提高和依据微生物检测结果调整治疗方案和降低治疗成本的比率作为监测质量指标。

4.2 · 目标设定：对于每个质量指标而言，需建立监测目标及基于实验室质量计划目标的性能改进的基准。

4.2.1 建立基线数据：识别当前的性能状况是否需要进行质量改进，是否已触发采取行动的阈值。

4.2.2 基于实验室或组织的整体目标建立合适的目标。

4.2.3 考虑设定目标对改进患者安全、临床效率、服务质量或降低成本的重要程度。

4.2.4 目标的可行性：实验室应有资源、有能力通过改变过程达到这个目标，或者实验室通过努力可得以10%或20%或50%的改进。

4.2.5 研究行业标准或已公布的数据。

4.3 · 质量指标建立后，应定期（至少每季度）统计分析质量监测指标，以监测微生物检验的工作质量。

4.4 · 质量指标数据的应用：根据质量指标的监测结果，采取质量改进行动，应包括但不限于以下活动。

4.4.1 决定持续监测或停止监测该质量指标。

4.4.2 识别持续改进的因素。

4.4.3 采取补救行动。

4.4.4 执行根本原因分析。

4.4.5 采取纠正行动。

4.4.6 开发质量改进策略。

4.5 · 记录和报告

4.5.1 质量指标的监控数据、分析报告等应保存、归档。

4.5.2 质量改进活动需与其他行政职能部门协助沟通解决的,由科室管理层汇总后统一实施。

4.5.3 质量管理小组至少每年组织一次质量体系的风险评估,并提出相应的质量指标和风险控制策略,形成报告并提交管理层作为管理评审输入。

参考文献

[1] 中国合格评定国家认可委员会.CNAS-CL02-A005:医学实验室质量和能力认可准则在临床微生物学检验领域的应用说明.2018.

[2] 中国合格评定国家认可委员会.CNAS-CL02:医学实验室质量和能力认可准则(ISO 15189:2012,IDT).2012.

[3] 周庭银,倪语星,胡继红,等.临床微生物检验标准化操作.3版.上海:上海科学技术出版社,2015.

(吴文娟　周庭银)

质量风险评估和风险管理程序

××医院检验科微生物室作业指导书		文件编号：××-JY-CZ-XJ-×××	
版本：	生效日期：	共　页　第　页	

1. 目的

明确微生物实验室质量管理体系的风险因素，持续改进并降低质量风险因素的发生，将风险控制在最低水平。

2. 适用范围

适用于本实验室在检验前、检验中及检验后与质量环节有关的风险评估。

3. 职责

实验室负责人、质量管理组成员对此项程序落实负责。

4. 程序

4.1·组织参与风险评估的人员

4.1.1　科主任作为检验质量第一负责人，安排组织整个质量风险评估工作。

4.1.2　质量主管组织参与风险评估人员学习相关的质量管理知识及常见质量环节风险的分析，帮助并指导相关评估人员进行整个质量体系各环节的风险评估。

4.1.3　专业组组长或岗位人员具体实施本专业的质量风险评估。

4.2·风险评估的内容

4.2.1　质量管理体系风险环节见图2-1-1。

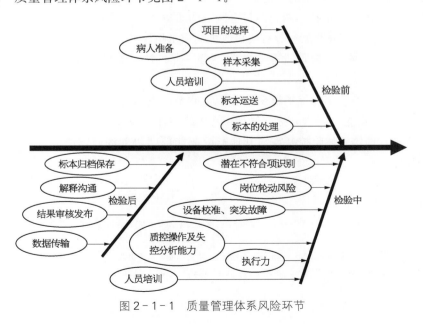

图2-1-1　质量管理体系风险环节

4.2.2　检验过程风险因素评估

4.2.2.1　检验前：患者识别的准确性、样本信息的充足性和准确性、样本容器的适当性、血培养污染率、样本储存条件、正确的样本标签、检验申请的准确性和适合性；患者标本采集的准备、医生医嘱录入的正确性、检验医嘱的正确性、标本运输时间、标本完整性、标本数量、标本运输、样本采集的及时性、尿培养污染率等。

4.2.2.2　检验中：质控操作及失控分析的能力、检验中潜在不符合项的识别能力、质量管理的执行力；岗位轮转风险、自动读码错误标本处理的风险、检查异常结果"规则"的实施；仪器定期的校准及定期性能评估、仪器间的比对、仪器突发故障的风险；实验室暴露或事故、标本污染、检验标本保存期限及生物安全适宜性等。

4.2.2.3　检验后：包括报告时间、检验结果的数据传输、结果审核、结果发布、结果的解释、临床的沟通、危急值报告、更正报告、结果报告的准确性、标本的归档保存等环节。

4.2.2.4　其他风险：LIS 系统监测、医院内耐药性细菌的流行率等。

4.3 · 风险评估启动条件

4.3.1　人员大批新上岗及重要岗位发生变更时、更换或新上检测系统时需进行风险评估。

4.3.2　当发生事件、事故等时、当相关政策、法规、标准等发生改变时应重新进行风险评估。

4.4 · 风险管理

4.4.1　加强微生物检验全过程质量保证措施，严格执行不合格标本退检制度和危急值报告制度。确定检验流程中的关键质量指标并进行风险控制，如每个月对各病区感染性疾病微生物标本送检率及不合格标本率、血培养污染率和尿培养污染率进行统计。当某一质量指标不达标或不符合质量管理体系的既定目标时，应立即分析原因，采取纠正措施，必要时启动应急预案，及时把偏离的质量指标纠正为符合既定的质量管理体系的要求。

4.4.2　对于质量管理监测参数有明显改进的质量指标，在下一年制订质量指标时也应做相应的改进，并提交科室管理层批准通过，作为下一年的质量体系运行的指标，以达到质量管理体系的持续改进。

4.5 · 质量管理小组至少每年组织一次质量体系的风险评估并提出相应风险控制措施，形成风险评估和风险控制报告并提交管理层作为管理评审输入。

4.6 · 质量管理体系风险控制需与其他行政职能部门协助沟通解决的，由科室管理层汇总后统一实施。

参考文献

[1] 中国合格评定国家认可委员会.CNAS‐CL02‐A005：医学实验室质量和能力认可准则在临床微生物学检验领域的应用说明.2018.

[2] 中国合格评定国家认可委员会.CNAS‐CL02：医学实验室质量和能力认可准则(ISO 15189：2012，IDT).2012.

[3] Sewell DL. Cumitech 3B：Quality Systems in the Clinical Microbiology Laboratory. 2005.

（吴文娟　周庭银）

微生物检验方法学性能验证程序

××医院检验科微生物室作业指导书	文件编号：××-JY-CZ-XJ-×××
版本： 生效日期：	共 页 第 页

1. 目的

规范微生物实验室方法学性能验证程序，确保检测系统性能满足临床需求。

2. 适用范围

微生物实验室开展临床服务的所有检测项目。

3. 职责

微生物检验人员均需熟知并遵守本程序。

4. 程序

4.1·对于自建或非配套系统，检验程序验证内容宜包括精密度、线性、准确度、分析灵敏度、分析特异度、生物参考区间。通常，培养方法的性能特征不包括精密度、线性和生物参考区间。

4.2·未经修改的配套商业鉴定系统

4.2.1 新的鉴定系统使用前，应查阅已发表的完整、科学的系统评估文献，作为性能验证的初级证据，再按优先顺序依次选择标准菌株、质控菌株或其他已知菌株对商业鉴定系统（包括自动、半自动、手工）每种板（条/卡/管）的鉴定/药敏结果的符合性进行验证。

4.2.2 微生物鉴定试验：选择至少 20 个已知临床菌株（可包括合适的质控菌株），尽量覆盖本地区临床上常分离的病原菌，大型医院应结合临床选择更多类型的菌株。按照检测系统标准操作程序进行鉴定，正确度或符合率应≥90％。

注意：对于某些方法（棒状杆菌鉴定）可接受属水平或部分鉴定。

4.2.3 血培养：选择至少 20 株代表临床患者分离株，包括革兰阳性菌、革兰阴性菌、真菌、苛养菌和厌氧菌，每瓶接种细菌浓度为 5～30 CFU/瓶，按照培养系统标准操作程序进行培养，≥95％的临床细菌和酵母均应在 3 日内检出。

4.2.4 药敏试验：以质控标准菌株连续检测 20～30 日，每一组药物/细菌超出参考范围（抑菌圈直径或 MIC）的频率应不超过（≤）1/20 或 3/30；也可采用替代质控方案，即连续 5 日，每日对每一组药物/细菌重复测定 3 次，每次单独制备接种物，15 个数据超出参考范围（抑菌圈直径或 MIC）的结果应不超过（≤）1 个，若失控结果为 2～3 个，则如前述，再进行 5 日，每日 3 次重复试验，30 个数据失控结果应不超过（≤）3 个。药敏试验方法的评估还要确保耐药菌株的检出。

4.3·若性能验证后发现部分试验结果不符合实验室预期性能要求，应首先对试验条件、质量控制结果和操作过程进行梳理，解决相关存在的问题后重新试验，若重新试验的结果仍然不符合要求，应和试剂厂商沟通，优化试剂的试验条件后验证，若仍然不理想，则应该更换试剂。若发现不合格原因是检测系统中试剂外的其他因素,则需对这些因素重新优化或者组合,必要时另外选择方法。

4.4·记录保存:每个项目的性能验证和(或)确认试验结束后,应将所有原始数据、汇总结果、总结报告整理后存档保存,验证报告经质量主管审核后签字批准。经授权后可查询数据和报告。

参考文献

[1] 中国合格评定国家认可委员会.CNAS－CL02－A005:医学实验室质量和能力认可准则在临床微生物学检验领域的应用说明.2018.
[2] 中国合格评定国家认可委员会.CNAS－CL02:医学实验室质量和能力认可准则(ISO 15189:2012,IDT).2012.
[3] 中国合格评定国家认可委员会.CNAS－GL028:临床微生物检验程序验证指南.2018.
[4] 周庭银,倪语星,胡继红,等.临床微生物检验标准化操作.3 版.上海:上海科学技术出版社,2015.

(吴文娟　周庭银)

微生物实验室内人员比对程序

××医院检验科微生物室作业指导书	文件编号：××-JY-CZ-XJ-×××
版本： 生效日期：	共 页 第 页

1. 目的

保证室内人员检测结果的一致性和正确性，保证微生物实验室稳定运行。

2. 适用范围

在岗员工、具有某项目检测资质的其他工作人员，包括新员工、周末及夜班值班人员、眼科实验室人员等。

3. 职责

微生物室组长应负责工作人员比对的策划、操作流程、结果判读及总结。

4. 程序

4.1 · 比对项目：由多人进行的手工检验项目需要进行人员比对，至少包括显微镜检查、培养结果判读、抑菌圈测量、结果报告。实验室若开展直接抗原试验或手工方法感染血清学检查，宜进行人员比对。

4.2 · 比对时间：至少每6个月一次，每次至少使用5份临床样品（含阳性结果）进行检验人员的结果比对、考核并记录。若涉及的比对项目标本量不够，可酌情延长单项比对时间。

4.3 · 比对方法：采用常规实验室检测方法。

4.3.1 显微镜检查：方法为选取菌种或标本进行革兰染色或抗酸染色后，由所有参与比对人员报告镜下所见。

4.3.2 培养结果判读：方法为选取实验室已接种的平板，由所有参与比对人员报告菌落生长情况（包括菌量、有无溶血、选择性培养基上菌落挑选等）。

4.3.3 纸片法药敏试验抑菌圈测量：方法为用游标卡尺测量某一药敏平板中指定抗生素纸片的抑菌圈大小。

4.3.4 结果报告：对指定标本的培养和药敏结果进行报告，宜包括痰液、粪便等有菌部位标本的病原菌报告和特殊药敏机制的报告。

4.4 · 比对结果判读：微生物室组长指定为该项目报告的授权人，其中符合率为单一测试所有人员与项目授权人比较；正确率为操作者对一个项目的总正确率。符合率和正确率均在80％以上视为合格。不合格人员则需进行相关知识和技术的培训。

4.5 · 记录保存：人员比对结束后，应整理原始数据、汇总结果、总结报告，经质量主管审核后签字批准，并存档保存。经授权后可查询数据和报告。

(吴文娟 周庭银)

微生物实验室间比对程序

××医院检验科微生物室作业指导书	文件编号:××-JY-CZ-XJ-×××
版本: 生效日期:	共 页 第 页

1. 目的

评估本实验室与其他同级别医院实验室之间检测结果是否存在可比性,对实验室检测能力进行验证。

2. 适用范围

未参加国际化、全国或省市室间质评的项目,按照 CNAS-RL02:《能力验证规则》的要求进行实验室间比对。

3. 职责

检验科质量主管负责比对实验室的选择、联系;微生物室组长负责实验室间比对的策划、操作流程、结果判读及总结。

4. 程序

4.1·比对项目:由多人进行的手工检验项目,主要为涂片染色镜检(至少包括革兰染色、抗酸染色)、抗原抗体检测等。每项比对测试数不少于 5 个,涵盖阴性和阳性标本。

4.2·比对频率及时间安排:每年 2 次,通常为上、下半年各 1 次,若涉及的比对项目标本量不够,可酌情延长单项比对时间。

4.3·比对方法:采用实验室相关标准操作程序进行检测。

4.4·比对结果报告方式:比对双方均将所报结果录入各自 LIS 系统中,作为原始资料以备溯源。

4.5·比对结果判读:要求双方符合率在 80% 以上,结果不一致或存在争议时,可通过协商复查再做出判断。

4.6·比对总结:微生物室组长对比对结果进行判读,填写实验室间比对总结,并附上双方实验室 LIS 系统中的报告单。该总结由双方实验室操作者签字确认,一式两份,保留一份于比对实验室。

参考文献

[1] 中国合格评定国家认可委员会.CNAS-CL02-A005:医学实验室质量和能力认可准则在临床微生物学检验领域的应用说明.2018.

[2] 中国合格评定国家认可委员会.CNAS-CL02:医学实验室质量和能力认可准则(ISO 15189:2012,IDT).2012.

[3] Sharp SE. Cumitech 39:Competency Assessment in the Clinical Microbiology Laboratory. 2003.

（吴文娟 周庭银）

第三章
安全风险评估与生物防护

实验室风险评估程序

××医院检验科微生物室作业指导书	文件编号：××-JY-CZ-XJ-×××
版本： 生效日期：	共 页 第 页

1. 目的

为明确微生物危害程度风险评估（简称风险评估）的具体要求和过程，以持续进行危险识别、风险评估和实施必要的控制措施，避免生物安全事故发生，特制订此程序。

2. 范围

适用于本实验室所开展研究的致病性病原微生物危害程度的风险评估。

3. 职责

实验室主任、安全管理小组对此项程序落实负责。

4. 程序

4.1·组织参与风险评估的人员

4.1.1　生物安全委员会指派实验室主任具体组织整个风险评估工作。安全主管组织参与风险评估人员学习相关的法律、法规及技术标准，协助评估人员收集相关致病性病原微生物危害程度的最新资料及为评估人员提供与评估内容相关的其他技术资料。

4.1.2　安全管理小组决定参加风险评估人员。风险评估应当由对致病性病原微生物的特性、设备和操作程序熟悉的人员来进行。

4.1.3　参加风险评估人员不仅需要具备专业技术的判断能力，而且要有很强的安全意识及责任心。

4.2·风险评估的内容

4.2.1　实验室工作的每一方面都应考虑风险评估和风险管理的 5 个"P"，即病原体（pathogen）——危险的生物因子；规程（procedures）——推荐的实验操作和安全的操作规范；人员（personnel）——相应的培训和技能；防护设备（protective equipment）——合适的防护装备和正确的使用；地点（place）——实验室所在位置。

4.2.2　依据《人间传染的病原微生物名录》，对生物因子已知或未知的特性，如生物因子的种类、来源、传染性、传播途径、易感性、潜伏期、剂量效应（反应）关系、致病性（包括急性与远期效应）、变异性、在环境中的稳定性、与其他生物和环境的交互作用、预防和治疗方案等进行评估。

4.2.3　实验室常规活动和非常规活动过程中的风险（不限于生物因素），包括所有进入工作场所的人员和可能涉及的人员（如合同方人员）的活动。

4.2.4　设施、设备等相关的风险，以及人员相关的风险，如身体状况、能力、可能影响工作的压力等。

4.2.5　意外事件、事故带来的风险，以及被误用和恶意使用的风险。

4.2.6 风险的范围、性质和时限性。

4.2.7 危险发生的概率评估,以及可能产生的危害及后果分析。

4.2.8 确定可接受的风险以及消除、减少或控制风险的管理措施和技术措施,及采取措施后残余风险或新带来风险的评估。

4.2.9 对风险、需求、资源、可行性、适用性等的综合评估。

4.2.10 实验室事先对所有拟从事活动的风险进行评估,包括对化学、物理、辐射、电气、水灾、火灾、自然灾害等风险进行评估。

4.3 · 风险评估启动条件

4.3.1 开展新的实验室活动或欲改变经评估过的实验室活动(包括相关的设施、设备、人员、活动范围、管理等),应事先或重新进行风险评估。

4.3.2 操作超常规量或从事特殊活动时,实验室应进行风险评估,以确定其生物安全防护要求,并经过生物安全委员会批准。

4.3.3 当发生事件、事故等时、当相关政策、法规、标准等发生改变时应重新进行风险评估。

4.4 · 其他事项

4.4.1 安全管理小组记录风险评估过程,风险评估报告应注明评估时间、编审人员和所依据的法规、标准、研究报告、权威资料、数据等。

4.4.2 安全管理小组每年组织一次风险评估或对风险评估报告复审。

4.4.3 采取风险控制措施时,宜首先考虑消除危险源(如果可行),然后再考虑降低风险(降低潜在伤害发生的可能性或严重程度),最后考虑采用个体防护装备。

4.4.4 危险识别、风险评估和风险控制的过程不仅适用于实验室、设施设备常规运行时,而且适用于对实验室、设施设备进行清洁、维护或关停期间。

4.4.5 除考虑实验室自身活动的风险外,还应考虑外部人员活动、使用外部提供的物品或服务所带来的风险。

4.4.6 实验室根据风险评估报告建立安全管理体系和制订安全管理程序和操作规程,并监控其所要求的活动,以确保相关要求及时并有效地得以实施。

4.4.7 风险评估所依据的数据及拟采取的风险控制措施、安全操作规程等,应以国家主管部门和世界卫生组织、世界动物卫生组织、国际标准化组织等机构或行业权威机构发布的指南、标准等为依据;任何新技术在使用前应经过充分验证。

4.4.8 风险评估报告应得到医院生物安全委员会的审议和批准;对未列入《人间传染的病原微生物名录》的生物因子的风险评估报告,应得到相关主管部门批准。

参考文献

[1] 中国合格评定国家认可委员会.CNAS-CL05:实验室生物安全认可准则(GB 19489).2018.

[2] 中华人民共和国卫生部.人间传染的病原微生物名录.2006.

(吴文娟 周庭银)

二级生物安全管理程序

××医院检验科微生物室作业指导书	文件编号：××-JY-CZ-XJ-×××
版本： 生效日期：	共 页 第 页

1. 目的

规范二级生物安全实验室的所有操作行为，确保员工和环境的安全。

2. 范围

适用于实验室人员生物安全的规范化操作；适用于实习生、进修生和新实验人员的培训。

3. 职责

3.1 · 生物安全管理小组：编写操作程序，监督操作程序的执行。

3.2 · 实验人员：严格执行操作程序，指导实习生、进修生和新实验人员的学习。

4. 程序

4.1 · 实验室工作区设计

4.1.1 实验室门应带门禁锁并可自动关闭，门上应有可视窗。实验室应通风，如使用窗户自然通风，应有防虫纱窗，防止节肢动物和啮齿动物进入。每个实验室应设洗手池，宜设置在靠近出口处。必须设置洗眼设施，必要时设置紧急喷淋装置。

4.1.2 实验室的墙壁、天花板和地面应平整、易清洁、不渗水、耐化学品和消毒剂的腐蚀。地面应防滑，不得铺设地毯。实验台面应防水，耐腐蚀，耐热。实验室中的橱柜和实验台应牢固。橱柜、实验台彼此之间应保持一定距离，以便于清洁。

4.1.3 在实验室门口处应设挂衣装置，个人便装与实验室工作服分开放置。应有足够的存储空间摆放物品以方便使用。在实验室工作区域外还应当有供长期使用的存储空间。

4.1.4 实验室所在的建筑内应配备高压蒸汽灭菌器，并按期检查和验证，以保证符合要求。

4.1.5 应在实验室内配备生物安全柜。

4.1.6 有可靠的电力供应、适宜的工作照明和应急照明。必要时，重要设备如培养箱、生物安全柜、冰箱等应设备用电源。

4.1.7 实验室出口应有在黑暗中可明确辨认的标识。

4.2 · 进入规定

4.2.1 在处理危险度2级或更高危险度级别的微生物时，在实验室门上应标有国际通用的生物危害警告标志（图 3-1-1）。

4.2.2 只有经批准的人员方可进入实验室工作区域。

4.2.3 实验室的门应保持关闭。

4.2.4 儿童不应被批准或允许进入实验室工作区域。

4.2.5 与实验室工作无关的物品不得带入实验室。

图 3-1-1 生物危险警告标志

4.2.6 实验室人员须严格按照清洁区、半污染区、污染区进入,污染区、半污染区、清洁区退出,不可逆向而行。

4.3·人员防护

4.3.1 在实验室工作时,任何时候都必须穿着连体衣、隔离服或工作服。

4.3.2 在进行可能直接或意外接触到血液、体液以及其他具有潜在感染性的材料或感染性动物的操作时,应戴上合适的手套。手套用完后,应先消毒再摘除,随后必须洗手。

4.3.3 在处理完感染性实验材料和动物后,以及在离开实验室工作区域前,都必须洗手。

4.3.4 为了防止眼睛或面部受到泼溅物、碰撞物或人工紫外线辐射的伤害,适当时戴安全眼镜、面罩(面具)或其他防护设备。

4.3.5 严禁穿着实验室防护服离开实验室(如去餐厅、咖啡厅、办公室、图书馆、员工休息室和卫生间)。

4.3.6 不得在实验室内穿露脚趾的鞋子。

4.3.7 禁止在实验室工作区域进食、饮水、吸烟、化妆和处理隐形眼镜。

4.3.8 禁止在实验室工作区域储存食品和饮料。

4.3.9 在实验室内用过的防护服不得和日常服装放在同一柜子内。

4.4·微生物安全操作技术规范

4.4.1 应使用移液辅助器,严禁用口吸取;所有移液管应带有棉塞,以减少移液器具的污染;不能向含有感染性物质的溶液中吹入气体;感染性物质不能使用移液管反复吹吸混合;不能将液体从移液管内用力吹出。严禁将实验材料置于口内。严禁舔标签。

4.4.2 为了避免感染性物质从移液管中滴出而扩散,在工作台面应当放置一块浸有消毒液的布或吸有消毒液的纸,使用后将其按感染性废弃物处理。

4.4.3 所有的技术操作要按尽量减少气溶胶和微小液滴形成的方式来进行。微生物操作中释放的较大粒子和液滴(直径>5 μm)会迅速沉降到工作台面和操作者的手上。实验室人员在操作时应戴一次性手套,并避免触摸口、眼及面部。

4.4.4 应限制使用皮下注射针头和注射器。除了进行肠道外注射或抽取实验动物体液,皮下注射针头和注射器不能用于替代移液管或用作其他用途。

4.4.5 出现溢出、事故以及明显或可能暴露于感染性物质时,必须向实验室主管报告。实验室应保存这些事件或事故的书面报告。

4.4.6 必须制订关于如何处理溢出物的书面操作程序,并予以遵守执行。

4.4.7 污染的液体在排放到生活污水管道以前必须清除污染(采用化学或物理学方法)。根据所处理的微生物因子的危险度评估结果,可能需要准备污水处理系统。

4.4.8 需要带出实验室的手写文件必须保证在实验室内没有受到污染。

4.4.9 标本容器可以是玻璃的,但最好使用塑料制品。标本容器应当坚固,正确地用盖子或塞子盖好后应无泄漏。在容器外部不能有残留物。容器上应当正确地粘贴标签以便于识别。标本的要求或说明书不能卷在容器外面,而是要分开放置,最好放置在防水的袋子里。

4.4.10 为了避免意外泄漏或溢出,应当使用盒子等二级容器,并将其固定在架子上使装有标本的容器保持直立。二级容器可以是金属或塑料制品,应该耐高压灭菌或耐受化学消毒剂的作用。密封口最好有一个垫圈,要定期清除污染。

4.4.11　接收和打开标本的人员应当了解标本对身体健康的潜在危害,并接受过如何采用标准防护方法的培训,尤其是处理破碎或泄漏的容器时更应如此。标本的内层容器要在生物安全柜内打开,并准备好消毒剂。

4.4.12　为了避免接种物洒落,微生物接种环的直径应为 2～3 mm 并完全封闭,柄的长度应小于 6 cm,以减少抖动。

4.4.13　使用封闭式微型电加热器消毒接种环,能够避免在煤气灯的明火上加热所引起的感染性物质爆溅。最好使用不需要再消毒的一次性接种环。

4.4.14　干燥痰液标本时要注意避免生成气溶胶。

4.4.15　准备高压灭菌和(或)将被处理的废弃标本和培养物应当放置在防漏的容器内(如实验室废弃物袋)。在丢弃到废弃物盛器中以前,顶部要固定好(如采用高压灭菌胶带)。

4.4.16　在每一阶段工作结束后,必须采用适当的消毒剂清除工作区的污染。

4.5·生物安全柜的使用:生物安全柜的操作见《生物安全柜标准操作规程》。

参考文献

[1] 中国合格评定国家认可委员会.CNAS-CL05:实验室生物安全认可准则(GB 19489).2018.
[2] 世界卫生组织.实验室生物安全手册.2 版.陆兵,陈惠鹏,郑涛主译.北京:人民卫生出版社,2004.
[3] 中华人民共和国卫生部.人间传染的病原微生物名录.2006.
[4] 周庭银,倪语星,胡继红,等.临床微生物检验标准化操作.3 版.上海:上海科学技术出版社,2015.

(吴文娟　周庭银)

疑似高致病性微生物标本管理程序

××医院检验科微生物室作业指导书	文件编号：××-JY-CZ-XJ-×××
版本： 生效日期：	共 页 第 页

1. 目的
规范疑似高致病性微生物标本的处理程序，确保人员、环境的安全。

2. 范围
微生物实验室疑似高致病性微生物标本和细菌。

3. 职责
微生物实验室所有检验人员负责执行本程序。

4. 程序
4.1 · 高致病性病原微生物是指危害程度为第一类和第二类的微生物。危害程度为第一类的病原微生物是指能引起人类或动物非常严重的疾病，一般不能治愈，容易直接或间接或因偶然接触在人与人，或动物与人，或人与动物，或动物与动物间传播的病原体。

4.2 · 危害程度为第二类的病原微生物是指能引起人类或动物严重疾病，或造成严重经济损失，但通常不能因偶然接触而在个体间传播，或可使用抗生素、抗寄生虫药治疗的病原体。

4.3 · 微生物室须根据《人间传染的病原微生物名录》对本实验室可能接收和从事的微生物检测标本进行生物危害评估，危害程度评估至少应包括下列内容：生物因子的种类（已知的、未知的、基因修饰的或未知传染性的生物材料）、来源、传染性、致病性、传播途径、在环境中的稳定性、感染剂量、浓度、动物实验数据、预防和治疗。

4.4 · 对评估中可能存在疑似高致病性微生物标本来源制订清单，如可能包含炭疽杆菌、鼠疫耶尔森菌等的样本，主要通过与临床沟通、流行病学调查鉴定样本来源。并培训员工，使实验室样本接收人员具备识别疑似高致病性微生物标本的能力。

4.5 · 遇疑似高致病性微生物标本或细菌时，立即用指定的材料封装并装入到特定的硬质、密闭、防泄漏的容器中，并向上级汇报。实验室不得自行处理。

4.6 · 由微生物实验室负责人和科主任联系 CDC，用符合生物安全要求的专用容器由双人专车送至 CDC。

参考文献
[1] 中国合格评定国家认可委员会.CNAS-CL05：实验室生物安全认可准则(GB 19489).2018.
[2] 中华人民共和国卫生部.人间传染的病原微生物名录.2006.
[3] 周庭银,倪语星,胡继红,等.临床微生物检验标准化操作.3 版.上海：上海科学技术出版社,2015.

（周庭银）

实验室防护和应急管理程序

××医院检验科微生物室作业指导书	文件编号：××-JY-CZ-XJ-×××
版本： 生效日期：	共 页 第 页

1. 目的
规范实验室安全防护和应急程序，确保实验室安全。

2. 范围
微生物实验室。

3. 职责
微生物实验室全体工作人员执行本程序。

4. 程序

4.1 · 实验室防护

4.1.1 实验室安全设计应保证对技术工作区域中微生物、化学、放射和物理危害的防护水平控制与二级生物安全风险程度相适应，并为关联的办公区域和邻近的公共空间提供安全的工作环境，以降低周围环境的风险。通向出口的走廊和通道应无障碍，应设置紧急喷淋及洗眼、洗手池（非接触式水龙头）。除此之外，还应考虑以下因素：照明、温度、通风、噪声、工效学因素、门标及其他因素。

4.1.2 实验室分污染区、半污染区和清洁区。污染区：已被病原微生物污染的区域。半污染区：可能被病原微生物污染的区域，如更衣室、缓冲间等。清洁区：没有被病原微生物污染的区域，如办公区、会议室等。

4.1.3 工作人员凭 IC 门禁卡进出实验室。严格控制外来人员的进入，非本科人员未经许可不得随意进出实验室。允许进入者，需接受实验室工作人员的指引，注意安全/避免生物污染，并登记记录（详见《二级生物安全管理程序》）。

4.1.4 职业暴露的管理参见《职业暴露处理程序》。

4.1.5 在实验室内所有与病原微生物有关的操作均须执行《二级生物安全管理程序》。

4.1.6 实验室应该只保存满足日常使用量的化学品。大量的化学品应储存在专门指定的房间或建筑物内。化学品应按字母顺序存放。易燃、易爆、强腐蚀性物品及剧毒物品由危险品保管员专人专柜保管。保管人负责做好领用记录并指导使用人员进行正确使用，做好安全措施。危险性化学品的使用遵照《危险性化学品使用管理程序》。

4.1.7 实验室应确保有潜在危险的生物标本和菌（毒）种的运输符合国家法律、法规，防止在运输中泄漏、被盗、被抢、丢失等事故发生，确保万无一失。

4.1.8 实验室安全负责人与消防保卫部门之间保持紧密联系。对实验室成员进行火灾发生时的应急行动和如何使用消防器材等进行培训。须备有烟雾和热量自动探测及报警系统。定期测试报警系统以确保其功能正常，并使所有人员熟知其运行。

4.1.9 实验室的所有电器设备和线路均必须符合国家电气安全标准和规范。对所有电器设备都必须定期进行检查和测试,包括接地系统。在实验室电路中要配置断路器和漏电保护器。断路器不能保护人,只是用来保护线路不发生电流超负荷,从而避免火灾。漏电保护器用于保护人员避免触电。实验室的所有电器均应接地,最好采用三相插头。

4.1.10 当发生意外事故时,从工作区撤离和紧急事件的处理参见《实验室防护和应急管理程序》。

4.2·实验室应急管理

4.2.1 报告

4.2.1.1 检验人员在工作中发现实验室有生物安全隐患、紧急意外事件、事故、火灾等,应立即向有关人员报告。

4.2.1.2 检验人员在工作中若发现实验室人员出现相应致病微生物感染症状时,应立即就地隔离治疗,上报有关部门。

4.2.2 实验室须配备应急设备,如急救箱、合适的灭火器、消毒设备、个人防护设备、划分危险区域界限的器材和警告标志等。

4.2.3 实验室内应张贴实验室负责人、生物安全责任人、消防队、医务科值班、保卫科及水、气和电维修部门等的电话号码及地址。

4.2.4 处理措施及应急程序

4.2.4.1 值班人员发现停电或停水时应尽快通知医院有关部门,在未恢复供水前,实验人员须用乙醇擦手液消毒双手。

4.2.4.2 当发生潜在危害化学物质吸入时,应立即报告安全责任人和实验室负责人,按《二级生物安全管理程序》退出实验室进行观察,必要时接受医学监护观察。

4.2.4.3 当发生试管等容器破损及感染性物质溢出时,立即用浸消毒剂的软布或纸巾覆盖,玻璃碎片应用镊子清理。

4.2.4.4 个人防护失败(手套或口罩破裂、脱落)时应马上停止实验,皮肤表面用75％乙醇消毒并彻底清洗后,更换备用手套或口罩。

4.2.4.5 当遭遇火灾、水灾、地震等自然灾害时应立即停止实验,切忌惊慌失措,按《二级生物安全管理程序》有序撤离现场。

参考文献

[1] 中国合格评定国家认可委员会.CNAS-CL02-A005:医学实验室质量和能力认可准则在临床微生物学检验领域的应用说明.2018.

[2] 中国合格评定国家认可委员会.CNAS-CL05:实验室生物安全认可准则(GB 19489).2018.

[3] 中华人民共和国卫生部.人间传染的病原微生物名录.2006.

[4] 周庭银,倪语星,胡继红,等.临床微生物检验标准化操作.3版.上海:上海科学技术出版社,2015.

(吴文娟 周庭银)

菌种管理程序

××医院检验科微生物室作业指导书	文件编号：××-JY-CZ-XJ-×××
版本： 生效日期：	共 页 第 页

1. 目的

规范菌种管理程序，确保微生物检验结果可溯源性。

2. 范围

微生物实验室保存的标准菌株和来自临床标本的菌株。

3. 职责

微生物实验室检验人员正确保管、使用菌株，并确保实验室生物安全。

4. 程序

4.1·制作"菌种管理登记表"，其内容包括：名称、来源、存入/取出数量、使用日期、保管人、剩余量、库存量。

4.2·根据菌种的特性选择适宜的保存方式。保藏时要使用小剂量密封瓶，做好标记后放入-80℃冰箱内，并采用双人双锁管理。

4.3·根据菌种情况，定期检测菌种品质，发现菌种变异或退化时应及时报告，并查明原因。

4.4·菌种的发放需要双保管人员同时在场时才能进行。每次使用标准菌株都应做好使用记录，包括标准品的名称、编号、使用时间等。剩余最小库存量时必须进行繁殖。

4.5·购买的标准菌株初次复苏使用时，应批量保存在菌种管中，于-20℃以下保存。

4.6·新的标准菌株复苏后，传代最多不得超过3次，如超过3次将不再作为标准菌株使用。

4.7·标准菌株保存管一经解冻使用后，不得再次冻存。

4.8·菌种必须装在密封的专用容器内高压灭菌销毁，并做好销毁记录。

参考文献

[1] 中华人民共和国卫生部.人间传染的病原微生物名录.2006.

[2] 中华人民共和国国务院.病原微生物实验室管理条例.2018.

[3] 周庭银,倪语星,胡继红,等.临床微生物检验标准化操作.3版.上海:上海科学技术出版社,2015.

（吴文娟　周庭银）

危险性化学品使用管理程序

××医院检验科微生物室作业指导书	文件编号：××-JY-CZ-XJ-×××
版本： 生效日期：	共 页 第 页

1. 目的

规范危险性化学品使用管理程序，减少危险性化学试剂对实验人员及工作人员的危害。

2. 范围

微生物实验室内使用的危险性化学试剂。

3. 职责

微生物实验室所有实验人员和后勤保障组的工作人员负责执行此程序。

4. 程序

4.1 · 危险性化学品的分类

4.1.1 生物安全负责人和实验室工作人员根据危险性货物运输规则或化学试剂本身所具有的危害和危险程度，对危险性化学试剂进行定义和分类。实验室应建立化学品 MSDS 档案。

4.1.2 实验人员按照以不同方式暴露于危险性化学品的反应予以分类和确认（表 3-2-1）。

表 3-2-1 暴露于危险性化学品的方式和反应

暴 露 方 式	引 起 的 反 应
吸入	化学试剂可能引起刺激性、致敏性、变态反应、呼吸道疾病或癌症
接触	皮肤接触时可能引起化学烧伤、眼结膜炎或全身性中毒
食入	危险性化学试剂可能经过嘴吸或污染的食物和饮料而意外食入
透过受损皮肤	危险性化学试剂可能经皮肤切口、擦伤创面或针扎处进入体内

4.2 · 化学品的储存

4.2.1 对于所确认的危险性化学品，实验室应该只保存满足日常使用的量即可。

4.2.2 大量的化学品应储存在专门指定的房间或建筑物内，储存室地面应该是混凝土结构，门口处有门槛以防溢出。

4.2.3 易燃物品应单独储存在远离其他储存物品的房间或建筑物中。储存室的电灯开关要安装在建筑物的外面，电灯应安装在隔离罩内，以避免电源接头处产生的电火花点燃易燃、易爆的挥发性气体。

4.2.4 化学品不应按字母顺序存放，避免不能共存的化学品摆放位置过近。

4.2.5 所有大容积的试剂瓶以及装有强酸和强碱的试剂瓶应该放在地板上的试剂托盘中。

4.3 · 危险性化学品的使用

4.3.1　危险性化学品的保管实行双人双锁制,使用时需经实验室负责人批准方可领用。

4.3.2　使用前仔细了解化学品的危险性信息、潜在的健康影响、急救程序、防火措施以及意外释放防护措施。

4.3.3　按照相关标准在每个储存容器上标明产品的危害性质和风险性,还应在"使用中"材料的容器上清楚标明。

4.3.4　根据不同的化学危险品,采用不同的人身防护装备,重点防护眼睛、皮肤、呼吸和其他暴露部位。

4.3.5　严格按照安全操作规程工作,使用后应及时封闭瓶口,并放回原位。

4.3.6　对实验室内所用的每种化学制品的废弃和安全处置都应事先制订书面程序,并最终按照程序执行。

4.4 · 危险性化学品溢出的处理程序

4.4.1　将化学品溢出处理的示意图张贴在实验室内显著的位置上,并应配备以下物品:化学品溢出处理工具盒;防护服,包括耐用橡胶手套、橡胶靴、防毒面具等;铲子和簸箕;用于夹取碎玻璃的镊子;拖把、擦拭用的布和纸;用于中和酸及腐蚀性化学品的碳酸钠或碳酸氢钠;沙子(用于覆盖碱性溢出物);不可燃的清洁剂。

4.4.2　发生大量化学品溢出时,应采取下列措施:通知生物安全负责人和实验室负责人,疏散现场的多余人员;如果溢出物是易燃性的,熄灭所有明火,关闭可能产生电火花的电器;避免吸入溢出物品所产生的挥发性气体;确认实验室内安全后,由安全负责人指导清理溢出物。

参考文献

［1］中华人民共和国国务院.化学危险物品安全管理条例.2013.

［2］中华人民共和国国务院.病原微生物实验室管理条例.2018.

［3］中国合格评定国家认可委员会.CNAS－CL02－A005:医学实验室质量和能力认可准则在临床微生物学检验领域的应用说明.2018.

(吴文娟　周庭银)

检验后标本保存和处理程序

××医院检验科微生物室作业指导书	文件编号：××-JY-CZ-XJ-×××
版本： 生效日期：	共 页 第 页

1. 目的

规范检验后标本的保存和处理，确保标本正确使用和生物安全。

2. 范围

微生物送检标本。

3. 职责

微生物实验室所有实验人员和后勤保障组的工作人员负责执行此程序。

4. 程序

4.1·微生物实验室检测完成后的标本和培养物应密封保存在2～8℃冰箱内，要有明确标识，并记录在"细菌标本、培养物管理记录表"上，保存期为3～5日，以备复查。

4.2·标本保存要求有明确标识以备复检，并对标本保存的条件（通常为4℃）进行有效监控。当环境条件失控时，按相关程序进行处理。

4.3·保存期满的标本及污染的各种废弃物由后勤保障组统一收集，传染性标本经高压后交医院环卫人员统一处理。

4.4·检验后其他用途标本的管理：任何人将检验后样品、组织或剩余物做科研、实验、教学等用途时，需注明用途、样品数量、保证用后妥善处理，防止污染或感染，经实验室负责人审批后方可获取。每份样品应保留一定的剩余量以备复查用。不得泄露患者的个人资料信息。

4.5·保存期过后的标本和培养物高压灭菌后按感染性废物处理，并记录在"细菌标本、培养物管理记录表"中（参见《废弃物处理程序》）。

参考文献

[1] 中国合格评定国家认可委员会.CNAS-CL02-A005：医学实验室质量和能力认可准则在临床微生物学检验领域的应用说明.2018.

[2] 中国合格评定国家认可委员会.CNAS-CL02：医学实验室质量和能力认可准则(ISO 15189：2012，IDT).2012.

（吴文娟 周庭银）

废弃物处理程序

××医院检验科微生物室作业指导书	文件编号：××-JY-CZ-XJ-×××
版本： 生效日期：	共 页 第 页

1. 目的

规范废弃物处理程序，减少医疗废弃物对人员及环境的危害。

2. 范围

实验室内所有废弃物。

3. 职责

实验室所有工作人员执行此程序。

4. 程序

4.1·医疗废物由感染性废物、损伤性废物和化学性废物组成，必须分开收集。

4.2·生活垃圾和医疗废物应分类收集，生活垃圾应放在黑色塑料袋中，医疗废物应放置在黄色塑料袋中，黄色塑料袋应有生物危害警示标志，盛装的医疗废物不应超过总容量的3/4。感染性废物和化学性废物应分开存放，并贴上警示标志，做好标签；损伤性废物应放入利器盒，盒外应贴上警示标志，做好标签。所有标签内容应包括日期、科室名称、医疗废物类别、特别说明。

4.3·医疗废物盛放容器应封口，防止泄漏。含微生物的废弃物如血平板等先高压灭菌处理后由清洁人员按固定路线运送到医院集中暂存场所，运送前应检查包装物的标志、标签、封口是否符合要求，不符要求不得运送；如果包装物或容器外表面被污染，应增加一层包装；清洁人员在运送过程中应防止医疗废物泄漏、流失和扩散，并防止医疗废物直接接触身体。

4.4·运送医疗废物应使用防渗漏、防扩散、无锐利边角、易于装卸和清洁的容器，每次运送后应清洁运送容器。医疗废物在暂存点存放时间不得超过2日。

4.5·医疗废物运送到废物处理中心统一焚烧处理。

参考文献

[1] 中华人民共和国国务院.医疗废物管理条例.2018.

[2] 中华人民共和国卫生部.医疗卫生机构医疗废物管理办法.2017.

[3] 中华人民共和国国务院.病原微生物实验室管理条例.2018.

（吴文娟　周庭银）

消毒灭菌管理程序

××医院检验科微生物室作业指导书	文件编号：××-JY-CZ-XJ-×××
版本： 生效日期：	共 页 第 页

1. 目的

规范消毒灭菌程序，保证实验室内的环境安全。

2. 范围

适用于微生物实验室内环境日常消毒的操作。

3. 职责

实验室负责人及检验人员、消毒人员执行本程序。

4. 程序

在微生物实验室内必须保证在实验期间每日进行消毒，在操作过程中根据不同的病原微生物实验选择相应的有效消毒液或消毒方法。

4.1·实验室常用消毒方法

4.1.1　3‰ H_2O_2 溶液：主要用于实验室环境空间喷洒消毒。

4.1.2　1 000 mg/L 含氯消毒液：用于实验室环境空间消毒，地面、台面和一般设备的消毒，废弃物、尸体的浸泡处理。

4.1.3　75%医用乙醇：常规用于仪器设备、玻璃窗的表面消毒及日常消毒，实验人员身体表面和双手消毒，门缝喷洒消毒，消毒铺巾上的喷洒。

4.1.4　紫外线灯或移动式紫外线车照射消毒。

4.1.5　高压蒸汽灭菌：本实验室使用 121℃，30 min 对微生物标本进行灭菌。

4.2·每日工作结束后用 1 000 mg/L 含氯消毒液对实验台面、地面进行消毒，实验人员按六步洗手法洗手或用免洗手消毒液进行手卫生消毒。

4.3·实验室仪器设备、生物安全柜使用后，台面及玻璃窗的表面等用除含氯消毒液之外的消毒液擦拭消毒，开启紫外线照射 30 min 以上。

4.4·实验室微生物样本使用高压蒸汽灭菌器 121℃，30 min，对微生物标本进行灭菌后按《废弃物处理程序》处理。

参考文献

[1] 中华人民共和国卫生部.各种污染对象常用消毒方法(试行).2003.
[2] 中华人民共和国国务院.病原微生物实验室生物安全管理条例.2018.
[3] 中国合格评定国家认可委员会.CNAS-CL02-A005：医学实验室质量和能力认可准则在临床微生物学检验领域的应用说明.2018.

（吴文娟　周庭银）

职业暴露处理程序

××医院检验科微生物室作业指导书	文件编号：××-JY-CZ-XJ-×××
版本： 生效日期：	共 页 第 页

1. 目的

规范职业暴露处理程序。

2. 范围

适用于由医疗锐器、危险化学品、传染性物质造成的损伤。

3. 职责

实验室全体人员执行本程序。

4. 程序

4.1·医疗锐器（如注射器针头、缝针、各种穿刺针、手术刀、剪刀等）造成的皮肤损伤

4.1.1　伤口紧急处理：立即从近心端向远心端将伤口周围血液挤出，用流水冲洗 2～3 min。用 75％乙醇或 0.5％安尔碘消毒伤口；24 h 内留取基础血样（3 ml，普管）备查。

4.1.2　报告：发生锐器伤后，立即报告部门负责人。根据损伤程度决定是否应组织专家共同评估锐器伤情况并指导处理。

4.1.3　锐器伤危险度评估：如果患者情况确定，则分类处理。

4.1.3.1　患者为 HBsAg（＋），如当事人（职业暴露者）HBsAg（＋）或 Anti-HBs（＋）或 Anti-HBc（＋），不需注射乙肝疫苗或乙肝免疫球蛋白；如当事人 HBsAg（－）或 Anti-HBs（－），从未注射乙肝疫苗，应在 24 h 内注射乙肝免疫球蛋白并注射乙肝疫苗 3 次（锐器伤当时、1 个月后、6 个月后），当时及 3 个月、6 个月检测肝功能及乙肝病毒血清学指标。当事人 Anti-HBs（＋）＜50 mU/ml，需 24 h 内注射乙肝免疫球蛋白 200～400 U，当时及 3 个月、6 个月检测肝功能及乙肝病毒血清学指标。

4.1.3.2　患者为 HCV 抗体（＋），当事人当时及 3 个月后抽血查 HCV 抗体和肝功能。

4.1.3.3　患者为 HIV 抗体（＋），当事人经过评估达到规定的危险度，可在医生指导下及时服用预防用药并医学观察 1 年：刺伤后 1 个月、2 个月、3 个月、6 个月查 HIV 抗体。

4.1.3.4　患者为梅毒血清学（＋），当事人在当时及第 4 周做梅毒血清学检查，同时在医生指导下进行预防性用药。

4.1.3.5　患者无血源性传染病，当事人不需要进行任何处理，仅密切观察。

4.2·传染性物质造成的损伤：实验室安全负责人应确保所有相关人员都知道所有患者的血液、体液及被血液和体液污染的物品均被视为具有传染性的病原物质，工作人员（眼、嘴、黏膜）接触这些物质时必须采取防护措施，严格按照《二级生物安全管理程序》执行。

（周庭银　吴文娟）

传染性病原微生物报告的管理程序

××医院检验科微生物室作业指导书	文件编号：××-JY-CZ-XJ-×××
版本：	生效日期：	共 页 第 页

1. 目的

建立传染性病原微生物检验异常结果反馈流程，确保传染病异常结果及时报送给相关科室或部门。

2. 范围

适用于实验室所开展的国家法定传染病检验项目的异常结果。

3. 职责

3.1·实验室负责人负责传染病实验室检验异常结果反馈的实施监督。

3.2·检验员负责检验异常结果的报告。

4. 程序

4.1·《中华人民共和国传染病防治法》规定的传染病种类

4.1.1 甲类传染病：鼠疫、霍乱。

4.1.2 乙类传染病：传染性非典型肺炎（SARS）、艾滋病、病毒性肝炎、脊髓灰质炎、人感染高致病性禽流感、麻疹、流行性出血热、狂犬病、流行性乙型脑炎、登革热、炭疽、细菌性和阿米巴性痢疾、肺结核、伤寒和副伤寒、流行性脑脊髓膜炎、百日咳、白喉、新生儿破伤风、猩红热、布鲁菌病、淋病、梅毒、钩端螺旋体病、血吸虫病、疟疾、H7N9 禽流感。

4.1.3 丙类传染病：手足口病、流行性感冒、流行性腮腺炎、风疹、急性出血性结膜炎、麻风病、流行性和地方性斑疹伤寒、黑热病、包虫病、丝虫病，除霍乱、细菌性和阿米巴性痢疾、伤寒和副伤寒以外的感染性腹泻病，甲型 H1N1 流感。

4.1.4 其他法定管理以及重点监测传染病：生殖道沙眼衣原体感染、不明原因肺炎、水痘、尖锐湿疣、森林脑炎、结核性胸膜炎、生殖器疱疹、肝吸虫、人感染猪链球菌、发热伴血小板减少综合征、恙虫病。

4.2·报告范围：甲、乙、丙类及其他重点监测传染病病例、病原携带者或者疑似病例。

4.3·反馈程序

4.3.1 甲类传染病：甲类传染病及 SARS、炭疽中的肺炭疽发现后须立即报就诊医生和医务部/预防保健科。接诊医生诊断后应于 2 h 内以最快的方式（电话）向当地县级疾病预防控制机构报告，同时将传染病报告卡通过网络进行报告。

4.3.2 乙、丙类及其他重点监测传染病：每日统计 24 h 内传染病异常结果，岗位人员负责登记患者姓名、年龄、性别、就诊卡号、检验项目、检验结果、检验日期、送检科室、送检医生等信息，送交医务部/预防保健科，并建立阳性登记本存档。

4.3.3 发现其他传染病暴发、流行以及原因不明的传染病后，实验室有责任及时电话报告医务部/预防保健科,紧急情况可直接报告医院总值班。

参考文献

[1] 中华人民共和国卫生部.医务人员艾滋病病毒职业暴露防护工作指导原则.2015.

[2] 中国疾病预防控制中心.全国艾滋病检测技术规范.2015.

[3] 肖平.医院职业暴露与防护.北京:人民卫生出版社,2004:

(周庭银 吴文娟)

第二篇

技 术 要 求

第四章
检验前质量管理

微生物检验项目申请程序

××医院检验科微生物室作业指导书	文件编号：××-JY-CZ-XJ-×××
版本： 生效日期：	共 页 第 页

1. 目的

规范临床医师微生物检验项目申请程序。

2. 范围

临床微生物标本检验项目。

3. 职责

申请临床微生物检验项目的医生应遵守本程序。

4. 程序

4.1·临床申请检测项目可参照医院微生物标本采集指南选择。

4.2·必要时需与患者签订"知情同意书"，如进行尚未完全明确检验意义的科研检查项目时，需与患者签订"知情同意书"。

4.3·登录临床医生检验申请系统申请微生物检验项目。

4.4·输入患者信息及申请的检验项目要求的信息。

4.5·条码和手工申请单要求含有患者信息、检测要求及开单医师姓名。必需内容包括：患者姓名、性别、住院号、床号、标本种类、标本来源、检测项目、采集方式、采样及送检日期时间等，必要时需填写感染类型和(或)预期的微生物类型及是否使用抗生素等信息。

4.6·特殊情况下医师需要口头申请检验，可记录口头申请的检验要求、必要的患者信息、申请医师及记录人员的姓名或工号。条件许可时，及时补齐所有微生物检验申请相关信息。

4.7·包含微生物检验申请单的医嘱交当班护士，进入标本采集程序。

参考文献

[1] 中国合格评定国家认可委员会.CNAS-CL02-A005：医学实验室质量和能力认可准则在临床微生物学检验领域的应用说明.2018.

[2] 中国合格评定国家认可委员会.CNAS-CL02：医学实验室质量和能力认可准则(ISO 15189：2012，IDT).2012.

[3] 中国合格评定国家认可委员会.CNAS-RL02：能力验证规则.2011.

(周庭银)

微生物检验标本条形码程序

××医院检验科微生物室作业指导书	文件编号：××-JY-CZ-XJ-×××
版本： 生效日期：	共 页 第 页

1. 目的

规范微生物检验标本条形码（标签）程序。

2. 范围

所有微生物检验标本。

3. 职责

临床各科室采集标本工作人员应遵守本程序。

4. 程序

4.1·当班护士将医生所开医嘱输入各临床科室患者管理系统，核对患者信息和检验申请信息后，生成微生物检验项目条形码和申请单（包括电脑和手工微生物检验申请单）。

4.2·微生物检验标本申请单内容应包括：患者姓名、性别、住院号、床位、诊断、标本种类、采样方式、检验项目及检验单据号等。

4.3·打印微生物检验项目条形码及检验项目清单。

4.4·经双人核对检验项目清单、标本容器及医嘱后，将条形码正确地贴在标本容器上，不可贴在标本容器盖上，不可覆盖容器的条形码。

4.5·如有需要，标本容器上应贴上生物危害标志。

参考文献

[1] 中国合格评定国家认可委员会.CNAS-CL02-A005：医学实验室质量和能力认可准则在临床微生物学检验领域的应用说明.2018.

[2] 中国合格评定国家认可委员会.CNAS-CL02：医学实验室质量和能力认可准则(ISO 15189：2012，IDT).2012.

[3] 中国合格评定国家认可委员会.CNAS-RL02：能力验证规则.2011.

（阮斐怡 田月如 蒋晓飞）

采样前患者识别程序

××医院检验科微生物室作业指导书	文件编号：××-JY-CZ-XJ-×××
版本：　　　　　生效日期：	共　页　第　页

1. 目的
规范采集标本前确认患者程序。

2. 范围
所有申请微生物检测项目的患者。

3. 职责
临床各科室采集标本工作人员应遵守本程序。

4. 程序
4.1·样本采集前，采样人员必须核对患者信息、标本容器和微生物检验申请项目。

4.2·患者清醒时，让患者说出自己的姓名，并根据患者标识核对检验申请单上或条形码上患者姓名、性别、住院号、病室科别、床号、检测项目等信息。

4.3·如果患者登记身份与实际信息不匹配，则与患者信息登记处联系，采集前解决不匹配问题。

4.4·如果患者不能提供信息，则从患者家属处获取信息。

4.5·如果患者缺少身份标识，通知相关工作人员对患者做进一步确认后再采集标本。

参考文献
[1] 中国合格评定国家认可委员会.CNAS-CL02-A005：医学实验室质量和能力认可准则在临床微生物学检验领域的应用说明.2018.

[2] 中国合格评定国家认可委员会.CNAS-CL02：医学实验室质量和能力认可准则(ISO 15189；2012，IDT).2012.

[3] 中国合格评定国家认可委员会.CNAS-RL02：能力验证规则.2011.

（阮斐怡　田月如　蒋晓飞）

标本采集、运送、保存程序

××医院检验科微生物室作业指导书		文件编号：××-JY-CZ-XJ-×××	
版本：	生效日期：	共 页	第 页

1. 目的

规范标本采集程序，保证实验室检测前标本质量。

2. 范围

微生物标本。

3. 职责

3.1·医护人员和检验人员负责指导患者如何正确留取标本。

3.2·标本运输人员负责收取标本和运输标本至微生物室。

4. 程序

4.1·采集标本前，采样人员根据检验申请单检验项目的要求，确认采样计划并进行适当的准备工作，包括核对医嘱、打印条形码、选择合适的标本容器、粘贴条形码及指导患者做好采样前的准备工作等。

4.2·认真核对患者、标本容器和检验申请是否一致，严防出现差错。

4.3·标本送到微生物室，标本运输人员必须与微生物室标本接收人员对标本进行核收登记并签名。

4.4·所有标本必须记录采样时间并立即送检，一般不得超过 2 h。

5. 采集方法

5.1·血液及骨髓

5.1.1　采血时间：在抗菌药物治疗前，于发热初期或高峰时抽血。采血频率：对于怀疑菌血症的成年患者，推荐同时在不同部位采集 2～3 套（每套包括一瓶需氧瓶、一瓶厌氧瓶或者 2 瓶需氧瓶）；对于感染性心内膜炎和真菌血症则应多次采集；对于婴幼儿患者，推荐同时在不同部位采集 2 套。采血量：以培养基的 1/10 为宜，成人一次采血 5～10 ml，婴幼儿为 1～2 ml。

5.1.2　骨髓标本用骨髓穿刺针从髂骨采集。

5.1.3　标本保存：采集标本后立即送到实验室，不能及时送检可置于室温，切勿放入冰箱。冬季血培养瓶在送检过程中应采取一定的保暖措施。

5.2·脑脊液标本：由临床医师以无菌要求做腰椎穿刺，抽取脑脊液 2～3 ml，盛于无菌容器中送检。脑膜炎奈瑟菌离体后能产生自溶酶，会迅速自溶，肺炎链球菌及流感嗜血杆菌离体后也易死亡，因此，脑脊液无论涂片或培养，必须于采集后立即送检。

5.3·上呼吸道标本

5.3.1　鼻咽标本：将鼻咽拭子缓缓地伸进鼻孔直至鼻咽喉部（注意：不可用力），轻轻转动,并于该深部停留 20～30 s,然后迅速地抽出(注意:避免受口或咽喉中细菌的污染)。

5.3.2 喉标本:用压舌板压舌,用无菌拭子从咽后、扁桃体和发炎区采样。喉拭子培养不能用于会厌发炎的患者。将转运管安全封口,注明标识和日期,将标本尽快送到实验室。

5.4·下呼吸道标本

5.4.1 痰

5.4.1.1 采集标本以晨痰为好。支气管扩张症患者清晨起床后进行体位引流,可采集大量痰标本。

5.4.1.2 自然咳痰法:在留取痰之前,用清水反复漱口,从气管深部咳出痰,吐入无菌容器内。

5.4.1.3 支气管镜下采集法:在病灶附近用导管吸引或用支气管刷直接取得标本。

5.4.1.4 气管穿刺法:在环甲膜下穿刺抽取痰液,收集标本,适用于厌氧菌培养。

5.4.1.5 棉拭采集法:用无菌棉拭子轻轻擦拭患者鼻咽部黏膜,留取标本,置无菌试管内送检,放置时间不应超过 2 h。

5.4.2 支气管灌洗液:用不少于 140 ml 无菌生理盐水灌洗小支气管和肺泡,40～80 ml 回收的灌洗液中包含约 1 ml 支气管末梢和肺泡中的分泌物;弃去前段可能污染的部分,收集其余部分后立即送检。

5.4.3 保护毛刷(PSB):保护毛刷因有双层套管保护,不易被上呼吸道和口腔定植菌污染。用无菌剪刀剪断毛刷,置于含 1 ml 生理盐水的无菌容器中(仅供需氧培养),快速送检。

5.5·穿刺液标本

5.5.1 采用无菌方法采集体内可疑感染部位的液体约 2 ml,注入无菌试管,或抽取穿刺液 1～2 ml 注入多功能体液培养瓶,或抽取穿刺液 2～5 ml 注入血培养瓶,混匀,立即送检。

5.5.2 标本保存:采集标本后立即送到实验室,若不能及时送检可置于室温,放置时间不应超过 2 h。

5.6·生殖器来源

5.6.1 阴道:经过阴道口(introitus),将拭子插入约 5 cm,轻轻转动 10～30 s。确保拭子触及阴道壁,小心退出,不要触及皮肤,将拭子转移到 Aptima 采集管,于第二线折断。拭子必须置于运输管中,尽快送抵实验室。梅毒螺旋体标本从外生殖器的硬下疳处蘸取渗出液,置于载玻片上,加盖玻片后立即送检。

5.6.2 前庭大腺:不要在黏膜部位使用乙醇。皮肤准备参见一般部位,吸取前庭大腺脓肿,使用厌氧转运培养基送至实验室。

5.6.3 用于培养的子宫颈(宫颈管)标本

5.6.3.1 准备阴道窥器,除温水外,避免使用润滑剂,插入阴道窥器,见到子宫颈,用棉拭子拭去多余的黏液,将涤纶拭子插入子宫颈,轻轻转动,并停留 10～30 s,取出拭子,置于细菌转运培养基。

5.6.3.2 一般情况下,阴道标本培养不会产生有意义的结果,所以除 B 群链球菌筛检外,不推荐阴道标本培养。阴道标本不能用于厌氧培养。

5.6.4　羊膜腔穿刺术：通常由医生经超声定位留取样本，置于封口的注射器或厌氧转运培养基送抵实验室。

5.7·前列腺：用肥皂和水清洗阴茎头，经直肠前列腺按摩获取前列腺液，用无菌拭子采集前列腺液，在室温下运送标本，选择前列腺按摩前和最近时刻的尿液同时送去培养。

5.8·尿

5.8.1　女性：先以肥皂水清洗外阴部，再以无菌水冲洗，用无菌纱布擦拭，以手指将阴唇分开排尿，弃去前段尿，留取中段尿 5~7 ml 于无菌试管内。

5.8.2　男性：翻转包皮，用肥皂水清洗尿道口，用清水冲洗，留取中段尿。

5.8.3　儿童、婴儿：先以无菌生理盐水棉球洗净其外阴部或外生殖器，将无菌试管或瓶口对准尿道口，以胶布固定于皮肤上，待尿排出后送检。

5.8.4　两侧肾盂尿：由专科医师采集，左右侧标本必须标明，避免混淆而误诊。

5.8.5　膀胱穿刺：此法用于厌氧菌培养。耻骨上皮肤经碘酊消毒后，再以 75% 乙醇擦拭，用无菌注射器行膀胱穿刺，吸取尿液后排去注射器内的空气，针头插于无菌橡皮塞上及时送检，2 h 内进行接种。

5.9·粪便标本

5.9.1　自然排便采集：自然排便后，挑取其脓血、黏液部分 2~3 g，液体粪便取絮状物 2~3 ml，盛于灭菌容器内，或置于保存液（运送培养基）、增菌培养基中送检。

5.9.2　直肠拭子：如不易获得粪便时，或排便困难的患者及婴儿，可用直肠拭子采取，即以无菌棉拭用保存液或生理盐水湿润后，插入肛门内 4~5 cm（幼儿 2~3 cm）轻轻转动取出，插入卡布（Cary-Blair）运送培养基内或无菌容器内送检。

5.9.3　粪便标本应该立即送检，室温保存不能超过 2 h，如不能及时送检可以放入磷酸盐甘油（pH 7.0）或转运培养基，但不能超过 24 h。培养艰难梭菌的标本保存于 20℃ 以下。培养沙门菌和志贺菌的标本应放置磷酸盐甘油溶液中保存。保存弯曲杆菌和弧菌的标本，需加 $CaCl_2$（100 mg/L）试剂。

5.10·脓及创伤标本

5.10.1　封闭性脓肿：消毒局部皮肤或黏膜表面后，用无菌注射器抽取，用无菌手术刀切开粟粒状脓肿（miliary abscess），使用无菌注射器和针头采集露出的标本。将脓液注入多功能培养瓶或无菌试管内送检。疑为厌氧菌感染时，应做床边接种或置厌氧运送培养基内送检。

5.10.2　开放性脓肿和脓性分泌物：用无菌盐水或 75% 乙醇擦去表面渗出物，用拭子深入溃疡深处采集 2 支拭子，1 支为涂片检查用，1 支为培养用。

5.10.3　大面积烧伤的创面分泌物：用灭菌棉拭取多部位创面的脓液或分泌物，置灭菌试管内（注明采集部位）送检。

5.10.4　未引流的脓肿：使用无菌注射器和针头，按无菌操作技术，从中采集脓性物。用无菌手术刀切开粟粒状脓肿，使用无菌注射器和针头采集露出的标本。

5.10.5　疑为放线菌属、诺卡菌属感染时，在检查单上注明需要排除放线菌属、诺卡菌属。

5.11·褥疮溃疡：用无菌盐水清洗表面后如得不到活检标本或抽吸物，则用拭子用力采集损伤底部。由于褥疮溃疡拭子临床价值不大，一般选择组织活检或针头抽吸标本。

5.12·大疱、蜂窝组织炎、小疱：皮肤消毒同血液培养，用无菌针头和注射器抽吸液体或化脓性物质，如果获得了抽吸物，将之置于合适细菌转运培养基。如果没有得到抽吸物，将小疱或大疱性病变打开，使用棉拭子采集病变部位，置于转运培养基中。

5.13·中心静脉导管标本：用无菌镊子将 5 cm 导管尖端或近心端送至实验室。

5.14·耳部标本

5.14.1　内耳：穿刺前用肥皂水清洗外耳道再行消毒程序，最后用注射器穿刺鼓室抽吸脓液。对于鼓室破裂者，用专用采样管中配备的细头软杆拭子采集脓液，脓液量大的也可采用注射器抽吸。

5.14.2　外耳：先用润湿的棉签清洁外耳道，再用专用采样管中配备的毛刷状采样拭子在外耳道内用力旋转摩擦取样。

5.15·眼部标本

5.15.1　结膜：采样前先用无菌盐水润湿拭子，再绕结膜取样，最好两眼各采集 2 支拭子；其中 1 支用于涂片。建议在床边接种。采集时，须小心地避免感染蔓延至眼部邻近区域。注意，须标明左眼、右眼的标本。

5.15.2　角膜：由眼科医生采用刮取法采集标本；采集前先滴 2 滴局部麻醉液，再用角膜上皮刮铲刮取病变角膜组织，将刮擦物用少许生理盐水洗下，置无菌杯中送检。

5.16·组织标本采集：表浅的感染组织和各种窦道标本可用棉签擦拭、小刀刮取、穿刺抽吸或手术切除，对窦道和瘘管应深部刮取，获得部分管壁组织。深部组织标本可在手术过程中或采取穿刺活检或抽取分泌物送检，也可使用相应的内镜采集活检标本。标本置无菌容器中并加入少量生理盐水以保持湿度，或置肉汤增菌液中送检。如怀疑为军团菌感染时，肺组织切片不要滴加生理盐水（能抑制军团菌生长）。如果怀疑为厌氧菌感染时，应把组织放入厌氧的传输系统内立即送检。

5.17·引流液：用 70％乙醇消毒导管采集部位，用注射器从引流管无菌采集 2～3 ml。标本不能直接从引流袋放出，因引流液在袋中潴留时间太长容易滋生细菌。

5.18·胃活检标本：仅用于幽门螺杆菌培养。需用适当的转运培养基，采集后 1 h 内送抵微生物学实验室。

参考文献

[1] 中国合格评定国家认可委员会.CNAS－CL02－A005：医学实验室质量和能力认可准则在临床微生物学检验领域的应用说明.2018.

[2] 周庭银,章强强.临床微生物学诊断与图解.4 版.上海：上海科学技术出版社,2017.

[3] 周庭银,倪语星,胡继红,等.临床微生物检验标准化操作.3 版.上海：上海科学技术出版社,2015.

（周庭银）

标本接收、标识及信息录入程序

××医院检验科微生物室作业指导书	文件编号：××-JY-CZ-XJ-×××

版本：	生效日期：	共 页 第 页

1. 目的

规范微生物标本接收、标本唯一检验标识及标本信息录入程序，保证实验室不误检、漏检。

2. 范围

微生物实验室所有标本。

3. 职责

微生物实验室接种岗位检验人员应遵守本程序。

4. 标准操作程序

4.1·各种微生物标本送至接收室后，接收人员与标本运送人员共同核对标本清单及标本信息，并在清单上签上标本运输、接收人员的姓名及接收日期和时间。

4.2·根据微生物检测项目或标本类别编写检验号。

4.3·微生物标本检验号为"英文字母+阿拉伯数字"组合流水号。英文字母代表不同检测项目或标本类别，阿拉伯数字以"年+月+标本号"的方式编号。例如：S0902.1，其中，S为一般培养（痰标本），09表示年，02表示月，1表示标本流水号。除培养时间超过1个月的检测项目，如分枝杆菌培养、真菌血培养瓶为1年清零重编外，其他均为1个月清零重编。

4.4·同一患者标本在标本容器、检验申请单、申请单附页、仪器编码及正式报告上的检验号应完全统一。

4.5·各检测项目编号英文字母意义见表4-2-1（供参考）。

表4-2-1　检测项目编号英文字母标识

检 测 项 目	开 头 标 识
一般培养（痰）	S
一般培养（除痰外所有标本）	O
血培养（仪器型号为 BacT/Alert 3D）	M
血培养（仪器型号为 BACTEC 9120）	B
真菌/分枝杆菌血培养瓶	Z
抗酸染色	TF
分枝杆菌培养	TC

参考文献

中国合格评定国家认可委员会.CNAS-CL02-A005：医学实验室质量和能力认可准则在临床微生物学检验领域的应用说明.2018.

（蒋晓飞　周庭银）

标本拒收程序

××医院检验科微生物室作业指导书	文件编号：××-JY-CZ-XJ-×××
版本： 生效日期：	共 页 第 页

1. 目的
规范标本拒收程序。

2. 范围
微生物实验室所有标本。

3. 职责
微生物实验室检验人员应遵守本程序。

4. 程序

4.1·微生物实验室检验人员应根据各类标本的送检要求评估标本的合格性,具体参见《标本采集、运送、保存程序》。

4.2·检验人员必须严格执行标本的接收、拒收制度和标准,拒收所有可能导致错误结果的标本。

4.3·表4-2-2列举了常见微生物标本拒收原因及处理方法。

表4-2-2 常见微生物标本拒收原因及处理方式

拒 收 原 因	处 理 方 式
无标签	非损伤方法获得的标本(如痰、粪便等标本),重新送检损伤方法获得的标本(如血、脑脊液或组织等),与取样医师协商后再处理标本,并在申请单上注明问题所在,记录所采取的措施
送检延迟(超过规定时间)	提示送检者拒收原因,并要求重新送检。患者申请单上注明"标本送检延迟"
容器不合适或标本泄漏	通知送检者,并要求重新送检。患者申请单上注明问题所在及所采取的措施
标本运送条件不合适(如厌氧条件送检的标本却用需氧条件送检)	与送检者联系,阐明检测要求,指出不符合之处,并要求重新送检
同一天内同一检测条件的重复标本(血除外)	通知送检者,指出重复标本。在申请单上注明问题所在
标本污染	重新采样
标本量不够	重新采样

4.4·表4-2-3列举了一些不适合微生物学检查的标本及替代处理方法或建议。

4.5·在"不合格标本处理记录表"登记相关信息,至少包括:标本唯一标识、患者唯一标识、标本采集人姓名、标本采集时间、不合格原因及性状描述、识别者签名及时间。

表4-2-3 不适合微生物学检查的标本及替代处理方法或建议

标 本 类 型	替代方法或建议
烧伤,伤口(拭子)	送交组织或抽吸物
结肠造口术排出物	不处理
褥疮(拭子)	送交组织或抽吸物
Foley 导管头	不处理
坏疽损伤(拭子)	送交组织或抽吸物
牙周损害(拭子)	送交组织或抽吸物
直肠周围脓肿(拭子)	送交组织或抽吸物

5. 生物安全防护

参见《二级生物安全管理程序》和《疑似高致病性微生物标本管理程序》。

参考文献

[1] 中国合格评定国家认可委员会.CNAS-CL02-A005：医学实验室质量和能力认可准则在临床微生物学检验领域的应用说明.2018.

[2] 周庭银,章强强.临床微生物学诊断与图解.4版.上海：上海科学技术出版社,2017.

[3] 周庭银,倪语星,胡继红,等.临床微生物检验标准化操作.3版.上海：上海科学技术出版社,2015.

（蒋晓飞　周庭银）

第五章
微生物实验室仪器设备
标准操作规程

恒温培养箱标准操作规程

××医院检验科微生物室作业指导书	文件编号：××-JY-CZ-XJ-×××
版本： 生效日期：	共 页 第 页

1. 目的

规范电热恒温培养箱标准化操作，以保证电热恒温培养箱的正确使用。

2. 授权操作人

经培训并通过考核的微生物实验室检验人员。

3. 适用范围

电热恒温培养箱。

4. 工作环境

相对湿度：＜85％；运行温度：25℃±10℃。

5. 操作规程

5.1·接通电源，开启电源开关；PV 显示器：显示测量温度。

5.2·SV 显示器：显示设定温度或根据仪表状态显示定时时间；指示灯：RUN 自整定指示灯，工作时闪烁。

5.3·OUT 加热输出灯，工作输出时亮；ALM 报警灯，工作输出时亮，蜂鸣器响。

5.4·SET 功能键：设定值修改；"▲"加、"▼"减键：用于设定值、控制参数的修改或进入自整定状态。

5.5·设定值改变方式：按"SET"键，上排显示 SP，按"▲"或"▼"键，使下排显示为所需要的设定温度。再按"SET"键，上排显示 ST，按"▲"或"▼"键，使下排显示为所需要的定时时间。再按"SET"键，回到标准模式。当 ST 设置为 0 时，仪表取消定时功能。

5.6·仪表送电时，定时功能开始启动，到达 ST 的时间，加热输出关闭，蜂鸣器叫 4 次以示提醒。按功能键"SET"确认，温度显示值修正设定结束。

5.7·设定结束后，各项参数长期保存。此时培养箱进入升温状态，加热指示灯亮，当箱内温度接近设定温度时，加热指示灯反复多次闪烁，控制进入恒温状态，依次打开外门、内门，将所需培养的物品放入培养箱，然后依次关好内门和外门，开始进行培养。

6. 质量控制

不需要质量控制。

7. 维护保养

7.1·每日保养，每日记录温箱温度。

7.2·每半年保养一次，检查所有电器元件各接头的紧固状况。

8. 注意事项

8.1·使用时应防止较硬物件接触、碰撞传感器探头，以免损坏。

8.2·试验物放置在箱内不宜过挤,使空气流动畅通,保持箱内受热均匀,内室底板因靠近电热器,故不宜放置试验物。

8.3·要经常保持箱内、外清洁和水箱内水的清洁。

参考文献

[1] 中国合格评定国家认可委员会.CNAS‐CL02‐A005:医学实验室质量和能力认可准则在临床微生物学检验领域的应用说明.2018.

[2] 周庭银,倪语星,胡继红,等.临床微生物检验标准化操作.3 版.上海:上海科学技术出版社,2015.

(周庭银)

CO₂培养箱标准操作规程

××医院检验科微生物室作业指导书	文件编号：××-JY-CZ-XJ-×××
版本： 生效日期：	共 页 第 页

1. 目的

规范 CO_2 培养箱的基本操作规程，确保 CO_2 培养箱工作稳定，正常运转。

2. 授权操作人

经培训并通过考核的微生物实验室工作人员。

3. 适用范围

微生物实验室 CO_2 培养箱。

4. 工作环境

相对湿度：<85％；运行温度：25℃±10℃。

5. 操作规程

5.1·打开玻璃门，在培养箱底部加入 300 ml 蒸馏水。

5.2·打开总电源（在箱体左下方），观察显示屏进入自检状态，检查温度、CO_2 浓度及"▲"和"▼"键功能。

5.3·打开玻璃门，维持约 30 s，听到"嘀"声，按"90℃"键，约 5 s，灯亮，关上门，设备进入高温规程，约 25 h，高温结束后即可进入"auto - start"规程；按"auto - start"键，约 5 s，等到 auto - start 灯亮，关上门，仪器进入自动校零和自动启动规程（约 12 h 后结束）。

5.4·打开 N_2、CO_2 供气阀；注意 CO_2 供气必须是从减压阀输出，且压力维持在 0.5～1 bar，不能超过 1 bar。

5.5·在培养箱面板设定实验要求的气体数值和温度，如 37℃、5％ CO_2，稳定后即可放入样品。

6. 质量控制

不需要质量控制。

7. 维护及保养

7.1·每日由专人负责观察和记录培养箱温度、CO_2 浓度及 CO_2 钢瓶压力。

7.2·每周做 1 次紫外线消毒。

8. 校正

8.1·例行校正：包括温度和 CO_2 浓度，至少每年 1 次。

8.2·故障校正：质控失控或仪器监测指标失控、仪器移位后及仪器因故障进行维修后需要校正。

9. 应急处理

9.1·外接电源、电压必须匹配，并要求有良好的接地线。

9.2·出现影响检验质量的故障时，应立即转移内容物，放入备用 CO_2 培养箱。

10. 注意事项

箱内物品放置切勿过挤，箱内、外应经常保持清洁，培养箱应放置在具有良好通风条件的室内，在其周围不可放置易燃、易爆物。

参考文献

[1] 中国合格评定国家认可委员会.CNAS－CL02－A005：医学实验室质量和能力认可准则在临床微生物学检验领域的应用说明.2018.

[2] 中国合格评定国家认可委员会.CNAS－CL02：医学实验室质量和能力认可准则(ISO 15189：2012，IDT).2012.

（周庭银）

厌氧培养系统标准操作规程

××医院检验科微生物室作业指导书		文件编号：××-JY-CZ-XJ-×××	
版本：	生效日期：	共 页	第 页

1. 目的

规范厌氧培养系统标准操作规程，保证检验质量。

2. 授权操作人

经培训并通过考核的微生物实验室工作人员。

3. 原理

抽充交换气体法：先利用真空泵抽取培养罐中的空气再充入所需的培养气体，营造适宜嗜 CO_2 细菌、微需氧菌及厌氧菌生长的环境。

4. 适用范围

微生物室厌氧培养系统。

5. 工作环境

工作温度：10～30℃；相对湿度：35％～80％，无凝露；电源：220 V，50 Hz。

6. 操作规程

6.1 · 开机：接通电源，开关拨到位置"｜"，仪器进行初始化，开始对系统各部分进行自检，自检成功后进入操作主界面。

6.2 · 气源选择：点击"自定义培养设置"进入界面，根据所接气源选择相应的充气气源，按"保存"键生效，生效后按"返回"键返回上一界面。

6.3 · CO_2 培养设置：于自定义培养设置界面选择"自定义 CO_2 培养"，进入界面，点击数字触发浓度设置，根据培养需要在 5％～10％范围内输入所需的 CO_2 浓度，点击"OK""保存"设置成功，按"返回"键返回上一界面。

6.4 · 微需氧培养设置：于自定义培养设置界面选择"自定义微需氧培养"，进入界面，点击数字触发浓度设置，根据培养需要在 1％～6％范围内输入所需的 O_2 浓度，点击"OK""保存"设置成功，按"返回"键返回上一界面。

6.5 · 培养罐连接：将已接种好的培养皿或试验板条等培养品放入培养罐中，盖上盖子后，通过气管与系统的对插接头连接。

6.6 · 生成培养环境：打开气源，同时在主界面点选所需的培养方案按钮，点击"确认"键，系统便可在培养罐内自动生成所选择培养方案的培养环境，"嘟"提示音三声后系统生成培养环境成功。

6.7 · 培养罐脱离：将培养罐与主机相连的对插接头分离，之后将培养罐连同培养品一起放入培养箱内进行下一步的培养。

6.8 · 关机：使用完毕后关机，将电源开关拨至"○"状态即可将系统关闭，同时关闭气源。

7. 质量控制

7.1·质控频度及方法：① 每半年质控一次,使用标准菌株做质控以检测仪器的可靠性。② 质控试验时,需做空白对照,厌氧培养测试需做耐氧试验。③ 材料和质控结果必须记录并保存。

7.2·质控菌株见表 5-1-1。

表 5-1-1　各种培养方式质量控制使用的质控菌株

试验卡类型	鉴定质控菌株
CO_2培养	ATCC 49619 肺炎链球菌
微需氧培养	ATCC 25285 脆弱拟杆菌
厌氧培养	ATCC 19401 溶组织梭菌

7.3·质控操作步骤：质控操作参考"6. 操作规程"。

7.4·失控结果分析和处理：如遇失控,应按以下步骤进行查误校正。

7.4.1　明显错误可能为：错误使用质控菌株;没有按照标准操作规程操作。

7.4.2　如无明显错误,应按以下步骤进行查误校正。① 重复实验以确认误差结果。② 确认孵育或判读箱温度正常。③ 确认标准菌株接种平板正确、孵育时间正确。④ 确认管路完好,气源气罐气体充足。

7.4.3　如果失控原因仍未解决,请联系厂家的技术支持人员。

8. 维护保养

8.1·日常保养：检查系统开机和关机以及功能是否正常,如果仪器表面很脏,可用清水擦拭。严禁使用汽油、油漆稀释物、苯化合物、乙醇等有机溶剂,这些试剂会使测试仪变形、掉漆,影响仪器性能或外观。

8.2·定期保养：用柔软干布清洁仪器,保持仪器整洁;用软布蘸氯胺 T 消毒液擦拭培养罐内、外表面以及支架表面,注意用力均匀不要过猛。

9. 校正

质控未通过,厂方工作人员负责对仪器进行相关校准工作。

10. 应急处理

10.1·出现不能自行解决的故障时,应及时联系经销商或工程师维修处理,并告知微生物实验室负责人。

10.2·出现影响培养质量而又不能及时维修的故障时,应立即停止细菌培养试验,转由其他仪器代替。

11. 注意事项

11.1·测试时不要将测试仪放置在阳光直射的地方,以免影响测试精度。仪器运行时,不要移动和碰撞。严禁带电拔、插电源及信号插头。

11.2·本产品仅供具有专业资质的医务人员使用,用户使用前,请仔细阅读使用说明书。

参考文献

［1］中国合格评定国家认可委员会.CNAS－CL02－A005：医学实验室质量和能力认可准则在临床微生物学检验领域的应用说明.2018.

［2］中国合格评定国家认可委员会.CNAS－CL02：医学实验室质量和能力认可准则(ISO 15189：2012，IDT).2012.

（周庭银）

真菌培养箱标准操作规程

××医院检验科微生物室作业指导书	文件编号：××-JY-CZ-XJ-×××
版本：　　　　生效日期：	共　页　第　页

1. 目的

建立真菌培养箱标准操作规程，保证正确使用。

2. 操作授权人

经培训并通过考核的微生物实验室工作人员。

3. 适用范围

真菌培养。

4. 工作环境

相对湿度：<85％；运行温度：25℃±10℃。

5. 操作规程

5.1·通电：将本机电源插头插入电源座中，按动面板上电源开关，开关指示灯亮，表示电源已接通。

5.2·按动面板上照明开关，开关指示灯亮，同时箱内照明灯点亮。再按一下灯熄灭。

5.3·控温仪菜单操作

5.3.1　仪表在运行状态下，上主屏显示测量值，下副屏显示设定值。

5.3.2　若要改变设定值，按一下"SET"键，此时副屏门锁，这时可按"△"键设置项内所需的控温值。设置完毕后，再按"SET"键，此时仪表进入新设置的控制规程运行。

5.3.3　上限报警设定：按住"SET"键数秒，待主屏显示 RL1、副屏闪烁时，可按"△"键设置所需的上限报警值，再按"SET"键，设置完毕。

5.3.4　下限报警设定：按住"SET"键数秒后，待主屏显示 RL1，再按"SET"键，主屏显示 RL2，副屏闪烁，可按键设置下限报警值，再按"SET"键，设置完毕。

5.3.5　上、下限报警设定完毕后，按住"SET"数秒，待主屏显示测量值、副屏显示设定值后，仪表操作完毕。机器即进入正常运行。

6. 质量控制

不需要质量控制。

7. 维护保养

7.1·培养箱应保持清洁，切忌用酸、化学稀释、汽油、苯之类的化学物品清洗箱内的任何部件。

7.2·开机正式使用前，清楚操作规程后方可开机使用，外壳必须有效接地，以保证使用安全。

7.3·清洁：每个月对培养箱内部进行清洁，用消毒液进行擦拭消毒，用干净微湿的抹布将外表面擦拭干净,要每周检查压缩机运行情况,保证设备的润滑情况良好。

7.4 · 仪器的维修:请厂家的维修人员进行维修。

7.5 · 微生物检验员在每个工作日上、下午检查仪器运行情况,并填写使用记录。

8. 校正

8.1 · 故障校正:质控失控或温度失控、仪器移位后及仪器故障进行维修后需要校正。

8.2 · 验收校正:仪器校正后,微生物负责人对各项指标进行核实,指标达到要求方可。

9. 应急措施

在使用过程中,遇到突然停电时,应及时将电源插头拔下,至少待 5 min 后方可重新通电启用。

10. 注意事项

10.1 · 仪器必须安放在坚固平整的地面上,以免运转时产生不必要的麻烦。电源应可靠接地,确保安全。

10.2 · 培养箱门不宜经常打开且不宜长时间打开。

参考文献

[1] 中国合格评定国家认可委员会.CNAS－CL02－A005:医学实验室质量和能力认可准则在临床微生物学检验领域的应用说明.2018.

[2] 中国合格评定国家认可委员会.CNAS－CL02:医学实验室质量和能力认可准则(ISO 15189:2012,IDT).2012.

(周庭银)

生物安全柜标准操作规程

××医院检验科微生物室作业指导书	文件编号：××-JY-CZ-XJ-×××
版本： 生效日期：	共 页 第 页

1. 目的

规范生物安全柜操作规程，确保生物安全柜正常使用。

2. 操作授权人

经培训并通过考核的微生物实验室工作人员。

3. 适用范围

可能产生气溶胶标本的处理，所有结核杆菌涂片和结核杆菌培养标本。

4. 工作环境

相对湿度：<85％；运行温度：25℃±10℃。

5. 操作规程

5.1·将安全柜门抬起至正常工作位置，注意不得高于安全柜左边的警戒线。

5.2·打开安全柜电源开关及内置风机，仪器报警自检，约需3 s，检查、记录压力指示表读数，在无任何阻碍状态下，让安全柜至少工作15 min，在正式操作前将试验用品放入安全柜，不得过载，不得挡住前后风口。

5.3·安全柜内所有的实验材料须离玻璃门至少4 cm，放入试验材料后，让安全柜开启2～3 min后再开始工作。

5.4·操作期间，避免工作时人员进出室内或在操作者背后走动，以减少气流干扰。

5.5·操作过程中，如有物质溢出或液体溅出，应对所有被污染的物体消毒，并用75％乙醇消毒安全柜内表面。

5.6·工作结束后，须让安全柜在无任何阻碍状态下继续至少工作5 min，以清除工作区域内浮尘污染，关闭生物安全柜玻璃门，打开紫外线灯消毒至少30 min。

5.7·消毒结束后，把System按钮置于"OFF"档，关闭紫外线灯。

6. 质量控制（略）

7. 维护保养

7.1·每日维护：使用前观察并记录生物安全柜内的压力表，压力表正常工作范围为0.7～1.3英尺水柱（1英尺水柱＝2 988.98 Pa），如>1.3英尺水柱，工作结束后，用75％乙醇消毒安全柜内部和工作台表面。工作结束后，紫外线照射生物安全柜内至少30 min。

7.2·每月维护：拆卸并抬起工作区域底板，用75％乙醇擦拭底板下空间，其他每3个月检测并记录紫外线的消毒效果。

8. 校正

8.1·例行校正：厂方工作人员至少每年维护1次（表5-1-2）。

表 5 - 1 - 2 校 正 指 标

	测 试 项 目	测 试 方 法	正 常 值
烟雾试验	垂直气流速度断面平均值	热球式风速计	55 FPM
	进风风速	热球式风速计	105 FPM
	工作面中线上 0.15 m	烟雾发生器	
	观察窗内 0.025 m、上沿 0.15 m	烟雾发生器	
	观察窗外沿 0.04 m	烟雾发生器	
	工作口边沿	烟雾发生器	
	安全内锁装置及 UV 灯测试	手动	
	内部电源插座测试	万用表	

8.2 · 故障校正：仪器监测指标失控时，需要校正；仪器移位后，需要校正；仪器因故障进行维修后，需要校正。

9. 应急处理

9.1 · 压力异常：安全柜压力表正常工作范围为 0.7～1.3 英尺水柱，如＞1.3 英尺水柱，表示滤膜有问题，应通知厂方技术人员更换滤膜。更换滤膜或者清洗滤膜应记录在"仪器设备维护保养记录表"中。

9.2 · 出现故障时，电话联系工程师，按照工程师意见进行处理并通知实验室负责人。

10. 注意事项

10.1 · 生物安全柜需放在远离门窗的位置，以防门窗处的不稳定气流影响安全柜内层气流流动路径。

10.2 · 生物安全柜不可用于物品贮藏，注意纸张、棉签等可能造成生物安全柜过滤器的堵塞，生物安全柜使用前后需用适当的消毒剂对柜内工作区域进行擦拭。

10.3 · 不可堆放过多物品于操作台上，易导致柜内后部进风不畅，安全柜内禁止使用易燃、易爆及腐蚀性气体。

10.4 · 更换、维护安全柜内机件（如过滤器、风机等）的工作需由厂家专业人员完成。

参考文献

[1] 中国合格评定国家认可委员会.CNAS - CL02 - A005：医学实验室质量和能力认可准则在临床微生物学检验领域的应用说明.2018.

[2] 中国合格评定国家认可委员会.CNAS - CL02：医学实验室质量和能力认可准则(ISO 15189：2012，IDT).2012.

（周庭银）

普通光学显微镜标准操作规程

××医院检验科微生物室作业指导书	文件编号：××-JY-CZ-XJ-×××
版本： 生效日期：	共 页 第 页

1. 目的
规范光学显微镜标准操作规程，确保光学显微镜正常使用。

2. 操作授权人
经培训并通过考核的微生物实验室工作人员。

3. 适用范围
普通光学显微镜。

4. 工作环境
相对湿度：＜85％；运行温度：25℃±10℃。

5. 操作规程
5.1 · 调节亮度：由暗调亮，可以用大光圈、凹面镜，调节反光镜的角度。

5.2 · 将临时装片在载物台上适当位置固定好。

5.3 · 低倍物镜对准通光孔，使用粗准焦螺旋将镜筒自上而下调节，眼睛在侧面观察，避免物镜镜头接触到玻片而损坏镜头和压破玻片。

5.4 · 左眼通过目镜观察视野的变化，同时调节粗准焦螺旋，使镜筒缓慢上移，直至视野清晰为止。

5.5 · 如果不够清晰，可以用细准焦螺旋进一步调节，如果需要在高倍物镜下观察，可以转动转换器调换物镜。

5.6 · 使用完毕后，请调节转换器，使空镜头孔对着通光孔，使反光镜竖起来，将镜筒调至最低后装入镜箱。

6. 质量控制
不需要质量控制。

7. 维护保养
7.1 · 每日保养：使用完毕后，用去油剂清洁镜头。

7.2 · 每月保养：每月对聚光镜进行清洁保养。松开聚光镜安全钮，取出聚光镜，用湿布轻轻擦拭。顽固性污垢可用中性洗涤剂擦拭。

8. 校正
8.1 · 例行校正：至少每年1次。

8.2 · 故障维修后，需要校正。

9. 应急处理
9.1 · 出现不能自行解决的故障时，应及时联系工程师维修处理，并告知微生物实验室负责人。

9.2·出现影响检验质量的故障时,应立即停止使用该显微镜,转由其他显微镜代替。

10. 注意事项

10.1·搬运显微镜时,应抓住显微镜后上部并托住前下端。

10.2·显微镜喷漆部件、塑料部件不能用有机溶剂,如乙醇、乙醚等清洁。

参考文献

[1] 中国合格评定国家认可委员会.CNAS-CL02-A005:医学实验室质量和能力认可准则在临床微生物学检验领域的应用说明.2018.

[2] 中国合格评定国家认可委员会.CNAS-CL02:医学实验室质量和能力认可准则(ISO 15189:2012,IDT).2012.

(周庭银)

荧光显微镜标准操作规程

××医院检验科微生物室作业指导书	文件编号：××-JY-CZ-XJ-×××

版本：	生效日期：	共 页 第 页

1. 目的

规范荧光显微镜操作规程，确保荧光显微镜正常使用。

2. 操作授权人

经培训并通过考核的微生物实验室工作人员。

3. 适用范围

荧光显微镜。

4. 工作环境

相对湿度：<85％；运行温度：25℃±10℃。

5. 操作规程

5.1·打开明场电源开关（"｜"为开，"○"为关），将样品置于载物台上，用样品夹夹好。

5.2·将起偏器、检偏器、DIC棱镜推入光路，荧光滤块转盘拨到"1"位置，DIC棱镜应与相应的物镜倍数相匹配，先选用低倍物镜（"10×"）。

5.3·调节透射光的强度，调节焦距，找到视野，换到高倍镜头，观察样品，DIC观察时，光路选择拉杆拉到中间位置，既可观察，也可拍照。

5.4·荧光观察

5.4.1 打开明场电源开关和汞灯电源开关，将样品置于载物台上，用样品夹夹好。

5.4.2 检偏器、DIC棱镜在光路外，将荧光光路shutter打开（"○"为开，"●"为关），需保护样品时关闭shutter，光路选择拉杆推至最里边。

5.4.3 根据样品的标记情况将荧光滤块转盘转到相应的位置，通过两组减光滤片调节激发光强度，从低倍镜开始观察，调焦，找到预观察视野，依次换到高倍镜头，观察样品。

5.4.4 拍照时光路选择拉杆完全拉出。

5.5·普通明场观察

5.5.1 打开明场电源开关（"｜"为开，"○"为关），将样品置于载物台上，用样品夹夹好。

5.5.2 起偏器、检偏器、DIC棱镜在光路外，荧光滤块转盘拨到"1"位置，DIC棱镜拨到明场（BF）位置，先选用低倍物镜（"4×"），调节透射光的强度，调节焦距，找到视野，依次换到高倍镜头，观察样品。

5.5.3 光路选择拉杆拉到中间位置既可观察，也可拍照。

5.6·关机

5.6.1 关闭汞灯电源（注意：汞灯需使用半小时以上方可关闭，关闭半小时以后方可再次开启），将透射光调到最小，关闭明场电源开关。

5.6.2　将镜头转到低倍镜,取出样品,若使用过油镜用干净的擦镜纸擦拭镜头,确认数据已经保存,关闭软件。

5.6.3　使用光盘拷贝数据(禁止使用移动储存设备拷贝数据),关闭电脑,登记使用时间、荧光数字等使用情况。

6. 质量控制

不需要质量控制。

7. 维护保养

7.1·每日保养:使用完毕后,用去油剂清洁镜头。

7.2·每月保养:每月对聚光镜进行清洁保养。松开聚光镜安全钮,取出聚光镜,用湿布轻轻擦拭。顽固性污垢可用中性洗涤剂擦拭。

8. 校正

8.1·例行校正:至少每年 1 次。

8.2·故障维修后,需要校正。

9. 应急处理

9.1·出现不能自行解决的故障时,应及时联系工程师维修处理,并告知微生物实验室负责人。

9.2·出现影响检验质量的故障时,应立即停止使用该显微镜,转由其他显微镜代替。

10. 注意事项

10.1·样品须在低倍镜下放置和取下。

10.2·若使用油镜,注意镜头的擦拭。

参考文献

[1] 中国合格评定国家认可委员会.CNAS‐CL02‐A005:医学实验室质量和能力认可准则在临床微生物学检验领域的应用说明.2018.

[2] 中国合格评定国家认可委员会.CNAS‐CL02:医学实验室质量和能力认可准则(ISO 15189:2012,IDT).2012.

(周庭银)

普通冰箱标准操作规程

××医院检验科微生物室作业指导书	文件编号：××-JY-CZ-XJ-×××
版本： 生效日期：	共 页 第 页

1. 目的
规范普通冰箱使用的操作规程，确保检验质量。

2. 授权操作人
经培训并通过考核的微生物实验室工作人员。

3. 适用范围
微生物实验室普通冰箱。

4. 工作环境
相对湿度：10%～85%；运行温度：32℃以下。

5. 操作规程
冰箱按说明书要求放好后，插上电源。冷藏室温度开关置于 4℃，冷冻室温度开关置于 -20℃。2 h 后用温度计确认温度。冷藏室正常温度范围为 2～8℃，冷冻室正常温度范围为 -25～-15℃。系统进入正常运行状态后即可正常使用。

6. 质量控制
不需要质量控制。

7. 维护保养
7.1·每日保养：每日观察冰箱温度并记录。

7.2·每月保养：保持冰箱出水口通畅，月底清洁冰箱。清洁时切断电源，擦拭冰箱内、外，必要时可用中性洗涤剂清洁。

8. 校正
8.1·例行校正：温度校正至少每年 1 次。故障校正：监测指标失控、维修后需校正。

8.2·校正后，微生物实验室负责人对各项指标进行核实，达标后方可。

9. 应急处理
9.1·出现不能自行解决的故障时，应及时联系厂商维修处理，并告知微生物实验室负责人。

9.2·出现影响检验质量的故障时，应立即转移冰箱内容物，放入备用冰箱。

10. 注意事项
冰箱应放置于水平地面并留有一定的散热空间。外接电源和电压必须匹配，并要求有良好的接地线。

参考文献
[1] 中国合格评定国家认可委员会.CNAS-CL02-A005：医学实验室质量和能力认可准则在临床微生物学检验领域的应用说明.2018.

[2] 中国合格评定国家认可委员会.CNAS-CL02：医学实验室质量和能力认可准则(ISO 15189：2012，IDT).2012.

（周庭银）

低温冰箱标准操作规程

××医院检验科微生物室作业指导书	文件编号：××-JY-CZ-XJ-×××
版本： 生效日期：	共 页 第 页

1. 目的

规范-25℃低温冰箱的使用规程，确保冰箱内温度恒定，运转正常。

2. 授权操作人

经培训并通过考核的微生物实验室工作人员。

3. 适用范围

微生物实验室-25℃低温冰箱。

4. 工作环境

相对湿度：10％～85％；运行温度：32℃以下。

5. 操作规程

5.1·按要求放置冰箱，插上电源，调试。若半小时后有明显降温感觉，表示冷柜工作正常。温度的调节面板上显示箱内温度。

5.2·快速按下并释放"SET"键，显示"SET"。按"SET"键，显示设定的温度。按"⌃"或"⌄"键增加或降低数字，调节至需要的温度。

5.3·按"SET"键，确认。按"FNC"键返回，面板上显示箱内温度。

5.4·报警限值的设定：为保证箱内储存物的质量，电子温控器具有报警功能。当箱内温度高于报警上限或低于报警下限时，蜂鸣器会报警，同时显示屏上的报警指示灯会闪烁，按任一键报警消失（但显示屏上的报警指示灯继续闪烁）。当箱内温度恢复到正常范围时，报警消失。报警限值设定的标准操作如下。

5.4.1 按下"SET"键至少5 s以上，显示"CP"。按"⌃"键，显示"AL"。按"SET"键，显示"AFD"。

5.4.2 按"⌃"键，显示"HAL"。按"SET"键，显示设定的报警上限值。按"⌃"或"⌄"增加或降低数字，调节至需要的温度。按"SET"键确认，显示"HAL"；按"⌃"键，显示"LAL"。

5.4.3 按"SET"键，显示设定的报警下限值。按"⌃"或"⌄"增加或降低数字，调节至需要的温度。按"SET"键确认，显示"LAL"。按2次"FNC"返回，面板上显示箱内温度。

6. 质量控制

不需要质量控制。

7. 维护保养

7.1·每日保养：每日观察冰箱温度并记录。

7.2·每月保养：每月擦拭冰箱表面，必要时可用中性洗涤剂清洁。

8. 校正

8.1·例行校正：温度校正至少每年1次。

8.2·故障校正：监测指标失控、维修后需要校正。

8.3·校正后，微生物实验室负责人对各项指标进行核实，达标后方可。

9. 应急处理

9.1·出现不能自行解决的故障时，应及时联系工程师维修处理，并告知微生物实验室负责人。

9.2·出现影响检验质量的故障时，应立即停止使用。

10. 注意事项

10.1·冰箱应放置于水平地面并留有一定的散热空间。

10.2·外接电源和电压必须匹配，并要求有良好的接地线。

参考文献

[1] 中国合格评定国家认可委员会.CNAS－CL02－A005：医学实验室质量和能力认可准则在临床微生物学检验领域的应用说明.2018.

[2] 中国合格评定国家认可委员会.CNAS－CL02：医学实验室质量和能力认可准则(ISO 15189：2012，IDT).2012.

（周庭银）

普通离心机标准操作规程

××医院检验科微生物室作业指导书	文件编号：××-JY-CZ-XJ-×××
版本： 生效日期：	共 页 第 页

1. 目的
规范普通（BASO）离心机操作规程，保证检验质量。

2. 授权操作人
经培训并通过考核的微生物实验室工作人员。

3. 适用范围
微生物实验室普通离心机。

4. 工作环境
相对湿度：10%～85%；运行温度：15～30℃。

5. 操作规程
5.1 · 开机准备，插上电源。打开离心机电源开关（在离心机右后方）。按"OPEN"键，按手动安全门扣，打开机盖，装入离心套管。

5.2 · 程序设定

5.2.1 时间设定：按"TIME"键1次，时间"分钟"开始闪烁，按"▼"键和"▲"键设定分钟，按"TIME"键1次确定；时间"秒"开始闪烁，按"▲"和"▼"键设定秒，按"TIME"键1次确定。

5.2.2 转速设定：按"RCF"键，选择离心力，或按"RPM"键，选择离心速度。按"▲"和"▼"键设定速度，按"RCF"键或按"RPM"键确定。

5.2.3 程序储存：共可储存0～10个离心程序。上述时间和转速确定后，按"STORE"键。

5.3 · 离心

5.3.1 按"OPEN"键，按手动安全门扣，打开机盖。选择所需要的规程，按"RECALL"键，按"PROG"键多次，选择所需的规程号码，按"RECALL"键确定。如显示的规程已是需要的规程，直接进入下一步。

5.3.2 标本平衡后，放入离心机，关上离心机盖，按"START"键开始离心（等达到离心速度时，时间显示开始倒计时）。

5.3.3 离心结束，发出"嘟……"声，按"OPEN"键，按手动安全门扣，打开机盖，取出标本。

6. 质量控制
不需要质量控制。

7. 维护保养
7.1 · 每日保养：每日观察离心机运转情况并记录。使用完毕后，进行清洁保养。

7.2·每月保养：每月用消毒液清洁离心机。

8. 校正

8.1·例行校正：离心速度的校正至少每年 1 次。

8.2·故障校正：因故障进行维修后，需要校正。

8.3·校正后，微生物实验室负责人对各项指标进行核实，达标后方可。

9. 应急处理

9.1·听到离心机有标本破碎的声音时，立即停机，不可立即打开离心机盖子，30 s 后才可打开。工作人员应戴手套、口罩，尽可能在生物安全柜内用镊子将碎玻璃移除，用 2 000 mg/L 有效氯消毒液擦拭，再用清水清洁离心机。

9.2·出现故障时，使用者应及时通知仪器工程师并告知微生物实验室负责人。

10. 注意事项

外接电源和电压必须匹配，并要求有良好的接地线。

参考文献

[1] 中国合格评定国家认可委员会.CNAS－CL02－A005：医学实验室质量和能力认可准则在临床微生物学检验领域的应用说明.2018.

[2] 中国合格评定国家认可委员会.CNAS－CL02：医学实验室质量和能力认可准则(ISO 15189；2012，IDT).2012.

（周庭银）

Cytospin 4 细胞涂片机标准操作规程

××医院检验科微生物室作业指导书	文件编号：××-JY-CZ-XJ-×××
版本：　　　　　生效日期：	共　页　第　页

1. 目的

规范 Cytospin 4 细胞涂片机的操作规程,确保正确使用 Cytospin 4 细胞涂片机。

2. 授权操作人

经培训并通过考核的微生物实验室工作人员。

3. 适用范围

细胞涂片。

4. 工作环境

相对湿度：10％～80％;运行温度：2～40℃;电源电压：100～240 V,50/60 Hz。

5. 操作规程

5.1·将样本放进密封离心头内,再将密封离心头放进 Cytospin 4 内,关闭机盖。

5.2·输入运行所需的时间。

5.3·输入运行所需的速度。

5.4·选择所需的加速档次。

5.5·需要时选择自动固定模式。

5.6·然后,按"START"启动键,仪器即开始运转。

6. 质量控制

不需要质量控制。

7. 维护保养

7.1·维护保养时,请勿使用二甲苯、甲苯和其他类似的溶剂,以及次氯酸、石炭酸等强酸性溶剂。

7.2·大多数实验室常用的消毒剂,如 Clorox® 和商用消毒剂 0.3％重碳酸盐缓冲液(pH 7.0～8.0)均适用于 Cytospin 4,可用布或海绵蘸些温肥皂水清洗擦拭。

7.3·控制面板上的任何污垢,应立即用抹布蘸少许乙醇擦拭干净。

8. 校正

8.1·例行校正：至少每年 1 次。

8.2·故障校正：质控失控、监测指标失控、仪器移位、维修后需校正。

8.3·校正后,微生物实验室负责人对各项指标进行核实,达标后方可。

9. 应急处理

出现不能自行解决的故障时,应及时联系工程师,并告知微生物实验室负责人。出现故障的原因和采取的措施见表 5-1-3。

表 5 - 1 - 3 　 故障情况及其产生原因和解决措施

故 障 情 况	原 因	解 决 措 施
控制面板不显示	未接电源	检查电源供应
	电源保险丝熔化	更换电源保险丝
	仪器内部保险丝溶化	更换仪器保险丝
		（注意只有技术人员才能更换保险丝）
	仪器处于待机状态,这时红色灯亮	再按一次待机键
不运行规程	停机	按[启动]键[START]
	编程不正确	检查参数设定范围是否在 200～2 000 r/min（速度）,1～99 min(时间)
	盖子没关严	关严盖子

10. 注意事项

10.1 · Cytospin 4 因其完全容纳有潜在危险性的样本,操作者应进行严密地生物安全防护。

10.2 · 结束时仪器会自动停止转动,如果需要提前终止运转,可按"STOP"停止键。

参考文献

[1] 中国合格评定国家认可委员会.CNAS－CL02－A005:医学实验室质量和能力认可准则在临床微生物学检验领域的应用说明.2018.

[2] 中国合格评定国家认可委员会.CNAS－CL02:医学实验室质量和能力认可准则(ISO 15189:2012,IDT).2012.

（周庭银）

普通移液器标准操作规程

××医院检验科微生物室作业指导书	文件编号：××-JY-CZ-XJ-×××
版本：　　　　生效日期：	共　页　第　页

1. 目的

规范普通移液器的操作规程，确保正确使用普通移液器。

2. 授权操作人

经培训并通过考核的微生物实验室工作人员。

3. 适用范围

微生物实验室移液器。

4. 操作环境

相对湿度：10%～85%；运行温度：15～30℃。

5. 操作规程

5.1·设定容量值：根据量程选择相应的移液器，可调式移液器只能在允许容量范围内调节。

5.2·吸液：选择量程合适的吸头安装在移液器枪头上。稍加扭转压紧吸头，使之与枪头间无空气间隙。把吸液按钮压至第一停点，吸头浸入液样中，缓慢、平稳地松开按钮，吸取液样，等待1s，然后将吸头提离液面，用吸水纸抹去吸头外面可能附着的液滴，勿触及吸头口。

5.3·释放液体：吸头贴到容器内壁并保持10°～40°倾斜。平稳地把按钮压到第一停点，等待1s后把按钮压到第二停点以排出剩余液体。压住按钮，同时提起加样器。松开按钮。按吸头弹射器除去吸头（吸取不同液体时需更换吸头）。

6. 质量控制

不需要质量控制。

7. 维护保养

定期用湿布清洁移液器外部，不可用乙醚、乙醇等有机溶剂擦洗。

8. 校正

8.1·例行校正：每半年1次。

8.2·故障校正：容积失准时、维修后需要校正。

8.3·校正后验收：校正后，微生物实验室负责人对各项指标进行核实，达标后方可。

9. 应急处理

9.1·发现漏气或计量不准，其可能原因和解决方法如下：吸头松动时，用手拧紧；吸头破裂时，检查吸头，更换新的吸头；发现吸液时有气泡，先将液体排回原容器，再检查原因。

9.2·出现不能解决的故障时，应及时联系维修人员并通知微生物室负责人。

10. 注意事项

10.1·吸头浸入液体深度要合适,吸液过程中应尽量保持吸头浸入液体的深度不变。

10.2·吸头内有液体时不可将移液器平放或倒转,以防液体污染移液器。

参考文献

［1］中国合格评定国家认可委员会.CNAS－CL02－A005：医学实验室质量和能力认可准则在临床微生物学检验领域的应用说明.2018.

［2］中国合格评定国家认可委员会.CNAS－CL02：医学实验室质量和能力认可准则(ISO 15189；2012，IDT).2012.

（周庭银）

连续加样移液器标准操作规程

××医院检验科微生物室作业指导书	文件编号：××-JY-CZ-XJ-×××
版本： 生效日期：	共 页 第 页

1. 目的

规范连续加样移液器的操作规程,确保正确使用连续加样移液器。

2. 授权操作人

经培训并通过考核的微生物实验室工作人员。

3. 适用范围

微生物实验室连续加样移液器。

4. 工作环境

相对湿度：10％～85％;运行温度：10～30℃。

5. 操作规程

5.1·移液器针筒的选择和安装：根据移液体积选择移液器针筒,将移液器针筒的活塞(内芯)推到最底端。将移液器前下方的蓝色按钮推至最底端。按住移液器下方左右两侧的蓝色按钮,将移液器针筒插入移液器主体,然后松开两个按钮,移液器上方显示窗显示数值即完成安装。

5.2·每次释放液量的调节：通过旋转来调节移液器顶部调节拨盘,显示框内显示的数字即为每次释放的液量。

5.3·吸液：右手握住移液器,左手拇指将移液器前面的蓝色按钮推至最底端。把针筒吸头插入液体,左手将移液器前下方的蓝色按钮慢慢推至顶端,此时显示框内的数字闪动,表示尚不能准确度量释放的液量。

5.4·释放液体：右手拇指按一次移液器前上方的蓝色按钮,排空气泡,此时显示框内的数字不再闪动,表示已经能够准确度量释放的液量。右手拇指按移液器前上方的蓝色按钮释放液体。每按一次释放的液量即为显示框显示的液量。连续释放直到显示框内显示的数字闪动,表示针筒内的液体已经不够下次释放,如需继续加样,应再次吸液。继续加样时,应将移液器前下方的蓝色按钮推至最底端排尽余液,再吸液。

5.5·移液器针筒的卸载：工作完毕,将移液器前下方的蓝色按钮推至最底端,排尽余液,按住移液器下方左右两侧的蓝色按钮,卸下针筒。松开两个按钮,移液器显示窗内显示的数值消失,即完成卸载。针筒用蒸馏水清洗后35℃烘干。

6. 质量控制

定期校正。

7. 维护保养

定期用湿布清洁移液器外表面。注意：不可用乙醚、乙醇等有机溶剂擦洗。

8. 校正

8.1 · 例行校正：每半年 1 次。

8.2 · 故障校正：容积失准或仪器因故障进行维修后需要校正。

8.3 · 仪器校正后，微生物实验室负责人对各项指标进行核实，指标达到要求方可。

9. 应急处理

9.1 · 漏气或计量不准：检查套筒，如套筒松动，用手拧紧即可；如套筒刮花或破裂，应更换套筒；检查是否更换过零件，但凡更换零件，均需校正后方可使用。

9.2 · 吸液时有气泡：检查吸头插入液体深度是否合适，如吸头高出液面，应将液体排回原容器，将吸头插入到合适的深度再进行吸样。

9.3 · 出现不能解决的故障时，应及时联系维修人员并通知微生物实验室负责人。

10. 注意事项

10.1 · 吸头浸入液体深度要合适，吸液过程中应尽量保持吸头浸入液体的深度不变。

10.2 · 吸头内有液体时不可将移液器平放或倒转，以防液体污染移液器。

参考文献

[1] 中国合格评定国家认可委员会.CNAS－CL02－A005：医学实验室质量和能力认可准则在临床微生物学检验领域的应用说明.2018.

[2] 中国合格评定国家认可委员会.CNAS－CL02：医学实验室质量和能力认可准则(ISO 15189：2012，IDT).2012.

（周庭银）

电热高温接种灭菌器标准操作规程

××医院检验科微生物室作业指导书	文件编号：××-JY-CZ-XJ-×××
版本： 生效日期：	共 页 第 页

1. 目的

规范电热高温接种灭菌器的操作规程，确保正确使用电热高温接种灭菌器。

2. 授权操作人

经培训并通过考核的微生物实验室工作人员。

3. 适用范围

微生物实验室电热高温接种灭菌器。

4. 工作环境

相对湿度：10%～85%；运行温度：10～30℃。

5. 操作规程

接通电源，把电源开关置于"ON"档，等待 10 min，使灼烧器内部变得通红。灼烧接种环时，须保持加热 5～7 s。

6. 质量控制

不需要质量控制。

7. 维护保养

每月保养：每月擦拭电热灼烧器外表面。

8. 校正

不需要校正。

9. 应急处理

出现不能解决的故障时，应及时联系维修人员并通知微生物实验室负责人。

10. 注意事项

10.1·灼烧时，避免液体加热飞溅。

10.2·灼烧器工作时，内部温度很高，操作时应注意安全。

参考文献

[1] 中国合格评定国家认可委员会.CNAS-CL02-A005：医学实验室质量和能力认可准则在临床微生物学检验领域的应用说明.2018.

[2] 中国合格评定国家认可委员会.CNAS-CL02：医学实验室质量和能力认可准则(ISO 15189：2012，IDT).2012.

（周庭银）

旋涡混合器标准操作规程

××医院检验科微生物室作业指导书	文件编号：××-JY-CZ-XJ-×××
版本： 生效日期：	共 页 第 页

1. 目的

规范旋涡混合器的操作规程，确保正确使用旋涡混合器。

2. 授权操作人

经培训并通过考核的微生物实验室工作人员。

3. 适用范围

微生物实验室旋涡混合器。

4. 工作环境

相对湿度：10%～85%；运行温度：10～30℃。

5. 操作规程

5.1 · 接通旋涡混合器的电源，打开混合器上方的绿色开关，混合器即开始工作。把装有欲混匀物品的容器放于混合器的海绵上。

5.2 · 稍微用力按压混匀物，用力越大，混匀强度越大。混匀完毕，关闭开关，切断电源。

6. 质量控制

不需要质量控制。

7. 维护保养

每次使用完毕，切断电源，清洁表面。

8. 校正

不需要校正。

9. 应急处理

出现不能自行解决的故障时，应及时联系维修人员并告知微生物实验室负责人。

10. 注意事项

10.1 · 容器开始混匀时应逐渐加力，以免一开始就高强度混匀而致液体溅出。

10.2 · 如液体溅出，应立即停止使用。取出海绵，用消毒液浸泡清洗，待海绵脱水干燥后，方可重新使用。混合器外表面及台面均要用消毒液擦拭干净。

10.3 · 不要长时间开启旋涡混合器。

参考文献

[1] 中国合格评定国家认可委员会.CNAS-CL02-A005：医学实验室质量和能力认可准则在临床微生物学检验领域的应用说明.2018.

[2] 中国合格评定国家认可委员会.CNAS-CL02：医学实验室质量和能力认可准则(ISO 15189：2012，IDT).2012.

（周庭银）

恒温水浴箱标准操作规程

××医院检验科微生物室作业指导书	文件编号：××-JY-CZ-XJ-×××
版本：	生效日期：	共　页　第　页

1. 目的

规范电热恒温水浴箱的操作规程，确保仪器正常运转。

2. 授权操作人

经培训并通过考核的微生物实验室工作人员。

3. 适用范围

微生物实验室内的水浴箱。

4. 工作环境

相对湿度：10％～85％；运行温度：10～30℃。

5. 操作规程

5.1·在水浴箱内注入清洁温水至总高度1/3～1/2处。接通水浴箱电源，打开开关，调节温度控制旋钮至设定温度。

5.2·当水槽内温度达到设定温度时，加热中断。再通电，90 min内温度可保持稳定。

5.3·水浴箱工作温度波动范围应控制在设定温度±1℃以内。水浴箱使用完毕，关闭开关，切断电源。

6. 质量控制

不需要质量控制。

7. 维护保养

7.1·使用水浴箱时，记录温度。

7.2·使用完毕，应用清洁干布擦净水浴箱外壳，忌用腐蚀性溶液擦拭。

8. 校正

例行校正：温度的校正至少每年1次。故障维修后，需要校正。

9. 应急处理

出现不能解决的故障时，应及时联系维修人员并通知微生物实验室负责人。

10. 注意事项

水浴箱外壳必须有效接地，未加水之前，切勿打开电源，以防电热管烧毁。

参考文献

[1] 中国合格评定国家认可委员会.CNAS-CL02-A005：医学实验室质量和能力认可准则在临床微生物学检验领域的应用说明.2018.

[2] 中国合格评定国家认可委员会.CNAS-CL02：医学实验室质量和能力认可准则(ISO 15189；2012，IDT).2012.

（周庭银）

pH 计标准操作规程

××医院检验科微生物室作业指导书	文件编号：××-JY-CZ-XJ-×××
版本：　　　　生效日期：	共　页　第　页

1. 目的
规范 pH 计的操作规程，确保 pH 测定的准确性。

2. 授权操作人
经培训并通过考核的微生物实验室工作人员。

3. 适用范围
微生物实验室 pH 计。

4. 工作环境
相对湿度：10％～85％；运行温度：15～30℃。

5. 操作规程
5.1 · 打开仪器电源开关，将测量选择开关拨向"pH"档。先用蒸馏水清洗电极，然后将电极插入 pH 7 的缓冲溶液中。

5.2 · 调节温度补偿器使所指示的温度与溶液的温度相同。调节定位调节器使仪器所指示的 pH 与该缓冲溶液在此温度下的 pH 相同。

5.3 · 取出插在 pH 7 缓冲溶液中的电极，用蒸馏水清洗。将清洗过的电极插入 pH 4 的缓冲溶液中。

5.4 · 调节温度补偿器使所指示的温度与该缓冲溶液的温度相同。调节斜率调节器使仪器所指示的 pH 与缓冲溶液在此温度下的 pH 相同。

5.5 · 取出插在 pH 4 缓冲溶液中的电极，用蒸馏水清洗。插入所要测定 pH 的溶液中进行测定或取足量琼脂浸没 pH 电极端进行测定。

6. 质量控制
不需要质量控制。

7. 维护保养
测量完毕，应用蒸馏水清洗电极，不用时，应将电极保护帽套上，帽内应放少量浓度为 3 mol/L KCl 溶液，以保持电极球泡湿润。

8. 校正
8.1 · 例行校正：至少每年 1 次。故障维修后需要校正。

8.2 · 校正后，微生物实验室负责人对各项指标进行核实，达标后方可。

9. 应急处理
出现不能解决的故障时，应及时联系维修人员并通知微生物实验室负责人。

10. 注意事项
10.1 · 复合电极的电极头部很薄，勿与硬物碰撞，防止电极损坏。当仪器左上角显示

"LOBAT",请更换电池。

10.2·用缓冲溶液定标时,电极应避免长期浸在蒸馏水、酸性氟化物溶液中,并防止和有机硅油脂接触。

参考文献

［1］中国合格评定国家认可委员会.CNAS－CL02－A005：医学实验室质量和能力认可准则在临床微生物学检验领域的应用说明.2018.

［2］中国合格评定国家认可委员会.CNAS－CL02：医学实验室质量和能力认可准则(ISO 15189：2012，IDT).2012.

(周庭银)

游标卡尺标准操作规程

××医院检验科微生物室作业指导书	文件编号：××-JY-CZ-XJ-×××
版本： 生效日期：	共 页 第 页

1. 目的

规范游标卡尺的操作规程,确保游标卡尺的正确使用。

2. 授权操作人

经培训并通过考核的微生物实验室工作人员。

3. 适用范围

微生物实验室游标卡尺。本规程适用于分度值为 0.02 mm,测量范围上限至 150 mm。

4. 操作规程

4.1·使用前检查：① 检查相互作用：拉动尺框,游标尺和微动尺框应能共同沿主尺灵活滑动,无卡死现象,固定螺钉作用正常可靠。② 检查测量面：用干净软布把测量面擦净,对着光线检查量爪测量面,合拢后应没有明显间隙和露光。③ 检查零位：游标零刻线和主尺零刻线,以及游标尾刻线和主尺相应刻线应在"0"位对齐。

4.2·先读整数：读游标尺零刻线左边主尺上第一条线的数值;再读小数：看游标尺上第几条刻线与主尺刻线对齐,对齐的刻线序数乘以游标尺分度值即得小数部分。将所读整数与小数相加,得出测量尺寸。读数时的注意事项：眼睛要垂直地看所读刻线,防止偏视造成读数误差;当没有刻线完全对齐时,应找出对的比较齐的刻线来读数。

5. 质量控制(不需要)

6. 维护保养

游标卡尺是比较精密的测量工具,要轻拿轻放,不得碰撞或跌落。使用时不要用来测量粗糙的物体,应测量表面光滑的工件以免损坏量爪,不用时应置于量具盒或干燥地方以防锈蚀。

7. 校正

正常使用的游标卡尺校准周期为一年。对数显卡应进行零校正操作,对尺寸范围在 300 mm 内的卡尺,受检点分布应不少于均匀取 3 点。

8. 应急处理

出现不能解决的故障时,应及时联系维修人员并通知微生物实验室负责人。

9. 注意事项

记录结果：误差值在误差范围内的为合格。

参考文献

中国合格评定国家认可委员会.CNAS-CL02-A005：医学实验室质量和能力认可准则在临床微生物学检验领域的应用说明.2018.

(周庭银)

电子天平标准操作规程

××医院检验科微生物室作业指导书	文件编号：××-JY-CZ-XJ-×××
版本：　　　　生效日期：	共　页　第　页

1. 目的

规范电子天平的操作规程，确保电子天平正确使用。

2. 授权操作人

经培训并通过考核的微生物实验室工作人员。

3. 适用范围

微生物实验室电子天平。

4. 工作环境

相对湿度：$10\%\sim85\%$；运行温度：$15\sim30℃$。

5. 操作规程

5.1·接通电源，打开电源开关和天平开关，预热至少 30 min 以上。使天平处于稳定的预热状态。

5.2·参数选择

5.2.1　预热完毕后，轻轻按一下天平面控制上的开关键，天平即开启，并显示"0.000 0"。

5.2.2　按下开关键松手，直至出现"Int-x-"后立即松开，并立即轻轻按一下即可选择积分时间。

5.2.3　选择档为 1、2、3，一般选"2"档；选好后，再按住开关不松开直到出现"Asd-x-"后立即松开，并立即轻轻按动即可选择稳定度。

5.2.4　选择档为 1、2、off 三档，一般选"2"档。以上两参数选好后，如无必要可不再改变，每次开启后即执行选定参数。

5.3·天平自检：电子天平设有自检功能，进行自检时，天平显示"CAL……"，稍待片刻，闪显"100"，此时应将天平自身配备的 100 g 标准砝码轻轻推入，天平即开始自校，片刻后显示"100.000 0"，继后显"0"，此时应将 100 g 标准砝码拉回，片刻后天平显示"00.000 0"；天平自检完毕，即可称量。

5.4·放入被称物：将被称物预先放置于天平室内，使之与天平室的温度一致（过冷、过热物品均不能放在天平内称量），必要时先用台式天平称出被称物大约的重量。开启天平侧门，将被称物置于天平载物盘中央；放入被称物时应戴手套或用带橡皮套的镊子镊取，不应直接用手接触，并且必须轻拿轻放。

5.5·读数：天平自动显示被称物的重量，待稳定后（显示屏左侧亮点消失）即可读数并记录。

5.6·关闭天平，进行使用登记。

6. 质量控制（略）

7. 维护与保养

7.1·经常保持天平内部清洁，必要时用软毛刷或绸布抹净或用无水乙醇擦净。

7.2·天平内应放置干燥剂，常用变色硅胶，应定期更换。

7.3·被称物的重量不得超过天平的最大载荷。

8. 校正

电子天平应按计量部门规定定期校正，并由专人保管并负责维护保养。

9. 应急处理

出现不能自行解决的故障时，应及时联系维修人员并告知微生物实验室负责人。

10. 注意事项

10.1·电子天平不要放置在空调器下的边台上。搬动过的电子天平必须重新校正好水平，并对天平的计量性能做全面检查无误后才可使用。

10.2·称取吸湿性、挥发性或腐蚀性物品时，应用称量瓶盖紧后称量，且尽量快速，注意不要将被称物（特别是腐蚀性物品）洒落在称盘或底板上；称量完毕，被称物应及时取离天平，并做好称量室的卫生。

10.3·同一个实验应使用同一台天平进行称量，以免因称量而产生误差。

参考文献

[1] 中国合格评定国家认可委员会.CNAS－CL02－A005：医学实验室质量和能力认可准则在临床微生物学检验领域的应用说明.2018.

[2] 中国合格评定国家认可委员会.CNAS－CL02：医学实验室质量和能力认可准则(ISO 15189：2012，IDT).2012.

（周庭银）

压力蒸汽灭菌器标准操作规程

××医院检验科微生物室作业指导书		文件编号：×× - JY - CZ - XJ - ×××
版本：	生效日期：	共　页　第　页

1. 目的

压力蒸汽灭菌器操作规程,确保正确使用压力蒸汽灭菌器。

2. 授权操作人

经培训并通过考核的微生物实验室工作人员。

3. 适用范围

压力蒸汽灭菌器。

4. 工作环境

相对湿度：10％～85％；运行温度：15～30℃。

5. 操作规程

5.1 · 打开电源,打开"加水阀"和"夹套排气阀",加水,加水灯亮后加 2～3 L 水,关闭"夹套排气阀"和"进水阀"。

5.2 · 开门,装包,合理摆放且不宜塞得太紧,装包不宜超过容积的 80％,难灭菌的物品置于最上部;关门,开"蜂鸣·加热"。

5.3 · "夹套压力表"达到 0.1～0.13(压力显示 10～13)时,打开"阀开关"。

5.4 · 当"内室压力表"达到 0.05(压力显示 50)后,排第一次冷空气(开内室排气阀),内室压力表归零后,关内室排气阀。

5.5 · 当"内室压力表"达到 0.1(压力显示 100)后,排第二次冷空气(开内室排气阀),内室压力表归零后,关内室排气阀。

5.6 · 当"内室压力表"达到 0.1(压力显示 100)后,排第三次气(开内室排气阀),内室压力表达到 0.05(压力显示 50)后,关内室排气阀。

5.7 · 当"内室压力表"达到 0.147(压力显示 147),时间继电器灯亮,开内室排气阀 1/3,直到高压完成。

5.8 · 高压结束后,蜂鸣器响,将"蜂鸣·加热"和"阀开关"关掉,"电源开关"在开门指示灯亮后关掉,如有玻璃制品,静置 20 min 后再开门,否则,玻璃突然遇冷会产生爆炸。

5.9 · 关闭电源后,将高压器门微微打开,待烘干 5 min 后,取出。

6. 质量控制

不需要质量控制。

7. 维护保养

电磁阀每月保养 1 次。当"内室压力表"指针上升慢,或者"内室压力表"和"夹套压力表"高压中指针显示不符时,清理电磁阀(断电、气压表归零后调)。

8. 校正

"内室压力表"和"夹套压力表"每隔半年,"安全阀"每隔一年,到质量监督局校验 1 次;压力表读数不准确时,及时更换。

9. 应急处理

出现不能解决的故障时,应及时联系维修人员并通知微生物实验室负责人。

10. 注意事项

禁止在"内室压力表"没有归零、开门指示灯未亮前开门。

参考文献

[1] 中国合格评定国家认可委员会.CNAS-CL02-A005:医学实验室质量和能力认可准则在临床微生物学检验领域的应用说明.2018.

[2] 中国合格评定国家认可委员会.CNAS-CL02:医学实验室质量和能力认可准则(ISO 15189:2012,IDT).2012.

(周庭银)

比浊仪标准操作规程

××医院检验科微生物室作业指导书	文件编号：××-JY-CZ-XJ-×××
版本： 生效日期：	共 页 第 页

1. 目的

规范 VITEK 比浊仪的操作规程，保证检验质量。

2. 授权操作人

经培训并通过考核的微生物实验室工作人员。

3. 适用范围

微生物实验室比浊仪。

4. 工作环境

相对湿度：40％～80％；温度：15～30℃；电源电压：200～240 V，50/60 Hz。

5. 操作规程

5.1 · 接通电源，打开比浊仪盖子，调"0"：取一支黑笔插入比浊孔中，按"ON"按钮，比浊仪指针应在"0"位置上。如果不在"0"位置，则调节"Left set"旋钮，使指针指在"0"位置。

5.2 · 调空白：取一支含 1.8 ml 0.45％盐水的空白试管，插入比浊孔中，按"ON"按钮，比浊仪指针应在"100"位置上。如果不在"100"位置上，则调节"Right set"旋钮，使指针位于"100"位置。

5.3 · 重复调"0"及调空白，至连续 2 次指针都位于正确位置为止。插入待比浊的试管，按"ON"按钮，比浊仪指针指向的数字即为待测试管的比浊度。

6. 质量控制（不需要）

7. 维护保养

每日保养：每日使用时，须记录仪器使用情况，使用完毕，须清洁仪器。

8. 校正

8.1 · 例行校正：每次使用前，需要校正浊度 1 次；浊度的校正，半年 1 次。故障校正：维修后需校正。

8.2 · 校正后：微生物室负责人对各项指标进行核实，达标后方可。

9. 应急处理

出现不能自行解决的故障时，及时联系经销商或工程师维修处理，并告知微生物室负责人。出现影响检验质量而又不能及时维修的故障时，应立即停止仪器鉴定及药敏试验，转由其他仪器代替。

10. 注意事项（略）

参考文献

中国合格评定国家认可委员会.CNAS－CL02－A005：医学实验室质量和能力认可准则在临床微生物学检验领域的应用说明.2018.

（周庭银）

BacT/ALERT 3D 血培养仪标准操作规程

××医院检验科微生物室作业指导书	文件编号：××-JY-CZ-XJ-×××
版本：　　　　　生效日期：	共　页　第　页

1. 目的

规范 BacT/ALERT 3D 血培养仪的操作规程，保证检验质量。

2. 授权操作人

经培训考核通过的微生物实验室工作人员。

3. 原理

血培养瓶中含有各种微生物生长所需的营养物质，标本中如有微生物生长，就会利用其中营养物质进行新陈代谢而产生 CO_2。真空发光检测装置发出光照射到颜色指示器上，其反射光可被光电检测器检测到。随着 CO_2 的增多，瓶子底部的颜色指示器变为更亮的颜色，反射光也会更强。如果 CO_2 持续增加，高于初始浓度和（或）出现不同寻常的高 CO_2 产生率，此标本即为阳性。如果经过一定时间培养后 CO_2 水平没有显著变化，此标本即为阴性。

4. 工作环境

相对湿度：10％～85％；运行温度：10～30℃；电源电压：220～240 V，50/60 Hz。

5. 操作规程

5.1·培养瓶种类：SA 标准成人需氧培养瓶、SN 标准成人厌氧培养瓶、FA 成人需氧中和抗生素培养瓶、FN 成人厌氧中和抗生素培养瓶、PF 小儿需氧培养瓶、MP 非血标本结核培养瓶、MB 血标本结核培养瓶。

5.2·开机

5.2.1　打开 UPS、控制组件、孵育组件和其他连接组件开关。

5.2.2　系统开始启动并最终进入初始监视屏幕，待温度达到要求即可开始使用。

5.3·培养瓶的装载

5.3.1　按主屏幕上"装瓶"键，出现装瓶界面。可见每个抽屉底部显示出当前有效单元数量，同时含有效单元的孵育箱指示灯会发出绿光。

5.3.2　依次输入培养瓶 ID、登录号、检验号、医院 ID、患者姓名。

5.3.3　打开孵育箱，有效单元会亮绿灯。将培养瓶瓶底插入亮灯孵育单元。单元指示灯闪烁确认培养瓶已被加载。

5.3.4　重复步骤 5.3.2、5.3.3，加载其余培养瓶。加载完毕，关闭孵育抽屉，点击"Check"按钮。如 2 min 内无任何操作，系统将自动终止装载过程。

5.4·更改最长检测时间

5.4.1　输入条码后，装瓶界面左侧的最大测试时间设置钮变蓝，此时可按需求更改时间。

5.4.2　如瓶已经装入孵育箱，则进入瓶的详细细节屏幕，通过屏幕左侧最大测试时间设置钮,更改最大测试时间,点击即可保存更改。

5.5 · 卸瓶

5.5.1 卸匿名瓶:轻触卸载匿名瓶按钮(包括阴性、阳性)。匿名瓶所在的单元、抽屉指示灯变亮(阴性匿名瓶为绿光,阳性匿名瓶为红光)。卸下匿名瓶,指示灯缓慢闪烁表示瓶已卸下,随后按 5.4 步骤重新装载培养瓶,依次卸下其余匿名瓶,卸载完毕后,关紧所有抽屉,按下"Check"按钮。

5.5.2 卸阳性和(或)阴性瓶:轻触卸载阳性瓶按钮或卸载阴性瓶按钮,阳性瓶和阴性瓶所在的单元、抽屉指示灯变亮(阳性瓶为红光,阴性瓶为绿光),卸下阳性或阴性瓶,指示灯缓慢闪烁表示瓶已卸下,依次卸下其余阳性瓶、阴性瓶。卸载完毕后,关紧所有抽屉,按下"Check"按钮。

5.6 · 阳性标本处理

5.6.1 颠倒混匀培养瓶数次,用 75％乙醇消毒瓶口。

5.6.2 将无菌注射器针头插入瓶口,抽取培养液接种于血琼脂平板、麦康凯琼脂平板、巧克力琼脂平板上,$35℃$、CO_2 培养 $18\sim24\ h$。

5.6.3 同时抽取少量培养液涂布于玻片上进行革兰染色并镜检,结果作为危急值报告临床,并记录。

5.6.4 如临床要求立即做药敏试验,则从阳性瓶中抽出一些培养液做直接药敏试验,此结果仅供参考,待培养出细菌后再做药敏试验并出具最终报告。

6. 质量控制

6.1 · 瓶孔质控:仪器每日自检,进入设置屏幕,按键,按打印键,可打印质控结果。

6.2 · 温度质控:每次开门时需查看温度计显示的温度与仪器监视器显示的温度(应在 $35.5℃\pm2℃$),两者误差应 $<0.5℃$。

6.3 · 血培养瓶的质控

6.3.1 外观检查:检查外观是否完整,是否破损,有无污染等。

6.3.2 无菌试验:每新进一批号或货号应做无菌试验。随机抽一只培养瓶,直接放入仪器培养,结果应是无细菌生长。

7. 维护保养

7.1 · 每日保养:查看仪器监视器温度与仪器内部温度计温度,清洁仪器及电脑外表面。

7.2 · 每月保养:清洁瓶孔,清洁检查区块。

7.3 · 每年保养:由厂家进行一次全面保养。

8. 校正

8.1 · 例行校正:瓶孔、温度的校正,至少每年 1 次。

8.2 · 故障校正:质控失控、监测指标失控时及移位、维修后均需校正。

8.3 · 校正后验收:校正后,微生物实验室负责人对各项指标进行核实,达标后方可。

9. 应急处理

9.1 · 温度失控的处理:温度降低可能是操作时门开启时间过长,关闭门半小时以上,再观察。出现不能解决的故障时,应及时联系工程师处理并告知微生物实验室负责人。

9.2 · 遇到下列情况需关闭或重启组合箱或控制箱:电源断开、移位,修理无应答的操作控制箱或键盘。

9.3 · 操作规程:取出控制箱或组合箱键盘,按"ESC""YES";待系统退出至黑屏幕出现"C:>"提示符,关闭控制或组合箱电源开关。

10. 注意事项

关门时应确认关紧,装载、卸载瓶时应尽量快,避免开启时间过长。

参考文献

[1] 中国合格评定国家认可委员会.CNAS - CL02 - A005:医学实验室质量和能力认可准则在临床微生物学检验领域的应用说明.2018.

[2] 中国合格评定国家认可委员会.CNAS - CL02:医学实验室质量和能力认可准则(ISO 15189:2012,IDT).2012.

(周庭银)

BACTEC 9000 血培养仪标准操作规程

××医院检验科微生物室作业指导书	文件编号：××-JY-CZ-XJ-×××
版本： 生效日期：	共　页　第　页

1. 目的

规范 BACTEC 9000 血培养仪的操作规程,保证检验质量。

2. 授权操作人

经培训并通过考核的微生物实验室工作人员。

3. 原理

BACTEC 9000 血培养瓶内含有各种营养物质,可供细菌生长,细菌的代谢产物之一 CO_2 能激活瓶底荧光物质而发出荧光,荧光信号与 CO_2 浓度成正比。BACTEC 9000 设有瓶位探测器,每隔 10 min 将检测到的荧光信号计算转化为各种参数,并依此得出生长曲线,从而判断瓶内是否有细菌生长。

4. 工作环境

相对湿度：10%～85%;运行温度：18～25℃;电源电压：110 V,50/60 Hz。

5. 操作规程

5.1·培养瓶种类：标准需氧培养瓶、标准厌氧培养瓶、树脂需氧培养瓶、树脂儿童瓶、MYCO/FLYTIC 含溶血素分枝杆菌/真菌培养瓶、LYTIC/10 Anaerobic/F 含溶血素厌氧菌培养瓶。

5.2·信息输入：撕下培养瓶上条码,贴于检测单上以备查询,按"F3",输入标本信息,扫描条码,计算机显示培养瓶放置的位置,按"F10"存盘。

5.3·培养瓶的装载：信息输入后,打开主机门,扫描门上"Vial Entry"条码面板,扫描瓶上条码,装载瓶位指示灯亮。将培养瓶放入灯亮瓶位,听到"嘀……嘀……嘀"三声表示操作完毕,关上主机门。

5.4·卸载阴性瓶：主机对血培养默认周期为 5 日,5 日内如检测不到细菌生长,将作为阴性瓶处理,软件界面"Summary"与瓶位编号指示阴性瓶出现。操作如下：打开主机门,扫描门上"Remove Negative"条码面板,阴性瓶所在位置指示灯亮,取出阴性瓶,同时扫描瓶上条码。听到"嘀……嘀……嘀"三声表示操作结束,关上主机门。

5.5·卸载阳性瓶：主机检测到阳性瓶后,软件界面"Summary"、瓶位编号以及主机外部"Positive Vial"均会给出阳性提示,并伴有报警声,按"F2"消除报警声。打开主机门,扫描门上"Remove Positive"条码面板,阳性瓶所在位置指示灯亮。取出阳性瓶,同时扫描瓶上条码。听到"嘀……嘀……嘀"三声表示操作结束,关上主机门。

5.6·卸载匿名瓶：培养瓶装载入机器时未扫描瓶上条码,仪器无法找到相关资料,因而报匿名瓶,软件界面"Summary"和瓶位编号均显示有"Anonymous"。操作如下：

5.6.1 打开主机门,扫描门上"Identify Anonymous"条码面板。

5.6.2 匿名瓶瓶位指示灯亮,取出匿名瓶,扫描瓶上条码,孵育架上装载位置(即原瓶位)指示灯亮,放入培养瓶,听到"嘀……嘀……嘀"三声表示操作结束,关上主机门。

5.7·错误瓶位与错误瓶的处理:当"Ongoing"的瓶位中培养瓶丢失或检测器发生故障时,系统报告"Error Station",软件界面"Summary"、瓶位编号以及主机外部指示灯"System Error"均会有出错提示,并伴有报警声,操作如下。

5.7.1 按"F2"消除报警声,打开主机门。

5.7.2 孵育架上错误瓶位指示灯亮,此时应确定培养瓶是否在指定瓶位上并且完全插好,当培养瓶没有完全插好,或不在指定瓶位但可以立刻找回时,将培养瓶放回指定瓶位并确认插好,扫描门上"Vial Return"条码面板,听到"嘀……嘀……嘀"三声提示操作结束,关门。

5.7.3 当培养瓶不在指定瓶位,而且不能找回时,扫描门上"Vial Missing"条码面板,并将该瓶位设定为阴性。

5.7.4 当培养瓶在指定位置并完全插好时,可能是培养孔本身问题,扫描门上"Bad Station"条码面板,封闭该瓶位。

5.8·人工设定培养瓶状态:由于解决错误的需要,正处于培养过程中的培养瓶状态可进行人工设定。

5.8.1 按"F3",在"Station"下输入需设定状态的瓶位。将光标移到"Status",当前状态为"Ongoing",按"F9",根据对话框提示输入"N"(阴性)或"P"(阳性)。按"F10"确认修改,再按"F10"存盘。

5.8.2 如设定为阴性,则执行取出阴性瓶规程。如设定为阳性,则执行取出阳性瓶规程。

5.9·培养瓶状态与资料查询:Ongoing 的培养瓶可以在计算机上直接查询状态与相关资料。按"F3",将光标移到"Sequence Number",扫描检验单上培养瓶条码,或在"Accession"下输入条码。屏幕显示培养瓶状态与所有资料。

6. 质量控制

6.1·瓶孔质控:仪器每日自检。进入设置屏幕,按"F7",将光标移至"Quality Control",输入"Y",按"F10"确认,打印出质控结果。

6.2·温度质控:每次开门时需查看温度计显示的温度与仪器监视器显示的温度,两者误差应<0.5℃,温度计每周轮流放置于 A、B、C 区块。监视器的温度范围,A 为 35.0℃±1.5℃,B 为 35.0℃±1.5℃,C 为 35.0℃±1.5℃,D 为 30.0℃±1.0℃(A、B、C 为主机内各孵育架当前温度,D 为整个箱体的当前温度)。

6.3·血培养瓶质控

6.3.1 外观检查:检查外观是否完整,是否破损,有无污染等。

6.3.2 无菌试验:每新进一批号或货号应做无菌试验。随机抽一只培养瓶,直接放入仪器培养,结果应是无细菌生长。

7. 维护保养

7.1·每日保养:查看仪器监视器温度与仪器内部温度计温度,清洁保养仪器及联机电脑的外表,检查所有指示灯与报警信号状态。打开主机,按表 5-2-1 所列顺序扫描条码面板。

表 5-2-1 检查 BACTEC 9000 系统指示灯与报警信号状态面板条码扫描顺序

条　码	内　容
Illuminate Red Indicator	孵育架所有红色瓶位指示灯亮
Illuminate Green Indicator	孵育架所有绿色指示灯亮
Illuminate Front Panel Indicator	主机面板 4 个指示灯亮
Audible Alarm Test	报警声响 3 次

7.2 · 3 个月保养:请厂家检查仪器内探测器是否清洁。

8. 校正

8.1 · 例行校正:瓶孔、温度至少每年校正 1 次。

8.2 · 故障校正:质控失控、监测指标失控、仪器移位、维修后需校正。

8.3 · 校正后验收:校正后,微生物实验室负责人对各项指标进行核实,达标后方可。

9. 应急处理

9.1 · 温度失控的处理:温度降低可能是操作时门开启时间过长,关闭门半小时以上,再行观察。

9.2 · 出现不能自行解决的故障时,应及时联系工程师维修,并告知微生物实验室负责人。

10. 注意事项

10.1 · 如仪器设定为"逐个取出阴性瓶",需逐个扫描瓶上条码取出。如仪器设定为"成批取出阴性瓶",扫描一次瓶上条码即可将所有阴性瓶一次性取出。

10.2 · 当系统同时存在匿名瓶和错误瓶时,应先解决匿名瓶。如果检测出阳性瓶,同时仪器设有重新放回功能,则该瓶位将被保留 3 h,并在保存数据中有阳性瓶记录。

参考文献

[1] 中国合格评定国家认可委员会.CNAS-CL02-A005:医学实验室质量和能力认可准则在临床微生物学检验领域的应用说明.2018.

[2] 中国合格评定国家认可委员会.CNAS-CL02:医学实验室质量和能力认可准则(ISO 15189:2012,IDT).2012.

(周庭银)

BACTEC FX 血培养仪标准操作规程

××医院检验科微生物室作业指导书	文件编号：××-JY-CZ-XJ-×××
版本： 生效日期：	共 页 第 页

1. 目的
规范 BACTEC FX 血培养仪的操作规程，保证检验质量。

2. 授权操作人
经培训并通过考核的微生物实验室工作人员。

3. 原理
BACTEC FX 血培养瓶内含有各种营养物质，可供细菌生长，细菌的代谢产物之一 CO_2 能激活瓶底荧光物质而发出荧光，荧光信号与 CO_2 浓度成正比。BACTEC FX 设有瓶位探测器，每隔 10 min 将检测到的荧光信号计算转化为各种参数，并依此得出生长曲线，从而判断瓶内是否有细菌生长。

4. 工作环境
室内相对湿度应保持在 25％～80％，并且没有冷凝水；室内温度保持在 18～30℃；电源电压变动范围：100～240 V，最大电流 8 A，电源功率 800 W。

5. 操作规程
5.1·培养瓶种类：标准需氧培养瓶、标准厌氧培养瓶、树脂需氧培养瓶、树脂儿童瓶、MYCO/FLYTIC 含溶血素分枝杆菌/真菌培养瓶、LYTIC/10 Anaerobic/F 含溶血素厌氧菌培养瓶。

5.2·信息输入

5.2.1 撕下培养瓶上条码，贴于检测单上以备查询。

5.2.2 如使用样本条码，需将条码贴于瓶身侧壁。

5.3·培养瓶的装载

5.3.1 选择一个还有可用瓶位的抽屉，打开抽屉，此时条形码扫描器自动激活。

5.3.2 分别扫描培养瓶的条形码序列号标签和样本条码。如未使用样本条码，可手工输入。将培养瓶放入任意可用瓶位处（稳定的绿色指示灯），插到底部，听到"嘀……"声，表示操作完毕，关上主机门。

5.4·卸载阴性瓶：主机对血培养默认周期为 5 日，5 日内如检测不到细菌生长，将作为阴性瓶处理，软件界面、瓶位编号及主机外部绿色指示灯均会指示阴性瓶出现。操作如下。

5.4.1 选择一个有阴性瓶位的抽屉，拉开抽屉使之打开。条形码扫描器将会打开，仪器内部灯光将会以适当的闪烁瓶位指示器指示所有的阳性、最终阴性、可用的和匿名（各种变异）瓶。

5.4.2 从闪烁的绿色（阴性）瓶位移除培养瓶，不需要进行培养瓶扫描。

5.5·卸载阳性瓶：主机检测到阳性瓶后，软件界面、瓶位编号以及主机外部红色指示灯均会给出阳性提示，并伴有报警声。

5.5.1　选择一个有阳性瓶位的抽屉，拉开抽屉使之打开。条形码扫描器将会打开，仪器内部灯光将会以适当的点亮或者闪烁的瓶位指示器指示所有的阳性、最终阴性、可用的和匿名瓶。

5.5.2　从闪烁的红色（阳性）瓶位移除培养瓶，扫描培养瓶序列号条形码。

5.5.3　阳性培养瓶转种：用75％乙醇消毒瓶口，颠倒混匀培养瓶数次。将无菌注射器针头插入瓶口，抽取培养液接种于血琼脂平板、麦康凯琼脂平板、巧克力琼脂平板上，35℃、CO_2培养18～24 h。同时抽取少量培养液涂布于玻片上进行革兰染色并镜检，结果作为危急值报告临床，并记录。

5.5.4　如临床要求立即做药敏试验，则从阳性瓶中抽出一些培养液做直接药敏试验，此结果仅供参考，待培养出细菌后再做药敏试验并出具最终报告。

5.6·卸载匿名瓶：培养瓶装载入机器时未扫描瓶上条码，仪器无法找到相关资料，因而报匿名瓶，软件界面和瓶位编号均显示黄色问号图标以提示，操作如下。

5.6.1　选择一个有匿名培养瓶的抽屉，并打开这个抽屉。

5.6.2　从一个闪烁着黄灯或者交替闪烁着黄灯和红灯的瓶位取出一个培养瓶。出现识别匿名瓶的界面，条形码扫描器被打开，扫描培养瓶的序列号条形码标签。若将培养瓶放回设备中，请将其放在闪烁着绿灯的瓶位中（这个瓶位是培养瓶被取出的瓶位）。若无需将培养瓶放回设备，点击"保存"按钮。

5.7·培养瓶状态与资料查询：培养瓶可以在计算机上直接查询状态与相关资料。按"资料查找"键，扫描灯亮，扫描检验单上培养瓶条码，或在"Accession"下扫描或输入条码。屏幕显示培养瓶状态与所有资料。

6. 质量控制

6.1·瓶孔质控：仪器每日自检。点击"维护"图标，出现了测试界面；点击"质量控制"按钮以打印维护的质控报告；打开抽屉，点击"红色"按钮以使红色的瓶位指示灯点亮，记录任何没有点亮红灯的瓶位；然后点击"绿色"按钮以使绿色的瓶位指示灯点亮，记录任何没有点亮绿灯的瓶位。

6.2·温度质控

6.2.1　每次开门时需查看温度计显示的温度与仪器监视器显示的温度，两者误差应＜0.5℃。

6.2.2　温度计每周轮流放置于A、B、C、D 4个抽屉中。

6.2.3　监视器的温度范围，A：35.0℃±1.5℃，B：35.0℃±1.5℃，C：35.0℃±1.5℃，D：35.0℃±1.5℃。

6.3·血培养瓶质控

6.3.1　外观检查：检查外观是否完整，是否破损，有无污染等。

6.3.2　无菌试验：每新进一批号或货号应做无菌试验。随机抽一只培养瓶，直接放入仪器培养,结果应是无细菌生长。

7. 维护保养

7.1·每日保养

7.1.1　查看仪器监视器温度与仪器内部温度计温度。

7.1.2　清洁保养仪器。

7.1.3　检查报警信号状态。点击"维护"图标,出现了测试界面,点击"质量控制"按钮以打印维护的质控报告;点击"警报"按钮以确认声音警报是否在工作;点击"状态"按钮点亮系统指示灯,两侧的所有指示灯(黄、红和绿)应该被点亮。

7.2·每月保养:由工程师清洗仪器后部空气过滤器。

7.3·3个月保养:请厂家检查仪器内探测器是否清洁。

8. 校正

8.1·例行校正:瓶孔、温度至少每年校正1次。

8.2·故障校正:质控失控、监测指标失控、仪器移位、维修后需校正。

8.3·校正后验收:校正后,微生物实验室负责人对各项指标进行核实,达标后方可。

9. 应急处理

9.1·温度失控的处理:温度降低可能是操作时门开启时间过长,可关闭门半小时以上,再行观察。

9.2·出现不能自行解决的故障时,应及时联系工程师维修,并告知微生物实验室负责人。

10. 注意事项

10.1·如仪器设定为"逐个取出阴性瓶",需逐个扫描瓶上条码取出。

10.2·如仪器设定为"成批取出阴性瓶",扫描一次瓶上条码即可将所有阴性瓶一次性取出。

10.3·如果仪器检测为阳性瓶,则该瓶位将被保留,并在保存数据中有阳性瓶记录。

参考文献

[1] 中国合格评定国家认可委员会.CNAS-CL02-A005:医学实验室质量和能力认可准则在临床微生物学检验领域的应用说明.2018.

[2] 中国合格评定国家认可委员会.CNAS-CL02:医学实验室质量和能力认可准则(ISO 15189:2012,IDT).2012.

(周庭银)

VersaTREK 血培养仪标准操作规程

××医院检验科微生物室作业指导书	文件编号：××-JY-CZ-XJ-×××
版本： 生效日期：	共 页 第 页

1. 目的

规范 VersaTREK 血培养仪的操作规程，确保正确使用 VersaTREK 血培养仪。

2. 授权操作人

经培训并通过考核的微生物实验室工作人员。

3. 原理

3.1 · 通过气压传感技术收集微生物培养瓶内因消耗 O_2 和（或）产生 CO_2、N_2、H_2 等气体变化而引起的压力变化数值来判断每个标本状态。

3.2 · 具体描述为微生物生长过程中利用培养瓶内的各种营养物质进行新陈代谢，在此过程中消耗和（或）产生气体。在装载培养瓶过程中，每个培养瓶通过一连接器与传感器相连，形成密闭状态，传感器收集每个培养瓶中消耗和（或）气体生成引起的压力变化数值，用此信息来判断每个标本状态。当一组状况达到要求时，培养瓶被判断为阳性结果。

4. 工作环境

相对湿度：10%～90%；运行温度：18～25℃；电源电压：110 V，50/60 Hz。

5. 操作规程

5.1 · 培养瓶种类

5.1.1 若做血培养或体液培养采用需氧（REDOX 1 和 EZ DRAW 40A）和厌氧（REDOX 2 和 EZ DRAW 40A）两种培养瓶。

5.1.2 若做结核杆菌培养需采用结核杆菌培养瓶（Myco）。

5.2 · 开机

5.2.1 依次打开 UPS 电源、仪器的电源开关、电脑电源开关，系统进行自检。

5.2.2 仪器为 24 h 连续开机，仅在必要时（如第一次使用或停电后）才执行开机或关机。

5.3 · 装载培养瓶：可用以下两种方式装载培养瓶。

5.3.1 方式一：点击液晶屏上的输入图标。把培养瓶颠倒混匀几次，消毒瓶口，装载一连接器于瓶顶部，将培养瓶放入仪器中空闲的位置。打开任意一个绿灯闪烁的标本架，将培养瓶放置在任意一个绿灯闪烁的位置上即可继续扫描和装载培养瓶。点击对话框上的"×"，结束装载规程。

注意：当 VersaTREK 连接器在瓶子上时，不要翻转培养瓶，针里的液体可能影响瓶子的压力，扫描培养瓶上的制造商条码以及医院内部条码。

5.3.2 方式二：先放培养瓶，LCD 上显示 Errneous Insertion，请点"×"，选择（点击）对应的培养瓶所在的抽屉，点击带问号位置（黄色），在出现的对话框中点击左下角，下一对话框中选择培养瓶类型及按键盘图标,输入编号。先点击键盘下方"√",点击对话框中"√"图标。

5.4·卸载阳性瓶

5.4.1 仪器检测到有阳性标本时,VersaTREK 顶部的红灯会亮起,组件前面的红灯也会亮起,标本架上相对应测试位置的红灯也会快速闪烁,通过仪器监测的压力曲线初步确认是否确实为阳性结果。在主菜单下点击"阳性"图标,点击需查询标本的位置,显示仪器监测标本的压力曲线。

5.4.2 看其图像,确认是否存在假阳性的情况,如泄漏、无运动、饱和等,如证实为假阳性,应找出假阳性的原因。将培养瓶放置室温 40～60 min,消毒培养瓶顶部,装载新的连接器,继续培养。如没有假阳性,进行下面的操作。

5.4.3 点击主菜单下的"卸载"图标,将标本瓶取下,在主菜单下选择"阳性"图标,点击"Filter"选择"Reserved",然后点击"Select All"选择"Remove/Finalize",如有需要可按"Print List"打印结果。

5.5·卸载阴性瓶

5.5.1 仪器检测到阴性瓶时,VersaTREK 前面、标本架上相应位置的绿灯会亮起。通过仪器监测的压力曲线初步确认是否确实为阴性结果,点击主菜单下的"卸载"图标,将标本瓶取下,在主菜单下点击"阴性"图标。

5.5.2 点击"Filter"选择"Reserved",然后点击"Select All"选择"Remove/Finalize"。如有需要可按"Print List"打印结果。

5.6·阳性标本处理

5.6.1 用 75％乙醇消毒瓶口,颠倒混匀培养瓶数次。将无菌注射器针头插入瓶口,抽取培养液接种于血琼脂平板、麦康凯琼脂平板、巧克力琼脂平板上,35℃培养 24 h。同时抽取少量培养液涂布于玻片上进行革兰染色并镜检,结果作为危急值报告临床,并记录。

5.6.2 如临床要求立即做药敏试验,则从阳性瓶中抽出一些培养液做直接药敏试验,此结果仅供参考,待培养出细菌后再做药敏试验并出具最终报告。

6. 质量控制

6.1·血培养瓶质控

6.1.1 将质控菌株接种于血琼脂平板、厌氧血琼脂培养平板。

6.1.2 把培养平板放于 35℃,24～48 h,用 3％～5％ CO_2 培养需氧细菌;用 10％ H_2、80％ N_2 及 5％～10％ CO_2 培养厌氧的细菌。

6.1.3 预备 10 倍的连串稀释直至取得 100～3 000 CFU/ml。对于需氧菌,用无菌盐水稀释;对于厌氧菌,用无菌厌氧盐水稀释。

6.1.4 标记好 VersaTREK REDOX 1 及 REDOX 2 的瓶子。

6.1.5 把 0.1 ml 稀释了的质控菌株注入瓶子,加上连接器。

6.1.6 Main Menu:Enter Specimen,在 Access No.位置键入质量控制 Code。

6.1.7 接上瓶子,检查阳性结果。

6.2·结核杆菌瓶质控

6.2.1 将质控菌株接种于 Middle broth 7H10 或其他结核杆菌固体培养基。

6.2.2 把培养平板或倾斜管 Slants 放于 35℃,5%～10% CO_2 孵育箱中培养。

6.2.3 用 0.85% 消毒盐水、0.05% Tween-80 进行稀释,直至达到 10^4 CFU/ml 的浓度,标记好 VersaTREK Myco 瓶子。

6.2.4 把 1 ml VersaTREK Myco GS、0.5 ml VersaTREK Myco AS 注入瓶子,把 1 ml 质控菌株注入瓶子,加上连接器。

6.2.5 Main Menu:Enter Specimen,在 Access No.位置键入 QC Code,接上瓶子,检查阳性结果。

7. 维护保养

7.1·每日保养:查看仪器监视器显示的温度与仪器内部温度计显示的温度;清洁仪器及电脑的外表面。

7.2·每月保养:清洁瓶孔、区块。

8. 校正

8.1·例行校正:至少每年 1 次。

8.2·故障校正:质控失控、监测指标失控、仪器移位、维修后需校正。

8.3·校正后验收:校正后,微生物实验室负责人对各项指标进行核实,达标后方可。

9. 应急处理

9.1·传感器报告错误,则屏蔽该检测位置;对于温度失控的处理,VersaTREK 的温度应该在温度控制设定的 35℃ 以内,当显示的温度比实际温度高 1℃ 时,请联系工程师。

9.2·出现不能自行解决的故障时,应及时联系工程师,并告知微生物实验室负责人。

10. 注意事项

10.1·关闭门时应确认是否关紧。

10.2·装载、卸载瓶时应尽量快,避免开启时间过长。

参考文献

[1] 中国合格评定国家认可委员会.CNAS-CL02-A005:医学实验室质量和能力认可准则在临床微生物学检验领域的应用说明.2018.

[2] 中国合格评定国家认可委员会.CNAS-CL02:医学实验室质量和能力认可准则(ISO 15189:2012,IDT).2012.

(周庭银)

DL－Bt 全自动血培养系统标准操作规程

××医院检验科微生物室作业指导书		文件编号：××-JY-CZ-XJ-×××	
版本：	生效日期：	共　页　第　页	

1. 目的

规范 DL－Bt 全自动血培养系统操作规程，保证检验质量。

2. 授权操作人

经培训并通过考核的微生物实验室工作人员。

3. 原理

全自动血培养系统通过将已接种的血培养瓶放入检测器中，利用热传导原理使血培养瓶在 37℃ 恒温环境下持续培养，使培养瓶中微生物快速生长并产生代谢气体，从而使培养瓶的传感器发生变化，同时利用光学传感器连续监测血培养瓶的传感器的变化，由专家系统判定待检标本的阴、阳性结果，通过声光报警提示阳性结果并显示在液晶屏幕上。

4. 工作环境

环境温度：5～35℃；相对湿度：≤80%；光照度：避免强光直射；使用电源：（220±22）V，（50±1）Hz；大气压力：76～106 kPa。

5. 操作规程

5.1·开机：打开仪器背板的电源开关，并按下仪器开关，等待系统启动完毕后，观察温度达到培养要求，即可使用。

5.2·装载血培养瓶

5.2.1　点击"装瓶"进入装瓶界面，装载前检查每一个培养瓶及其底部的颜色，若有裂缝则不能使用。

5.2.2　当条形码输入栏光标闪烁时，通过扫描枪或手动键盘输入培养瓶条形码，"检测周期"可根据需要自行修改，最后将培养瓶瓶底插入可用孵育单元，孔号出现时，单击"确认"，完成装瓶操作。

5.2.3　如果不点击"装瓶"，而直接将培养瓶插入可用孵育单元，系统会自动默认为匿名瓶状态。

5.2.4　装瓶状态时，必须输入条形码，如果不输入条形码而直接点"确定"完成装瓶动作，系统将该培养瓶视为匿名瓶。

5.2.5　注意培养瓶必须装入到可用单元，否则可能当废瓶处理，系统不记录数据，也没有任何提示。加载完所有培养瓶后，关闭仪器柜门。

5.3·卸载血培养瓶

5.3.1　把培养瓶取出，弹出卸瓶对话框，会显示该培养瓶的条形码和孔号，此时需核对培养瓶的信息。

5.3.2　如果当前取出的是匿名培养瓶,可在弹出的卸瓶对话框中点击"条形码"为其补充条形码,点"确定"即可。

5.3.3　取出已检测出阴、阳性结果的培养瓶,当弹出卸瓶提示时点击"确定"完成卸瓶操作,若点击"取消"则无法完成卸瓶,仪器会一直提示"有瓶卸出,请把瓶插进去"。

5.3.4　取出的培养瓶如果还没有结果,还在培养状态的,点击"确定"则完成卸瓶操作,点击"取消"则该培养瓶在显示屏上所对应的孔号会提示"请装瓶",把该培养瓶插回原来的孵育单元,继续培养。

5.3.5　出现特殊情况,如仪器内已没有培养瓶,但显示屏上培养孔显示区有某些孔号出现"请装瓶",可点击"卸瓶"进入卸瓶对话框,"孔号"输入需要卸瓶的孔号,点击"确定"即可完成卸瓶操作。

6. 质量控制

6.1·血培养瓶

6.1.1　外观检查:检查外观是否完整、有无破损、有无污染等。

6.1.2　每新进一批血培养瓶应做一次质控,需用相应质控菌株做质量控制以检测血培养系统的有效性;材料和试剂批号必须记录并保存。

6.2·无菌试验:随机抽一只血培养瓶,将血培养瓶放入仪器培养,操作步骤同"5. 操作规程",5 日后应无细菌生长,结果为阴性。

6.3·温度质控:每次开门时需查看屏幕显示温度应在 35℃ ± 1.5℃。

7. 维护保养

7.1·对溢漏到仪器表面的消毒:立即用 5% 含氯消毒剂经 20 倍稀释后进行消毒,将物体表面与漂白液充分接触(15～30 min),然后用湿毛巾擦拭,再用完全干燥的毛巾擦拭干净。

7.2·对溢漏到仪器内部的消毒:仔细检查溢漏的程度。如果培养箱被污染,取走发生溢漏的培养瓶。如果支架被污染,卸载受污染支架内培养瓶。然后用 5% 含氯消毒剂经 20 倍稀释后进行消毒,将物体表面与漂白液充分接触(15～30 min),然后用湿毛巾擦拭,再用完全干燥的毛巾擦拭干净。

7.3·如果培养孔不能使用,请做好标记,通知工程技术人员。

8. 校正

8.1·单元校正:校正单个检测孔,需与标准棒配合使用,每年至少 1 次,由专业技术员维护。

8.2·屏幕校正:用户可以按照实际需要校正触摸屏点击位置的准确性。

8.3·温度校正:当温度超出 35℃ ± 1.5℃ 范围时,需要由专业技术人员维护、检定,每年至少 1 次。

9. 应急处理

9.1·温度失控的处理:可能是操作箱门开启时间过长,应关闭箱门半小时以上,再行观察。

9.2·操作无应答的处理:可能是系统上传下载的信息量过大,应暂停操作半小时以上或重新启动系统,再行观察。

9.3·出现不能解决的故障时,应及时联系工程师处理并告知微生物实验室负责人。

10. 注意事项

10.1·血培养系统要求清洁环境,应尽量防尘,环境温度应在要求范围内(室温≤35℃),且勿将空调风向直接对准仪器。工作电压要求稳定,建议接地≥1 000 V的稳压电源。

10.2·由于该设备的显示屏为触摸屏,在操作过程中请勿使用尖锐物体点击屏幕,当触摸屏失效时用户可用鼠标进行操作。

10.3·用户使用仪器之前,请仔细阅读使用说明书。

10.4·本仪器停止使用后,由专业人员进行处理,防止生物污染。

10.5·遇到下列情况需关闭系统:屏幕触摸无反应、操作键盘或鼠标无应答,先按下仪器开关,待屏幕无显示后,再关闭电源开关。

参考文献

[1] 中国合格评定国家认可委员会.CNAS-CL02-A005:医学实验室质量和能力认可准则在临床微生物学检验领域的应用说明.2018.
[2] 中国合格评定国家认可委员会.CNAS-CL02:医学实验室质量和能力认可准则(ISO 15189:2012,IDT).2012.

(周庭银)

LABSTAR 血培养仪标准操作规程

××医院检验科微生物室作业指导书	文件编号：××-JY-CZ-XJ-×××
版本： 生效日期：	共 页 第 页

1. 目的

规范 LABSTAR 血培养仪的操作规程，保证检验结果的准确性。

2. 授权操作人

经培训考核通过的微生物实验室工作人员可操作仪器。

3. 原理

3.1 · LABSTAR 血培养仪采用均质光学增强检测技术，血液增菌培养瓶在接种标本后，如存在微生物则充分利用培养基中的各种营养物质，其产生的代谢物质发生变化，导致瓶底部的光学感受器发生变化，光强度的变化随着微生物数量的增加而不断增强。系统每 10 min 检测一次，根据光强度变化判断有无微生物生长。

3.2 · 判读方式主要是阈值法、速率法、生长加速度法三种主要方法相结合，同时辅助仪器变化最大程度的满足阳性报警。

4. 工作环境

相对湿度：≤85%；运行温度：10～30℃；电源：交流(220±22)V，(50±1)Hz。

5. 操作规程

5.1 · 培养瓶种类：成人抗生素中和增菌培养瓶、儿童抗生素中和增菌培养瓶、厌氧抗生素中和增菌培养瓶、标准增菌培养瓶。

5.2 · 开机：打开血培养仪器开关。系统启动并进入初始培养监测界面，待温度达到 35℃±1.5℃即可开始使用。

5.3 · 关机：遇到下列情况需关闭或重启仪器：电源断开、仪器移位、仪器维修。按提示关闭，然后关闭电源开关。

5.4 · 培养瓶的置入

5.4.1 根据屏幕显示的每个培养箱的空瓶位数量，选择待置瓶的培养箱。

5.4.2 拉开培养箱，所有瓶位状态指示灯点亮，其中空瓶位点亮绿灯，且屏幕会自动弹出"仓位信息"窗口。

5.4.3 用读码器扫描或人工输入培养瓶上的条码信息，将血培养瓶置入任意点亮绿灯的空瓶位上，其他瓶位状态指示灯熄灭，可以根据需要依次输入病人姓名及标本的其他信息。

5.4.4 置瓶单元指示灯熄灭，且屏幕相应瓶位变为黄色，确认培养瓶已被有效置入。

5.4.5 重复步骤 5.4.3、5.4.4，置入其余培养瓶。置入操作完毕，关闭培养箱即可。

5.5 · 更改最长检测时间：扫描或输入条码，查询相应标本的信息，根据需要修改"预置时长"，点击"保存"，完成最长检测时间的更改。

5.6·培养瓶的取出

5.6.1 取匿名瓶：为了保存匿名标本的报警信息，要求匿名报警的标本先输入标本号保存后再取出，否则，匿名培养数据会丢失。

5.6.2 取阴性瓶：从闪烁的绿灯瓶位中取出培养瓶，所有的阴性瓶位灯绿闪，其他状态的指示灯熄灭，无须扫描，自动将阴性保存。

5.6.3 取阳性瓶：在闪烁红灯的位置取出该阳性瓶，则所有的瓶位状态指示灯全部熄灭。此时系统等待扫描条码（即要求所有的阳性报警标本取出时必须扫描条码）。

5.6.4 移除在检瓶：为了保证检测结果的正确性，不建议取出未报警标本。取出一个检测位状态灯并未点亮的在检瓶，则所有瓶位指示灯点亮为紫色警告，提示用户错误操作，要求关闭箱体，如果该瓶继续上机培养，则重新拉开箱体，扫描条码，该位置黄色闪烁，提示放入原位置即可。如果原位置已经被占用，放入其他位置也可以。

5.7·阳性标本的处理

5.7.1 用75％乙醇消毒瓶口，颠倒混匀培养瓶数次。

5.7.2 将无菌注射器针头插入瓶口，抽取培养液接种于相应固体培养基上，放于35℃、CO_2培养箱，培养18～24 h。

5.7.3 同时抽取少量培养液涂布于玻片上做革兰染色并镜检，结果作为危急值报告临床，并记录。

5.7.4 如临床要求立即做药敏试验，则从阳性瓶中抽出一些培养液做直接药敏试验，此结果仅供参考，待培养出细菌后再做药敏试验，并出具最终报告。

6. 质量控制

6.1·瓶检测位质控：仪器每日自检，按"打印"键可打印质控结果。

6.2·温度质控：每次开门时需查看温度计温度与仪器屏幕显示温度（应为35℃±1.5℃），两者误差应<0.5℃。

6.3·血培养瓶的质控

6.3.1 外观检查：检查外观是否完整，有无破损，有无污染等。

6.3.2 无菌试验：每新进一批号或货号应做无菌试验，随机抽取一只培养瓶，直接放入仪器培养，结果应是无细菌生长。

7. 维护保养

7.1·每日保养：查看仪器监视器温度与仪器内部温度计温度，清洁仪器及电脑外表面。

7.2·每月保养：清洁瓶孔，清洁检查区块。

7.3·每年保养：由厂家进行一次全面保养。

8. 校正

8.1·例行校正：瓶孔、温度的校正至少每年1次。

8.2·故障校正：质控失控、监测指标失控时，仪器移位或仪器维修后，均需校正。

8.3·校正后的验收：校正后，微生物实验室负责人对各项指标进行核实，达标后方可使用。

9. 应急处理

9.1·温度失控的处理：温度降低可能是操作时门开启时间过长，关闭门半小时以上再行观察。

9.2·出现不能解决的故障时，应及时联系工程师处理，并告知微生物实验室负责人。

10. 注意事项

10.1·关门时应确认是否关紧。

10.2·装载、卸载瓶时应尽量快，避免开启时间过长。

参考文献

[1] 中国合格评定国家认可委员会.CNAS–CL02–A005：医学实验室质量和能力认可准则在临床微生物学检验领域的应用说明.2018.

[2] 中国合格评定国家认可委员会.CNAS–CL02：医学实验室质量和能力认可准则（ISO 15189：2012，IDT）.2012.

（周庭银）

Auto – BC System 全自动血培养系统标准化操作规程

×× 医院检验科微生物室作业指导书	文件编号：××‑JY‑CZ‑XJ‑×××
版本： 生效日期：	共 页 第 页

1. 目的

规范 Auto‑BC System 全自动血培养仪的操作规程，保证血培养结果的准确性。

2. 授权操作人

经培训考核通过的微生物实验室工作人员。

3. 原理

全自动血培养仪采用二氧化碳感应技术原理。连接器插入经过接种的血培养瓶，并将血培养瓶置于血培养仪中。二氧化碳传感器通过连接器探测到血培养瓶中的 CO_2 浓度变化信息。血培养仪配置适宜的培养环境。经过一段时间培养，CO_2 传感器探测到血培养瓶内 CO_2 浓度变化数据信息，结合计算机算法，判定血培养瓶内是否有细菌生长。

4. 工作环境

相对湿度：35％～85％；环境温度：15℃～25℃；电源电压：220 V ± 22 V；50 Hz ± 1 Hz；大气压力：86～106 kPa。

5. 操作规程

5.1·耗材种类：血培养瓶、连接器。

5.2·开机：检查外部电源供电，开启 UPS 电源开关。检查仪器电源、数据线、电脑连接线，确保处于良好状态。开启电源开关，进入仪器主界面。

5.3·操作

5.3.1 装载血培养瓶

5.3.1.1 用条码枪扫描培养瓶上的条码，操作界面上弹出以下对话框，提示用户应将培养瓶放在具体的瓶位。当"窗口瓶位"显示的序号和将要放置的瓶位号一致时，即可打开仓门。

5.3.1.2 打开设备仓门后，将血培养瓶倾斜，用瓶底按压血培养瓶放置底座，放置到血培养仪中选取的样本位上，然后调整血培养瓶成垂直状态，使连接器对准检测盒的进气孔。正确放置后，操作界面上的对应瓶位会变成黄色的背景。

5.3.1.3 关闭仓门。

5.3.2 卸载培养瓶：当需要卸载设备上某培养位上的培养瓶时，在操作界面上双击该瓶位，当"窗口瓶位"的位号与卸瓶的瓶位号一致时，即可打开仓门，取出培养瓶。

5.3.3 查看培养曲线及结果方法的局限性：点击"信息视图"按钮，在操作主界面上点击正在培养的瓶位数据栏上的浓度值，即可弹出生长曲线窗口。

6. 质量控制

6.1·阳性质控：将表 5‑2‑2 所列标准菌株配制成 0.5 麦氏单位浓度的菌液，再将 0.5 麦氏单位浓度的标准菌液配制成浓度约为 1 000 CFU/ml 的菌液,再取该菌液 1 ml 注入血培养用培养瓶中,随后按血培养系统说明书(或相关文件)规定的程序进行检测。每种标准菌株试验应在 2 个批号各 10 只的血培养用培养瓶内进行,在 72 h 内读取所有培养瓶的培养结果,应符合"血培养系统对标准菌株的检测结果均应为阳性"的要求,而不应该出现假阴性。

表 5 - 2 - 2　试验用标准菌株

类　型	标　准　菌　株		
需氧瓶	脑膜炎奈瑟球菌 ATCC 13090 肺炎链球菌 ATCC 6305 白色假丝酵母菌 ATCC 18804 大肠埃希菌 ATCC 25922	流感嗜血杆菌 ATCC 19418 化脓链球菌 ATCC 19615 金黄色葡萄球菌 ATCC 25923 粪产碱杆菌 ATCC 8750	铜绿假单胞菌 ATCC 27853
厌氧瓶	溶组织梭菌 ATCC 19401 普通类杆菌 ATCC 8482	产气荚膜梭菌 ATCC 13124	脆弱类杆菌 ATCC 25285

6.2·阴性质控:将未接种的血培养用培养瓶 2 个批号各 10 只,按血培仪说明书规定的程序进行检测,在规定的培养周期读取所有培养瓶的培养结果应为阴性。

7. 维护保养

7.1·每日保养:清洁保养仪器的外表。

7.2·每周保养:每周对设备进行消毒和清理。

7.3·每月保养:清洁样本盘。

7.4·每年保养:由厂家进行一次全面保养与维护。

8. 校正（略）

9. 应急处理

9.1·无连接:检查仪器电源和通讯线。

9.2·样本无检测:检查培养瓶是否放置到位。

9.3·样本盘不能转动:检查连接线是否松动。

9.4·条形码读取失败:检查血培养瓶条码信息是否正确。

9.5·其他问题,请及时联系授权技术中心。

10. 注意事项

10.1·装卸血培养瓶时一定要紧握血培养瓶,避免连接器与培养瓶脱节,造成样本污染。

10.2·仪器运行过程中不要开仓门。

10.3·整个操作过程应遵循无菌操作规范。

参考文献

[1] 中国合格评定国家认可委员会.CNAS-CL02-A005:医学实验室质量和能力认可准则在临床微生物学检验领域的应用说明.2018.

[2] 周庭银,倪语星,胡继红,等.临床微生物检验标准化操作.3 版.上海:上海科学技术出版社,2015.

(周庭银)

VITEK 2 全自动微生物鉴定仪标准操作规程

××医院检验科微生物室作业指导书	文件编号：××-JY-CZ-XJ-×××
版本： 生效日期：	共 页 第 页

1. 目的

规范 VITEK 2 全自动微生物鉴定仪的操作规程,保证检验质量。

2. 授权操作人

经培训并通过考核的微生物实验室工作人员。

3. 原理

采用光电技术、电脑技术和细菌八进位制数码鉴定技术相结合的鉴定方法。每个鉴定卡内含有 64 项生化反应,每三项为一组,组内各项反应阳性时分别赋值为 1、2、4,然后计算每组数值。如三项反应全部阳性,其组值为 7;如第一、第二项阳性,组值为 3;依此类推。根据 64 项生化反应结果即可获得生物数码。在电脑控制下,读数器每隔 15 min 对每一试卡读数一次,对各反应孔底物进行光扫描,动态观察反应变化,一旦试卡内终点指示孔到达临界值,表示此卡检测完成,系统将最后一次判读结果所得的生物数码与菌种资料库标准菌生物模型相比较,经矩阵分析得到鉴定值和鉴定结果。

4. 工作环境

相对湿度：40%～80%；温度：15～30℃；电源电压：200～240 V,50/60 Hz。

5. 操作规程

5.1·开机

5.1.1 依次打开稳压电源、UPS、打印机、电脑显示屏及电脑主机,最后打开 VITEK 2,待屏幕出现用户名窗口,在光标闪烁处键入用户名,击"OK"或按"Enter"。

5.1.2 出现密码窗口,在光标闪烁处键入密码,击"OK"或按"Enter"。出现 bioLIAISON 主菜单,退出软件版本菜单。

5.1.3 等待 VITEK 2 仪器屏幕上出现"Status OK",即可进行正常操作。

5.2·卡片的选择

5.2.1 鉴定卡。GN：革兰阴性菌鉴定卡;GP：革兰阳性菌鉴定卡;YST：酵母菌鉴定卡;NH：苛养菌鉴定卡;ANC：厌氧菌及棒状杆菌鉴定卡。

5.2.2 药敏卡。AST-GNxx/Nxxx：革兰阴性菌药敏卡;AST-GPxx/Pxxx：革兰阳性菌药敏卡;AST-YSxx：真菌药敏卡。

5.3·上机前细菌培养要求见表 5-3-1。

5.4·菌悬液配制及药敏卡稀释

5.4.1 悬浮液 0.45% NaCl 液,pH 5.5～7.2。

5.4.2 菌悬液浓度见表 5-3-2。

表 5-3-1　VITEK 2 全自动细菌鉴定仪上机前细菌培养要求

菌　　种	培　养　要　求
革兰阴性菌	血平板,35℃,18～24 h
革兰阳性菌	血平板,35℃,12～48 h;链球菌:5% CO_2;微球菌:无 CO_2
酵母菌	血平板,35℃ *,18～72 h,无 CO_2
奈瑟菌、嗜血菌、弯曲菌、其他苛养菌	弯曲菌:胰酶大豆琼脂,5%羊血平板,35℃微需氧培养18～24 h;其他苛养菌:巧克力,5% CO_2,35℃需氧培养18～24 h
厌氧菌	厌氧平板,35℃厌氧培养,18～72 h
棒状杆菌	血平板,35℃,CO_2,或非 CO_2,培养18～24 h

注: * 25～30℃针对在 35～37℃不能生长的菌种

表 5-3-2　VITEK 2 全自动细菌鉴定仪各种鉴定卡所需细菌悬液浓度

GN	GP	YST	AST - GNxx/Nxxx	AST - GPxx/Pxxx
0.5～0.63 McF	0.5～0.63 McF	1.8～2.2 McF	3.0 ml 盐水 + 145 μl 0.5～0.63 McF 菌悬液	3.0 ml 盐水 + 280 μl 0.5～0.63 McF 菌悬液

5.4.3　药敏卡稀释方法:仪器自动化完成药敏测试菌液稀释,按上述浓度手工稀释药敏管。

5.5·操作流程

5.5.1　根据细菌种类选卡。将卡片和盐水从冰箱取出,室温放置 15～20 min。

5.5.2　在载卡架上放置试管,每管中加入 0.45% NaCl 溶液 3 ml。

5.5.3　校正比浊仪。

5.5.4　挑取培养 18～24 h 纯菌落,配制菌悬液,用比浊仪测定菌悬液浓度。

5.5.5　按顺序将卡片放置于载卡架上,输样管插入菌液中。药敏卡放置在配对鉴定卡后面。在 SCS 操作台上输入初步资料,将载卡架放入仪器的装载仓,关闭外门。

5.5.6　仪器自动完成核对、稀释、填充、切割、封闭及上卡、卸卡。

5.5.7　仪器自动监测,并将检测结果传入工作站,将最终结果传至中文电脑完成检验报告。

5.6·结果处理

5.6.1　鉴定结果

5.6.1.1　为 1 种细菌时,可信度高的结果仪器将自动传输至数据库(LSN),并长期储存。

5.6.1.2　≥2 种细菌时,按仪器注释做补充试验,确定正确结果,并将结果传输到 LSN 中。

5.6.1.3　不能鉴定的细菌,应查找分离平板,确认细菌纯度,必要时重新分纯,重新鉴定。

5.6.2　药敏结果

5.6.2.1　同时进行鉴定和药敏试验时,鉴定结果会自动加到药敏卡上,否则需手工添加。

5.6.2.2　如出现专家评语,应对药敏结果做适当修改并确认最终结果。

5.6.2.3 如出现浏览信息,应按规程处理并确认最终结果。

5.6.2.4 上述处理完毕,结果会自动传输到 LSN 数据库中。

6. 质量控制

6.1·鉴定卡:每新进一批鉴定卡需用相应质控菌株做质控以检测生化反应的可靠性。材料和试剂批号必须记录并保存。

6.2·药敏卡:分为日质控、周质控和新进药敏卡质控。建议先进行日质控直至结果满意可转为周质控。

6.2.1 日质控:按质控菌株表要求,每种药敏卡连续检测 20 日并记录结果。将某一种质控菌及其对应的抗生素作为一个组合,连续检测 20 日得出 20 个结果。只要每个组合的 20 个结果中,失控不超过 2 个,则可转为周质控。

6.2.2 周质控:每周用相应质控菌株进行质控并记录结果。如抗生素种类改变,必须重新做日质控直至结果满意再转为周质控。

6.2.3 新进药敏卡质控:每一新生产批号药敏卡需用相应质控菌株做质控以检测 MIC 结果的可靠性。材料和试剂批号必须记录并保存。

6.3·质控菌株见表 5 - 3 - 3。

表 5 - 3 - 3 鉴定卡质量控制使用的质控菌株

反应卡种类	质 控 菌 株	
GN	阴沟肠杆菌 ATCC 700323	产酸克雷伯菌 ATCC 700324
GP	金黄色葡萄球菌 ATCC 29213	铅黄肠球菌 ATCC 700327
YST	葡萄牙念珠菌 ATCC 34449	头状地霉 ATCC 28576
AST - GNxx	大肠埃希菌 ATCC 25922	铜绿假单胞菌 ATCC 27853
AST - Nxxx	大肠埃希菌 ATCC 25922	铜绿假单胞菌 ATCC 27853
AST - GPxx	肺炎链球菌 ATCC 49619	
AST - Pxxx	粪肠球菌 ATCC 29212	金黄色葡萄球菌 ATCC 29213

6.4·质控操作步骤

6.4.1 在"质量控制"菜单,点击图标,输入批号、接收的数量、日期等,按一般上卡规程上卡,扫描试卡后,在对试卡维护时选择质控卡。

6.4.2 质控结束后查看结果是否在控,如失控,应立即进行查误。如误差无法解决,应联系厂家或代理商的技术代表。

7. 维护保养

7.1·错误信息浏览:bioLIAISON 主菜单→System→Message View,如必要可打印出来,以备工程师检查判断系统错误原因。

7.2·更换盐水包和分配管:留意孵育器 LCD 信息,当盐水包或分配管过期或<40 个测试时,仪器会提示更换。

7.3·一般清洁

7.3.1 清洁仪器内试卡架：试卡架分四个部分，清洗前，应确认卡架内没有试卡并处于关机状态。清洗规程如下。

7.3.1.1 依次点击"Main Menu"→"Utilities"→"Maintenance"→"Cleaning"→"Carousel Cleaning"。点击"Continue"，按提示卸出四个试卡架，并盖回孵育架。用10%漂白液清洗并浸泡5 min，干燥孵育架，勿高温，应＜85℃。

7.3.1.2 重新放回读数孵育箱内，再次启动第一步骤，当仪器显示"Preparing for section replacement"，按提示装回卡架，盖好孵育架。

7.3.2 清洁载卡架：将仓翻转，轻压塑料凸起，取出存储模块，妥善保存。用乙醇擦拭记忆模块背面的金属触点。剩余部分用10%漂白液清洗并浸泡5 min，干燥后将记忆模块装回，操作完成。

7.3.3 清洁仓

7.3.3.1 进入仓清洗规程：Main Menu → Utilities → Maintenance → Cleaning → Boat Cleaning。按提示取出仓。

7.3.3.2 按"Previous Screen"键；用10%漂白液清洗仓并浸泡5 min，干燥。

7.3.3.3 启动第一步骤，按提示装入仓，按"Previous Screen"键，仪器显示"Current number of boats：4 of 4"，操作完毕。

8. 校正

8.1·例行校正：至少每年1次。

8.2·校正后验收：校正后，微生物实验室负责人对各项指标进行核实，达标后方可。

9. 应急处理

9.1·出现不能自行解决的故障时，应及时联系工程师维修处理，并告知微生物实验室负责人。

9.2·出现影响检验质量的故障时，应立即停止仪器鉴定及药敏试验，转由其他仪器代替。

10. 注意事项

10.1·将孵育器内测试卡清除完毕后才能关机。

10.2·注意装入仓时的方向，仓面标有箭头，箭尾向外，箭头向内。

10.3·悬浮液（0.5% NaCl）开封后有效期为1个月，夜间须置于2～8℃冰箱保存，并每个月高压消毒1次。

参考文献

[1] 中国合格评定国家认可委员会.CNAS－CL02－A005：医学实验室质量和能力认可准则在临床微生物学检验领域的应用说明.2018.

[2] 中国合格评定国家认可委员会.CNAS－CL02：医学实验室质量和能力认可准则(ISO 15189：2012，IDT).2012.

（周庭银）

BD Phoenix 全自动微生物鉴定仪标准操作规程

××医院检验科微生物室作业指导书	文件编号：××-JY-CZ-XJ-××××
版本： 生效日期：	共 页 第 页

1. 目的

规范 BD Phoenix 全自动鉴定仪的操作规程，保证检验质量。

2. 授权操作人

经培训并通过考核的微生物实验室工作人员。

3. 原理

BD Phoenix100 鉴定部分由 51 孔组成，采用传统生化、酶底物生化呈色反应和 BD 专利的荧光增强法相结合的原理。仪器实时检测细菌代谢产物与各类指示剂（酸碱指示剂、酶联指示剂、荧光指示剂）的反应结果。药敏部分由 85 孔组成，其中 84 孔包被抗生素，1 孔为生长对照。试验采用微量肉汤二倍稀释法、传统比浊法及 BD 专利呈色反应（指示剂随细菌生长过程中的氧化还原反应而变色）结合的双重检测。

4. 工作环境

相对湿度：20%～80%；温度：15～30℃；电源电压：200～240 V，50/60 Hz。

5. 操作规程

5.1·板条的种类：包括单独鉴定板、单独药敏板、鉴定/药敏复合板。

5.2·Phoenix Spec 比浊仪的定标：按"电源"键开机，按"定标"键。根据提示分别放入 0.25、1.0、4.0 McF 标准浊度管，并按"测试"键，按"定标"键回到测试状态，定标完成。

5.3·菌悬液的配制：挑取纯菌落至 ID broth，充分研磨混匀。待 10 s 后气泡消失，用 Phoenix Spec 比浊仪调菌液浓度（以 0.5～0.6 McF 为佳）。

5.4·药敏悬液的配制：在 AST broth 中垂直悬滴 1 滴 AST indicator solution。从 ID broth 中转 25 μl 菌悬液至 AST broth，颠倒混匀，勿振荡。

5.5·Phoenix 的加样：将鉴定/药敏板放置在重力加样盘上，在板上标注实验室编号。将 ID broth 和 AST broth 分别倾倒入鉴定/药敏板，用密封盖封好。确认每一个反应孔充满菌液后放入仪器。

5.6·鉴定/药敏板信息输入

5.6.1 按"板条录入"键添加鉴定/药敏板信息。

5.6.2 扫描条形码，使仪器能识别板的类别。条形码可扫描也可手工键入。

5.6.3 输入 Isolate 数目，仪器默认值为"1"。若使用单独 AST 板，必须输入细菌名称，否则仪器只报告 MIC 值。

5.6.4 输入细菌后，仪器专家系统将解释 MIC 结果。点击上下键寻找细菌名，按"确定"键或"Enter"选中，按"保存"键保存。

5.7·鉴定/药敏板的上机和取出

5.7.1　按仪器屏幕左侧的"放板"键,等待屏幕出现开锁图标。

5.7.2　打开仪器门,仪器停止转动,此时可将鉴定/药敏板放入仪器的空位置。检测完毕,按"取板"键,等待开锁图标出现。打开仪器门,取出检测完毕的鉴定/药敏板。

5.8·报告的查询

5.8.1　按"查询"键进入查询界面:输入 Accession 或 Sequence 号。按望远镜图标,观察结果。

5.8.2　若使用鉴定/药敏复合板,按"切换"键可进行 ID 结果和 AST 结果切换查询(表5-3-4)。

表 5-3-4　Phoenix 屏幕信息注释列表

板条类型	信　息	注　释
ID&AST	Isolate#	范围:1~20
	Status	显示鉴定/药敏板状态(Ongoing 或 Complete)
	Final ID	鉴定结果(可修改):选中 Final ID,选择细菌名,保存
	Test start	显示检测开始时间
	Test end	显示检测结束时间
	Location	显示鉴定/药敏板的位置
	Finalized	按此键 Finalization 鉴定/药敏结果
ID	Instrument	鉴定结果,Confidence value 在质量控制结果中不显示
	Organism ID	Supplemental tests 仪器建议的附加实验
	Biochemical Results	显示所有生化试验结果:Actual 仪器测定的结果;Expected 预期的结果
	Antimicrobic Results	Drug　抗生素简称
		MIC　仪器检测的 MIC 值
		"?"　指示资料不足,无法解释 SIR 结果
		"E"　指示在计算 MIC 时发生错误,SIR 结果为"E"
		"X"　指示系统无法解释结果
		E　BD EXpert 专家系统得出的解释结果
		F　最终的 SIR 解释结果

6. 质量控制

6.1·鉴定卡的质控:每新进一批鉴定卡做一次质控。每一新生产批号鉴定卡需用相应质控菌株做质控以检测生化反应的可靠性,必须记录并保存。

6.2·药敏卡的质控:分为日质控、周质控和新进药敏卡质控,新用户在熟悉操作前,建议先进行日质控直至结果满意可转为周质控。

6.2.1　日质控:按质控菌株表要求,每种药敏卡每日用相应质控菌株进行质控,连续检测 20 日并记录结果。将某一种质控菌及其对应的抗生素作为一个组合,连续检测 20 日得出20 个结果。只要每个组合的 20 个结果中,失控不超过 2 个,则可转为周质控。

6.2.2　周质控:每周用相应质控菌株进行质控并记录结果。如抗生素种类改变,必须重新做日质控直至结果满意再转为周质控。

6.2.3 每新进一批药敏卡做一次质控：每一新生产批号药敏卡需用相应质控菌株做质控以检测 MIC 结果的可靠性。材料和试剂批号必须记录并保存。

6.3·质控菌株见表 5 - 3 - 5。

表 5 - 3 - 5 Phoenix 各种鉴定卡质量控制使用的质控菌株

卡种类	质 控 菌 株	
GN	阴沟肠杆菌 ATCC 700323	产酸克雷伯菌 ATCC 700324
GP	金黄色葡萄球菌 ATCC 29213	铅黄肠球菌 ATCC 700327
YST	葡萄牙念珠菌 ATCC 34449	头状地霉 ATCC 28576

6.4·质控操作步骤

6.4.1 按"QC"键进入质量控制输入界面，分别输入 Sequence 号、Accession 号。

6.4.2 输入 Isolate 号，仪器默认值为"1"；按"TAB"键，选择 ID 和（或）AST；选择细菌名称，分别输入 Tech ID、Panel Lot ♯、Panel Exp、ID Broth Lot ♯、ID Broth Exp、AST Broth Lot ♯、AST Broth Exp、AST Indicator Lot、AST Indicator Exp，按"保存"键存盘。将质量控制板放入仪器检测。

6.4.3 质控结束后查看结果是否在控，如失控，应立即按"6.4.4 失控结果分析和处理"步骤进行查误，如误差无法解决，应联系厂家或代理商的技术代表。

6.4.4 失控结果分析和处理：如遇失控，应进行查误校正。明显错误可能为：错误使用质控菌株，ID broth、AST broth 污染等。

7. 维护保养

7.1·每日保养：检查屏幕显示的温度与温度计指示温度是否符合；检查指示灯和报警声是否正常。

7.2·每周保养：按"设置"键进入子菜单，按"维护"键，检查指示灯及报警声是否正常。

7.3·半年保养：检查仪器过滤网并及时清洗。

8. 校正

8.1·例行校正：至少每年 1 次。

8.2·故障校正：质控失控、监测指标失控、仪器移位、维修后需校正。

8.3·校正后验收：微生物实验室负责人对各项指标进行核实，达标后方可。

9. 应急处理

9.1·出现不能自行解决的故障时，应及时联系经销商或工程师维修处理，并告知微生物实验室负责人。

9.2·出现影响检验质量而又不能及时维修的故障时，应立即停止仪器鉴定及药敏试验，转由其他仪器代替。

10. 注意事项

10.1·配制好的菌液须在 60 min 内加样完成，勿使用金属接种环。AST indicator

solution需室温使用。

　　10.2·加过指示溶液的 AST broth 需在 2 h 内使用，在避光室温环境中可保持 8 h。

　　10.3·鉴定/药敏卡启封后应在 2 h 内使用。

　　10.4·使用无荧光材料标记试卡时，勿影响 ID/AST 检测孔，加样时角度非常重要，卡必须放置在加样盘上，加样完成后卡必须在 30 min 内放入仪器中。

　　10.5·转移板时应使用转移容器确保卡保持直立状态，避免落地导致反应孔交叉污染。

　　10.6·输入板条信息后，须在 30 min 内将卡放入仪器；使用"清除"键可使用户重新输入信息。

　　10.7·仪器门锁由软件控制，在开锁图标未出现时，请勿强行开门。请勿人工转动孵育架。若开门后，孵育架没有停止转动，立即与工程师联系。

参考文献

［1］中国合格评定国家认可委员会.CNAS－CL02－A005：医学实验室质量和能力认可准则在临床微生物学检验领域的应用说明.2018.

［2］中国合格评定国家认可委员会.CNAS－CL02：医学实验室质量和能力认可准则(ISO 15189：2012，IDT).2012.

（周庭银）

WalkAway 系列全自动细菌鉴定和药敏分析仪标准操作规程

××医院检验科微生物室作业指导书	文件编号：××-JY-CZ-XJ-×××
版本：　　　　　　生效日期：	共　　页　第　　页

1. 目的

规范 WalkAway 系列全自动细菌鉴定和药敏分析仪标准操作规程，保证检验质量。

2. 授权操作人

经培训并通过考核的微生物实验室工作人员。

3. 原理

采用比色法将改良的常规试验和产色试验用于鉴别革兰阴性、革兰阳性的细菌。鉴别依靠检测 pH 的变化、底物的利用及细菌存在的条件下经35℃培养16～24 h 后的生长状况。还可采用荧光法对革兰阴性和革兰阳性的细菌进行鉴定。荧光法的原理是：根据不同的细菌分解荧光底物和基于底物利用，产生代谢产物所造成的 pH 变化，来达到鉴定的目的。同时利用胞外酶原理对厌氧菌、真菌、苛养菌进行鉴定。在药敏方面采用的是比浊法，在板上的微孔中用 CLSI 推荐的微量肉汤稀释法进行药敏比浊测试。

4. 工作环境

相对湿度：20％～80％；温度：15～30℃；电源电压：200～240 V，50/60 Hz。

5. 操作程序

5.1·开机

5.1.1　按 WalkAway 微生物分析仪前面板上的电源开关。当接通电源时，电源指示灯变为绿色。打开条码打印机电源开关，装入打印机纸。

5.1.2　打开计算机和显示器电源开关，双击桌面"MicroScan LabPro"软件图标，进入仪器操作界面。

5.2·板条的选择

5.2.1　药敏鉴定复合板：革兰阴性菌鉴定及药敏复合板、革兰阴性菌尿液鉴定及药敏复合板、革兰阴性鉴定及药敏复合板、革兰阳性菌鉴定及药敏复合板、革兰阳性鉴定及药敏复合板。

5.2.2　单独鉴定板：革兰阴性菌鉴定板、革兰阴性菌快速鉴定板、革兰阳性菌鉴定板、革兰阳性菌快速鉴定板。

5.2.3　单独药敏板：革兰阳性菌药敏板、革兰阴性菌药敏板。

5.2.4　专用板：苛养菌鉴定板、厌氧菌鉴定板、真菌鉴定板。

5.3·板条接种

5.3.1　比浊法接种：用棉签或接种环挑取足够的菌落到 3 ml 的灭菌蒸馏水中，比浊至浓度与 0.5 麦氏浊度标准相当；然后取 100 μl 此菌悬液加入到 25 ml 的快速接种水中混匀，用

RENOK 和接种槽接种到检测板上。

5.3.2　PROMPT 快速接种：PROMPT 定量接种针去蘸取相同的菌落 3 次,然后用环状的盖帽将针边缘上多余的细菌刮掉,接种针插入 30 ml PROMPT 快速接种水中,混匀后用 RENOK 和接种槽接种到检测板上。

5.4·操作流程

5.4.1　根据微生物特征选择检测板条。

5.4.2　接种制备：采用 PROMPT 快速接种法或者比浊法接种菌落至板条。

5.4.3　打开仪器门,将板条放入检测板塔中。

5.4.4　根据检测板类型、微生物类型和处理结果,仪器会将检测板在 35℃ 下孵育 2~24 h,并自动完成核对和分配试剂。

5.4.5　仪器自动检测,将检测信号与存储的对照值进行比较,并将数据发送至 LabPro 软件进行计算和分析,最终获得关于检测结果的各种报告。

5.5·结果处理

5.5.1　鉴定结果：检测板条上的 23~24 试验结果被转换为 14 位的生物型码,并与 MicroScan 中的鉴定数据库进行比对,程序按照概率从高到低的顺序列出鉴定结果及相对概率,累计总概率最高可达到 99.9%。

5.5.2　药敏结果：检测含有不同稀释浓度抗生素,孔中微生物生长的浊度数值与阈值进行比较。此值是一个代表相对吸光度或荧光的特定百分比的固定数字,与有临床意义的生长相对应。LabPro AlertEX 专家系统对结果进行复审和解释。

6. 质量控制

6.1·当进行检测板条质控实验时,MicroScan 建议使用已知性能特性的细菌或酵母菌株,质控菌株见表 5-3-6。

表 5-3-6　质 控 菌 株

检测板条类型	质 控 菌 株	
革兰阴性菌	大肠埃希菌 ATCC 25922	铜绿假单胞菌 ATCC 27853
革兰阳性菌	粪肠球菌 ATCC 29212	金黄色葡萄球菌 ATCC 29213
苛养菌鉴定	乳糖奈瑟球菌 ATCC 49142 副流感嗜血杆菌 ATCC 49146	流感嗜血杆菌 ATCC 49144 黏膜炎布兰汉球菌 ATCC 49143
厌氧菌鉴定	产气荚膜梭菌 ATCC1 13124 脆弱拟杆菌 ATCC 25285	索氏梭菌 ATCC 9714 大消化链球菌 ATCC 29328
真菌鉴定	白念珠菌 ATCC 566027 热带假丝酵母菌 ATCC 66029 新生隐球菌 ATCC 66031 指甲隐球酵母 ATCC 66033	乳酒假丝酵母菌 ATCC 66028 浅白隐球酵母菌 ATCC 66030 光滑假丝酵母菌 ATCC 66032

6.2·质控检测方案：LabPro 软件系统中已经为实验室所用型号的检测板板条预设提供了质控菌株和质控方案,用户也可以自行编辑、添加和修改质控检测方案。

6.3·质控检测板结果：质控检测板结果包括生化反应的预期质控值和每个 MicroScan 检测板类别的 MIC 值范围。当在 MicroScan 微生物分析仪中处理与已知 ATCC 菌株接种的检测板时，它应生成具有预期值的实验结果，超出预期值的结果被视为"超出质控范围"。

6.4·质控检测结果的报告：板条 QC 文件包含对每个批次 MicroScan 检测板执行的质控实验。报告包括批号、检测板类型和接收日期（即实验室接收到质控检测板批次的日期）。任何与特定质控微生物菌株的预期值不相符或不在预期范围内的生化或 MIC 值以及纠正措施，都将以报告的形式打印出来。

7. 维护保养

7.1·打印仪器维护诊断报告以确定应采取的维护和纠正措施。

7.2·维护试剂分配系统

7.2.1　检查试剂液位：确保每个用过的试剂瓶中至少还有 2 cm 高的试剂。

7.2.2　检查试剂分配压力：在显示器的维护选项卡上，单击"Pressurize dispense system"（加压分配系统），然后确认压力介于 2.8～3.2 PSI 之间，若 PSI 超出此范围，单击"Purge selected reagents"（冲洗所选试剂）。

7.2.3　检查试剂分配管路和清洁分配吸头：检查分配管路和螺线管底座是否泄漏，从废料漏斗上提起分配头，并检查分配头上是否有结晶物质，可使用 95％乙醇清洗分配头。

7.2.4　清洁试剂废料漏斗：检查废料漏斗是否有残留物或结晶物质，可使用 95％乙醇清洗废料漏斗。

7.2.5　更换试剂废料袋：当液位达到 Max fill（最大剂量）线时，请更换废料袋。

7.3·维护油分配系统：检测油位，并检查油分配管及油注射器是否有泄漏或气泡，如有请在软件 Maintenance（维护）选项上，单击"Purge oil"（冲洗输油管）。

7.4·维护参照盘和保护片：每日清洁参照盘和荧光计保护片，每周或根据需要检查光电二极管保护片和毛玻璃片，并进行必要清洁。

7.5·检查并清洁进气过滤器：要使进气过滤器保持清洁并处于良好状态，请至少每个月清洁一次进气过滤器。

8. 校正

8.1·例行校正：每年 1 次。

8.2·故障校正：监测指标失控，仪器移位和维修后需校正。

8.3·校正后验收：校正后微生物实验室负责人对各项指标进行核实，达标后方可。

9. 应急处理

9.1·出现不能自行解决的故障时，应及时联系经销商或厂家工程师维修处理，并告知微生物实验室负责人。

9.2·出现影响检验质量又不能及时维修的故障时，应立即停止仪器鉴定及药敏试验，转由其他方法代替。

10. 注意事项

10.1·对于小于取菌针针尖的菌落，不可用 PROMPT 快速接种法接种。

10.2·插入电源插头时应确认仪器处于关闭状态,务必将仪器及相关设备的电源线连接到三相接地插座中,并保证与设备后面铭牌所标的电压和额定电流相同。

10.3·打开维护仓门时保证仪器上方无放置物,否则使用时可能造成仪器的损坏。

10.4·关闭维护仓门时使用右下端的凹入式把手握住维护仓门,将仓门慢慢关闭。请勿将另一只手放在仓门上。

10.5·试剂回收袋和漏斗:取出废弃试剂袋时穿上保护性的实验服、手套,并戴好防护眼镜。取出喷射头时必须穿好防护实验服、手套,并戴好防护眼镜。

10.6·试剂瓶旋得过紧会导致瓶内密封部分压力过大并损坏试剂管,可采用两指原则:用拇指和示指以中等力量旋紧试剂瓶即可。过紧并不能促进操作,反而会引起损坏。试剂瓶在使用前必须干燥瓶口和瓶颈,湿的瓶口可能会使试剂瓶无法旋紧,从而导致其内气压达不到喷射试剂的要求。

参考文献

[1] 中国合格评定国家认可委员会.CNAS‐CL02‐A005:医学实验室质量和能力认可准则在临床微生物学检验领域的应用说明.2018.

[2] 中国合格评定国家认可委员会.CNAS‐CL02:医学实验室质量和能力认可准则(ISO 15189:2012,IDT).2012.

(周庭银)

Biofosun 微生物鉴定药敏分析系统标准操作规程

××医院检验科微生物室作业指导书		文件编号：××-JY-CZ-XJ-×××	
版本：	生效日期：	共 页	第 页

1. 目的

规范 Biofosun 微生物鉴定药敏分析系统操作规程，保证检验质量。

2. 授权操作人

经培训并通过考核的微生物实验室工作人员。

3. 原理

3.1·Biofosun 微生物鉴定药敏分析系统的鉴定部分是由 48 个反应孔组成，利用细菌在不同的碳源（或氮源）生长繁殖进行新陈代谢过程中，产生的电子通过辅酶Ⅰ进行传递，将鉴定板中的特定底物 TTC 由氧化型的无色还原为紫色。通过对细菌碳源（或氮源）的利用情况与数据库进行分析比对，即可得到该细菌的鉴定结果。

3.2·Biofosun 微生物鉴定药敏分析系统的药敏部分是由 96 孔包被不同种类抗生素组成，采用微量肉汤稀释法进行连续倍比稀释 5～8 个浓度梯度，采用传统的浊度比较方式检测各抗生素的 MIC 值，报告定量药物检测结果。

4. 工作环境

电压：（220±10）V、（50±1）Hz；环境温度：5～30℃；相对湿度：≤80％。

5. 操作规程

5.1·待检菌株进行菌落观察及革兰染色涂片，判断细菌类别。阳性菌做触酶试验，阴性菌先进行氧化酶试验，氧化酶阴性的做 KIA 试验，判断其是否为发酵菌。

5.2·使用鉴定培养液调 100，再选择合适浓度的标准浊度管读数，使所配菌液读数与标准浊度管读数误差不超过±2。

5.3·使用无菌棉签在菌苔上滚动蘸取菌落，注意避免将琼脂带入到菌液中。将棉签在试管内壁中研磨，使菌块均匀地被研开。如有少量凝块，可以待其沉入管底，再进行比浊读数，只使用上层均匀的菌悬液。

5.4·根据初步试验结果，选择合适的板条及菌悬液浓度（表 5-3-7、表 5-3-8）。

表 5-3-7　Biofosun 微生物鉴定药敏分析系统鉴定操作步骤

	革兰阳性菌	革兰阴性杆菌		
	触酶＋/－	革兰阴性苛养菌：氧化酶＋/－	氧化酶＋/－ KIA：K/－	氧化酶－ KIA：K/A,A/A
板条	GP48	GN48	GN48	GN48
浓度	20％	20％	52％	61％

（续表）

	革兰阳性菌	革兰阴性杆菌		
	触酶+／－	革兰阴性苛养菌：氧化酶+／－	氧化酶+／－KIA：K／－	氧化酶－KIA：K／A，A／A
T溶液	50 μl	50 μl	不需加	50 μl
加样量	150 μl	150 μl	150 μl	150 μl
孵育条件	35℃ 18～24 h 5% CO_2	35℃ 18～24 h 5% CO_2	30℃ 18～24 h	35℃ 18～24 h

表 5-3-8　Biofosun 微生物鉴定药敏分析系统药敏操作步骤

	革兰阳性球菌	革兰阴性杆菌	
	触酶+／－	氧化酶+\－，KIA：K／－	氧化酶－，KIA：K／A，A／A
板条	MS	MP	ME、ME2
浓度	0.5麦氏单位	0.5麦氏单位	0.5麦氏单位
稀释	60 μl菌液+1瓶肉汤	60 μl菌液+1瓶肉汤	60 μl菌液+1瓶肉汤
每孔加样量	100 μl(A1孔加肉汤)	100 μl(A1孔加肉汤)	100 μl(A1孔加肉汤)
孵育条件	35℃,18～24 h	35℃,18～24 h	35℃,18～24 h

5.5·将鉴定药敏板放置于 35℃培养箱，孵育 18～24 h。

5.6·双击 FB 450R1.exe 登录软件，点击安装界面，选择数据输入方式为仪器判读，Com端口选择 1 号口，单击初始化读数仪，当显示状态为绿色时，表示仪器已完成联机。建立保存数据文件的名称，数据库选择"Microlog"。

5.7·点击药敏界面，单击鼠标右键选择建立新的患者和新测试记录。注意：病历号、样本号都是唯一的。病历号一般是患者住院号或门诊号。样本号一般是实验室对该标本的编号。

5.8·点击"鉴定"，选择板条格式为"半 48 孔板条"；根据当前鉴定板类型选择对应的板条，GN48 为革兰阴性需氧菌，GP48 为革兰阳性需氧菌。选择 L 或 R 读取板条的左半边或右半边；选择合适的菌种类型，培养时间为 16～24 h。单击"读取此条"按钮，仪器开始工作，分析板条数据，最后产生分析结果。

5.9·点击"药敏"，完成鉴定后，单击"保存到药敏"按钮。进行药敏操作。确定检验设置栏中的板条类型与检测的药敏板条类型一致，在"输入模式"一栏中选择"仪器判读"。点击"读数"按钮，仪器开始读数，得到药敏结果。点击"打印预览"按钮，查看打印结果，按"打印"按钮，完成当前报告结果打印。

5.10·查询报告结果：点击药敏界面中的患者及检验资料窗口，根据"患者姓名"或"病历号"进行查询；点击报告单管理界面，根据药敏报告单管理方式进行结果查询。

6. 质量控制

6.1·质控频度及方法

6.1.1　鉴定卡 GN48、GP48 质控，每新进一批做一次室内质控。使用相应质控菌株以检测生化反应的稳定性及准确性,并做好相应批次试剂的批号记录。

6.1.2　药敏卡 ME、ME2、MP、MS、MS2 分为周期性质控和新进批次药敏质控,用户在使用药敏板前应做好相应的质控工作。

6.1.2.1　周期性质控:按用户实验室要求对药敏板按日或按周进行相关质控检测,如所测试抗生素种类改变,必须重新应用日质控模式直至结果满意后再转用每批质控。

6.1.2.2　每一批新进药敏板都必须使用相应的标准菌株进行质控工作,以检测药物 MIC 值来判定药物的稳定性及准确性,并做好相应批次的试剂批号记录(表 5-3-9)。

表 5-3-9　质 控 菌 株

板条类型	质 控 菌 株	
GN48	大肠埃希菌 ATCC 25933	铜绿假单胞菌 ATCC 27853
GP48	粪肠球菌 ATCC 29212	马红球菌 ATCC 6939
ME	大肠埃希菌 ATCC 25922	铜绿假单胞菌 ATCC 27853
ME2	大肠埃希菌 ATCC 25922	铜绿假单胞菌 ATCC 27853
MP	大肠埃希菌 ATCC 25922	铜绿假单胞菌 ATCC 27853
MS	金黄色葡萄球菌 ATCC 29213	粪肠球菌 ATCC 29212
MS2	金黄色葡萄球菌 ATCC 29213	粪肠球菌 ATCC 29212

6.2·质控误差分析及处理:如质控结果和目标反应结果出现误差,必须遵循以下步骤查误并矫正。

6.2.1　明显错误:错误使用质控标准菌株;肉汤污染;没有按照标准操作规程操作;使用过期试剂。

6.2.2　如无明显错误,开始以下查误步骤:重复实验以认证误差结果;重新采用"日质控"规程;确认比浊仪功能正常,比浊仪校正标准未过有效期;读数仪正常工作;标准菌株未受污染及生物特性没有改变;妥善接种,传代标准菌株于建议的平板上;接种标准菌株孵育时间符合建议时间。

7. 维护保养

7.1·保持光学系统的清洁,以确保正常功能和结果的准确。应避免任何液体流入仪器内部。应防尘、防止其他外源性物质,不要用手指触摸透镜表面、滤光片和光电检测器。

7.2·仪器日常清洁:使用一次性手套,用一次性擦布蘸水或温和去污剂,清洁仪器外部、导轨和板架。

7.3·每月保养:保持仪器表面的清洁、干燥,不使用读数仪时请关闭读数槽。清洁板架、仪器表面,观察读数槽内是否保持清洁,是否有异物,如有异物请清洁(仪器的消毒)。清洁托盘,用无菌棉拭子蘸 70% 乙醇仔细清洁读数器托盘。

8. 校正

8.1·例行校正:每年一次。

8.2·故障校正:质控失控或监测指标失控时,需校正;仪器移位需校正;维修后需校正。

8.3 · 校正后验收：校正后，微生物实验室负责人对各项指标进行核实，达标后方可。

8.4 · 校正方法：仪器校正由公司专业的系统工程师进行。

8.5 · 比浊仪校准：先用 28% 标准管测数值，如果显示值不为 28，则用小螺丝刀调节仪器后面的电位器，使数值为 28±2；再用 0.5 麦氏管测数值，调节仪器上的旋钮，使数值为 81±2；重复以上步骤 3 次，使 28% 标准管测出值为 28±2、0.5 麦氏管测出值为 81±2，即完成校准。

9. 应急处理

9.1 · 当仪器运行过程中出现无法自行解决的故障时，应立刻联系售后服务工程师，并转告实验室负责人。

9.2 · 当出现影响检验质量而又不能及时维修的故障时，应立即停止仪器鉴定及药敏试验，转由其他仪器代替。

10. 注意事项

10.1 · 测试读板过程中如发生卡板现象，应首先切断仪器电源，打开读数仪仓盖，轻轻将托槽从卡位拉出，重新正确放置板条后再接通电源，读取结果。

10.2 · 测试时不要将设备放置在阳光直射的地方，以免影响测试精密度。

参考文献

［1］中国合格评定国家认可委员会.CNAS－CL02－A005：医学实验室质量和能力认可准则在临床微生物学检验领域的应用说明.2018.
［2］中国合格评定国家认可委员会.CNAS－CL02：医学实验室质量和能力认可准则(ISO 15189：2012，IDT).2012.

（周庭银）

DL－96 细菌测定系统标准操作规程

××医院检验科微生物室作业指导书	文件编号：××-JY-CZ-XJ-×××
版本： 生效日期：	共 页 第 页

1. 目的

规范 DL－96 细菌测定系统的操作规程，保证检验质量。

2. 授权操作人

经培训并通过考核的微生物实验室工作人员。

3. 原理

细菌测定系统由检测装置、嵌入式控制装置组成，测定系统采用比色、比浊法判定，对微量反应孔阴、阳性结果进行检测和分析，并自动生成细菌种类和抗菌药物 MIC 半定量分析结果。

4. 工作环境

环境温度：5～40℃；相对湿度：≤80%；大气压力：76～106 kPa；电源电压：AC(220±22)V，(50±1)Hz；光照度：应避免阳光直射。

5. 操作规程

5.1·打开细菌测定系统检测软件，选择用户名和密码，点击"确认"并登录。

5.2·录入标本编号及患者信息资料，选择菌落种类及测试板类型后，按"判别"键，系统会自动伸出试剂板托盘，将试剂板置入托盘中，按"是"，系统自动判读试剂板，读板完毕取出试剂板，点击"确定"，系统自动弹出判读结果。

5.3·肉眼核对试剂板及判读结果无误后，如遇到必做项，则填入结果后，点击"判定"，系统自动弹出鉴定细菌的种属，对鉴定结果无异议，则点击"确认"。

5.4·点击"结束"，系统弹出选择打印药物框，如需对打印的药物种类进行调整，则调整后点击"确认"，系统自动生成报告单。

5.5·报告的查询与统计：按"查询"键进入查询界面：输入查询条件，按"查询"键，观察结果。按"统计"键进入统计界面：输入统计条件，按"统计"键，在微生物专家系统中统计，观察结果。

6. 质量控制

6.1·每新进一批试剂板做一次质控：每一新生产批号试剂板需用相应质控菌株做质控以检测生化鉴定和抗菌药物 MIC 测定的可靠性。材料和试剂批号必须记录并保存。

6.2·质控菌株见表 5－3－10。

表 5－3－10 试剂板质量控制使用的菌株

试剂板种类	质 控 菌 株
DL－96E	大肠埃希菌 ATCC 25922
DL－96NE	铜绿假单胞菌 ATCC 27853

（续表）

试剂板种类	质控菌株
DL-96STAPH	金黄色葡萄球菌 ATCC 29213
DL-96STREP	粪肠球菌 ATCC 29212
DL-96FUGNUS	白念珠菌 ATCC 90029

7. 维护保养

7.1·长时间不使用本系统,应用软布或仪器套覆盖仪器,防止灰尘进入并定期保养。

7.2·细菌测定系统为复杂精密仪器,在使用过程中出现严重误差需要校准的,其校准工作需由厂家专业工程师进行校准。

8. 校正

8.1·年度校正:细菌测定系统为复杂精密仪器,其校准工作每年一次,需由厂家专业工程师进行校正。

8.2·严重误差、故障、搬迁校正:当出现严重误差、故障或搬迁时应由厂家专业工程师进行校正。

8.3·校正后验证:校正后的测定系统,微生物室负责人对其进行质量控制的验证,达标后方可投入临床使用,并做好相关登记。

9. 应急处理

9.1·细菌测定系统出现开机异常的情况时,关闭系统并切断电源半小时后,再观察。

9.2·细菌测定系统出现故障无法解决时,应及时报告负责人,并联系厂家技术人员处理。

9.3·出现影响检验质量而又不能及时维修的故障时,应立即停止仪器鉴定及药敏试验,采用其他仪器设备或方法替代试验。

10. 注意事项

10.1·仪器需放置在坚固台面上,室内通风良好,避免强光直射。

10.2·使用试剂板时应防止试剂液体以及其他液体溅到仪器上,避免污染和腐蚀。

10.3·检测托盘未有放置随机试剂板,请勿检测使用。

10.4·使用完毕需将仪器擦拭干净,仪器表面严禁用腐蚀性清洁剂清洗。

10.5·用户使用测定仪器之前,请仔细阅读使用说明书。

参考文献

[1] 中国合格评定国家认可委员会.CNAS-CL02-A005:医学实验室质量和能力认可准则在临床微生物学检验领域的应用说明.2018.

[2] 中国合格评定国家认可委员会.CNAS-CL02:医学实验室质量和能力认可准则(ISO 15189:2012,IDT).2012.

（周庭银）

XK 细菌鉴定药敏分析系统标准操作规程

××医院检验科微生物室作业指导书	文件编号：××-JY-CZ-XJ-×××
版本： 生效日期：	共 页 第 页

1. 目的
规范 XK 细菌鉴定药敏分析系统标准操作规程，保证检验结果的准确性。

2. 授权操作人
经培训并通过考核的微生物实验室工作人员。

3. 原理
XK 细菌鉴定药敏分析仪由检测装置、嵌入式控制装置组成，采用比色、比浊法，对随机体外诊断试剂盒微量反应孔的阴、阳性结果进行检测和分析，自动生成细菌种类和抗菌药物 MIC 半定量分析结果。

4. 工作环境
相对湿度：≤70%；温度：5～40℃；电源电压：220 V，50 Hz。

5. 操作规程
5.1·鉴定/药敏试剂盒的接种培养

5.1.1 选取试剂盒：根据革兰染色、镜检及氧化酶、触酶试验结果选择相应的试剂盒种类进行接种；生化鉴定试剂盒种类包括肠杆菌科、非发酵菌、葡萄球菌属、链球菌、弧菌和真菌鉴定生化试剂盒等；药敏试剂盒种类包括肠杆菌科、非发酵菌、葡萄球菌属、链球菌属和酵母样真菌药敏试剂盒等；将试剂盒和样本稀释液、药敏接种培养液从冰箱取出，室温放置 15～20 min。

5.1.2 制备菌悬液：用无菌接种针挑取培养 18～24 h 的纯菌落，加入到 10 ml 的无菌样本稀释液（普通型）中并充分混匀，制成约 0.5 麦氏单位的菌悬液。

5.1.3 鉴定试剂盒接种

5.1.3.1 细菌鉴定接种：用微量移液器吸取已制备好的菌悬液 100 μl 加入到鉴定试剂盒各孔内，并在指定的生化孔中滴入液体石蜡，完成接种。

5.1.3.2 真菌鉴定接种：用微量用微量移液器吸取已制备好的菌悬液 500 μl 加入到样本稀释液（缓冲型）中并充分混匀，然后再用微量移液器按每孔 100 μl 加到各鉴定孔中，完成接种。

5.1.4 药敏试剂盒接种

5.1.4.1 细菌药敏试剂盒接种：用微量移液器吸取 50 μl 配制好的 0.5 麦氏单位菌悬液，加入到 12 ml 药敏接种培养液（普通型），链球菌加入到药敏接种培养液（营养型）内进行稀释并混匀，再用微量移液器按每孔 100 μl 加到各药敏孔内，完成接种。

5.1.4.2 酵母样真菌药敏试剂盒接种：用微量移液器吸取 100 μl 无菌的酵母样真菌药敏

培养液,加入到试剂盒 A1、B1、C1、D1、E1、F1、G1 各孔内作为阴性对照,再用微量移液器吸取 $100\,\mu l$ 配制好的 0.5 麦氏单位菌悬液加入到剩余酵母样真菌药敏接种培养液内并充分混匀,最后再用微量移液器按每孔 $100\,\mu l$ 加到剩余药敏各孔内,完成接种。

5.1.5　培养:将接种好的鉴定/药敏试剂盒放入 35～37℃培养箱,培养 18～24 h。

5.2·开机:依次打开稳压电源、UPS、打印机、计算机显示屏及计算机主机,最后打开检测设备。打开鉴定程序,选定用户名并录入密码,完成系统登录。

5.3·试剂盒判读及结果处理

5.3.1　检验申请:依次录入并保存检验申请信息。

5.3.2　鉴定/药敏试剂盒判读分析:选定待鉴定的检验申请信息,先将鉴定试剂盒按照要求滴加辅助试剂,然后将鉴定试剂盒装入判读仓,选定试剂盒类别,进行鉴定盒的自动检测,保存鉴定结果;再将恒温培养 18～24 h 的药敏试剂盒装入判读仓,进行药敏盒的自动检测和结果保存。

6. 质量控制

6.1·每新进一批试剂盒做一次质控:每一新生产批号试剂盒需用相应的质控菌株做质控以检测鉴定生化项和抗菌药物 MIC 的可靠性。材料和试剂批号必须记录并保存。

6.2·质控菌株见表 5-3-11。

表 5-3-11　试剂盒质量控制使用的菌株

试 剂 盒 种 类	质 控 菌 株
肠杆菌科鉴定生化试剂盒	大肠埃希菌 ATCC 25922
肠杆菌科药敏试剂盒	大肠埃希菌 ATCC 25922
非发酵菌鉴定生化试剂盒	铜绿假单胞菌 ATCC 27853
非发酵菌药敏试剂盒	铜绿假单胞菌 ATCC 27853
葡萄球菌属鉴定生化试剂盒	金黄色葡萄球菌 ATCC 25923
葡萄球菌属药敏试剂盒	金黄色葡萄球菌 ATCC 29213
链球菌属鉴定生化试剂盒	粪肠球菌 ATCC 29212
链球菌属药敏试剂盒	粪肠球菌 ATCC 29212
真菌鉴定生化试剂盒	白念珠菌 ATCC 10231
酵母样真菌药敏试剂盒	克柔念珠菌 ATCC 6258/近平滑念珠菌 ATCC 22019

6.3·室内质控操作:把获得的结果和预期结果(在厂家提供的产品资料内)进行比较,查看结果是否在控,如失控应立即进行查误。如误差无法解决,应联系厂家技术代表。

7. 维护保养

在仪器维护前必须断开所有内部电源。不要使用稀释剂、三氯乙烯或酮类物质擦洗所有塑料组件。每周清洁鉴定仪表面和试剂盒托架,用洁净潮湿但不滴水的抹布轻轻擦拭。

8. 校正

例行校正至少每年 1 次。校正后验收,微生物实验室负责人对各项指标进行核实,达标后方可。

9. 应急处理

出现不能自行解决的故障时，及时联系工程师维修处理。出现影响检验质量的故障时，应立即停止仪器鉴定及药敏试验，并联系厂家处理。

10. 注意事项

注意试剂盒包装是否有破损现象。注意配套稀释液、培养液是否有污染现象。严禁带电插拔仪器联机线，以免损坏仪器接口。

参考文献

[1] 中国合格评定国家认可委员会.CNAS - CL02 - A005：医学实验室质量和能力认可准则在临床微生物学检验领域的应用说明.2018.

[2] 中国合格评定国家认可委员会.CNAS - CL02：医学实验室质量和能力认可准则(ISO 15189：2012，IDT).2012.

（周庭银）

PREVI Isola 全自动平板接种仪标准操作规程

××医院检验科微生物室作业指导书	文件编号：××-JY-CZ-XJ-×××
版本： 生效日期：	共 页 第 页

1. 目的

规范 PREVI Isola 全自动平板接种仪的操作规程，保证检验质量。

2. 授权操作人

经培训并通过考核的微生物实验室工作人员。

3. 原理（略）

4. 工作环境

相对湿度：20％～80％，没有冷凝水；运行温度：15～30℃；电源电压：100～240 V，50/60 Hz，400 W。

5. 操作规程

5.1·标本前处理

5.1.1　尿液：用合适的容器留取适量尿液标本（注意液面高度），将容器放入恰当的样本架中，推荐使用样本架 2、4、5。

5.1.2　粪便：将 20 μl 粪便标本调入 2.5 ml VITEK 盐溶液中充分乳化成悬浮液，沉淀几分钟后上机，推荐使用 VITEK 2 管上机。注意：应确保黏液或其他颗粒物质已经沉淀到标本管底部，否则可能阻塞移液管。如果粪便标本无法获得液体状态，那就不能在 PREVI Isola 上处理，推荐手工接种。

5.1.3　干燥拭子：将拭子插入装有 2 ml VITEK 盐溶液的 VITEK 2 管中旋转洗脱，用洗脱液上机。

5.1.4　浸于液态介质的拭子：在液体中旋转并挤压拭子，移去拭子棒后直接上机检测。

5.1.5　浸于凝胶介质的拭子：将拭子插入装有 2 ml VITEK 盐溶液的 VITEK 2 管中旋转洗脱，用洗脱液上机。

5.1.6　血液：将 2.5 ml 血液标本移入 VITEK 2 管中直接上机。

5.1.7　液态呼吸道标本：为保证液态，呼吸道标本应用消化液（如胰酶）消化后上机。

5.1.8　痰标本培养前处理方法：对于含大量黏液的标本，应加入等量的液化剂（如 pH 7.6 的 10 g/L 胰酶溶液等），放置 35℃待充分液化再行接种。

5.1.9　用无菌收集瓶收集痰标本；加入 5 倍体积的生理盐水，搅拌，以去除唾液，然后用巴斯德吸管将生理盐水吸去；加入等体积的化痰剂溶液；摇动混合液，以混匀，置 37℃ 水浴并不时摇动，至完全液化；接种至合适的培养基。

5.2·仪器运行前检查

5.2.1　查看仪器状态是否为"准备完毕"。

5.2.2 确保所有耗材足量(涂布器、吸头、打印标签、平板),垃圾箱未满。

5.2.2.1 装载涂布器。

5.2.2.2 点击右侧图标栏快捷按钮 ,进入操作界面,更换新的涂布器,并点击 ,更新数量。

5.2.2.3 点击右侧图标栏快捷按钮 ,回到主页面,装载吸头,点击右侧图标栏快捷按钮 ,进入操作界面。

5.2.2.4 更换新的吸头,并点击 ,更新数量,点击右侧图标栏快捷按钮 ,回到主页面。

5.2.3 确认选择了适当的平板卡架设置且 5 个输入卡架中已装入了对应的平板,点击右侧图标栏快捷按钮 ,进入操作界面。

5.2.4 通过 选择适当的平板卡架设置,在 5 个输入卡架中装入对应的平板 ,确认 3 个输出平板架中没有平板。

5.3·装载标本开始运行

5.3.1 点击右侧图标栏快捷按钮 ,进入操作界面,将已放上标本的样本架装载入进样轨道,确认标本条码朝向外面。

5.3.2 点击右侧图标栏快捷按钮 ,回到主页面,点击右侧图标栏开始按钮 ,标本开始进行处理。

5.3.3 运行结束,仪器再次呈现"准备完毕"状态,将输出卡架上平板移出,放入相应的需氧、厌氧、30℃环境中进行孵育培养。

6. 质量控制

6.1·制备菌悬液:用校准好的比浊仪准确调配 0.5 McF 的 *E.coli* 新鲜菌悬液。在 VITEK 2 试管上贴上条码,并加入已配好的菌悬液 2.5 ml。将试管插入标本架中。

6.2·上机准备:在 PREVI Isola 应用软件中点击"标本分配",扫描试管条码。

6.3·选择平板组合为"Quality Control",在输入卡架中放入相应 TSA 平板,将标本架放入仪器中点击"开始"按钮。

6.4·将已接种好的平板于 37℃孵育 24 h。

6.5·结果观察及判读标准见表 5 - 4 - 1。

表 5 - 4 - 1 结果观察及判读标准

参　数	IC	Sc	A
判断标准 平板 1	≥15	5～7	与参考图片对比

（续表）

参　　数	IC	Sc	A
平板 2			
结论			
签字			
日期			

注：IC(isolated colonies)，单个菌落数；Sc(score)，接种覆盖的分区面；A(appearance)，观察平板表面整体接种情况(包括接种线的分布、接种的方向)

6.6 · 对质控结果进行分类定义。

Classe A：平板上没有单个菌落或不足够进行鉴定分析。

Classe B：平板上单个菌落量少但足够鉴定分析，接种线不均。

Classe C：平板上单个菌落量已足够鉴定分析，但接种覆盖分区不足 5 区。

Classe D：没有异常，非常标准的接种。

注意：质控结果不合格时需查明原因并重做质控，建议每周进行一次质控。

参考文献

［1］中国合格评定国家认可委员会.CNAS－CL02－A005：医学实验室质量和能力认可准则在临床微生物学检验领域的应用说明.2018.

［2］中国合格评定国家认可委员会.CNAS－CL02：医学实验室质量和能力认可准则(ISO 15189：2012，IDT).2012.

（周庭银）

Probact System 自动化细菌分离培养系统标准操作规程

××医院检验科微生物室作业指导书	文件编号：××-JY-CZ-XJ-×××
版本：　　　　　　生效日期：	共　页　第　页

1. 目的
规范 Probact System 自动化细菌分离培养系统的操作规程，保证培养质量。

2. 授权操作人
经培训考核通过的微生物实验室工作人员可操作自动化细菌分离培养系统。

3. 原理
3.1·自动化细菌分离培养系统由自动化样本预处理仪、自动化细菌分离培养仪、专用分离培养装置组成。用专用样本采集杯采集样本后，放入样本预处理仪样本盘内，对痰液样本进行消化，对粪便进行增菌，对拭子样本进行均质化处理。对预处理完成后的样本自动转移至分离培养装置。

3.2·将带有样本的分离培养装置转移至分离培养仪。仪器机械手会按照设定的划线方案通过接种器顶端的驱动手柄，使接种环按照设定的划线方式自动进行划线接种，同时仪器通过事先设定好的规程自动提供相应的温度环境以及气体浓度，培养周期末取出培养装置中的培养板观察微生物的生长情况，挑取菌落以行进一步的细菌检测。

4. 工作环境
相对湿度：≤85%；环境温度：5～40℃；电源电压：(220±22)V，(50±1)Hz。

5. 操作规程
5.1·培养装置种类：三面分离培养装置（适用于痰液样本、部分拭子样本等）、两面分离培养装置（适用于痰液、粪便、尿液、拭子、体液样本等），根据需要选择相应培养基组合的培养装置。

5.2·开机：检查外部电源供电，开启 UPS 电源开关。检查仪器电源、数据线、电脑连接线，确保处于良好状态。开启仪器的电源开关（面板指示灯模块左侧绿灯会变亮），运行系统规程，经过软件初始化之后进入主操作界面。打开氮气气源开关及二氧化碳气源开关（普通模块除外），气源输入气压调整为 0.1 MPa 即可。

5.3·关机：确认各模块运行状态处于"已经停止"状态。关闭仪器背后的仪器开关即可。

5.4·添加或取出分离培养装置：若仪器正处在"运行"的状态下，则务必先停止运行样本，按左下角"停止"键，待仪器黄色指示灯熄灭，仪器处于待机状态时，打开仪器仓门，放入或取出培养装置。关上仪器仓门，按左下角"开始"键，模块开始运行。

5.5·样本的处理方法

5.5.1　标本前处理：将采集标本后的采集杯和培养装置进行一对一的编号，把采样杯放入预处理仪样本盘的标本放置区，把培养装置放入对应编号的装置放置区，关闭模块仓门，选择好样本种类后点击"运行",前处理仪自动地将前处理后的样本加注到对应的培养装置中,听到"嘀嘀"报警后完成处理。拉开抽屉,取出培养装置。注意:一个单元模块内不可放置不同种类的标本操作。

5.5.2　标本的接种及培养:将持有样本的培养装置放置到自动化细菌分离培养仪中,点击"运行"即可。

5.6·分离培养结果的观察与处理:分离培养期末,点击电脑左下角"停止"键,仪器黄色指示灯熄灭,打开仪器仓门,取出培养装置,将样本池取下丢弃,打开培养装置两侧的盖子,观察培养板上细菌生长情况,挑取细菌菌落,进行细菌鉴定与药物敏感试验,发送报告。

6. 质量控制(略)

7. 维护保养

7.1·每日保养:清洁保养仪器及联机电脑的外表。

7.2·每月保养:清洁样本盘。

7.3·每年保养:由厂家进行一次全面保养与维护。

8. 校正(略)

9. 应急处理

9.1·未连接:检查仪器电源和连接线。

9.2·新标本找不到接种器驱动手柄:检查培养装置是否放置到位,样本盘内是否有异物。

9.3·无样本信息:检查条形码是否清晰。

9.4·划线错误:检查培养装置接种杆位置是否正确。

9.5·出现不能自行解决的故障时,应及时联系经销商或工程师维修处理,并告知微生物实验室负责人,样本培养改用其他方法。

10. 注意事项

10.1·放置培养装置时条形码面朝外。

10.2·确保培养装置放置到位。

参考文献

[1] 中国合格评定国家认可委员会.CNAS－CL02－A005:医学实验室质量和能力认可准则在临床微生物学检验领域的应用说明.2018.

[2] 中国合格评定国家认可委员会.CNAS－CL02:医学实验室质量和能力认可准则(ISO 15189:2012,IDT).2012.

(周庭银)

LARK 全自动平板接种仪标准化操作规程

××医院检验科微生物室作业指导书	文件编号：××-JY-CZ-XJ-×××
版本：　　　　　生效日期：	共　页　第　页

1. 目的
规范 LARK 全自动平板接种仪标准化操作规程，保证检验质量。

2. 授权操作人
经过培训考核通过的微生物室工作人员。

3. 原理
LARK 全自动平板接种仪自动抓取、运转样本杯，自动开、合样本杯盖，对检测完毕的样本自动收集、保存，机内具有独立的样本均质化处理装置，对样本条码自动扫描并存储，采用 4 个接种环流水线式高速作业，采用独创重力感应式划线法，确保在接种过程中接种环与培养基保持最佳力度，可装载多达 8 种不同培养皿同时进行作业，满足科室要求，自动识别培养皿并自动运送至划线位置，支持不同类型样本随机式混合进样，支持各划线方式随时自动切换，采用精密电动手指自动抓取培养基进行操作，自动对完成划线的培养皿粘贴条码并归位，无人值守的设计理念。

4. 工作环境
相对湿度：≤80％；环境温度：0～40℃；电源电压：220 V±22 V，50 Hz±1 Hz。

5. 操作规程
5.1·开机：检查外部电源供电，打开 UPS 电源；检查仪器电源线、电脑连接线等处于良好状态；按下启动键，再按下电脑开关键；进行仪器自检。

5.2·运行：将样本放入样本盘，进行样本登记，载入样本并整机运行，结束。

5.3·关机：确定样本处理已经完成；关闭仪器电源，并关闭电脑。

6. 质量控制（略）

7. 维护保养
7.1·日常保养：保持仪器清洁。

7.2·季度保养：清洁灭菌空气过滤器。

7.3·年度保养：由厂家进行全面维护。

8. 校正
校准与质控由厂家完成，并填写"仪器校准记录表"和"仪器质控记录表"。

9. 应急处理
载入样本后检查样本和培养皿是否放置到位。本操作系统为触摸屏，进行操作时请勿重复点触。

10. 注意事项
如遇到不能自行解决故障时，应及时联系经销商或维修工程师，并告知微生物室负责人，暂时用人工划线以保证微生物室正常工作。

参考文献

[1] 中国合格评定国家认可委员会.CNAS-CL02-A005：医学实验室质量和能力认可准则在临床微生物学检验领域的应用说明.2018.

[2] 周庭银,倪语星,胡继红,等.临床微生物检验标准化操作.3 版.上海：上海科学技术出版社,2015.

（周庭银）

云鲁合 Hawk 系列全自动微生物样本处理系统标准操作规程

××医院检验科微生物室作业指导书	文件编号：××-JY-CZ-XJ-×××
版本：　　　　生效日期：	共　　页　　第　　页

1. 目的

规范云鲁合 Hawk 系列全自动微生物样本处理系统标准操作规程，保证检验质量。

2. 授权操作人

经培训的微生物室操作的工作人员。

3. 原理

云鲁合 Hawk 系列全自动微生物样本处理系统是由样本进样，条码扫描，样本杯开、关盖，样本杯回收，样本蘸取，培养基开、关盖，培养基划线，接种环高温灭菌，培养基回收等部分组成。整个操作过程依据微生物质量控制标准操作规程。

4. 工作环境

相对湿度 20％～80％；温度：10～30℃；电源电压：200～240 V，50～60 Hz。

5. 操作规程

5.1·样本采集放入样本杯内（痰液加入消化液进行振荡 10～15 min；粪便加入增菌液振荡 5～10 min；拭子样本加入消化液振荡 5～10 min），样本杯放入样本架内，仪器自动循环进样。

5.2·仪器对样本杯进行扫描识别；自动开、关盖。双机械手（接种环）自动蘸取标本进行分区划线工作。仪器自动回收样本杯。双灭菌器分别对接种环进行高温灭菌。自动开、关培养基盖。自动对培养基粘贴条码。对完成划线的培养基进行自动回收仓内。对划线完成的培养基收入培养箱内。对高温灭菌时产生的废气，仪器不间断进行过滤（或排出）。仪器可定时和不定时进行紫外线灭菌。

6. 质量控制（略）

7. 维护保养

7.1·日常工作：保持仪器清洁卫生。

7.2·每日工作完要进行紫外线灭菌，仪器运转时空气过滤器要始终运行。

7.3·每月厂家要对仪器进行检查、保养、清洁。要按月填写仪器保养表。厂家要有专人负责，并将姓名名牌挂在仪器上。

7.4·每年由厂家进行仪器全面检查和清洁。

8. 校正

仪器有纠错和报警装置，如有问题及时解决。

9. 应急措施

仪器出现问题厂家 48 h 必须修复。厂家在各地办事处都备有仪器，修复不了的仪器及时更换。

10. 注意事项

10.1·痰液和部分粪便、拭子标本要进行上机前的处理工作。

10.2·样本杯条码不清时,扫描失败会自动报警,并自动回收,注意重新贴。

10.3·其他注意事项由保养人员告知。

参考文献

[1] 中国合格评定国家认可委员会.CNAS - CL02 - A005:医学实验室质量和能力认可准则在临床微生物学检验领域的应用说明.2018.

[2] 中国合格评定国家认可委员会.CNAS - CL02:医学实验室质量和能力认可准则(ISO 15189:2012,IDT).2012.

（周庭银）

MB-80 微生物快速动态检测标准操作规程

××医院检验科微生物室作业指导书	文件编号：××-JY-CZ-XJ-×××
版本： 生效日期：	共 页 第 页

1. 目的
MB-80 微生物快速动态检测标准操作规程，保证结果的准确性。

2. 授权操作人
经培训合格的微生物实验室检验人员。

3. 原理
真菌 β-(1,3)-D-葡聚糖检测系统供医疗临床机构对人体血清样本中的真菌 β-(1,3)-D-葡聚糖和革兰阴性菌脂多糖进行检测使用。检测系统仅配合专用的真菌 β-(1,3)-D-葡聚糖和革兰阴性菌脂多糖试剂盒使用。

4. 工作环境
相对湿度：20%～80%，温度控制：10～30℃，电源电压：(220 ± 22)V，(50 ± 1)Hz。

5. 操作规程
5.1·打开主机及电脑电源开关，启动 MB-80 微生物快速动态检测系统软件，录入患者信息、样本种类及检测项目等信息。

5.2·打开加热仪，待其温度达到 70℃。

5.3·常规患者早上用药治疗前采血取样（血透患者透析前采血），以血液测定为例，用无热原真空采血管采取静脉血 4 ml，放入无热原离心管中，样本采集后应在 3 000 r/min 进行离心 10 min，若不能及时检测，全血离心后可在 2～8℃下保存 24 h；血清转移至无热原转移管内，在 -20℃下冷冻保存，可保存 1 周。

5.4·待测样品制备：取上述血清 0.1 ml，加入到 0.9 ml 样品处理液中，插入恒温仪加热区 70℃干热 10 min，干热结束后，转移至冷却区冷却 5 min，即为待测血清样品（图 5-4-1）。

5.5·检测方法

5.5.1 1-M 检测方法：取待测血清 0.2 ml 加入反应主剂中，混匀，全量转移至无热原平底试管中，立即插入 MB-80 检测系统中检测。

5.5.2 5-M 检测方法：取上述待测血清 0.1 ml 加入无热原平底试管中，取主剂溶解液 0.6 ml 溶解反应主剂，混匀，然后再加入 0.1 ml 反应主剂溶液到无热原平底试管中，混匀（不要产生气泡），立即插入 MB-80 检测系统中检测。

5.5.3 反应结束后自动计算出待测血清中 β-(1,3)-D-葡聚糖或内毒素的含量（图 5-4-1）。

6. 参考范围
6.1·正常人血清中 β-(1,3)-D-葡聚糖：检测值＜60 pg/ml，阴性。检测值介于 60～

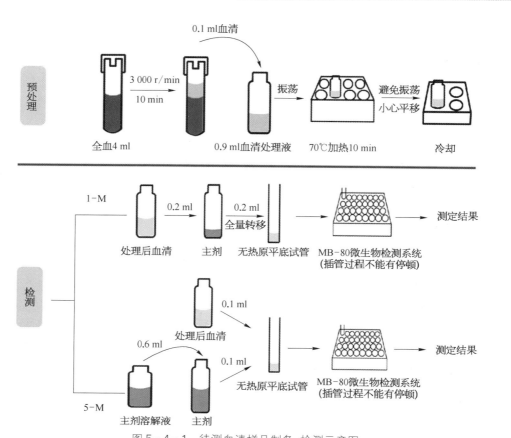

图 5-4-1　待测血清样品制备、检测示意图

100 pg/ml,临床观察期,建议动态采血检测。检测值＞100 pg/ml,阳性,结合临床症状综合诊断。

　　6.2·正常人血清中内毒素:检测值＜10 pg/ml,阴性。检测值介于 10～20 pg/ml,临床观察期,建议动态采血检测。检测值＞20 pg/ml,阳性,结合临床症状综合诊断。

　　注意:本法只能检测 β-(1,3)-D-葡聚糖或内毒素含量,不能区分真菌及细菌种属。

7. 产品性能指标

　　7.1·温度:检测系统各试管孔内温度均应稳定在(37.0±0.5)℃范围内,孔间最大温差不超过±1.0℃。

　　7.2·状态指示:试管插入,有明显的指示。

　　7.3·初始光度显示值:插入反应试管后,各试管孔相对于空气的初始光度显示值应为 6 000～10 000,相对于水的初始光度显示值应为 3 500～16 382。

　　7.4·检测范围:革兰阴性菌脂多糖检测范围与配套检测试剂盒一致,真菌 β-(1,3)-D-葡聚糖检测范围与配套检测试剂盒一致。

　　7.5·准确性:真菌 β-(1,3)-D-葡聚糖和革兰阴性菌脂多糖的回收率为 75％～125％。

　　7.6·孔间一致性：所有通道同时做同一个样品的检验，检验结果的变异系数小于10%。

　　7.7·线性：真菌β-(1,3)-D-葡聚糖和革兰阴性菌脂多糖在线性检测范围内，其线性相关系数绝对值$r \geqslant 0.980$。

　　7.8·软件功能：微生物测定系统可以同时进行真菌β-(1,3)-D-葡聚糖和革兰阴性菌脂多糖检测，系统由以下模块组成。

　　7.8.1　样品处理：分为显示反应动力学曲线和显示检测表格两部分。

　　7.8.2　数据分析：样本实验的数据分析、基本信息编辑以及数据检索等功能。

　　7.8.3　参数设置：如果因为不正确的参数设置导致系统无法正常工作时，点击"恢复标准设置"按钮，可使系统正常工作。

　　7.8.4　结束：点击"结束"按钮，将退出"微生物测定系统"，返回到Windows操作系统。

8. 注意事项

　　8.1·仪器保养：注意防尘、防水、防污染、防止异物进入试管孔内；定期做好系统的表面清洁。

　　8.2·软件维护：本系统的计算机应只供本系统使用，对外来的一切软件、数据文件在使用前一定要先查杀病毒，避免造成日常记录文件的损坏或丢失。

　　8.3·每日使用前进行开机自检，定期使用检测软件中的"系统自检"功能，确保仪器工作正常。

　　8.4·本仪器为精密光学仪器，应避免外界光线的干扰，应避免溅水、重压和倒置；仪器未经授权不得自行拆卸。

参考文献

[1] 中国合格评定国家认可委员会.CNAS-CL02-A005：医学实验室质量和能力认可准则在临床微生物学检验领域的应用说明.2018.

[2] 中国合格评定国家认可委员会.CNAS-CL02：医学实验室质量和能力认可准则(ISO 15189：2012，IDT).2012.

（周庭银）

第六章
常用培养基及试剂标准操作规程

营养琼脂培养基配制标准操作规程

××医院检验科微生物室作业指导书	文件编号：××-JY-CZ-XJ-×××
版本： 生效日期：	共 页 第 页

1. 目的

规范营养琼脂培养基配制的操作规程，保证培养基质量。

2. 原理

培养基含有氮源、碳源和微量无机盐，适宜细菌生长繁殖。

3. 成分

营养琼脂干粉 28 g、蒸馏水 1 000 ml。

4. 操作步骤

将 28 g 营养琼脂干粉溶于 1 000 ml 蒸馏水中，混匀至完全溶解，分装，经 121℃ 灭菌 15 min，冷藏备用。

5. 质量控制

5.1 · 无菌试验：<100 块抽检 5%，>100 块随机取 10 块，35℃培养 24~48 h。

5.2 · 生长试验：金黄色葡萄球菌 ATCC 25923，35℃培养 24~48 h，菌落浅黄色。铜绿假单胞菌 ATCC 27853，35℃培养 24~48 h，菌落无色或浅绿色。

6. 注意事项

倾注时温度不易过高，否则冷凝水过多易污染；若温度过低，琼脂易凝固。2~8℃冰箱。

7. 用途

供细菌培养、菌株纯化及传种使用。

参考文献

[1] 中国合格评定国家认可委员会.CNAS-CL02-A005：医学实验室质量和能力认可准则在临床微生物学检验领域的应用说明.2018.

[2] 周庭银，章强强.临床微生物学诊断与图解.4 版.上海：上海科学技术出版社，2017.

（周庭银）

血琼脂培养基配制标准操作规程

××医院检验科微生物室作业指导书	文件编号：××-JY-CZ-XJ-×××
版本： 生效日期：	共 页 第 页

1. 目的

规范血琼脂培养基配制操作规程，保证培养基质量。

2. 原理

羊血或兔血等是细菌生长繁殖的良好营养物质。在45～50℃的基础培养基中加入血液可以完好保存血液中某些不耐热的生长因子，同时血细胞不被破坏。若将NaCl浓度提高到0.85%，可使血平板在35℃培养18～24 h后色泽仍然鲜艳。

3. 成分

特殊蛋白胨23 g、淀粉1 g、氯化钠5 g、琼脂10 g、无菌脱纤维羊血（或兔血）5%～10%，pH 7.1～7.5。

4. 操作步骤

将上述成分混合，溶于1 000 ml蒸馏水中，加热溶化，校正pH，121℃高压灭菌15 min。冷却至50℃加入无菌血液，充分摇匀后倾注平板，待凝固后冷藏备用。血琼脂层厚4 mm。

5. 质量控制

5.1 · 无菌试验：＜100块抽检5%，＞100块随机取10块，35℃培养24～48 h，无细菌生长。

5.2 · 生长试验：化脓性链球菌ATCC 19615，35℃培养18～24 h，生长良好。β溶血性链球菌ATCC 6305，35℃培养18～24 h，出现β溶血。

6. 注意事项

倾注时温度不宜过高，否则血细胞易被破坏而溶血；若温度过低，琼脂易凝固。

7. 用途

供一般病原菌的分离培养、溶血性鉴别及保存菌种用。

参考文献

[1] 中国合格评定国家认可委员会.CNAS-CL02-A005：医学实验室质量和能力认可准则在临床微生物学检验领域的应用说明.2018.

[2] 周庭银，章强强.临床微生物学诊断与图解.4版.上海：上海科学技术出版社，2017.

（周庭银）

巧克力培养基配制标准操作规程

××医院检验科微生物室作业指导书	文件编号：××-JY-CZ-XJ-×××
版本：　　　　生效日期：	共　　页　第　　页

1. 目的

规范巧克力琼脂培养基配制操作规程,保证培养基质量。

2. 原理

流感嗜血杆菌生长依赖血液中的 X 及 V 因子,当培养基加热至 $80\sim90$℃时,可使血液中的红细胞破裂释放出 X、V 因子,有利于嗜血杆菌的生长培养。

3. 成分

牛肉浸出液 1 000 ml、蛋白胨 10 g、氯化钠 5 g、琼脂 15 g、无菌脱纤维羊血 100 ml,pH $7.2\sim7.4$。

4. 操作步骤

将上述成分混合,加热溶化,校正 pH,121℃高压灭菌 15 min,冷却至 $80\sim85$℃,以无菌技术加入羊血,摇匀后置 $80\sim85$℃水浴中,维持 15 min,使之成巧克力色取出,倾注平板,待凝固后冷藏备用。

5. 质量控制

5.1·无菌试验:<100 块抽检 5%,>100 块随机取 10 块,35℃ CO_2 培养 $24\sim48$ h,无细菌生长。

5.2·生长试验:流感嗜血杆菌 ATCC 10211,35℃ CO_2 培养 $24\sim48$ h,生长。淋病奈瑟菌 ATCC 43069,35℃ CO_2 培养 $24\sim48$ h,生长。

6. 注意事项

水浴温度不宜过高,时间不宜过长,否则 X 和 V 因子会消耗殆尽;水浴温度也不宜过低,时间也不宜过短,否则 X 和 V 因子不能充分释放出来,应控制在 $80\sim85$℃。

7. 用途

主要用于嗜血杆菌的分离培养,亦可用于奈瑟菌的增殖培养。

参考文献

[1] 中国合格评定国家认可委员会.CNAS-CL02-A005:医学实验室质量和能力认可准则在临床微生物学检验领域的应用说明.2018.

[2] 周庭银,章强强.临床微生物学诊断与图解.4 版.上海:上海科学技术出版社,2017.

（周庭银）

麦康凯琼脂培养基配制标准操作规程

××医院检验科微生物室作业指导书	文件编号：××-JY-CZ-XJ-×××
版本： 生效日期：	共 页 第 页

1. 目的

规范麦康凯琼脂培养基配制操作规程，保证培养基质量。

2. 原理

胨提供碳源、氮源、维生素和生长因子；牛胆盐可抑制革兰阳性菌的生长；氯化钠维持均衡的渗透压；琼脂是培养基的凝固剂；乳糖为可发酵的糖类；中性红是 pH 指示剂，细菌发酵乳糖产酸时菌落呈粉红色，并在菌落周围出现胆盐沉淀的浑浊圈。

3. 成分

胨 20.0 g、牛胆盐 5.0 g、氯化钠 5.0 g、琼脂 14.0 g、乳糖 10.0 g、中性红 0.03 g，最终 pH 7.2 ± 0.2。

4. 操作步骤

称取上述成分混合，加入蒸馏水或去离子水 1 L，搅拌加热煮沸至完全溶解，校正 pH，121℃高压灭菌 15 min。待培养基冷至 50～55℃倾注灭菌平板，待凝固后，备用。

5. 质量控制

大肠埃希菌 CMCC(B)44102 生长，粉红或红。金黄色葡萄球菌 CMCC(B)26003 不生长。

6. 注意事项

非发酵细菌在该平板上是否生长，是临床鉴定某些非发酵细菌的指标之一。

7. 用途

供肠道致病菌的分离培养和非发酵细菌鉴别用。

参考文献

[1] 中国合格评定国家认可委员会.CNAS-CL02-A005：医学实验室质量和能力认可准则在临床微生物学检验领域的应用说明.2018.

[2] 周庭银,章强强.临床微生物学诊断与图解.4 版.上海：上海科学技术出版社,2017.

（周庭银）

TCBS 琼脂培养基配制标准操作规程

××医院检验科微生物室作业指导书	文件编号：××-JY-CZ-XJ-×××
版本： 生效日期：	共 页 第 页

1. 目的

规范 TCBS 琼脂培养基配制操作规程，保证培养基质量。

2. 原理

在碱性琼脂的基础上，利用枸橼酸钠、硫代硫酸钠和牛胆汁，加强了对革兰阳性菌及大肠菌群等杂菌的抑制。牛胆汁对霍乱弧菌生长又有促进作用。其中麝香草酚蓝（TB）和溴麝香草酚蓝（BTB）作为指示剂，把分解蔗糖的霍乱弧菌与不分解蔗糖的细菌鉴别开。

3. 成分

酵母粉 5.0 g、蛋白胨 10.0 g、硫代硫酸钠 10.0 g、枸橼酸钠 10.0 g、牛胆粉 5.0 g、牛胆酸钠 3.0 g、蔗糖 20.0 g、氯化钠 10.0 g、柠檬酸铁 1.0 g、溴麝香草酚蓝 0.04 g、麝香草酚蓝 0.04 g、琼脂 15.0 g，pH 8.6±0.1（25℃）。

4. 操作步骤

将上述成分（除 TB 和 BTB 外）称量混合于 1 000 ml 蒸馏水中，加热煮沸溶解，校正 pH，再加入 TB 和 BTB 指示剂，混匀，倾注于无菌平板。

5. 质量控制

霍乱弧菌非 O1 群 HB 081127A1 生长良好，黄色大菌落。副溶血性弧菌 ATCC 17802，生长良好，绿色大菌落。

6. 注意事项

霍乱弧菌在此培养基上，血清凝集试验有时不易乳化，应引起注意。

7. 用途

作为霍乱弧菌及副溶血性弧菌分离培养基。

参考文献

[1] 中国合格评定国家认可委员会.CNAS-CL02-A005：医学实验室质量和能力认可准则在临床微生物学检验领域的应用说明.2018.

[2] 周庭银,章强强.临床微生物学诊断与图解.4 版.上海：上海科学技术出版社,2017.

（周庭银）

淋球菌培养基配制标准操作规程

××医院检验科微生物室作业指导书	文件编号：××-JY-CZ-XJ-×××
版本：　　　　　生效日期：	共　页　第　页

1. 目的

规范淋球菌培养基配制标准操作规程。

2. 原理

培养基内必须含有马血、血清及卵黄，以及多种氨基酸、维生素和辅酶等增补剂，如 IsovitaleX(BBL)、Vi-tox(Oxoid)等。另外 T-M(Thayer-Martin)培养基是在 GC 琼脂的基础上，添加抗生素抑制剂以抑制革兰阳性细菌和真菌的生长。

3. 成分

3.1·基础琼脂（双倍浓缩）：多价胨(Oxoid)15 g、麦淀粉 1.0 g、氯化钠 5.0 g、K_2HPO_4 4.0 g、KH_2PO_4 1.0 g、琼脂粉 10 g、蒸馏水 500 ml，pH 7.2。

3.2·增补剂 2 ml/100 ml 培养基。

3.3·马血（水溶解物）100 ml/100 ml 培养基。

4. 操作步骤

将上述成分混合于水中，煮沸溶解，校正 pH，分装每瓶 100 ml，经 121℃高压灭菌 15 min 备用。临用时，将基础琼脂 100 ml 加热融化，冷却至 50℃时加入无菌的 5％马血水溶液（先预温 50℃时）100 ml，再加入增补剂 2 ml，倾注于平板。

5. 质量控制

淋病奈瑟菌 ATCC 9226 生长。

6. 注意事项（略）

7. 用途

用于分离培养淋病奈瑟菌，亦可用于分离培养脑膜炎奈瑟菌。

参考文献

[1] 中国合格评定国家认可委员会.CNAS-CL02-A005：医学实验室质量和能力认可准则在临床微生物学检验领域的应用说明.2018.

[2] 周庭银,章强强.临床微生物学诊断与图解.4 版.上海：上海科学技术出版社,2017.

（周庭银）

M－H 培养基配制标准操作规程

××医院检验科微生物室作业指导书	文件编号：××-JY-CZ-XJ-×××
版本： 生效日期：	共 页 第 页

1. 目的

规范 M－H 培养基配制操作规程，保证培养基质量。

2. 原理

Mueller－Hinton 琼脂以淀粉为保护性胶体，能对抗细菌中的毒性物质，水解酪蛋白含多种氨基酸，牛肉浸膏能提供细菌氮源。药敏试验中，为保证结果重复性及抑菌环大小合适且清晰，因此培养基不含对抗抗生素及磺胺类药物的拮抗剂。

3. 成分

成品 Oxoid M－H 干粉 38 g、蒸馏水 1 000 ml，pH 7.1～7.5。

4. 操作步骤

将上述成分混合，校正 pH，121℃高压灭菌 15 min，冷至 50℃左右，无菌定量吸取 25 ml 于直径 9 cm 的无菌平板内，凝固后冷藏备用。琼脂层厚 4 mm。

5. 质量控制

大肠埃希菌 ATCC 25922，金黄色葡萄球菌 ATCC 25923。

6. 注意事项

6.1·倾注琼脂量为 25 ml，平板深度 4 mm。若太薄，易产生假敏感。若太厚，平板中的抗生素往下扩散而使抑菌环变狭窄，产生假耐药性。

6.2·pH 会影响某些抗生素的活性。试验时不可将平板培养在 CO_2 培养箱中，否则会在琼脂的潮湿表面产生碳酸而降低 pH，将影响各种抗生素的扩散速度、抑菌环大小。

7. 用途

用于普通细菌的抗菌药物敏感试验。

参考文献

[1] 中国合格评定国家认可委员会.CNAS－CL02－A005：医学实验室质量和能力认可准则在临床微生物学检验领域的应用说明.2018.

[2] 周庭银,章强强.临床微生物学诊断与图解.4 版.上海：上海科学技术出版社,2017.

（周庭银）

HTM 培养基配制标准操作规程

××医院检验科微生物室作业指导书	文件编号：××-JY-CZ-XJ-×××
版本： 生效日期：	共 页 第 页

1. 目的

规范 HTM 培养基配制操作规程，保证培养基质量。

2. 原理

2.1·HTM 培养基用 Mueller - Hinton 琼脂（水解酪蛋白琼脂）配制。淀粉为保护性胶体，能对抗细菌中的毒性物质，水解酪蛋白含多种氨基酸，牛肉浸膏能提供细菌氮源的主要营养物质。药敏试验中，为保证结果重复性及抑菌环大小合适且清晰，因此培养基不含对抗抗生素及磺胺类药物的拮抗剂。

2.2·辅酶Ⅰ、牛血红素、胸腺嘧啶脱氧核糖核苷酸化酶可促使流感嗜血杆菌生长。

3. 成分

成品 Oxoid M - H 干粉 38 g、辅酶Ⅰ 15 mg/ml、牛血红素 15 mg/ml、酵母膏 5 mg/ml、胸腺嘧啶脱氧核糖核苷酸化酶 0.2 U/ml、蒸馏水 1 000 ml，pH 7.1～7.5。

4. 操作步骤

将上述成分混合，校正 pH，121℃高压灭菌 15 min，冷至 50℃左右，无菌定量吸取 25 ml 于直径 9 cm 的无菌平板内，凝固后冷藏备用。琼脂层厚 4 mm。

5. 质量控制

大肠埃希菌 ATCC 25922，金黄色葡萄球菌 ATCC 25923。

6. 注意事项

6.1·倾注琼脂量为 25 ml，平板深度 4 mm。若太薄，易产生假敏感。若太厚，平板中的抗生素往下扩散而使抑菌环变狭窄，产生假耐药性。

6.2·pH 会影响某些抗生素的活性。

7. 用途

用于流感嗜血杆菌的抗生素敏感试验。

参考文献

［1］中国合格评定国家认可委员会.CNAS - CL02 - A005：医学实验室质量和能力认可准则在临床微生物学检验领域的应用说明.2018.

［2］周庭银，章强强.临床微生物学诊断与图解.4 版.上海：上海科学技术出版社，2017.

（周庭银）

Cary – Blair 转运培养基配制标准操作规程

××医院检验科微生物室作业指导书	文件编号：××-JY-CZ-XJ-×××
版本： 生效日期：	共　页　第　页

1. 目的
规范 Cary – Blair 转运培养基配制操作规程，保证培养基质量。

2. 原理
该培养基具有抗氧化、缓冲等作用，能维持病原菌活力，适合标本运输。

3. 成分
硫乙醇酸钠 1.5 g、磷酸氢二钠 1.1 g、氯化钠 5 g、氯化钙 0.09 g、琼脂 5.6 g、蒸馏水 1 000 ml，pH 8.2～8.6。

4. 操作步骤
将上述成分加入蒸馏水中，加热溶解。校正 pH 至 8.2～8.6，分装于试管，每支 5 ml，121℃高压灭菌 15 min 凝固后，冷藏备用。

5. 质量控制
沙门菌、志贺菌质控菌株。

6. 注意事项
配制好的培养基在 3 周内使用。

7. 用途
主要用于标本采集及保存使用。

参考文献

[1] 中国合格评定国家认可委员会.CNAS – CL02 – A005：医学实验室质量和能力认可准则在临床微生物学检验领域的应用说明.2018.

[2] 周庭银,章强强.临床微生物学诊断与图解.4 版.上海：上海科学技术出版社,2017.

（周庭银）

营养肉汤培养基配制标准操作规程

××医院检验科微生物室作业指导书		文件编号：××-JY-CZ-XJ-×××
版本：	生效日期：	共 页 第 页

1. 目的

规范营养肉汤培养基配制的操作规程，保证培养基质量。

2. 原理

含有一般细菌生长繁殖所需要的最基本的营养物质，如蛋白胨、牛肉膏、盐、水等，所以有利于微生物生长培养。

3. 成分

蛋白胨 10 g、牛肉浸液 1 000 ml、氯化钠 5 g，pH 7.2～7.4。

4. 操作步骤

将上述成分混合，校正 pH，分装于试管，每管 3～5 ml。经 121℃ 高压灭菌 15 min，冷藏备用。

5. 质量控制

金黄色葡萄球菌 ATCC 25923，大肠埃希菌 ATCC 25922。

6. 注意事项

调整 pH 时，加碱后必须加热，使 pH 得以稳定。

7. 用途

用于标本及各类细菌的增菌。

参考文献

[1] 中国合格评定国家认可委员会.CNAS-CL02-A005：医学实验室质量和能力认可准则在临床微生物学检验领域的应用说明.2018.

[2] 周庭银，章强强.临床微生物学诊断与图解.4 版.上海：上海科学技术出版社，2017.

（周庭银）

牛脑心浸液培养基配制标准操作规程

××医院检验科微生物室作业指导书	文件编号：××-JY-CZ-XJ-×××
版本：　　　　　　生效日期：	共　页　第　页

1. 目的
规范牛脑心浸液培养基配制操作规程，保证培养基质量。

2. 原理
该培养基营养丰富，营养要求较高的细菌在此环境中能较好地生长繁殖，为进一步分离培养提供有利条件。

3. 成分
成品牛脑浸液 12.5 g、成品牛心浸液 5 g、蛋白胨 10 g、琼脂粉 10 g、葡萄糖 2 g、氯化钠 5 g、磷酸氢二钠 2.5 g、蒸馏水 1 000 ml，pH 7.2～7.6。

4. 操作步骤
将上述成分加入 1 000 ml 蒸馏水中，加热溶解。调 pH 至 7.2～7.6，分装，121℃高压灭菌15 min。冷藏备用。

5. 质量控制
大肠埃希菌 ATCC 25922，金黄色葡萄球菌 ATCC 25923。

6. 注意事项
若再加入酵母提取物 5 g/1 000 ml，效果更佳。

7. 用途
用于培养营养要求较高的细菌。

参考文献

[1] 中国合格评定国家认可委员会.CNAS-CL02-A005：医学实验室质量和能力认可准则在临床微生物学检验领域的应用说明.2018.

[2] 周庭银，章强强.临床微生物学诊断与图解.4 版.上海：上海科学技术出版社，2017.

（周庭银）

厌氧血琼脂培养基配制标准操作规程

××医院检验科微生物室作业指导书	文件编号：××-JY-CZ-XJ-×××
版本：　　　　生效日期：	共　页　第　页

1. 目的

规范厌氧血琼脂培养基配制操作规程，保证培养基质量。

2. 原理

本培养基含有丰富营养，能提供厌氧菌生长繁殖所需的生长刺激剂、还原剂等，即使营养要求较高的厌氧菌亦能生长良好。

3. 成分

成品厌氧琼脂粉 46 g、蒸馏水 1 000 ml、脱纤维羊血 50 ml。

4. 操作步骤

将成品厌氧琼脂粉加入 1 000 ml 蒸馏水中，121℃高压灭菌 15 min。冷却至 50℃左右，加入脱纤维羊血 50 ml。混匀后倾注于平板，冷藏备用。

5. 质量控制

脆弱拟杆菌 ATCC 25285 生长，产黑色素普雷沃菌 ATCC 25845 生长。

6. 注意事项

温度应适宜，若温度过高，冷凝水过多易致污染；若温度过低，部分琼脂凝固，平板表面高低不平。高压灭菌后加入脱纤维羊血时的温度不能太高，否则会引起溶血。

7. 用途

用于厌氧菌的分离培养。

参考文献

[1] 中国合格评定国家认可委员会.CNAS-CL02-A005：医学实验室质量和能力认可准则在临床微生物学检验领域的应用说明.2018.

[2] 周庭银，章强强.临床微生物学诊断与图解.4 版.上海：上海科学技术出版社，2017.

（周庭银）

L-型细菌固体培养基配制标准操作规程

××医院检验科微生物室作业指导书	文件编号：××-JY-CZ-XJ-×××
版本：　　　　　　生效日期：	共　　页　　第　　页

1. 目的

规范 L-型细菌固体培养基标准操作规程。

2. 原理

在上述高渗及营养丰富的液体培养基中加入适量的琼脂，制成此固体培养基，以符合 L-型细菌生长的生理需要。

3. 成分

牛肉浸液 800 ml、蛋白胨 20 g、氯化钠 45 g、琼脂 8 g、灭活人血浆 200 ml。

4. 操作步骤

4.1·称量上述成分（除血浆外）置于三脚烧瓶内，加热溶解后，调整至 pH 7.4~7.6。

4.2·分装于小三角烧瓶内，每瓶 80 ml；121℃灭菌 15~20 min，冷却后备用。

4.3·取上述高渗固体基础培养基 1 瓶（含 80 ml）加热融化，待冷却至 56℃时，加入灭活的人脐带血 20 ml，迅速混合均匀后倾注于平板中。

4.4·待平板冷却后，将平板置于 37℃孵箱内过夜，经检查无污染方可使用。

5. 质量控制

生长试验：L-型细菌生长。

6. 注意事项

也可用人血浆或马、猪血浆代替灭活人脐带血浆。

7. 用途

适用于 L-型细菌的分离培养及鉴定；与抗生素配合可用于诱导出 L-型细菌。

参考文献

[1] 中国合格评定国家认可委员会.CNAS-CL02-A005：医学实验室质量和能力认可准则在临床微生物学检验领域的应用说明.2018.

[2] 周庭银，章强强.临床微生物学诊断与图解.4 版.上海：上海科学技术出版社，2017.

（周庭银）

沙氏葡萄糖蛋白胨琼脂培养基配制标准操作规程

××医院检验科微生物室作业指导书	文件编号：××-JY-CZ-XJ-×××
版本： 生效日期：	共 页 第 页

1. 目的

规范沙氏葡萄糖蛋白胨琼脂培养基配制的操作规程,保证培养基质量。

2. 原理

绝大多数真菌在此培养基中能利用葡萄糖及蛋白胨分别作为碳源和氮源进行生长繁殖。培养基形成的 pH 为 5.6 的环境也适合真菌的生长。

3. 成分

葡萄糖 40 g、蛋白胨 10 g、琼脂 20 g、蒸馏水 1 000 ml。

4. 操作步骤

先取 700 ml 蒸馏水将琼脂加热溶解,300 ml 蒸馏水溶解葡萄糖及蛋白胨,两者混合均匀后分装于试管,加塞后 121℃高压灭菌 10 min。置斜面冷却。贴标签及标注制备日期和有效期。如制备平板培养基,可在高压灭菌后倾注于无菌平板。在高压灭菌前可添加氯霉素 200 mg(适用于含细菌的标本,如痰、粪、尿、脓及皮屑等)、放线菌酮 500 mg(适用于甲屑标本,可抑制污染真菌,促进皮肤癣菌生长)。

5. 质量控制

培养基色泽应为黄色半透明。每批培养基制备后应抽检 5%(>100 支,抽检 10 支),分别置于 37℃及 25℃培养 48 h,观察有无细菌、真菌生长。分别接种酵母及真菌的标准菌株,观察能否正常生长。

6. 注意事项(略)

7. 用途

是真菌分离的常规培养基,适用于各种标本的初代分离,对酵母、真菌都适用。

参考文献

[1] 中国合格评定国家认可委员会.CNAS-CL02-A005：医学实验室质量和能力认可准则在临床微生物学检验领域的应用说明.2018.

[2] 周庭银,章强强.临床微生物学诊断与图解.4 版.上海：上海科学技术出版社,2017.

(周庭银)

触酶试验标准操作规程

××医院检验科微生物室作业指导书	文件编号：××-JY-CZ-XJ-×××
版本：　　　　　生效日期：	共　页　第　页

1. 目的

规范触酶试验标准操作规程。

2. 原理

具有触酶(过氧化氢酶)的细菌,能催化过氧化氢,放出新生态氧,继而形成分子氧,出现气泡。

3. 成分

3%过氧化氢溶液。

4. 操作步骤

取 3%过氧化氢溶液 0.5 ml,滴加于不含血液的细菌琼脂培养物上,或取 1~3 ml 滴加入盐水菌悬液中。

5. 质量控制

金黄色葡萄球菌 ATCC 25923 阳性,肺炎链球菌 ATCC 49619 阴性。

6. 结果判断

培养物出现气泡者为阳性。

7. 注意事项

7.1·细菌要求新鲜。

7.2·不宜用血琼脂平板上的菌落做触酶试验,因红细胞内含有触酶,可能出现假阳性。

7.3·需用已知阳性菌和阴性菌做对照。

8. 用途

在革兰阳性球菌中,链球菌触酶试验阴性,葡萄球菌及微球菌均阳性,因此可用于革兰阳性球菌的初步分群。

参考文献

[1] 中国合格评定国家认可委员会.CNAS-CL02-A005：医学实验室质量和能力认可准则在临床微生物学检验领域的应用说明.2018.

[2] 周庭银,章强强.临床微生物学诊断与图解.4 版.上海：上海科学技术出版社,2017.

（周庭银）

氧化酶试验标准操作规程

××医院检验科微生物室作业指导书	文件编号：××-JY-CZ-XJ-×××
版本： 生效日期：	共 页 第 页

1. 目的

规范氧化酶试验标准操作规程。

2. 原理

氧化酶(细胞色素氧化酶)是细胞色素呼吸酶系统的酶。具有氧化酶的细菌,首先使细胞色素 C 氧化,再由氧化型细胞色素 C 对苯二胺氧化,生成有色的醌类化合物。

3. 成分

盐酸二甲基对苯二胺(或四甲基对苯二胺)0.1 g,加蒸馏水 10 ml,置棕色瓶内可用 1 周。冷藏保存,或分装于棕色瓶内密封。

4. 操作步骤

取洁净的滤纸一小块,蘸取菌苔少许,加 1 滴 10 g/L 盐酸二甲基对苯二胺溶液于菌落上,观察颜色变化。

5. 质量控制

铜绿假单胞菌 ATCC 27853 阳性,大肠埃希菌 ATCC 25922 阴性。

6. 结果判断

立即呈粉红色并迅速转为紫红色者为阳性。

7. 注意事项

7.1 · 试剂在空气中易氧化,故应经常更换新试剂,或配制时试剂内加入 0.1% 维生素 C 以减少自身氧化。

7.2 · 不宜采用含葡萄糖培养基上的菌落(葡萄糖发酵可抑制氧化酶活性)。

7.3 · 实验时应避开含铁的培养基等含铁物质,以免出现假阳性。

8. 用途

8.1 · 用于奈瑟菌属、非发酵菌等细菌的鉴定。

8.2 · 所有的革兰阴性菌均应进行氧化酶试验,如果肠杆菌科不进行本试验,则可能将氧化酶阳性的嗜水气单胞菌错误地鉴定为大肠埃希菌或沙雷菌。

参考文献

[1] 中国合格评定国家认可委员会.CNAS-CL02-A005：医学实验室质量和能力认可准则在临床微生物学检验领域的应用说明.2018.

[2] 周庭银,章强强.临床微生物学诊断与图解.4 版.上海：上海科学技术出版社,2017.

(周庭银)

凝固酶试验标准操作规程

××医院检验科微生物室作业指导书		文件编号：××-JY-CZ-XJ-×××
版本：	生效日期：	共 页 第 页

1. 目的

规范凝固酶试验标准操作规程。

2. 原理

金黄色葡萄球菌可产生两种凝固酶。一种是结合凝固酶，结合在细胞壁上，使血浆中的纤维蛋白原变成纤维蛋白而附着于细菌表面，发生凝集，可用玻片法测出。另一种是由菌体生成后释放于培养基中的游离凝固酶，能使凝血酶原变成凝血酶类物质，从而使血浆凝固。

3. 成分

新鲜人或兔血浆，生理盐水。

4. 操作步骤

4.1·玻片法取兔或混合人血浆和盐水各 1 滴分别置清洁载玻片上，挑取待检菌菌落分别与血浆及盐水混合。如血浆中有明显的颗粒出现而盐水中无自凝现象为阳性。

4.2·试管法取试管 2 支，分别加入 0.5 ml 的血浆（经生理盐水 1∶4 稀释），挑取菌落数个加入测定管充分研磨混匀，将已知阳性菌株加入对照管，37℃水浴 3～4 h。血浆凝固为阳性。

5. 质量控制

金黄色葡萄球菌 ATCC 25923 阳性，表皮葡萄球菌 ATCC 57625 阴性。

6. 结果判断

玻片法：如血浆中有明显的颗粒出现而盐水中无自凝现象为阳性。试管法：血浆凝固为阳性。

7. 注意事项

若被检菌为陈旧的肉汤培养物及凝固酶活性低的菌株往往出现假阴性。

8. 用途

金黄色葡萄球菌凝固酶试验为阳性，而表皮葡萄球菌及腐生葡萄球菌凝固酶试验为阴性，故此试验对鉴别葡萄球菌有重要价值。

参考文献

[1] 中国合格评定国家认可委员会.CNAS-CL02-A005：医学实验室质量和能力认可准则在临床微生物学检验领域的应用说明.2018.
[2] 周庭银，章强强.临床微生物学诊断与图解.4 版.上海：上海科学技术出版社，2017.

（周庭银）

DNA 酶试验标准操作规程

××医院检验科微生物室作业指导书	文件编号：××-JY-CZ-XJ-×××
版本： 生效日期：	共 页 第 页

1. 目的

规范 DNA 酶试验标准操作规程。

2. 原理

某些细菌可产生细胞外 DNA 酶。DNA 酶可水解 DNA 长链，形成数个单核苷酸组成的寡核苷酸链。长链 DNA 可被酸沉淀，而水解后形成的寡核苷酸则可溶于酸，当在菌落平板上加入酸后，若在菌落周围出现透明环，表示该菌具有 DNA 酶。

3. 试剂

3.1·DNA 琼脂成分：DNA（脱氧核糖核酸）2.0 g、胰蛋白胨 15 g、大豆胨 5.0 g、氯化钠 5.0 g、琼脂 20 g、蒸馏水 1 000 ml，pH 7～7.4。

3.2·制备：将上述成分混合于蒸馏水中，加热溶解，校正 pH，分装于三角烧瓶，经 115℃ 灭菌 15 min，倾注于灭菌平板，冷藏备用。

4. 操作步骤

将待检菌点状接种于 DNA 琼脂平板上，35℃ 培养 18～24 h，在细菌生长物上加一层 1mol/L 盐酸（使菌落浸没）。

5. 质量控制

黏质沙雷菌 ATCC 14041 为阳性，大肠埃希菌 ATCC 25922 为阴性。

6. 结果判断

菌落周围出现透明环为阳性，无透明环为阴性。

7. 注意事项

培养基表面凝固水需烘干，以免细菌呈蔓延状生长。也可在营养琼脂的基础上增加 0.2% DNA。

8. 用途

肠杆菌科中的沙雷菌和变形杆菌可产生 DNA 酶，革兰阳性球菌中只有金黄色葡萄球菌产生 DNA 酶，因此可用于鉴别。

参考文献

[1] 中国合格评定国家认可委员会.CNAS-CL02-A005：医学实验室质量和能力认可准则在临床微生物学检验领域的应用说明.2018.

[2] 周庭银，章强强.临床微生物学诊断与图解.4 版.上海：上海科学技术出版社，2017.

（周庭银）

CAMP 试验标准操作规程

××医院检验科微生物室作业指导书	文件编号：××-JY-CZ-XJ-×××
版本： 生效日期：	共 页 第 页

1. 目的

规范 CAMP 试验标准操作规程。

2. 原理

B 群链球菌具有"CAMP"因子，能促进葡萄球菌 β 溶血素的活性，使两种细菌在划线处呈现箭头形透明溶血区。

3. 试剂

金黄色葡萄球菌 ATCC 25923，血琼脂平板。

4. 操作步骤

先用产溶血素的金黄色葡萄球菌在血琼脂平板上划一横线，再取待检的链球菌与前一划线做垂直划线接种，两线不能相交（相距 0.5～1 cm）。置 35℃孵育 18～24 h，观察结果。

5. 质量控制

无乳链球菌 ATCC 13813 阳性，化脓性链球菌 ATCC 19615 阴性。

6. 结果判断

在两种细菌划线的交界处，出现箭头形透明溶血区为阳性。

7. 注意事项

被检菌与金黄色葡萄球菌划线之间留出 0.5～1 cm 距离，不得相接。

8. 用途

主要用于鉴定 B 群链球菌（阳性），其他链球菌本试验阴性。

参考文献

[1] 中国合格评定国家认可委员会.CNAS-CL02-A005：医学实验室质量和能力认可准则在临床微生物学检验领域的应用说明.2018.

[2] 周庭银,章强强.临床微生物学诊断与图解.4 版.上海：上海科学技术出版社,2017.

（周庭银）

反向 CAMP 试验标准操作规程

××医院检验科微生物室作业指导书	文件编号：××-JY-CZ-XJ-×××
版本： 生效日期：	共 页 第 页

1. 目的

规范反向 CAMP 试验标准操作规程。

2. 原理

溶血隐秘杆菌产生的磷脂酶 D 是该菌产生的溶血素，具有广泛的磷脂类化合物的水解活性。其水解鞘磷脂的活性与金葡菌 β 溶血素类似。该毒素与红细胞细胞膜上鞘磷脂的结合力大于 β 溶血素，然而溶血效能低于后者，可竞争抑制 β 溶血素的溶血作用。并且磷脂酶 D 水解鞘磷脂释放出的磷脂酰胆碱会抑制 δ 溶血素的活性——这就是反向 CAMP 形成的机制。

3. 试剂

金黄色葡萄球菌 ATCC 25923，血琼脂平板。

4. 操作步骤

先用产溶血素的金黄色葡萄球菌在血琼脂平板上划一横线，再取待检的细菌与前一划线做垂直划线接种，两线不能相交（相距 0.5～1 cm）。置 35℃孵育 18～24 h，观察结果。

5. 质量控制

溶血隐秘杆菌阳性，化脓性链球菌 ATCC 19615 阴性。

6. 结果判断

在两种细菌划线的交界处，溶血环出现凹陷为阳性。

7. 注意事项

7.1 · 被检菌与金黄色葡萄球菌划线之间留出 0.5～1 cm 距离，不得相接。

7.2 · 由于 CO_2 可促进 α 溶血素与 β 溶血素的产生，所以为了增强多重溶血效果，以及令反向 CAMP 更容易观察，建议置 10% CO_2 环境培养，这样产生的现象更容易观察。

8. 用途

主要用于鉴定溶血隐秘杆菌。

参考文献

[1] 中国合格评定国家认可委员会.CNAS-CL02-A005：医学实验室质量和能力认可准则在临床微生物学检验领域的应用说明.2018.

[2] 周庭银,章强强.临床微生物学诊断与图解.4 版.上海：上海科学技术出版社,2017.

（周庭银）

β-内酰胺酶试验标准操作规程

××医院检验科微生物室作业指导书	文件编号：××-JY-CZ-XJ-×××
版本： 生效日期：	共 页 第 页

1. 目的

规范β-内酰胺酶试验标准操作规程。

2. 原理

细菌产生的β-内酰胺酶可水解硝基头孢噻吩，β-内酰胺被破坏，邻硝基酚游离而呈现红色。

3. 试剂

头孢硝噻吩纸片（10 μg/片），用带干燥剂的小瓶少量分装，置－20℃以下干燥保存，用时取一支复温，剩余的置2～8℃冰箱内保存，不可反复冻融。

4. 操作步骤

用棉拭子将待检菌菌悬液均匀涂布于M-H琼脂平板或血平板上，在平板中央贴含5 μg/片头孢硝噻吩纸片1张，置35℃孵育16～18 h，观察结果。

5. 质量控制

金黄色葡萄球菌ATCC 29213阳性，金黄色葡萄球菌ATCC 25923阴性。

6. 结果判断

红色为阳性，黄色为阴性。

7. 注意事项（略）

8. 用途

用于葡萄球菌、肠球菌、淋球菌、卡他莫拉菌、厌氧菌及流感嗜血杆菌的β-内酰胺酶检测。

参考文献

[1] 中国合格评定国家认可委员会.CNAS-CL02-A005：医学实验室质量和能力认可准则在临床微生物学检验领域的应用说明.2018.

[2] 周庭银,章强强.临床微生物学诊断与图解.4版.上海：上海科学技术出版社,2017.

（周庭银）

新生霉素敏感试验标准操作规程

××医院检验科微生物室作业指导书	文件编号：××-JY-CZ-XJ-×××
版本：	生效日期：	共 页 第 页

1. 目的
规范新生霉素试验标准操作规程。

2. 原理
金黄色葡萄球菌和表皮葡萄球菌可被低浓度新生霉素所抑制，表现为敏感，而腐生葡萄球菌则表现为耐药。

3. 试剂
5 μg/片新生霉素诊断纸片。

4. 操作步骤
用棉拭子将待检菌菌悬液均匀涂布于 M-H 琼脂平板或血平板上，在平板中央贴含 5 μg/片新生霉素诊断纸片 1 张，置 35℃ 孵育 16～18 h，观察结果。

5. 质量控制
表皮葡萄球菌：敏感。腐生葡萄球菌：耐药。

6. 结果判断
抑菌圈直径＞16 mm 为敏感，≤16 mm 为耐药。

7. 注意事项（略）

8. 用途
临床常见葡萄球菌中腐生葡萄球菌是天然耐新生霉素，而金黄色葡萄球菌、表皮葡萄球菌等均为敏感。

参考文献

[1] 中国合格评定国家认可委员会.CNAS-CL02-A005：医学实验室质量和能力认可准则在临床微生物学检验领域的应用说明.2018.

[2] 周庭银,章强强.临床微生物学诊断与图解.4 版.上海：上海科学技术出版社,2017.

（周庭银）

Optochin 敏感试验标准操作规程

××医院检验科微生物室作业指导书	文件编号：××-JY-CZ-XJ-×××
版本：　　　　　生效日期：	共　　页　第　　页

1. 目的

规范 Optochin 敏感试验标准操作规程。

2. 原理

Optochin(ethylhydrocupreine,商品名为乙基氢化去甲奎宁)可干扰肺炎链球菌叶酸的生物合成,抑制该菌的生长,故肺炎链球菌对其敏感,而其他链球菌对其耐药。

3. 试剂

血琼脂平板,Optochin 纸片(含药 5 μg)。

4. 操作步骤

将待检的 α 溶血的链球菌均匀地涂布在血琼脂平板上,贴放 Optochin 纸片(含药 5 μg),35℃孵育 18～24 h,观察抑菌圈的大小。

5. 质量控制

肺炎链球菌 ATCC 49619 阳性,粪链球菌 ATCC 29219 阴性。

6. 结果判断

抑菌圈＞10 mm 为肺炎链球菌。

7. 注意事项

7.1 · 做 Optochin 敏感试验的平板不能在 CO_2 环境下培养,因其可使抑菌圈缩小。

7.2 · 同一血琼脂平板可同时测定几株菌株,但不要超过 4 株被测菌。

7.3 · Optochin 纸片可保存于冰箱中,一般可保存 9 个月。但如用已知敏感的肺炎链球菌检测为耐药时,纸片应废弃。

8. 用途

用于肺炎链球菌与其他链球菌之鉴别。肺炎链球菌对 Optochin 敏感,而其他链球菌则耐药。

参考文献

[1] 中国合格评定国家认可委员会.CNAS-CL02-A005：医学实验室质量和能力认可准则在临床微生物学检验领域的应用说明.2018.

[2] 周庭银,章强强.临床微生物学诊断与图解.4 版.上海：上海科学技术出版社,2017.

（周庭银）

卫星试验标准操作规程

××医院检验科微生物室作业指导书		文件编号：××-JY-CZ-XJ-×××	
版本：	生效日期：	共 页 第 页	

1. 目的

规范卫星试验标准操作规程。

2. 原理

金黄色葡萄球菌在血琼脂平板中溶解的红细胞可提供 X 因子，而金黄色葡萄球菌本身在生长时分泌 V 因子释放到培养基中，从而促进嗜血杆菌生长。

3. 试剂

血琼脂平板，金黄色葡萄球菌。

4. 操作步骤

挑取可疑菌落，接种于血琼脂平板上，做浓密连续划线后，再将金黄色葡萄球菌点种其上（2～4 处），于 37℃ 培养 24 h 后观察结果。

5. 质量控制

流感嗜血杆菌 ATCC 10211 呈"卫星现象"；肺炎链球菌邻近的菌落无"卫星现象"。

6. 结果判断

如见葡萄球菌菌落邻近处的菌落较大，而远离金黄色葡萄球菌菌落处的菌落小，即为"卫星现象"阳性。可初步鉴定为流感嗜血杆菌。

7. 注意事项

在血琼脂平板上呈"卫星现象"，初步鉴定为嗜血杆菌属，若要鉴定到种类，还需要其他试验进一步鉴定。

8. 用途

用于流感嗜血杆菌与其他细菌的鉴别。

参考文献

[1] 中国合格评定国家认可委员会.CNAS-CL02-A005：医学实验室质量和能力认可准则在临床微生物学检验领域的应用说明.2018.

[2] 周庭银,章强强.临床微生物学诊断与图解.4 版.上海：上海科学技术出版社,2017.

（周庭银）

嗜血杆菌因子试验标准操作规程

××医院检验科微生物室作业指导书	文件编号：××-JY-CZ-XJ-×××

版本：	生效日期：	共 页 第 页

1. 目的

规范嗜血杆菌因子试验标准操作规程。

2. 原理

嗜血杆菌生长需要 X 因子（正铁血红素）和（或）V 因子（烟酰胺腺嘌呤二核苷酸）。

3. 试剂

M-H 琼脂平板，X、V、X+V 因子纸片。

4. 操作步骤

制 0.5 麦氏浓度的菌液，在 M-H 琼脂平板上均匀涂布。无菌操作将纸片贴于接种好的平板上，同一平板上同时接种 X、V 纸片时中心距离 24 mm。35℃、5%～10% CO_2 环境孵育18～24 h 后观察结果。

5. 质量控制

流感嗜血杆菌 ATCC 49247 阳性，副流感嗜血杆菌 ATCC 7901 阴性。

6. 结果判断

6.1 · 仅需要 V 因子生长的有副流感嗜血杆菌、副溶血嗜血杆菌、副嗜沫嗜血杆菌。

6.2 · 仅需要 X 因子生长的有杜克嗜血杆菌。

6.3 · 同时需要 X+V 因子生长的有流感嗜血杆菌、溶血嗜血杆菌。

6.4 · 嗜沫嗜血杆菌不依赖因子生长。

7. 注意事项

7.1 · 用 M-H 琼脂平板做此试验，纸片一旦贴下就不能再进行移动。

7.2 · 同一平板上同时接种 X、V 纸片时中心距离 24 mm，纸片平衡至室温才能使用，在5%～10% CO_2 环境孵育。

8. 用途

用于检测流感嗜血杆菌、副流感嗜血杆菌的鉴别试验。

参考文献

[1] 中国合格评定国家认可委员会.CNAS-CL02-A005：医学实验室质量和能力认可准则在临床微生物学检验领域的应用说明.2018.

[2] 周庭银,章强强.临床微生物学诊断与图解.4 版.上海.上海科学技术出版社,2017.

（周庭银）

胆汁溶菌试验标准操作规程

××医院检验科微生物室作业指导书	文件编号：××-JY-CZ-XJ-×××
版本： 生效日期：	共 页 第 页

1. 目的

规范胆汁溶菌试验标准操作规程。

2. 原理

胆汁或胆盐可溶解肺炎链球菌，可能是由于胆汁降低细胞膜表面的张力，使细胞膜破损或使菌体裂解；或者是由于胆汁加速了肺炎链球菌本身自溶过程，促使细菌发生自溶。

3. 试剂

10％去氧胆酸钠或纯牛胆汁。

4. 操作步骤

4.1·平板法：取 10％去氧胆酸钠溶液一接种环，滴加于被测菌的菌落上，置 35℃培养 30 min 后观察结果。

4.2·试管法：被检菌培养物 2 支，各 0.9 ml，分别加入 10％去氧胆酸钠溶液和生理盐水（对照管）0.1 ml，摇匀后置 35℃水浴 10～30 min。

5. 质量控制

肺炎链球菌 ATCC 49619 阳性，甲型链球菌阴性。

6. 结果判断

平板法以"菌落消失"判为阳性；测定管培养物变透明，而对照管仍"混浊"判为阳性。

7. 注意事项（略）

8. 用途

主要用于肺炎链球菌的鉴别。

参考文献

[1] 中国合格评定国家认可委员会.CNAS-CL02-A005：医学实验室质量和能力认可准则在临床微生物学检验领域的应用说明.2018.

[2] 周庭银，章强强.临床微生物学诊断与图解.4 版.上海：上海科学技术出版社，2017.

（周庭银）

葡萄糖 O/F 试验标准操作规程

××医院检验科微生物室作业指导书	文件编号：××‐JY‐CZ‐XJ‐×××
版本： 生效日期：	共 页 第 页

1. 目的

规范葡萄糖 O/F 试验标准操作规程。

2. 原理

O/F 试验又称氧化/发酵试验,观察细菌对葡萄糖分解过程中是利用分子氧(氧化型),还是无氧降解(发酵型),或不分解葡萄糖(产碱型)。

3. 试剂

3.1·成分：蛋白胨 2 g、氯化钠 5 g、磷酸氢二钾 0.2 g、琼脂 3 g、溴甲酚紫(1.6%水溶液)1.0 ml、蒸馏水 1 000 ml、葡萄糖 10 g。

3.2·制备：上述成分除指示剂外加热溶解后校正 pH 至 7.1,加入指示剂并分装于 13 mm×100 mm 试管,每管 2～3 ml,经 115℃高压灭菌 15 min,即为 O/F 基础培养基。最终糖浓度为 1%。

4. 操作步骤

从平板上或斜面培养基上挑取少量细菌,同时穿刺接种于 2 支 O/F 试验管,其中一支滴加熔化的无菌凡士林(或液体石蜡)覆盖培养基液面 0.3～0.5 cm 高度。经 37℃培养 48 h 后,观察结果。

5. 质量控制

铜绿假单胞菌 ATCC 27853 开放管为黄色,封闭管为紫色;大肠埃希菌 ATCC 25922 开放管、封闭管均为黄色。

6. 结果判断

仅开放管产酸为氧化反应,两管都产酸为发酵反应,两管均不变为产碱型。

7. 注意事项

有些细菌不能在 O/F 培养基上生长,若出现此类情况,应在培养基中加入 2%血清或 0.1%酵母浸膏,重做 O/F 试验。

8. 用途

葡萄糖 O/F 试验可用于葡萄球菌与微球菌的鉴别,前者为发酵型细菌,后者为氧化型细菌。更重要的是用于革兰阴性杆菌的鉴别,肠杆菌科的所有细菌均为发酵型细菌,而绝大多数的非发酵菌则为氧化型或产碱型细菌。

参考文献

[1] 中国合格评定国家认可委员会.CNAS‐CL02‐A005：医学实验室质量和能力认可准则在临床微生物学检验领域的应用说明.2018.

[2] 周庭银,章强强.临床微生物学诊断与图解.4 版.上海：上海科学技术出版社,2017.

(周庭银)

克氏双糖铁试验标准操作规程

××医院检验科微生物室作业指导书	文件编号：××-JY-CZ-XJ-×××
版本： 生效日期：	共 页 第 页

1. 目的

规范克氏双糖铁试验标准操作规程。

2. 原理

KIA 成分中含有葡萄糖和乳糖，两者比例为 1:10，指示剂为酚红，其在 pH<6.8 时变为黄色，而 KIA 的 pH 为 7.4，产少量的酸就可导致颜色变化。斜面部分暴露于空气中，为有氧环境。而下部与空气隔绝是相对厌氧的环境。因此配制 KIA 或 TAI 时，最重要的是斜面部分和管下部琼脂的长度，两者均为 3 cm，以保证两部分相对应的有氧或厌氧环境。

3. 试剂

3.1·成分：蛋白胨 20 g、氯化钠 5 g、牛肉膏 3 g、柠檬酸铁铵 0.5 g、酵母膏 3 g、硫代硫酸钠 0.5 g、乳糖 10 g、琼脂 12 g、葡萄糖 1 g、酚红 0.025 g、蒸馏水 1 000 ml，pH 7.4。

3.2·制备：将除琼脂和酚红以外的各成分溶解于蒸馏水中，校正 pH。加入琼脂后加热煮沸（以溶化琼脂）。加入 0.2％酚红水溶液 12.5 ml，摇匀。分装于试管，装量宜多些，以便得到比较高的底层。121℃高压灭菌 15 min。放置高层斜面备用。

4. 操作步骤

用针穿刺时，取单个菌落，穿刺至底部 3～5 mm 处，然后在斜面上往复划线。于 35℃培养 18～24 h。

5. 质量控制

大肠埃希菌 ATCC 25922 上层黄色，下层黄色，产气。伤寒沙门菌 ATCC 14028 上层红色，下层黄色，产硫化氢。

6. 结果判断

6.1·如果细菌只分解葡萄糖，不分解乳糖，则斜面上产生少量的酸，且易被氧化产生氨呈弱碱性，故斜面变为红色，底层变酸呈黄色，例如沙门菌。

6.2·如果细菌分解葡萄糖和乳糖产生大量的酸，底层和斜面均呈黄色，如大肠埃希菌。

6.3·如果细菌既不分解葡萄糖，也不分解乳糖则底层和斜面均不变色，如铜绿假单胞菌。

7. 注意事项

如细菌分解尿素，能使整个培养基变碱而呈红色。

8. 用途

鉴别肠道杆菌时作为初步观察生化反应的复合培养基。

参考文献

中国合格评定国家认可委员会.CNAS-CL02-A005：医学实验室质量和能力认可准则在临床微生物学检验领域的应用说明.2018.

（周庭银）

三糖铁试验标准操作规程

××医院检验科微生物室作业指导书	文件编号：××-JY-CZ-XJ-×××
版本： 生效日期：	共 页 第 页

1. 目的

规范三糖铁试验标准操作规程。

2. 原理

能发酵葡萄糖和乳糖的细菌产酸产气，使三糖铁的斜面和底层均呈黄色，并有气泡产生；只能发酵葡萄糖，不发酵乳糖的细菌，使斜面呈红色，而底层呈黄色；有些细菌能分解培养基中的含硫氨基酸，生成硫化氢(H_2S)，H_2S遇铅或铁离子形成黑色的硫化铅或硫化铁沉淀物；分解尿素，呈红色。

3. 试剂

3.1·三糖铁琼脂成分

3.1.1　上层：乳糖 10 g、蔗糖 10 g、葡萄糖 1 g、硫酸亚铁 0.2 g、蛋白胨 20 g、琼脂 20 g、硫代硫酸钠 0.2 g、氯化钠 5 g、0.2％酚红 12.5 ml、蒸馏水 1 000 ml。

3.1.2　下层：牛肉膏 1.8 g、酸性磷酸钾 1.2 g、0.2％酚红 1.8 ml、蛋白胨 6 g、琼脂 3 g、氯化钠 3 g、尿素 12 g、蒸馏水 600 ml。

3.2·制备

3.2.1　上层制备：成分混合后，加热溶解，校正 pH 至 7.6，分装于三角烧瓶内，115℃灭菌 15 min。

3.2.2　下层制备：下层成分（除尿素以外）混合后，加热溶解，校正 pH 至 7.2，然后加入尿素，分装，每管约 1.5 ml，115℃灭菌 15~20 min。再取葡萄糖 0.5 g、0.1％酚红溶液 10 ml 混入已溶解的琼脂中。充分摇匀，使其溶解，分装于试管中，每管约 1.5 ml，置高压灭菌器内，经 115℃灭菌 10 min。取出后，待其直立凝固。下层凝固后，在无菌条件下，将上层培养基趁热装于下层培养基上面。凝固后将其置于37℃培养箱中，培养 18~24 h，如无杂菌污染，可存于冰箱中备用。

4. 操作步骤

挑取纯菌落接种于三糖铁琼脂上，35℃孵育 18~24 h。

5. 质量控制

大肠埃希菌 ATCC 25922，三糖铁琼脂上、下层均为黄色；福氏志贺菌 CMCC 51573，三糖铁琼脂上层不变，下层为黄色。

6. 结果判断

出现黑色沉淀物为 H_2S 阳性。

7. 注意事项

三糖铁琼脂上、下层配制时，高压灭菌时掌握好温度和时间，以免培养基中的糖被分解。

8. 用途

三糖铁琼脂用于观察细菌对糖的发酵能力，以及是否产生 H_2S，可初步鉴定细菌的种属。

参考文献

[1] 中国合格评定国家认可委员会.CNAS - CL02 - A005：医学实验室质量和能力认可准则在临床微生物学检验领域的应用说明.2018.

[2] 周庭银，章强强.临床微生物学诊断与图解.4 版.上海：上海科学技术出版社,2017.

（周庭银）

七叶苷试验标准操作规程

××医院检验科微生物室作业指导书	文件编号：××-JY-CZ-XJ-×××
版本： 生效日期：	共 页 第 页

1. 目的

规范七叶苷分解试验标准操作规程。

2. 原理

粪肠球菌能分解七叶苷，其代谢产物与铁离子结合产生黑色沉淀，使培养基变黑。

3. 试剂

3.1・成分：蛋白胨 5 g、磷酸氢二钾 1 g、牛肉膏 3 g、七叶苷 1 g、枸橼酸铁 0.5 g、蒸馏水 1 000 ml，pH 7.2。

3.2・制备：上述各成分混合溶解后，调 pH 至 7.2，分装于试管，高压灭菌，冷藏备用。

4. 操作步骤

将试验菌接种于七叶苷琼脂斜面上，经 35℃ 孵育 18～24 h 后取出，观察结果。

5. 质量控制

粪肠球菌 ATCC 29219 阳性，肺炎链球菌 ATCC 49619 阴性。

6. 结果判断

以培养基变黑色为阳性。

7. 注意事项

7.1・若接种七叶苷液体培养基，阳性者经 35℃ 孵育 3～6 h，培养基即可变黑。

7.2・其他链球菌亦能在此培养基上生长，但不变黑；肺炎链球菌不生长。

8. 用途

主要用于鉴别 D 群链球菌与其他非 D 群链球菌。

参考文献

[1] 中国合格评定国家认可委员会.CNAS－CL02－A005：医学实验室质量和能力认可准则在临床微生物学检验领域的应用说明.2018.

[2] 周庭银，章强强.临床微生物学诊断与图解.4 版.上海：上海科学技术出版社，2017.

（周庭银）

吲哚试验标准操作规程

××医院检验科微生物室作业指导书	文件编号：××-JY-CZ-XJ-×××
版本： 生效日期：	共 页 第 页

1. 目的

规范吲哚试验标准操作规程。

2. 原理

有些细菌具有色氨酸酶,能分解培养基中的色氨酸,生成吲哚,吲哚与试剂对二甲基氨基苯甲醛作用,形成玫瑰吲哚而呈红色。

3. 试剂

3.1·成分：蛋白胨(或胰蛋白胨)10 g、氯化钠 5.0 g、蒸馏水 1 000 ml,pH 7.2。

3.2·制备：将上述成分溶于水中,校正 pH 至 7.2,分装于试管,每管 2~3 ml,置 121℃灭菌 15 min,备用。

4. 操作步骤

将待检菌接种至蛋白胨水培养基中,35℃孵育 1~2 日,沿管壁慢慢加入柯凡克(Kovacs)试剂 0.5 ml,即刻观察结果。

5. 质量控制

大肠埃希菌 ACTT 25922 为红色,肺炎克雷伯菌 ATCC 13883 为无色。

6. 结果判断

两液面交界处呈红色者为阳性,无红色者为阴性。

7. 注意事项

蛋白胨中应含有丰富的色氨酸,否则不能应用。

8. 用途

主要应用于肠杆菌的鉴别。

参考文献

[1] 中国合格评定国家认可委员会.CNAS-CL02-A005：医学实验室质量和能力认可准则在临床微生物学检验领域的应用说明.2018.

[2] 周庭银,章强强.临床微生物学诊断与图解.4 版.上海：上海科学技术出版社,2017.

（周庭银）

硝酸盐还原试验标准操作规程

××医院检验科微生物室作业指导书		文件编号：××-JY-CZ-XJ-×××	
版本：	生效日期：	共 页	第 页

1. 目的

规范硝酸盐还原试验标准操作规程。

2. 原理

硝酸盐培养基中的硝酸盐可被某些细菌还原为亚硝酸盐，后者与乙酸作用生成亚硝酸。亚硝酸与对氨基苯磺酸作用，形成偶氮苯磺酸，再与 α 萘胺结合成红色的 N-α 萘胺偶氮苯磺酸。

3. 试剂

3.1·成分：蛋白胨 10 g、硝酸钾（AR）2 g、蒸馏水 1 000 ml，pH 7.4。

3.2·制备：上述成分混合后加热溶解，调 pH 至 7.4。分装于试管，每管约 4 ml，121℃高压灭菌 15 min，备用。

3.3·试剂配制

3.3.1 甲液：对氨基苯磺酸 0.8 g，5mol/L 乙酸 100 ml。

3.3.2 乙液：α 萘胺 0.5 g，5mol/L 乙酸 100 ml。

4. 操作步骤

将待检菌株接种于硝酸盐培养基，35℃孵育 1～2 日，加入试剂甲液和乙液各 2 滴，立即观察结果。若加入硝酸盐试剂不出现红色，需检查硝酸盐是否被还原。可于原试管内再加入少许锌粉，如出现红色，证明产生芳基肼，表示硝酸盐仍然存在；若仍不产生红色，表示硝酸盐已被还原为氨和氮。也可在培养基内加 1 支小倒管，若有气泡产生，表示有氮气生成，用以排除假阴性。

5. 质量控制

大肠埃希菌 ATCC 25923 为阳性，鲍曼不动杆菌 ATCC 19606 为阴性。

6. 结果判断

呈红色者为阳性。若不呈红色，再加入少许锌粉，如仍不变为红色则为阳性，表示培养基中的硝酸盐已被细菌还原为亚硝酸盐，进而分解成氨和氮。加锌粉后变为红色者为阴性，表示硝酸盐未被细菌还原，红色反应是由于锌粉的还原所致。

7. 注意事项

本试验在判定结果时，必须在加试剂之后立即判定结果，否则因颜色迅速褪色而造成判定困难，如铜绿假单胞菌、嗜麦芽窄食单胞菌等。

8. 用途

本试验在细菌鉴定中广泛应用，肠杆菌科细菌均能还原硝酸盐为亚硝酸盐，部分假单胞菌产生氮气。

参考文献

［1］中国合格评定国家认可委员会.CNAS－CL02－A005：医学实验室质量和能力认可准则在临床微生物学检验领域的应用说明.2018.

［2］周庭银,章强强.临床微生物学诊断与图解.4 版.上海：上海科学技术出版社,2017.

（周庭银）

脲酶试验标准操作规程

××医院检验科微生物室作业指导书	文件编号：××-JY-CZ-XJ-×××
版本： 生效日期：	共 页 第 页

1. 目的
规范脲酶试验标准操作规程。

2. 原理
某些细菌能产生脲酶，分解尿素形成氨，使培养基呈碱性，酚红指示剂随之变红色。

3. 试剂
3.1·成分：蛋白胨 1.0 g、氯化钠 2.0 g、葡萄糖 1.0 g、磷酸二氢钾 2.0 g、0.4%酚红溶液 3.0 ml、琼脂 18~20 g、20%尿素溶液 100 ml、蒸馏水 1 000 ml，pH 7.0。

3.2·制备：将上述成分(除酚红、尿素外)混合于蒸馏水中，加热溶解，校正 pH，加入酚红溶液，分装，每瓶 100 ml，经 121℃灭菌 15 min，备用。临用时，加热溶解，冷却至 55℃左右，加入无菌的尿素溶液 10 ml，摇匀，无菌分装于灭菌试管，每支 2 ml，并置成斜面，备用。

4. 操作步骤
将待检菌接种于含尿素的培养基中，35℃孵育 1~4 日。

5. 质量控制
奇异变形杆菌 ATCC 49005 为阳性，大肠埃希菌 ATCC 25922 为阴性。

6. 结果判断
呈红色者为脲酶试验阳性。

7. 注意事项
所有尿素培养基均依靠出现碱性来证实，故对脲酶不是特异的。某些细菌如铜绿假单胞菌利用培养基的蛋白胨可分解为多量氨基酸，使 pH 升高而呈碱性，造成假阳性。因此必须用无尿素的相同培养基作为对照。

8. 用途
主要应用于肠杆菌科中变形杆菌属细菌的鉴别。奇异变形杆菌和普通变形杆菌脲酶试验阳性。

参考文献
[1] 中国合格评定国家认可委员会.CNAS-CL02-A005：医学实验室质量和能力认可准则在临床微生物学检验领域的应用说明.2018.
[2] 周庭银,章强强.临床微生物学诊断与图解.4 版.上海：上海科学技术出版社,2017.

（周庭银）

赖氨酸脱羧酶试验标准操作规程

××医院检验科微生物室作业指导书	文件编号：××-JY-CZ-XJ-×××
版本： 生效日期：	共 页 第 页

1. 目的
规范赖氨酸脱羧酶试验标准操作规程。

2. 原理
有些细菌能产生某种氨基酸脱羧酶，使该种氨基酸脱去羧基，生成胺（如赖氨酸→尸胺，鸟氨酸→腐胺，精氨酸→精胺），从而使培养基呈碱性，指示剂变色。

3. 试剂
3.1·基础液成分：蛋白胨 5 g、牛肉浸膏 5 g、溴甲酚紫 0.1 g、甲酚红 0.005 g、吡多醛（维生素 B_6）0.005 g、葡萄糖 0.5 g、蒸馏水 1 000 ml。

3.2·制备：基础液加热慢慢溶解，按 1‰ 浓度加入赖氨酸，调 pH 至 6.0，呈深亮紫色。分装，每支 4 ml，同时配对照管（不加氨基酸），121℃高压灭菌 15 min，冷却后冷藏备用。

4. 操作步骤
挑取纯菌落接种于含赖氨酸的培养基及不含氨基酸的对照培养基中，加无菌石蜡油覆盖，35℃孵育 4 日，每日观察结果。

5. 质量控制
大肠埃希菌 ATCC 25922 为紫色，福氏志贺菌 CMCC 51573 为黄色。

6. 结果判断
若仅发酵葡萄糖显黄色，为阴性；由黄色变为紫色，为阳性。对照管（无氨基酸）为黄色。

7. 注意事项
7.1·由于脱羧酶培养基含有蛋白胨，培养基表面的蛋白胨氧化和脱氨基作用可产生碱性反应，所以培养基应密封，隔绝空气，以消除假阳性反应。

7.2·不含氨基酸的空白对照管，孵育 18～24 h 后，仍应保持黄色（发酵葡萄糖）。

8. 用途
沙门菌属中除甲型沙门菌本试验为阳性外，志贺菌属和枸橼酸杆菌属均为阴性。

参考文献

[1] 中国合格评定国家认可委员会.CNAS-CL02-A005：医学实验室质量和能力认可准则在临床微生物学检验领域的应用说明.2018.

[2] 周庭银,章强强.临床微生物学诊断与图解.4 版.上海：上海科学技术出版社,2017.

（周庭银）

鸟氨酸脱羧酶试验标准操作规程

××医院检验科微生物室作业指导书	文件编号：××-JY-CZ-XJ-×××
版本： 生效日期：	共 页 第 页

1. 目的
规范鸟氨酸脱羧酶试验标准操作规程。

2. 原理
有些细菌能产生某种氨基酸脱羧酶，使该种氨基酸脱去羧基，生成胺（如赖氨酸→尸胺，鸟氨酸→腐胺，精氨酸→精胺），从而使培养基呈碱性，指示剂变色。

3. 试剂
参见《赖氨酸脱羧酶试验标准操作规程》。

4. 操作步骤
挑取纯菌落接种于含鸟氨酸的培养基及不含氨基酸的对照培养基中，加无菌石蜡油覆盖，35℃孵育4日，每日观察结果。

5. 质量控制
大肠埃希菌 ATCC 25922 变为紫色，为阳性；福氏志贺菌 CMCC 51573 变为黄色，为阴性。

6. 结果判断
若仅发酵葡萄糖显黄色，为阴性；由黄色变为紫色为阳性。对照管（无氨基酸）为黄色。

7. 注意事项
参见《赖氨酸脱羧酶试验标准操作规程》。

8. 用途
沙门菌属中，除伤寒沙门菌和鸡沙门菌外，其余鸟氨酸脱羧酶试验均为阳性；克雷伯菌属鸟氨酸脱羧酶试验均为阴性。

参考文献
[1] 中国合格评定国家认可委员会.CNAS-CL02-A005：医学实验室质量和能力认可准则在临床微生物学检验领域的应用说明.2018.
[2] 周庭银,章强强.临床微生物学诊断与图解.4版.上海：上海科学技术出版社,2017.

（周庭银）

精氨酸双水解酶试验标准操作规程

××医院检验科微生物室作业指导书	文件编号：××-JY-CZ-XJ-×××
版本： 生效日期：	共 页 第 页

1. 目的

规范精氨酸双水解酶试验标准操作规程。

2. 原理

精氨酸经 2 次水解后，生成鸟氨酸、氨及二氧化碳。鸟氨酸又在脱羧酶的作用下生成腐胺。氨及腐胺均为碱性物质，故可使培养基变色。

3. 试剂

参见《赖氨酸脱羧酶试验标准操作规程》。

4. 操作步骤

挑取纯菌落接种于含精氨酸的培养基及不含氨基酸的对照培养基中，加无菌石蜡油覆盖，35℃孵育 1～4 日，每日观察结果。

5. 质量控制

大肠埃希菌 ATCC 25922 显紫色，为阳性；普通变形菌 CMCC 49001 显黄色，为阴性。

6. 结果判断

若仅发酵葡萄糖显黄色，为阴性；由黄色变为紫色，为阳性。对照管（无氨基酸）为黄色。

7. 注意事项

参见《赖氨酸脱羧酶试验标准操作规程》。

8. 用途

主要用于肠杆菌科及假单胞菌属的鉴定。

参考文献

[1] 中国合格评定国家认可委员会.CNAS-CL02-A005：医学实验室质量和能力认可准则在临床微生物学检验领域的应用说明.2018.

[2] 周庭银,章强强.临床微生物学诊断与图解.4 版.上海：上海科学技术出版社,2017.

（周庭银）

苯丙氨酸脱氨酶试验标准操作规程

××医院检验科微生物室作业指导书	文件编号：××-JY-CZ-XJ-×××
版本：　　　　生效日期：	共　　页　第　　页

1. 目的

规范苯丙氨酸脱氨酶试验标准操作规程。

2. 原理

有些细菌能产生苯丙氨酸脱氨酶，使苯丙氨酸脱去氨基生成苯丙酮酸，与三氯化铁作用形成绿色化合物。

3. 试剂

3.1·苯丙氨酸琼脂成分：DL-苯丙氨酸2 g、氯化钠5 g、酵母浸膏3 g、磷酸氢二钠1 g、琼脂12 g、蒸馏水1 000 ml，pH 7.3。

3.2·制备：除琼脂外其他的成分加热溶解，调pH至7.3，再加入琼脂溶解后分装，每管约4 ml，121℃高压灭菌15 min，置成斜面，凝固后冰箱中保存，备用。

3.3·试剂：10％三氯化铁水溶液。

4. 操作步骤

将待检菌接种于苯丙氨酸琼脂斜面，35℃孵育18～24 h，在生长的菌苔上滴加三氯化铁试剂，立即观察结果。

5. 质量控制

普通变形杆菌CMCC 49001阳性，为绿色；大肠埃希菌ATCC 25922阴性，为黄色。

6. 结果判断

斜面呈绿色者为阳性。

7. 注意事项

7.1·注意接种菌量要多，否则出现假阴性反应。

7.2·苯丙氨酸脱氨酶试验需在加入三氯化铁试剂后，立即观察，因为绿色易很快褪去，不管阳性或阴性结果，都必须在5 min内做出判断。

8. 用途

本试验特异性较高，主要用于肠杆菌科细菌的鉴定。变形杆菌、普罗威登斯菌和摩根摩根菌均为阳性，肠杆菌科其他细菌则为阴性。

参考文献

[1] 中国合格评定国家认可委员会.CNAS-CL02-A005：医学实验室质量和能力认可准则在临床微生物学检验领域的应用说明.2018.

[2] 周庭银,章强强.临床微生物学诊断与图解.4版.上海：上海科学技术出版社,2017.

（周庭银）

枸橼酸盐利用试验标准操作规程

××医院检验科微生物室作业指导书	文件编号：××-JY-CZ-XJ-×××
版本： 生效日期：	共 页 第 页

1. 目的

规范枸橼酸盐利用试验标准操作规程。

2. 原理

在枸橼酸盐培养基中，细菌能利用的碳源只有枸橼酸盐。当某种细菌能利用枸橼酸盐时，可将其分解为碳酸钠，使培养基呈碱性，pH 指示剂溴麝香草酚蓝由淡绿色变为深蓝色。

3. 试剂

3.1·枸橼酸盐培养基成分：硫酸镁 0.2 g、磷酸二氢铵 1 g、磷酸氢二钾 1 g、枸橼酸钠 2 g、氯化钠 5 g、琼脂 15 g、2 g/L 溴麝香草酚蓝溶液 4 ml、蒸馏水 1 000 ml。

3.2·制备：加热溶解，校正 pH 至 7.0，分装于试管，每管约 3 ml。置高压灭菌器内，经 115℃灭菌 15 min，置冰箱中备用。

4. 操作步骤

将待检菌接种于枸橼酸盐培养基斜面，35℃孵育 1～7 日。

5. 质量控制

大肠埃希菌 ATCC 25922 阴性，为绿色；肺炎克雷伯菌 ATCC 13883 阳性，为蓝色。

6. 结果判断

培养基由淡绿色变为深蓝色者为阳性。

7. 注意事项

接种时菌量应适宜，过少可发生假阴性，接种物过量可导致假阳性。

8. 用途

有助于肠杆菌科细菌的鉴定。

参考文献

［1］中国合格评定国家认可委员会.CNAS-CL02-A005：医学实验室质量和能力认可准则在临床微生物学检验领域的应用说明.2018.

［2］周庭银，章强强.临床微生物学诊断与图解.4 版.上海：上海科学技术出版社，2017.

（周庭银）

丙二酸盐利用试验标准操作规程

××医院检验科微生物室作业指导书	文件编号：××-JY-CZ-XJ-×××
版本：　　　　生效日期：	共　页　第　页

1. 目的
规范丙二酸盐利用试验标准操作规程。

2. 原理
在丙二酸盐培养基中，细菌能利用的碳源只有丙二酸盐。当某种细菌能利用丙二酸盐时，可将其分解为碳酸钠，使培养基呈碱性，使指示剂由绿色变为蓝色。

3. 试剂
3.1·丙二酸盐培养基成分：酵母浸膏 1 g、硫酸铵 2 g、磷酸氢二钾 0.6 g、磷酸二氢钾 0.4 g、氯化钠 2 g、丙二酸钠 3 g、溴麝香草酚蓝 0.025 g、蒸馏水 1 000 ml。

3.2·制备：将上述成分混合，校正 pH 至 7.1 左右。用滤纸过滤，分装，每管约 3 ml，置高压灭菌器内，115℃灭菌 15 min，然后存于冰箱中备用。

4. 操作步骤
将待检菌接种在丙二酸盐培养基上，35℃孵育 1～2 日，观察结果。

5. 质量控制
大肠埃希菌 ATCC 25922 阴性，为绿色；肺炎雷伯菌 ATCC 13883 阳性，为蓝色。

6. 结果判断
培养基由绿色变为蓝色者为阳性。

7. 注意事项
某些利用丙二酸盐的细菌产碱量少，造成判断困难。可将其与未接种的培养基进行对比。培养 48 h 后，有蓝色反应为阳性，阴性结果必须在培养 48 h 后才能做出判断。

8. 用途
肠杆菌科中亚利桑那菌和克雷伯菌属为阳性，枸橼酸杆菌属、肠杆菌属和哈夫尼亚菌属有不同生物型反应，其他各菌属均为阴性。

参考文献
［1］中国合格评定国家认可委员会.CNAS-CL02-A005：医学实验室质量和能力认可准则在临床微生物学检验领域的应用说明.2018.
［2］周庭银，章强强.临床微生物学诊断与图解.4 版.上海：上海科学技术出版社，2017.

（周庭银）

硫化氢试验标准操作规程

××医院检验科微生物室作业指导书		文件编号：××-JY-CZ-XJ-×××	
版本：	生效日期：	共 页 第 页	

1. 目的

规范硫化氢试验标准操作规程。

2. 原理

细菌分解培养基中的含硫氨基酸（如胱氨酸、半胱氨酸）产生硫化氢，硫化氢遇铅或铁离子生成黑色硫化物。

3. 试剂

3.1·醋酸铅培养基成分：蛋白胨 10 g、硫酸钠 0.1 g、胱氨酸 0.1 g、蒸馏水 1 000 ml。

3.2·制备：将上述成分加热溶解，调整 pH 至 7.0～7.4，分装于试管，每管液体高度为 4～5 cm，115℃灭菌 20 min。

4. 操作步骤

将培养物接种于醋酸铅培养基或克氏铁琼脂等培养基，经 35℃培养 1～2 日，观察结果。

5. 质量控制

普通变形杆菌 CMCC 49001 阳性，为黑色；肺炎克雷伯菌 ATCC 13883 阴性，为黄色。

6. 结果判断

呈黑色者为阳性。

7. 注意事项

如用克氏铁琼脂等培养基，可由硫代硫酸钠、硫酸钠或亚硫酸钠还原产生硫化氢，阳性时可与二价铁生成黑色的硫化物，阴性时不产生黑色沉淀。

8. 用途

肠杆菌科中沙门菌属、爱德华菌属、亚利桑那菌属、枸橼酸杆菌属和变形杆菌属细菌绝大多数硫化氢试验阳性。

参考文献

[1] 中国合格评定国家认可委员会.CNAS-CL02-A005：医学实验室质量和能力认可准则在临床微生物学检验领域的应用说明.2018.

[2] 周庭银，章强强.临床微生物学诊断与图解.4 版.上海：上海科学技术出版社,2017.

（周庭银）

4％氢氧化钾拉丝试验标准操作规程

××医院检验科微生物室作业指导书	文件编号：××-JY-CZ-XJ-×××
版本：　　　　生效日期：	共　页　第　页

1. 目的
规范 4％氢氧化钾拉丝试验标准操作规程。

2. 原理
DNA 与强碱作用形成黏液,用接种环挑起丝状。革兰阴性细菌的细胞壁较阳性细菌薄,遇稀碱时细胞壁可遭破坏,细胞核内 DNA 被释放出来,因此拉丝试验呈阳性。

3. 试剂
3.1 · 成分：氢氧化钾 2 g、蒸馏水 50 ml。

3.2 · 制备：溶解后立即使用,密闭保存。

4. 操作步骤
取 4％氢氧化钾溶液一滴置清洁的载玻片上,挑取待检菌落于载玻片上,用接种环混合均匀,挑起成丝状。

5. 质量控制
大肠埃希菌 ATCC 25922 阳性；金黄色葡萄球菌 ATCC 25923 阴性。

6. 结果判断
呈丝状为阳性。

7. 注意事项
保存期限一般不超过 1 周。

8. 用途
用于细菌的拉丝试验。

参考文献

[1] 中国合格评定国家认可委员会.CNAS-CL02-A005：医学实验室质量和能力认可准则在临床微生物学检验领域的应用说明.2018.

[2] 周庭银,章强强.临床微生物学诊断与图解.4 版.上海：上海科学技术出版社,2017.

（周庭银）

第七章
血清学试验标准操作规程

沙门菌血清学检测标准操作规程

××医院检验科微生物室作业指导书	文件编号：××-JY-CZ-XJ-×××
版本：　　　　　生效日期：	共　页　第　页

1. 目的
规范沙门菌的血清学检测标准操作规程。

2. 原理
用已知的沙门菌诊断血清在载玻片上直接与细菌培养物或菌悬液混合，若出现肉眼可见的特异性凝集块，表示该菌即为沙门菌。

3. 试剂
沙门菌诊断血清，生理盐水。

4. 操作步骤
4.1·首先用可疑菌与沙门菌 O 多价血清（A～F）进行凝集，若呈明显凝集，提示被检菌株可能属于 A～F 6 个 O 群范围之内，再用 H 因子血清第一相（特异相）定型，最后用 H 因子第二相（非特异相）辅助定型。

4.2·若生化反应符合沙门菌，但 A～F 多价血清不凝集，首先考虑是否存在表面抗原（Vi 抗原），因为 Vi 抗原能阻断 O 抗原与相应抗体发生凝集，加热可将其破坏。应将细菌制成菌悬液，放入沸水中加热 15～30 min，冷却后再次做凝集试验。若去除 Vi 抗原后仍不凝集，此时应考虑是否为 A～F 以外菌群，应送专业实验室进行鉴定。

5. 质量控制
伤寒沙门菌 ATCC 50096 阳性；大肠埃希菌 ATCC 25922 阴性。

6. 结果判断
6.1·阴性：试验一侧及对照一侧均匀混浊。阳性：对照一侧均匀混浊，试验一侧明显凝集。

6.2·自凝：试验一侧及对照一侧凝集。

7. 注意事项
伤寒沙门菌菌体表面常有一层 Vi 抗原。它能阻抑菌体抗原与抗血清凝集，从而导致假阴性结果。此时应将菌悬液于 100℃中煮沸 1 h 以破坏 Vi 抗原，后再做试验。

8. 用途
主要用于沙门菌属的鉴定。

参考文献

[1] 中国合格评定国家认可委员会.CNAS-CL02-A005：医学实验室质量和能力认可准则在临床微生物学检验领域的应用说明.2018.

（周庭银）

志贺菌血清学检测标准操作规程

××医院检验科微生物室作业指导书	文件编号：××-JY-CZ-XJ-×××
版本：　　　　　　生效日期：	共　页　第　页

1. 目的
规范志贺菌的血清学检测标准操作规程。

2. 原理
用已知的志贺菌诊断血清在载玻片上直接与细菌培养物或菌悬液混合，若出现肉眼可见的特异性凝集块，表示该菌即为志贺菌。

3. 试剂
志贺菌诊断血清，生理盐水。

4. 操作步骤
4.1·首先用志贺菌属 4 种多价血清做玻片凝集，如凝集再进一步做血清定型（用福氏志贺菌 1～6 型、痢疾志贺菌 1～2 型、鲍氏志贺菌 1～6 型以及宋内志贺菌鉴定到种和型）。一般先用福氏志贺菌血清凝集，因我国以 B 群最为多见，如出现生化反应符合志贺菌，而与 4 种多价血清不凝集的菌株，应考虑为 K 抗原存在，将菌液加热到 100℃ 15～30 min 后再进行凝集。

4.2·与各型志贺菌血清不发生凝集，菌落特征与生化反应似痢疾志贺菌，可考虑非典型性痢疾血清型，应送到专业实验室进行鉴定。

5. 质量控制
福氏志贺菌 ATCC 12022 阳性；大肠埃希菌 ATCC 25922 阴性。

6. 结果判断
6.1·阴性：试验一侧及对照一侧均匀混浊。

6.2·阳性：对照一侧均匀混浊，试验一侧明显凝集。

6.3·自凝：试验一侧及对照一侧凝集。

7. 注意事项
志贺菌菌体表面常有一层 K 抗原，它能阻抑菌体抗原与抗血清的凝集，从而导致假阴性结果。此时应将菌悬液煮沸 15～30 min，以破坏 K 抗原，然后再做凝集试验。

8. 用途
主要用于志贺菌属的鉴定。

参考文献

[1] 中国合格评定国家认可委员会.CNAS-CL02-A005：医学实验室质量和能力认可准则在临床微生物学检验领域的应用说明.2018.
[2] 周庭银，章强强.临床微生物学诊断与图解.4 版.上海：上海科学技术出版社，2017.

（周庭银）

致病性大肠埃希菌血清学检测标准操作规程

××医院检验科微生物室作业指导书	文件编号：××-JY-CZ-XJ-×××
版本：　　　　　　生效日期：	共　页　第　页

1. 目的

规范致病性大肠埃希菌血清学检测标准操作规程。

2. 原理

在确定为大肠埃希菌后，用已知的致病性大肠埃希菌诊断血清在载玻片上直接与细菌培养物或菌悬液混合，若出现肉眼可见的特异性凝集块，表示该菌即为致病性大肠埃希菌。

3. 试剂

致病性大肠埃希菌诊断血清，生理盐水。

4. 操作步骤

4.1·先以生化反应确定为大肠埃希菌，再以抗原分析定型。

4.2·用接种环挑取大肠埃希菌依次与数组多价 OK 抗血清做玻片凝集试验（其分组血清型见试剂盒说明书），若与某一单价血清呈凝集反应，可初步确定为相应血清型，再用菌液与 OK 抗血清确定亚型。

4.3·如不凝集或凝集微弱，可视为阴性。再挑取另一个菌落，如上法试验，如此检查 5～10 个菌落，若均不凝集，可最终判定为阴性。

5. 质量控制

致病性大肠埃希菌阳性；大肠埃希菌 ATCC 25922 阴性。

6. 结果判断

6.1·阴性：试验一侧及对照一侧均匀混浊。

6.2·阳性：对照一侧均匀混浊，试验一侧明显凝集。

6.3·自凝：试验一侧及对照一侧凝集。

7. 注意事项

大肠埃希菌各血清型间的抗原关系十分密切，特别是 O 抗原。玻片凝集反应仅作为阴性标本筛选，确定试验须做定量凝集试验。

8. 用途

主要用于致病性大肠埃希菌的血清学鉴定。

参考文献

[1] 中国合格评定国家认可委员会.CNAS-CL02-A005：医学实验室质量和能力认可准则在临床微生物学检验领域的应用说明.2018.

[2] 周庭银,章强强.临床微生物学诊断与图解.4 版.上海：上海科学技术出版社,2017.

（周庭银）

O157:H7 出血性大肠埃希菌血清学检测标准操作规程

××医院检验科微生物室作业指导书	文件编号：××-JY-CZ-XJ-×××
版本： 生效日期：	共 页 第 页

1. 目的

规范 O157:H7 出血性大肠埃希菌血清学检测标准操作规程。

2. 原理

经过生化鉴定是大肠埃希菌(且不发酵山梨醇)。用已知的 O157:H7 诊断血清在载玻片上直接与细菌培养物或菌悬液混合,若出现肉眼可见的特异性凝集块,表示该菌即为 O157:H7 出血性大肠埃希菌。

3. 试剂

O157:H7 出血性大肠埃希菌诊断血清,生理盐水。

4. 操作步骤

先以生化反应确定为大肠埃希菌,再以抗原分析定型。确定为大肠埃希菌后,用 O157 诊断血清做玻片凝集试验,再用 H7 诊断血清做玻片凝集,同时用盐水做对照。

5. 质量控制

大肠埃希菌 O157:H7 NCTC 12900 阳性,大肠埃希菌 ATCC 25922 阴性。

6. 结果判断

6.1·阴性：试验一侧及对照一侧均匀混浊。

6.2·阳性：对照一侧均匀混浊,试验一侧明显凝集。

6.3·自凝：试验一侧及对照一侧凝集。

7. 注意事项

出血性大肠埃希菌 O157:H7 的血清玻片凝集反应仅作为参考,阳性还需要做毒素试验确诊。

8. 用途

主要用于出血性大肠埃希菌 O157:H7 的初筛。

参考文献

[1] 中国合格评定国家认可委员会.CNAS-CL02-A005：医学实验室质量和能力认可准则在临床微生物学检验领域的应用说明.2018.

[2] 周庭银,章强强.临床微生物学诊断与图解.4 版.上海：上海科学技术出版社,2017.

[3] 尚红,王毓三,申子瑜.全国临床检验操作规程.4 版.北京：人民卫生出版社,2015.

(周庭银)

O1 群、O139 群霍乱弧菌血清学检测标准操作规程

××医院检验科微生物室作业指导书		文件编号：××-JY-CZ-XJ-×××	
版本：	生效日期：	共　　页　　第　　页	

1. 目的

规范霍乱弧菌 O1 群、O139 群血清学检测标准操作规程。

2. 原理

用已知的霍乱弧菌 O1 群、O139 群诊断血清在载玻片上直接与细菌培养物或菌悬液混合，若出现肉眼可见的特异性凝集块，表示细菌即该群的霍乱弧菌血清型。

3. 试剂

霍乱弧菌 O1 群、O139 群诊断血清，生理盐水。

4. 操作步骤

4.1·先用接种环取 1 环生理盐水于玻片上，以接种针挑取少许菌落与盐水混匀，再取稀释血清 1 环与之混合，立即出现凝集者为阳性。

4.2·若有自凝现象，改用生理盐水稀释的血清再做凝集。与 O1 群霍乱弧菌血清凝集者即可定为霍乱弧菌 O1 群，与 O139 群霍乱弧菌血清凝集者即可定为霍乱弧菌 O139 群。

5. 质量控制

霍乱弧菌 ATCC 14035 阳性；大肠埃希菌 ATCC 25922 阴性。

6. 结果判断

6.1·阴性：试验一侧及对照一侧均匀混浊。

6.2·阳性：对照一侧均匀混浊，试验一侧明显凝集。

6.3·自凝：试验一侧及对照一侧凝集。

7. 注意事项

试验时应同时用生理盐水做对照，以防止出现假阳性。

8. 用途

主要用于霍乱弧菌 O1 群、O139 群的鉴定。

参考文献

[1] 中国合格评定国家认可委员会.CNAS-CL02-A005：医学实验室质量和能力认可准则在临床微生物学检验领域的应用说明.2018.

[2] 周庭银,章强强.临床微生物学诊断与图解.4 版.上海：上海科学技术出版社,2017.

[3] 尚红,王毓三,申子瑜.全国临床检验操作规程.4 版.北京：人民卫生出版社,2015.

（汤瑾　周庭银）

链球菌血清学检测标准操作规程

××医院检验科微生物室作业指导书	文件编号：××-JY-CZ-XJ-×××
版本： 生效日期：	共 页 第 页

1. 目的

规范链球菌血清学检测标准操作规程。

2. 原理

根据链球菌细胞壁上的 C 抗原不同，可分为 A、B、C、D、E、F、G、H、K、L、M、N、O、P、Q、R、S、T、U、V 20 个血清型，用链球菌分型血清在载玻片上直接与细菌培养物或菌悬液混合，若出现肉眼可见的特异性凝集块，表示该菌为对应的血清型。

3. 试剂

链球菌分型血清，生理盐水。

4. 操作步骤

4.1·先以生化反应确定为链球菌，再以 C 抗原进行血清学分型。

4.2·用接种环挑取链球菌依次与不同的链球菌分型血清做玻片凝集试验（其血清型见试剂盒说明书），若与某一血清型呈凝集反应，可确定为相应血清型。

5. 质量控制（无）

6. 结果判断

6.1·阴性：试验一侧及对照一侧均匀混浊。

6.2·阳性：对照一侧均匀混浊，试验一侧明显凝集。

6.3·自凝：试验一侧及对照一侧凝集。

7. 注意事项

试验时应同时用生理盐水做对照，以防止出现假阳性。

8. 用途

主要用于链球菌的血清学分型。

参考文献

［1］中国合格评定国家认可委员会.CNAS-CL02-A005：医学实验室质量和能力认可准则在临床微生物学检验领域的应用说明.2018.

［2］周庭银,章强强.临床微生物学诊断与图解.4 版.上海：上海科学技术出版社,2017.

［3］尚红,王毓三,申子瑜.全国临床检验操作规程.4 版.北京：人民卫生出版社,2015.

（汤瑾 周庭银）

第八章
微生物相关抗体抗原
检测标准操作规程

结核分枝杆菌抗体血清学检测标准操作规程

××医院检验科微生物室作业指导书	文件编号：××-JY-CZ-XJ-×××
版本：　　　　　生效日期：	共　　页　　第　　页

1. 目的

规范结核分枝杆菌抗体(IgG/IgM)血清学检测标准操作规程,确保结果的准确性。

2. 原理

检测时,样本中的结核抗体可与胶体金标记的抗原形成结核抗体金标抗原复合物,由于层析作用该复合物沿着试纸条向前移动,经过 T1 检测线时,IgM 抗体金标抗原复合物与膜上包被的小鼠抗人 IgM 结合而显色,经过 T2 检测线时,IgG 抗体金标抗原复合物与膜上包被的结核抗原结合而显色。胶体金标记的新西兰白兔 IgG 在质控线处与膜上包被的山羊抗兔 IgG 结合而显色,阴性样本尽在质控线处显色。

3. 试剂

检测卡/条、样本稀释液一瓶(5 ml)、塑料滴管、干燥剂。

4. 操作步骤

4.1· 请先将试剂盒和待检测样本取出,并将其平衡至室温。

4.2· 从原包装的密封铝箔袋中取出检测卡或检测条,平放于水平桌面上。

4.3· 在检测卡上标注患者的样本号,如为检测条,则在其手持端标注患者样本号。

4.4· 用滴管从样本管中取 1 滴(约 50 μl)血清、血浆或全血样本滴加于检测卡上的样本孔内或检测条的加样垫处,滴加 1 滴样本稀释液,并保证操作过程中没有气泡产生。

4.5· 计时,10 min 内判断结果,请勿在 10 min 以后判断结果。观察并记录结果后,请将检测卡或检测条丢弃,以免混淆结果判断,若需长久保存,请将结果拍照。

5. 质量控制

结核分枝杆菌阳性(显示红色)。

6. 结果判断

6.1· 阴性结果：如果仅出现一条质控线 C,说明没有检测到结核抗体,结果为阴性。

6.2· 阳性结果

6.2.1　在质控线 C 出现的前提下,如果只有 T1 反应线,说明有结核 IgM。

6.2.2　在质控线 C 出现的前提下,如果只有 T2 反应线,说明有结核 IgG。

6.2.3　质控线 C、T1 和 T2 反应线都出现,说明同时有结核 IgG 和 IgM。

6.2.4　无效结果,如果未能观察到质控线,则无论是否有反应线显示,均为无效,应重新检测。

7. 注意事项

7.1· 在使用本试剂盒之前必须认真阅读本说明书,严格控制反应时间。

7.2·检测过程中所有的样本和材料,应按传染病实验室操作规范处理。

7.3·谨防试剂受潮,未准备好测试之前请勿打开铝箔袋。

7.4·请在有效期内使用,使用前将所有的试剂及样本平衡到室温(15～30℃)。

7.5·禁用浑浊的污染样本进行检测。

8. 用途

检测血清结核抗体可作为诊断肺结核的辅助诊断依据。

参考文献

[1] 中国合格评定国家认可委员会.CNAS-CL02-A005:医学实验室质量和能力认可准则在临床微生物学检验领域的应用说明.2018.

[2] 尚红,王毓三,申子瑜.全国临床检验操作规程.4版.北京:人民卫生出版社,2015.

(周庭银)

军团菌抗体检测标准操作规程

××医院检验科微生物室作业指导书	文件编号：××-JY-CZ-XJ-×××
版本：　　　　生效日期：	共　页　第　页

1. 目的

规范军团菌抗体检测试验操作规程，确保结果的准确性。

2. 原理

患者血清与嗜肺军团菌不同型别的杀热抗原进行反应，按照血清的抗体效价进行结果判读。

3. 试剂

嗜肺军团菌抗体诊断试剂、生理盐水。

4. 操作步骤

取待检血清或血浆 25 μl 加入 96 孔反应中，用生理盐水稀释 1∶1、1∶2、1∶4、1∶8、1∶16，以 25 μl 生理盐水作为空白，分别加入 25 μl 不同型别的嗜肺军团菌杀热抗原，振荡器混匀 3 min，置 35℃孵育过夜后观察结果。

5. 质量控制

试剂盒内的阳性对照，生理盐水作为空白对照。

6. 结果判断

6.1·阳性：反应结果呈现环状明显变大，其外周边缘不均匀且凝集周围杂乱。

6.2·阴性：反应结果呈现纽扣状聚集，呈现出外周边缘均匀且平滑的圆形。

7. 注意事项

单次血清效价＞1∶32 或 2 周内 2 次抗体效价上升 4 倍，为阳性；单次血清效价＜1∶32 时，2 周内 2 次抗体效价上升不到 4 倍，为阴性。报告中必须注明"此结果仅供临床和流行病医师参考"。

8. 用途

用于嗜肺军团菌病的辅助诊断。

参考文献

[1] 中国合格评定国家认可委员会.CNAS-CL02-A005：医学实验室质量和能力认可准则在临床微生物学检验领域的应用说明.2018.

[2] 尚红,王毓三,申子瑜.全国临床检验操作规程.4 版.北京：人民卫生出版社,2015.

（汤瑾　周庭银）

肺炎支原体抗体检测标准操作规程

××医院检验科微生物室作业指导书	文件编号：××-JY-CZ-XJ-×××

版本：	生效日期：	共 页 第 页

1. 目的
规范肺炎支原体检测标准操作规程，确保结果的准确性。

2. 原理
本培养和检测根据肺炎支原体在宿主细胞内代谢分解葡萄糖，通过化学显色的方法在较短的时间内快速检测出肺炎支原体。

3. 试剂
肺炎支原体分离培养基，主要成分为牛心消化液、葡萄糖、生理盐水等。

4. 操作步骤
取出所需培养基，复温；将标本按常规法接种后，35～37℃孵育24～48 h，观察结果。

5. 质量控制
肺炎支原体阳性对照为黄色。

6. 结果判断
培养基由红色变为黄色，且仍保持清晰透明，为阳性，说明有肺炎支原体生长；明显混浊和变色者不能视为阳性。

7. 注意事项
使用前如发现培养基混浊或变色，不宜使用。

8. 用途
肺炎支原体是人类原发性支原体肺炎的病原体，经呼吸道感染。多发生于儿童、青年，发病初期临床症状不明显，隐性感染和轻型感染较多，也可致严重肺炎，出现头痛、发热、咳嗽等。

参考文献

[1] 中国合格评定国家认可委员会.CNAS-CL02-A005：医学实验室质量和能力认可准则在临床微生物学检验领域的应用说明.2018.

[2] 尚红，王毓三，申子瑜.全国临床检验操作规程.4版.北京：人民卫生出版社，2015.

（汤瑾 周庭银）

人型支原体抗体检测标准操作规程

××医院检验科微生物室作业指导书	文件编号：××-JY-CZ-XJ-×××
版本： 生效日期：	共 页 第 页

1. 目的

规范人型支原体试验标准操作规程,确保结果的准确性。

2. 原理

人型支原体在适合其生长的培养基中分解培养基底物,使培养基的 pH 上升,培养基由橙色变为红色。

3. 试剂

人型支原体培养基。

4. 操作步骤

将取样后棉拭子插入培养基中充分荡洗,棉拭子在管壁挤干水分后丢弃;液态标本取 $150\sim200$ μl 直接加入培养基中摇匀,35℃培养 $18\sim24$ h 后观察结果。

5. 质量控制

人型支原体 ATCC 15488 阳性。

6. 结果判断

培养基由橙色变成红色且清亮为阳性,表示有人型支原体生长。培养基不变色为阴性。

7. 注意事项

培养基接种到药敏板前要充分摇匀。培养基变红但混浊,不能报阳性,或重做试验。

8. 用途

人型支原体是支原体的一种,存在于泌尿和生殖系统中,主要引起人体泌尿生殖系统的感染,如非淋菌性尿道炎、附睾炎等。前列腺炎、尿道炎、肾盂肾炎、盆腔炎等生殖泌尿系统疾病也有一定相关性的人型支原体。

参考文献

[1] 中国合格评定国家认可委员会.CNAS-CL02-A005：医学实验室质量和能力认可准则在临床微生物学检验领域的应用说明.2018.

[2] 尚红,王毓三,申子瑜.全国临床检验操作规程.4版.北京：人民卫生出版社,2015.

（汤瑾 周庭银）

解脲脲原体抗体检测标准操作规程

××医院检验科微生物室作业指导书	文件编号：××-JY-CZ-XJ-×××
版本： 生效日期：	共 页 第 页

1. 目的
规范解脲脲原体试验标准操作规程，确保结果的准确性。

2. 原理
解脲脲原体在适合其生长的培养基中分解培养基底物，使培养基的 pH 上升，培养基由橙色变为红色。

3. 试剂
解脲脲原体培养基。

4. 操作步骤
将取样后棉拭子插入培养基中充分荡洗，棉拭子在管壁挤干水分后丢弃；液态标本取 $150 \sim 200 \, \mu l$ 直接加入培养基中摇匀，$35 \, ℃$ 培养 $18 \sim 24 \, h$ 后观察结果。

5. 质量控制
解脲脲原体 ATCC 27618 阳性。

6. 结果判断
培养基由橙色变为红色且清亮为阳性，表示有解脲脲原体生长。培养基不变色为阴性。

7. 注意事项
培养基接种到药敏板前要充分摇匀。培养基变红但混浊，不能报阳性，或重做试验。

8. 用途
解脲脲原体主要引起人体泌尿生殖系统感染，如急性尿道综合征、非淋菌性尿道炎，也可引起肾盂肾炎、阴道炎和盆腔炎等。

参考文献

[1] 中国合格评定国家认可委员会.CNAS-CL02-A005：医学实验室质量和能力认可准则在临床微生物学检验领域的应用说明.2018.

[2] 尚红，王毓三，申子瑜.全国临床检验操作规程.4 版.北京：人民卫生出版社，2015.

（周庭银）

梅毒反应素抗体检测标准操作规程

××医院检验科微生物室作业指导书	文件编号：××-JY-CZ-XJ-×××
版本： 生效日期：	共 页 第 页

1. 目的

规范梅毒反应素检测操作规程，确保结果的准确性。

2. 原理

用牛心肌类脂作为抗原测定病人血清中的梅毒反应素滴度。

3. 试剂

梅毒甲苯胺红不加热血清试验诊断试剂盒（TRUST）。

4. 操作步骤

取待检血清或血浆 50 μl 加入检测反应卡中，轻轻摇匀 TRUST 抗原，滴 1 滴于反应卡中和血清混匀，按 180 次/min 摇动 8 min，肉眼观察结果。阳性结果用生理盐水分别进行 1∶1、1∶2、1∶4……稀释后，检测滴度。检测同时做阴、阳性对照。

5. 质量控制

试剂盒内的阳性对照、阴性对照。

6. 结果判断

6.1 · 阳性：颗粒聚集。

6.2 · 阴性：颗粒均匀分布，无凝集状。

7. 注意事项

梅毒反应素试验是梅毒非特异性试验，阳性结果不能确诊为梅毒，需做确诊试验。

8. 用途

作为梅毒的筛选试验，也可用于梅毒治疗的疗效观察。

参考文献

[1] 中国合格评定国家认可委员会.CNAS-CL02-A005：医学实验室质量和能力认可准则在临床微生物学检验领域的应用说明.2018.

[2] 尚红，王毓三，申子瑜.全国临床检验操作规程.4 版.北京：人民卫生出版社，2015.

（汤瑾 周庭银）

梅毒密螺旋体抗体检测标准操作规程

××医院检验科微生物室作业指导书	文件编号：××-JY-CZ-XJ-×××
版本：　　　　生效日期：	共　页　第　页

1. 目的

规范梅毒密螺旋体抗体试验检测操作规程,确保结果的准确性。

2. 原理

将梅毒(Nichols 株)的精制菌体成分包被在人工载体明胶粒子上,与血清中的梅毒密螺旋体(TP)抗体进行反应,产生粒子凝集反应,检测出血清和血浆中的梅毒密螺旋体抗体,阳性继续测定抗体效价。

3. 试剂

梅毒密螺旋体抗体诊断试剂、生理盐水。

4. 操作步骤

取待检血清或血浆 25 μl 加入 96 孔反应中,用生理盐水稀释 1:5、1:10、1:20、1:40,25 μl 非致敏粒子试剂加入 1:20 反应孔内,25 μl 致敏粒子试剂加入 1:40 反应孔,轻轻混匀后于室温下放置 2 h。阳性结果用生理盐水继续稀释至 1:80、1:160、1:320……检测滴度。检测同时做阴、阳性对照。

5. 质量控制

试剂盒内的阳性对照、阴性对照。

6. 结果判断

6.1·阳性：反应结果呈现环状明显变大,其外周边缘不均匀且凝集周围杂乱。

6.2·阴性：反应结果呈现纽扣状聚集,呈现出外周边缘均匀且平滑的圆形。

7. 注意事项

梅毒感染初期,有可能未产生抗体,需要经过一段时间复检。

8. 用途

梅毒密螺旋体是梅毒的特异性抗体,检测该抗体是梅毒的确诊试验。

参考文献

[1] 中国合格评定国家认可委员会.CNAS-CL02-A005：医学实验室质量和能力认可准则在临床微生物学检验领域的应用说明.2018.

[2] 尚红,王毓三,申子瑜.全国临床检验操作规程.4 版.北京：人民卫生出版社,2015.

（汤瑾　周庭银）

肥达反应标准操作规程

××医院检验科微生物室作业指导书	文件编号：××-JY-CZ-XJ-×××
版本：　　　　　生效日期：	共　页　第　页

1. 目的

规范肥达反应标准操作规程,确保结果的准确性。

2. 原理

用已知伤寒、副伤寒沙门菌 O、H 抗原,检测受检血清中有无相应抗体及其效价的凝集试验称为肥达反应(widal test),用来辅助诊断伤寒和副伤寒。体内血清产生的抗体与伤寒、副伤寒杆菌灭活菌液反应时发生凝集现象。

3. 试剂

伤寒菌诊断菌液、生理盐水。

4. 操作步骤

4.1 · 取一大试管,将 0.5 ml 待检血清加入 9.5 ml 生理盐水中,排试管 5 列,并做 A、B、C、O、H 标记,每列 6 支,每列第一管加 1∶20 的稀释血清 1 ml。大试管内再加 5 ml 生理盐水混匀,补足至 10 ml,再在每列第 2 管加 1 ml,如此倍比稀释到第五管。第六管分别加生理盐水 1 ml 作为抗原对照。

4.2 · 第一排加伤寒菌液 H,第二排加伤寒菌液 O,第三排加副伤寒菌液 A,第四排加副伤寒菌液 B,第五排加副伤寒菌液 C,各 1 滴。混匀后,置 37℃培养 16～20 h。

5. 质量控制(无)

6. 结果判断

6.1 · 在黑色背景下,用斜射光观察,先观察管底凝集状态,然后轻摇试管,观察浮起沉淀物的形状。

6.2 · 根据凝集反应的强弱和有无,分别以 4＋,3＋,2＋,1＋,－记录,以呈现(2＋)的血清最高稀释度为终点效价。

4＋：液体清澈透明,菌体全部被凝成块,沉于管底。

3＋：液体较透明,大部分菌体被凝集而沉于管底。

2＋：液体稍透明,管底有少量凝集沉淀物。

1＋：液体较混浊,可见极少量凝集物。

－：液体混浊,细菌因重力下降于管底呈边缘光滑圆点(与对照管相似)。

生理盐水将血清稀释 20、40、80、160、320 倍,加入等量的反应菌液,制成 1∶40、1∶80、1∶160、1∶320、1∶640 的滴度。

7. 注意事项

7.1 · 菌液应保存在 2～8℃,如发现自凝现象,应弃。

7.2·血清滴度 O＞1∶80，H＞1∶160，A、B、C＞1∶80，具有诊断的参考价值。

7.3·在疾病早期及中后期分别采集两次血清，若第二份血清比第一份的效价增高 4 倍以上，具有诊断的参考价值。

8. 用途

用于辅助诊断伤寒沙门菌或副伤寒沙门菌感染。

参考文献

[1] 中国合格评定国家认可委员会.CNAS－CL02－A005：医学实验室质量和能力认可准则在临床微生物学检验领域的应用说明.2018.

[2] 尚红，王毓三，申子瑜.全国临床检验操作规程.4 版.北京：人民卫生出版社，2015.

（汤瑾 周庭银）

冷凝集试验标准操作规程

××医院检验科微生物室作业指导书	文件编号：××-JY-CZ-XJ-×××
版本： 生效日期：	共 页 第 页

1. 目的

规范冷凝集试验操作规程,确保结果的准确性。

2. 原理

原发性非典型性肺炎患者,其血清中含有高度的寒冷血细胞凝集素,能与 O 型人红细胞于 0～4℃寒冷情况下产生凝集现象。

3. 试剂

O 型洗涤人红细胞、生理盐水。

4. 操作步骤

生理盐水将血清稀释倍数为 1∶4、1∶8、1∶16、1∶32、1∶64、1∶128、1∶256、1∶512、1∶1 024 与生理盐水对照,加入等量的 2% O 型洗涤人红细胞,置于 2～6℃冰箱 18 h 后观察结果。

5. 质量控制(略)

6. 结果判断

冰箱取出后立即观察结果,红细胞相聚成块,轻摇不散者即为凝集,报告最高凝集的滴度。

7. 注意事项

血标本不可置于 4℃冰箱。

8. 用途

用于辅助诊断原发性非典型性肺炎患者。

参考文献

[1] 中国合格评定国家认可委员会.CNAS-CL02-A005：医学实验室质量和能力认可准则在临床微生物学检验领域的应用说明.2018.

[2] 尚红,王毓三,申子瑜.全国临床检验操作规程.4 版.北京：人民卫生出版社,2015.

(汤瑾 周庭银)

沙眼衣原体抗原检测标准操作规程

××医院检验科微生物室作业指导书	文件编号：××-JY-CZ-XJ-×××
版本：	生效日期：	共 页 第 页

1. 目的
规范沙眼衣原体抗原检测标准操作规程,确保结果的准确性。

2. 原理
用乳胶标记抗原抗体反应检测沙眼衣原体,标本处理液在80℃加热下提取出衣原体抗原,与被乳胶标记的抗衣原体单克隆抗体反应,形成抗原抗体复合物,显示窗显示阳性。

3. 试剂
沙眼衣原体抗原检测试剂盒。

4. 操作步骤
将取样后棉拭子插入标本处理液中充分洗涤,棉拭子在管壁挤干水分后丢弃;80℃加热10 min,室温冷却5 min;滴入乳胶标记抗原抗体反应板的加样孔中,15 min后观察结果。

5. 质量控制
沙眼衣原体阳性对照。

6. 结果判断
6.1 · 阳性：显示窗内出现一条线,质控窗内出现一条线。

6.2 · 阴性：结果窗内无线条出现,质控窗内出现一条线。

6.3 · 无效：质控窗内无线条。

7. 注意事项
显示窗内出现质控检测线,表示实验结果可信,否则结果无效。

8. 用途
沙眼衣原体主要引起人体泌尿、生殖系统的感染和淋病淋巴肉芽肿,男性多为尿道炎、附睾炎和直肠炎;女性多为尿道炎、子宫颈炎和输卵管炎。

参考文献
[1] 中国合格评定国家认可委员会.CNAS-CL02-A005：医学实验室质量和能力认可准则在临床微生物学检验领域的应用说明.2018.
[2] 尚红,王毓三,申子瑜.全国临床检验操作规程.4版.北京：人民卫生出版社,2015.

（汤瑾 周庭银）

隐球菌抗原乳胶凝集试验标准操作规程

××医院检验科微生物室作业指导书	文件编号：××-JY-CZ-XJ-×××
版本： 生效日期：	共 页 第 页

1. 目的

规范隐球菌抗原乳胶凝集试验操作规程，确保结果的准确性。

2. 原理

应用免疫层析方法检测血清、血浆和脑脊液（CSF）中隐球菌的荚膜多糖抗原或半定量检测。

3. 试剂

隐球菌抗原检测试剂盒（胶体金法）。

4. 操作步骤

将 1 滴样本稀释液加入到适当微量离心管中，加入 40 μl 样本，将隐球菌抗原检测试纸条的白端没入到样本液中，10 min 后观察实验结果，阳性结果进行 1∶2、1∶4、1∶8······稀释后检测其滴度。

5. 质量控制

试剂盒内的阳性对照、阴性对照。

6. 结果判断

6.1 · 阳性：显示窗内出现一条线，质控窗内出现一条线。

6.2 · 阴性：结果窗内无线条出现，质控窗内出现一条线。

6.3 · 无效：质控窗内无线条。

7. 注意事项

不能作为筛查检测，当临床需要进行隐球菌病诊断或鉴别时进行检测。

8. 用途

用于隐球菌病的辅助诊断。

参考文献

[1] 中国合格评定国家认可委员会.CNAS-CL02-A005：医学实验室质量和能力认可准则在临床微生物学检验领域的应用说明.2018.

[2] 尚红,王毓三,申子瑜.全国临床检验操作规程.4 版.北京：人民卫生出版社,2015.

（汤瑾　周庭银）

隐球菌抗原检测标准操作规程

××医院检验科微生物室作业指导书		文件编号：××-JY-CZ-XJ-×××		
版本：	生效日期：	共 页 第 页		

1. 目的

规范隐球菌抗原检测标准操作规程,确保检验结果的准确性。

2. 原理

隐球菌抗原检测试剂盒(胶体金免疫层析法)应用免疫层析法对血清、血浆、全血(静脉血和指血)和脑脊液(CSF)中隐球菌多个种属(包括新生隐球菌和格特隐球菌)的荚膜多糖抗原进行定性和半定量检测,是隐球菌病辅助诊断的一种实验室分析方法。

3. 试剂

隐球菌抗原检测试剂盒(胶体金免疫层析法)。

4. 操作步骤

4.1·定性检测

4.1.1 将1滴或40 μl样本稀释液(货号GLF025)加入到适量的容器中(如一次性微离心管、试管或微滴定板等)。加入40 μl样本到上述的容器中并混合。

4.1.2 将隐球菌抗原检测试纸条(货号LFCR50)的白端没入到样本液中,等待10 min。读取并记录实验结果。

4.2·半定量滴定检测

4.2.1 以1∶5作为初始稀释浓度,依次1∶2稀释至1∶2 560。

4.2.2 将10个微离心管或试管放在试管架上,并依次标号1~10(1∶5至1∶2 560)。如果样本在1∶2 560时仍呈阳性则可能需要再稀释。

4.2.3 向1号试管中加入4滴或160 μl样本稀释液(货号GLF025)。分别向标号2~10的试管中加入2滴或80 μl滴定液(货号EI0010)。

4.2.4 将40 ml样本加入1号试管并混匀。从1号试管中吸取80 ml样本混合液转移至2号试管并混匀。依次进行稀释直至10号试管。从10号试管中吸取80 ml、1号试管中吸取40 ml丢弃以保证试管内最终体积为80 ml。

4.2.5 将隐球菌抗原检测试纸条(货号LFCR50)的白端分别没入10个试管中。等待10 min。读取并记录实验结果。

5. 结果判读

5.1·不考虑条带的颜色强度,出现两个条带(检测条带和对照条带)表明检测结果为阳性。

5.2·仅出现一个对照条带表明检测结果为阳性。若对照条带未出现,则说明该检测无效并应重新检测。

6. 注意事项

6.1·处理患者样本时避免接触到样本中的潜在病原菌。

6.2·由于试剂盒里的一些试剂保存在 0.095％（w/w）叠氮化钠中，处理试剂时要戴手套。勿将叠氮化钠冲入下水道，以免与水管壁中的铅或铜发生化学反应生成潜在的爆炸性金属叠氮化物。

7. 临床意义

若隐球菌抗原检测阳性在隐球菌感染早期即可初步诊断，可指导临床医生正确合理用药，及时反映病情，有助于药效评价及预后，提高治愈率，降低死亡率。

（周庭银）

尿肺炎链球菌抗原检测标准操作规程

××医院检验科微生物室作业指导书	文件编号：××-JY-CZ-XJ-×××
版本： 生效日期：	共 页 第 页

1. 目的
规范尿肺炎链球菌抗原检测操作规程,确保结果的准确性。

2. 原理
使用胶体金法检测人类尿液中的肺炎链球菌可溶性抗原。

3. 试剂
肺炎链球菌抗原检测试剂盒。

4. 操作步骤
将拭子浸入尿液后取出插入检测卡中,滴入缓冲液,使样本中存在的肺炎链球菌抗原与检测条中的抗肺炎链球菌抗体结合物结合,形成抗原结合物复合物,15 min 后读取结果。

5. 质量控制
试剂盒中的阳性对照、阴性对照。

6. 结果判断
显示窗内出现一条线,质控窗内出现一条线表示结果为阳性;结果窗内无线条出现,质控窗内出现一条线表示结果为阴性。质控窗内无线条出现则反应无效。

7. 注意事项
结果阴性不能排除肺炎链球菌感染,使用过肺炎链球菌疫苗会造成假阳性结果。

8. 用途
用于肺炎链球菌感染的辅助诊断。

参考文献
[1] 中国合格评定国家认可委员会.CNAS-CL02-A005：医学实验室质量和能力认可准则在临床微生物学检验领域的应用说明.2018.
[2] 尚红,王毓三,申子瑜.全国临床检验操作规程.4版.北京：人民卫生出版社,2015.

（汤瑾　周庭银）

细菌性阴道炎唾液酸酶检测标准操作规程

××医院检验科微生物室作业指导书	文件编号：××-JY-CZ-XJ-×××
版本： 生效日期：	共 页 第 页

1. 目的

规范细菌性阴道炎唾液酸酶(BV)检测的操作规程，确保结果的准确性。

2. 原理

使用酶联显色法检测唾液酸酶。唾液酸酶与底物 MSTT 反应生成唾液酸和 MTT，MTT 与显色液反应呈现蓝色。

3. 试剂

唾液酸酶检测试剂。

4. 操作步骤

将取样后棉拭子插入标本处理液中充分洗涤，棉拭子在管壁挤干水分后丢弃。1 滴标本处理液滴入反应板的检测孔中，再滴入 1 滴检测液，35℃孵育 15 min 后观察结果。

5. 质量控制

试剂盒内的阳性对照，标本处理液做阴性对照。

6. 结果判断

6.1·阳性：检测孔颜色变蓝。

6.2·阴性：检测孔颜色不变。

7. 注意事项

反应结束后及时读取检测结果。

8. 用途

细菌性阴道炎的辅助诊断。

参考文献

[1] 中国合格评定国家认可委员会.CNAS-CL02-A005：医学实验室质量和能力认可准则在临床微生物学检验领域的应用说明.2018.

[2] 尚红,王毓三,申子瑜.全国临床检验操作规程.4 版.北京：人民卫生出版社,2015.

（汤瑾　周庭银）

第九章
各种染色方法标准操作规程

革兰染色标准操作规程

××医院检验科微生物室作业指导书	文件编号：××-JY-CZ-XJ-×××
版本： 生效日期：	共 页 第 页

1. 目的

规范革兰染色标准操作规程。

2. 原理

细菌样本先经紫色草酸盐结晶复合物染色，之后用 Lugol - PVP 媒染剂处理以促进染料与革兰阳性菌的结合。经乙醇丙酮的脱色作用，革兰阴性菌中的结晶紫会被洗脱。番红精则是作为复染剂：革兰阴性菌呈现粉红色，而革兰阳性菌呈现紫色。

3. 试剂

3.1·结晶紫草酸盐溶液：结晶紫 2％、乙醇 20％、草酸铵 0.8％。

3.2·稳定 Lugol - PVP 复合物：碘 1.3％、碘化钾 2％、PVP（聚乙烯吡咯烷酮）10％。

3.3·脱色剂：95％乙醇 50％、丙酮 50％。

3.4·番红精溶液：番红精 0.25％、95％乙醇 10％。

4. 操作步

4.1·初染：第一液初染剂（结晶紫）染色 10 s，水洗。

4.2·媒染：第二液媒染剂（碘液）染色 10 s，水洗。

4.3·脱色：第三液脱色剂（95％乙醇）脱到无紫色脱落为止，10～20 s 水洗。

4.4·复染：第四液复染剂（石炭酸复红或沙黄）染色 10 s，水洗。自然干燥后镜检。

5. 质量控制

5.1·采用大肠埃希菌 ATCC 25922 质控标准菌株，每周 1 次，有室内质控记录。

5.2·采用金黄色葡萄球菌 ATCC 25923 质控标准菌株，每周 1 次，有室内质控记录。

6. 结果判断

革兰阳性菌呈紫色，革兰阴性菌呈红色。

7. 注意事项

7.1·染色的结果常受操作者技术影响，尤其是容易过度脱色，往往阳性染成阴性。

7.2·在同一载玻片上，需用已知金黄色葡萄球菌及大肠埃希菌做阳性及阴性对照。

7.3·染色关键在于涂片和脱色，涂片不宜过厚，固定不宜过热，脱色不宜过度。

7.4·菌龄以 18～24 h 为佳。

8. 用途

8.1·鉴别细菌：可将细菌分为阳性和阴性两大类，因而可以初步识别细菌，缩小范围，有利于进一步鉴定。

8.2·选择药物：革兰阳性菌与阴性菌的细胞壁结构有很大差别，因而抗菌药物有差异。

参考文献

[1] 中国合格评定国家认可委员会.CNAS - CL02 - A005：医学实验室质量和能力认可准则在临床微生物学检验领域的应用说明.2018.

[2] 周庭银,章强强.临床微生物学诊断与图解.4 版.上海：上海科学技术出版社,2017.

（周庭银）

瑞氏染色标准操作规程

××医院检验科微生物室作业指导书	文件编号：××-JY-CZ-XJ-×××
版本： 生效日期：	共 页 第 页

1. 目的

规范瑞氏染色标准操作规程。

2. 原理

物理吸附及化学亲和作用。不同种类的细胞及同一细胞的不同成分和不同结构与酸性及碱性染料结合能力不同,因而使不同种类的细胞染成不同颜色,呈现各自的特点。

3. 试剂

瑞氏染料(酸性染料伊红和碱性染料亚甲蓝)1.0 g,甲醇 600 ml,甘油 15 ml。

4. 操作步骤

血涂片自然干燥后,用蜡笔在两端画线,以防染色时染液外溢。随后将玻片平置于染色架上,滴加染液 3~5 滴,使其盖满血涂片,大约 1 min 后,滴加等量或稍多的磷酸盐缓冲液,用洗耳球轻轻混匀。染色 5~10 min 后用流水冲洗,待干。

5. 质量控制

细菌、细胞核染为蓝色。细胞质染为粉红或橘红色。

6. 结果判断

瑞氏染色细菌形态清楚,着紫色,但是瑞氏染色涂片不能辨别病原菌的革兰染色属性,可根据革兰染色背景判断是革兰阳性菌还是阴性菌。

7. 注意事项

7.1·血涂片干透后固定,否则细胞在染色过程中容易脱落。

7.2·冲洗时应以流水冲洗,不能先倒掉染液,防染料沉着在血涂片上。冲洗时间不能过久,以防脱色。如血涂片上有染料颗粒沉积,可滴加甲醇,然后立即用流水冲洗。

7.3·染色过淡可以复染,复染时应先加缓冲液,然后加染液。染色过深可用流水冲洗或浸泡,也可用甲醇脱色。

8. 用途

用于血液中的细胞染色,也可用于血培养瓶阳性报警的培养物,当革兰染色见不到细菌时,需用瑞氏染色可以确定有无细菌。

参考文献

中国合格评定国家认可委员会.CNAS-CL02-A005：医学实验室质量和能力认可准则在临床微生物学检验领域的应用说明.2018.

(周庭银)

抗酸染色标准操作规程

××医院检验科微生物室作业指导书	文件编号：××-JY-CZ-XJ-×××
版本： 生效日期：	共 页 第 页

1. 目的
规范抗酸染色标准操作规程。

2. 原理
抗酸菌具有耐受酸性介质脱色的生物性状,此类细菌在石炭酸(苯酚)的协同作用下,被复红染色剂着色,能够耐受酸性乙醇脱色,显微镜观察时保持紫红色;而其他脱落细胞或标本中的非抗酸菌被酸性酒精脱色,可被复染剂亚甲蓝染为蓝色。

3. 试剂
3.1·Kinyoun 溶液：碱性品红 40 g、乙醇(95％)200 ml、石炭酸 80 ml、蒸馏水 1 000 ml。

3.2·Gabett 溶液：亚甲蓝 10 g、无水乙醇 300 ml、硫酸 200 ml、蒸馏水 500 ml。

4. 操作步骤
4.1·初染：涂片上滴加石炭酸复红液,约 5 min,水洗。

4.2·脱色：第二液脱色约 2 min,轻轻摇动玻片,无红色脱出或略呈粉红色时为止,水洗。

4.3·复染：第三液复染 30 s,水洗。自然干燥后镜检。

5. 质量控制
每日用龟分枝杆菌 ATCC 93326 做阳性对照,大肠埃希菌 ATCC 25922 做阴性对照。

6. 结果判断
抗酸杆菌呈红色。

7. 注意事项
7.1·每张玻片只能涂一份标本,禁止将 2 份或 2 份以上的标本涂在同一张载玻片上。

7.2·为防止交叉感染,标本应先高压灭菌后再涂片染色。

7.3·在涂抹痰标本时,严禁对载玻片进行加热。

8. 用途
只用于结核病、麻风病等的细菌检查,初步诊断。

9. 安全防护措施
9.1·操作人员要戴口罩、手套,穿隔离衣。

9.2·涂片制备痰标本要高压灭菌或用液化剂处理后涂片。支气管刷检送检的玻片以及进行抗酸染色的痰标本,紫外线灯下照射 30 min 进行染色镜检。

9.3·镜检后的玻片均浸泡在含有效氯 1000mg/L 的消毒液中,高压灭菌后处理。

9.4·所有标本、污染物丢弃之前,都需经高压灭菌、焚烧或浸泡于杀菌剂中。

参考文献

［1］中国合格评定国家认可委员会.CNAS－CL02－A005：医学实验室质量和能力认可准则在临床微生物学检验领域的应用说明.2018.

［2］周庭银,章强强.临床微生物学诊断与图解.4 版.上海：上海科学技术出版社,2017.

（周庭银）

荧光染色标准操作规程

××医院检验科微生物室作业指导书	文件编号：××-JY-CZ-XJ-×××
版本： 生效日期：	共 页 第 页

1. 目的

规范荧光染色标准操作规程。

2. 原理

荧光染色法将抗酸杆菌于黑色或暗红色背景下染成橘黄色的菌体,较易于观察。荧光染色的涂片应于 24 h 内镜检,否则荧光可能会消失。荧光染色阳性者需经抗酸染色确认。

3. 试剂

金胺"0"染色液：溶液 A(取金胺 0.01 g 溶于 95％乙醇 10 ml 内,加 5％石炭酸至 100 ml) 10 ml、溶液 B(3％盐酸乙醇)10 ml、溶液 C(0.5％高锰酸钾水溶液)10 ml。

4. 操作步骤

4.1·加入荧光染剂,覆盖整个涂片,静置 15 min(不必加滤纸,不必加热)。以蒸馏水或去离子水冲洗(所用的水不可含氯,因为氯会干扰荧光的产生)。

4.2·加入酸性乙醇覆盖整个涂片,脱色约 2 min,以水冲洗。

4.3·加入高锰酸钾溶液,覆盖整个涂片,复染约 2 min。时间不能过长,否则荧光可能会消失。冲净,干燥。

5. 质量控制

5.1·抗酸及荧光染色室内质控自查和互查：抽查复检当日 10％涂片,在抽查的流水号旁边签名。

5.2·要求：不允许"1＋"以上的阳性片出现假阴性。涂片脱落面积应在10％以下。每次染一张抗酸染色阳性质控片和阴性对照。

6. 结果判断

高倍镜观察涂片,在暗视野背景下抗酸菌呈黄绿色或橙黄色荧光,荧光染色后涂片应在 24 h 内检查。镜下所见结果按下列标准报告。

抗酸杆菌阴性(－)：连续观察 50 个不同视野未见。

抗酸杆菌可疑：观察 50 个视野内仅发现 1～3 条,为可疑,报告实际条数。

抗酸杆菌阳性(1＋)：10～99 条/50 个视野。

抗酸杆菌阳性(2＋)：1～9 条/每个视野。

抗酸杆菌阳性(3＋)：10～99 条/每个视野。

抗酸杆菌阳性(4＋)：≥100 条/每个视野。

7. 注意事项

7.1·一张载玻片上只能涂抹一份标本。

7.2·每张载玻片只能使用一次,不得清洗后再次用于涂片检查。

7.3·在生物安全柜中小心打开承载标本的容器,防止产生气溶胶或标本外溢。

8. 用途

只用于结核病的初步诊断。

参考文献

[1] 中国合格评定国家认可委员会.CNAS-CL02-A005:医学实验室质量和能力认可准则在临床微生物学检验领域的应用说明.2018.

[2] 周庭银,章强强.临床微生物学诊断与图解.4版.上海:上海科学技术出版社,2017.

（周庭银）

鞭毛染色标准操作规程

××医院检验科微生物室作业指导书		文件编号：××-JY-CZ-XJ-×××	
版本：	生效日期：	共 页 第 页	

1. 目的
规范鞭毛染色标准操作规程。

2. 原理
用不稳定的胶体溶液作为媒染剂，使在鞭毛上生成沉淀，加粗鞭毛的直径，易于观察，然后再进行染色。

3. 试剂
3.1·甲液：饱和钾明矾液 2 ml，50 g/L 石炭酸 5 ml，200 g/L 鞣酸液 2 ml，混合。

3.2·乙液：碱性复红乙醇饱和液。

3.3·使用前，将甲液 9 份、乙液 1 份混合过滤，过滤后以第三日使用最佳。

4. 操作步骤
滴加染液 1~2 min，轻轻水洗，干燥后镜检。

5. 质量控制
铜绿假单胞菌 ATCC 27853 为阳性，鲍曼不动杆菌 ATCC 19606 为阴性。

6. 结果判断
菌体及鞭毛皆为红色。菌体染色较鞭毛为深。染色时间长则鞭毛粗，染色时间短则鞭毛细。

7. 注意事项
7.1·选用新的玻片或者光滑无裂痕的玻片。

7.2·为了避免玻片相互重叠，应将玻片插在专用金属架上。

8. 用途
根据鞭毛数量和位置鉴别细菌是周鞭毛、单端鞭毛，还是无鞭毛等。

参考文献

[1] 中国合格评定国家认可委员会.CNAS-CL02-A005：医学实验室质量和能力认可准则在临床微生物学检验领域的应用说明.2018.

[2] 周庭银，章强强.临床微生物学诊断与图解.4 版.上海：上海科学技术出版社，2017.

（周庭银）

潘本汉染色标准操作规程

××医院检验科微生物室作业指导书	文件编号：××-JY-CZ-XJ-×××
版本： 生效日期：	共 页 第 页

1. 目的

规范潘本汉染色标准操作规程。

2. 原理（略）

3. 试剂

石炭酸复红、复染液：潘本汉溶液、蔷薇色酸 1 g、无水乙醇 100 ml、亚甲蓝 1.5 g、甘油 20 ml。

4. 操作步骤

4.1 · 初染：涂片上滴加石炭酸复红染液，用火焰加热至产生蒸汽约 3 min，水洗。

4.2 · 复染：滴加复染液于涂片上，并随即慢慢倾去，重新再加复染液，如此重复操作四五次。

5. 质量控制

快速生长分枝杆菌（质控菌株）染成红色，耻垢杆菌染成蓝色。

6. 结果判断

结核杆菌染为红色，耻垢杆菌则被脱色而染成蓝色。

7. 注意事项

凡粪便、尿等检查抗酸杆菌时，必须用本法染色鉴定。

8. 用途

用于鉴定抗酸杆菌及耻垢杆菌。

参考文献

［1］中国合格评定国家认可委员会.CNAS-CL02-A005：医学实验室质量和能力认可准则在临床微生物学检验领域的应用说明.2018.

［2］周庭银,章强强.临床微生物学诊断与图解.4 版.上海：上海科学技术出版社,2017.

（周庭银）

耶氏肺孢子菌瑞氏-吉姆萨染色标准操作规程

××医院检验科微生物室作业指导书	文件编号：××-JY-CZ-XJ-×××
版本：　　　　　生效日期：	共　页　第　页

1. 目的

规范耶氏肺孢子菌瑞氏-吉姆萨染色标准规程。

2. 原理

2.1·瑞氏（Wright）染色法：瑞氏染料是由酸性染料伊红和碱性染料亚甲蓝组成的复合染料，血红蛋白、嗜酸颗粒为碱性蛋白质，与酸性染料伊红结合，染粉红色，称为嗜酸性物质。细胞核蛋白和淋巴细胞胞质为酸性，与碱性染料亚甲蓝或天青结合，染紫蓝色，称为嗜碱性物质；中性颗粒呈等电状态与伊红和亚甲蓝均可结合，染淡紫色。

2.2·吉姆萨染液由天青、伊红（质）组成。染色原理和结果与瑞氏染色法基本相同。但本法对细胞核（蓝）和寄生虫着色较好，结构显示更为清晰，而胞质和中性颗粒则着色较差。为兼顾两者之长，可用复合染色法。即以稀释吉姆萨液代替缓冲液。

3. 试剂

3.1·瑞氏染液配制：称瑞氏染料 0.1 g 于研钵中，少量多次加入 AR 级甲醇至完全溶解后补充至 60 ml，置棕色瓶密封保存，可加 3 ml 甘油防止挥发。

3.2·吉姆萨染液配制：0.1 g 吉姆萨染料放入有 6.6 ml 甘油的圆锥烧瓶内，56℃水浴 90～120 min，当染料与甘油充分混合后加入 6.6 ml 甲醇，充分摇匀后过滤，棕色瓶室温可保存一周。

3.3·临用前瑞氏染色液 10 ml、吉姆萨染液 1 ml 混合，染色 30～60 s。

4. 操作步骤

4.1·滴加瑞氏-吉姆萨染液覆盖涂片，室温染色 1～2 min。

4.2·滴加等量磷酸盐缓冲液[pH 为 7.17 的磷酸缓冲液：Na_2HPO_4（1/15M） 70 ml ＋ KH_2PO_4（1/15 M）30 ml]，混匀，再染 3～10 min。

4.3·用水冲洗，自然干燥后封片，用油镜镜检。

5. 质量控制

细菌、细胞核染为蓝色。细胞质染为粉红或橘红色。

6. 结果判断

细菌、细胞核染为蓝色。组织细胞的细胞质、血红蛋白、嗜酸颗粒染为粉红或橘红色。

7. 注意事项

7.1·涂片染色中，请勿先去除染液，应直接对涂片进行冲洗。

7.2·染色液可重复使用，但不能多次重复，若有沉淀物应过滤后使用。

7.3·染色过深可用甲醇或乙醇适当脱色，最好不复染。

8. 用途

用于耶氏肺孢子菌的鉴定。

参考文献

［1］周庭银,章强强.临床微生物学诊断与图解.4 版.上海：上海科学技术出版社,2017.
［2］尚红,王毓三,申子瑜.全国临床检验操作规程.4 版.北京：人民卫生出版社,2015.

（周庭银）

隐孢子菌——改良抗酸染色标准操作规程

××医院检验科微生物室作业指导书	文件编号：××-JY-CZ-XJ-×××
版本：　　　　　生效日期：	共　　页　第　　页

1. 目的
规范隐孢子菌——改良抗酸(瑞氏-吉姆萨染色)标准操作规程。

2. 原理
改良 Ziehl - Neelsen 法及改良 Kingoun 染色法均属改良抗酸染色法,但前者应用更为广泛。两者基本原理相同,只是在石炭酸复红的温度及染色时间、脱色剂及复染液上有所差异。

3. 试剂
石炭酸复红(碱性品红 4.0 g、乙醇 20 ml、5％石炭酸 90 ml),1％盐酸乙醇,0.4％孔雀绿溶液(孔雀绿 0.4 g、10％ 乙醇 10 ml)。

4. 操作步骤
4.1·将涂片用甲醇固定 3 min。

4.2·石炭酸复红染色 5 min,清水冲洗。

4.3·1％盐酸乙醇脱色 10～15 s,清水冲洗。

4.4·用 0.4％孔雀绿溶液复染 30 s,再冲洗,置于空气干燥后,油镜观察。

5. 质量控制(略)

6. 结果判断
镜下可见卵囊在绿色背景上呈红色球形,卵囊壁及卵囊的内部结构均清晰可见。

7. 注意事项
染色的结果常受操作者技术影响,若发现有未着色的透明卵囊,适当地延长石炭酸复红染色的时间。

8. 用途
可与卵囊形态近似的酵母菌区别开来,Carcia 等曾经比较 15 种检测卵囊的技术,发现此法对卵囊的检出和鉴定的结果最好。

参考文献
[1] 周庭银,章强强.临床微生物学诊断与图解.4 版.上海：上海科学技术出版社,2017.

[2] 尚红,王毓三,申子瑜.全国临床检验操作规程.4 版.北京：人民卫生出版社,2015.

（周庭银）

墨汁染色标准操作规程

××医院检验科微生物室作业指导书	文件编号：××-JY-CZ-XJ-×××
版本： 生效日期：	共 页 第 页

1. 目的

规范墨汁染色标准操作规程。

2. 原理

墨汁染色(负染色法)：背景着色而菌体本身不着色的染色法。此法用以观察细菌及某种真菌的荚膜等。

3. 试剂

印度墨汁或国产优质墨汁。

4. 操作步骤

脑脊液等标本离心取沉淀物或者挑取菌液 1 环涂于洁净玻片上，滴加墨汁 1 环，覆以盖玻片，静置后镜检。

5. 质量控制

新生隐球菌 ATCC 32609 为阳性，白念珠菌 ATCC 90038 为阴性。

6. 结果判断

新生隐球菌可呈宽阔透亮的厚荚膜，菌体无色，有时有厚膜和出芽，背景为纤细均匀的黑褐色，白细胞被染成黑色不透亮，但核形明显。

7. 注意事项

7.1 · 不要使用过期的墨汁。

7.2 · 墨汁应无污染、无变质等。

7.3 · 新生隐球菌质控菌株可接种至脑心浸液，分装后于 4℃保存。

8. 用途

主要用于新生隐球菌的鉴定。

参考文献

[1] 周庭银,章强强.临床微生物学诊断与图解.4 版.上海：上海科学技术出版社,2017.

[2] 尚红,王毓三,申子瑜.全国临床检验操作规程.4 版.北京：人民卫生出版社,2015.

（周庭银）

乳酸酚棉蓝染色标准操作规程

××医院检验科微生物室作业指导书	文件编号：××-JY-CZ-XJ-×××
版本：　　　　　　生效日期：	共　页　第　页

1. 目的

规范乳酸酚棉蓝染色标准操作规程。

2. 原理（略）

3. 试剂

乳酸 20 ml、苯酚(结晶)20 g、甘油 40 ml、H_2O 20 ml、棉蓝 50 mg。先将乳酸、苯酚与 H_2O 混合,加入棉蓝溶解混匀后,置棕色瓶中密闭保存。

4. 操作步骤

4.1 · 涂片：载玻片编号,于载玻片中央滴加 2～3 滴乳酸酚棉蓝染色液。

4.2 · 用灭菌接种环或牙签等挑取粉末状的真菌菌落,放入载玻片上的乳酸棉蓝染色液中,混匀。

4.3 · 加盖洁净的盖玻片,轻轻按压制成压片。

4.4 · 光学显微镜在低倍、高倍或油镜下观察真菌形态。

5. 质量控制

烟曲霉菌：孢子与菌丝均着蓝色,背景色淡。

6. 结果判断

真菌染色(尤其是烟曲霉菌)中的孢子与菌丝：蓝色；背景：淡蓝色。

7. 注意事项

7.1 · 涂片之前,应事先在背面做好圆圈标记,以便判断后续试验的位置。

7.2 · 取真菌时,应注意自我防护。

7.3 · 待检真菌培养时间也会影响染色,阳性菌培养时间过长或已死亡或细菌溶解,都常呈阴性反应。

8. 用途

是鉴别真菌菌丝、孢子形态的重要依据。

9. 安全防护措施

9.1 · 试剂均对人体有刺激性,请注意适当防护。

9.2 · 为了安全和健康,请穿实验服并戴一次性手套操作。

参考文献

[1] 周庭银,章强强.临床微生物学诊断与图解.4 版.上海：上海科学技术出版社,2017.

[2] 尚红,王毓三,申子瑜.全国临床检验操作规程.4 版.北京：人民卫生出版社,2015.

(周庭银)

过碘酸希夫染色标准操作规程

××医院检验科微生物室作业指导书	文件编号：××-JY-CZ-XJ-×××
版本： 生效日期：	共 页 第 页

1. 目的

规范过碘酸希夫染色(PAS染色)标准操作规程。

2. 原理

过碘酸是一种氧化剂,它能氧化糖类及有关物质中的乙二醇基使之变为二醛,醛与Schiff试剂结合,形成红色的色素而得到定位。

3. 试剂

3.1 · 高碘酸氧化液：$HIO_4 \cdot 2H_2O$ 1 g,加水至 100 ml,溶解后保存于冰箱中待用。

3.2 · Schiff试剂：将 1 g 碱性品红溶于 200 ml 煮沸的水中。摇荡 5 min,冷却至 60℃左右,过滤后加入 1 mol/L HCl 20 ml,混匀。冷却至25℃时,加 2 g 偏重亚硫酸钠(或钾)($Na_2S_2O_5$)。置棕色玻璃瓶中,放暗处 24 h。加 1 g 活性炭,摇动 1 min,滤纸过滤。保存于冰箱中。

3.3 · 亚硫酸液：100 g/L 偏重亚硫酸钠 6 ml、1 mol/L 盐酸 5 ml、水 100 ml。

3.4 · 20 g/L 甲绿：甲绿 2 g,加水至 100 ml。

3.5 · 淀粉酶：嚼石蜡刺激分泌唾液离心取上清液,内含淀粉酶,将麦芽糖淀粉酶 0.1～1.0 g 溶于 0.02 mol/L 磷酸盐缓冲液(pH 6.0)100 ml 中。

4. 操作步骤

4.1 · 切片按常规脱蜡水洗,再用水洗涤。

4.2 · 0.5％～1％过碘酸水溶液氧化 5～10 min。

4.3 · 用水充分洗涤,至少 3 次。

4.4 · Schiff试剂染 10～30 min。

4.5 · 倾去染液后,直接用亚硫酸冲洗液处理切片 3 次,每次 2 min,以达到分化。

4.6 · 自来水冲洗 5～10 min,使之显现出红色。然后用水洗 1 次。

4.7 · 明矾苏木精染核,自来水充分洗涤。

4.8 · 95％乙醇及无水乙醇脱水,二甲苯透明,中性树胶封固。

5. 质量控制(略)

6. 结果判断

PAS阳性物质呈鲜紫红色,其他组织淡粉红色,细胞核呈浅蓝色。

7. 注意事项

7.1 · 10 g/L 高碘酸溶液质量要保证,变黄则不能用,氧化时间要准确,否则将导致假阳性或假阴性。

7.2 · 碱性品红试剂对染色的影响：不同品牌的碱性品红染色效果不一,碱性品红的质量是试验成败的关键因素之一。Schiff 染液应避光保存,无色为正常,变红则失效。

8. 用途

过碘酸希夫染色可显示糖原、中性黏液物质、基底膜、软骨、垂体、真菌及寄生虫等物质,是广泛应用的染色方法。在肾小球肾炎时 PAS 染色可显示基底膜和系膜区的改变。

参考文献

[1] 周庭银,章强强.临床微生物学诊断与图解.4 版.上海:上海科学技术出版社,2017.
[2] 尚红,王毓三,申子瑜.全国临床检验操作规程.4 版.北京:人民卫生出版社,2015.

(周庭银)

六胺银染色标准操作规程

××医院检验科微生物室作业指导书	文件编号：××-JY-CZ-XJ-×××
版本： 生效日期：	共 页 第 页

1. 目的

规范六胺银染色标准操作规程,确保染色结果准确。

2. 原理

真菌的细胞壁富含多糖,经过碘酸氧化后释出醛基,直接将硝酸银还原成金属银,进而使真菌细胞或肺孢子菌染成棕黑色,使真菌轮廓更为清楚。从而与浅绿色背景形成反差而易于辨认。区别于被检标本的纤维。

3. 试剂

3.1 · 1％过碘酸水溶液。

3.2 · 银溶液:现用现配(5％硝酸银水溶液 8 ml,3％乌洛托品水溶液 64 ml,2％硼酸水溶液 8 ml)。

3.3 · 0.25％的氯化金水溶液。

3.4 · 3％的硫代硫酸钠水溶液。

3.5 · 0.1％的亮绿水溶液。

4. 操作步骤

4.1 · 标本准备

4.1.1 呼吸道标本:诱导痰或气管吸痰(患者清晨咳深部痰,切勿唾液,送检),消化(加等量的 Sputasol 消化液,室温消化 15 min)后离心(3 000 r/min,5 min),取沉淀涂片并用甲醇固定。支气管肺泡灌洗液(BALF):20～30 ml,3 000 r/min 离心 15 min,取沉淀涂片并用甲醇固定。如果标本量有限可用 Cytospin 甩片机离心。

4.1.2 脑脊液及其他无菌体液:用无菌方法 3 000 r/min 离心 5 min 后涂片,用甲醇固定。

4.2 · 玻片处理:甲醇固定后,自然风干,1％过碘酸滴染 10 min,流水冲洗。

4.3 · 56℃水浴箱内,银溶液染 1～1.5 h。染色时间根据涂片的厚度、所怀疑真菌的种类而定。通常念珠菌染色 1 h 即可。疑为曲霉菌或其他丝状真菌须适当延长染色时间(银溶液需现用现配,只用 1 次),流水冲洗。

4.4 · 0.25％氯化金染色 1～2 min,流水冲洗。

4.5 · 3％硫代硫酸钠染色 1 min,流水冲洗。

4.6 · 0.1％亮绿染色 30 s 到 1 min,目的是为得到一个背景色。

5. 质量控制

每次染色同时染一张阳性涂片。阳性涂片:用 ATCC 90028 白念珠菌制备菌悬液后制成涂片。晾干后备用。根据阳性涂片着色的深浅调整染色时间。

6. 结果判断

6.1 · 痰液涂片镜检中看到菌体包囊壁呈黑色，呈括号样或中心点状深染的形态。报告：涂片找到卡氏肺孢子菌。

6.2 · 涂片找到染色成黑棕色的孢子或菌丝体，根据形态特点加以辨别。

7. 注意事项

经常检查以保证染色时间适当，以免过深或过浅。过深：尤其在检查肺孢子菌时，肺泡中的红细胞也可为新月形，染黑后极似肺孢子菌的包囊。过浅：会漏诊。

8. 用途

镜检看到痰液中的卡氏肺孢子菌体包囊壁呈黑色，因包囊壁薄厚不均，染色深浅不一，可呈括号样或中心点状深染，临床可诊断肺孢子菌肺炎。涂片中看到染成深棕黑色的真菌菌体可根据真菌形态学特点做初步分类，是念珠菌、曲霉菌，还是毛霉菌等。尤其是在无菌体液中检出真菌，做初步分类鉴定，可为临床早期治疗提供依据。

参考文献

［1］周庭银，章强强.临床微生物学诊断与图解.4版.上海：上海科学技术出版社，2017.
［2］尚红，王毓三，申子瑜.全国临床检验操作规程.4版.北京：人民卫生出版社，2015.

（周庭银）

真菌钙荧光白染色标准操作规程

××医院检验科微生物室作业指导书	文件编号：××-JY-CZ-XJ-×××
版本： 生效日期：	共 页 第 页

1. 目的

规范真菌钙荧光白染色标准操作规程，确保染色结果准确。

2. 原理

钙荧光白是一种非特异的、非免疫学的荧光染料，它可以与真菌细胞壁中特有的纤维素和几丁质结合。钙荧光白在国外真菌实验室已被广泛使用，与 KOH 联合使用可以清除标本中的杂质，使染色更容易观察到真菌的组分，包括耶氏肺孢子菌。经钙荧光白染色后的真菌元件在紫外线的激发下呈现亮苹果绿色。

3. 试剂

3.1 · 10% KOH 溶液。

3.2 · 钙荧光白溶液（0.1 g 钙荧光白 M2R 和 0.05 g 伊文斯蓝溶解于 100 ml 水）。

4. 操作步骤

4.1 · 将 10% KOH 溶液与钙荧光白溶液（0.1 g 钙荧光白 M2R 和 0.05 g 伊文斯蓝溶解于 100 ml 水）等体积混合。

4.2 · 制作涂片，滴加上述混合溶液覆盖涂片，加盖玻片。

4.3 · 在紫外线波长 300～412 nm（钙荧光白 M2R 最适波长为 365 nm）下观察。

5. 质量控制

采用阳性标本同时采用传统 KOH 湿片法对照。

6. 结果判断

经钙荧光白染色后的真菌元件在紫外线的激发下呈现亮苹果绿色；在荧光显微镜下见到蓝色荧光标记真菌形态为阳性。

7. 注意事项

因有些真菌在染色后不能立即观察到，建议涂片染色完成后放置 10 min 再进行观察。

8. 用途

真菌钙荧光白染色使染色更容易观察到真菌的组分，包括耶氏肺孢子菌。

参考文献

[1] 周庭银,章强强.临床微生物学诊断与图解.4 版.上海：上海科学技术出版社,2017.

[2] 尚红,王毓三,申子瑜.全国临床检验操作规程.4 版.北京：人民卫生出版社,2015.

（周庭银）

真菌 KOH 压片标准操作规程

××医院检验科微生物室作业指导书	文件编号：××-JY-CZ-XJ-×××
版本： 生效日期：	共 页 第 页

1. 目的

规范真菌 KOH 压片标准操作规程，确保结果准确。

2. 原理

15％ KOH 甘油溶液可溶解标本，但不影响真菌的细胞结构。应能区别某些真菌的结构，如菌丝有无分隔、产孢方式、假菌丝、大的酵母样孢子（如皮炎芽生菌）、小球体（粗球孢子菌）、分生孢子梗（如曲霉）和硬壳小体（着色真菌）等。但应注意：涂片检查并不能替代真菌培养。

3. 试剂

KOH 15 g、甘油 20 ml、无菌水 80 ml。储存液置于 25℃备用。

4. 质量控制

每日在制备 KOH 压片时制备一张空白对照，以确保试剂没有被其他微生物污染。

5. 操作步骤

5.1·痰、分泌物、粪便等标本使用无菌棉拭子涂片，紫外光照射 30 min。

5.2·滴加 1～2 滴 15％ KOH 甘油溶液，将盖玻片盖上，放置 5～10 min 后或稍过火焰加热，但不要煮沸。此法可使真菌细胞壁的折光更清晰。

5.3·制备好的玻片应在显微镜下细心地观察，注意观察某些特殊的真菌结构。

6. 结果判断

6.1·镜检看到酵母样孢子及藕节样菌丝体，报告：找到酵母样孢子及假菌丝。镜检看到宽大（6～10 μm）的分枝不分隔、似飘带样的菌丝体，报告：找到毛霉样真菌丝。

6.2·镜检看到透明、宽度介于念珠菌与毛霉菌之间的菌丝体，结构上分枝分隔，且常是 45°角分枝，报告：找到有隔真菌丝，呈 45°角分枝，可疑曲霉菌。

6.3·在任何标本中查到真菌丝（透明菌丝、着色菌丝、接合菌丝），或在任何无菌体液或组织中检出真菌，应及时通知临床。

6.4·如看到酵母样或球形孢子，可能是皮炎芽生菌、粗球孢子菌、巴西附球孢子菌时，应及时通知临床。

7. 注意事项

7.1·每隔一周检查试剂。如果形成云雾状沉淀，重新制备。

7.2·标本与使用的 KOH 比例适当，以适当溶解，并避免对标本过度稀释。

8. 临床意义

临床医师可以根据涂片检查提供的信息决定是否开始早期的抗真菌治疗。对于实验室技术人员可以根据涂片检查提供的信息决定真菌培养所用的培养基。

参考文献

［1］中国合格评定国家认可委员会.CNAS－CL02－A005：医学实验室质量和能力认可准则在临床微生物学检验领域的应用说明.2018.

［2］王端礼.医学真菌学：实验室检验指南.北京：人民卫生出版社，2005.

［3］Larone DH. Medially Important Fungi：A Guide to Identification. 4th ed. Washington：ASM Press，2002.

（郭莉娜　王瑶　张丽　徐英春）

第十章
各种标本的涂片镜检与
培养标准操作规程

脑脊液涂片标准操作规程

××医院检验科微生物室作业指导书	文件编号：××-JY-CZ-XJ-×××
版本： 生效日期：	共 页 第 页

1. 目的

规范脑脊液标本涂片标准操作规程。

2. 适用范围

脑脊液标本。

3. 检验步骤

3.1·革兰染色

3.1.1 肉眼观察，浑浊或脓性脑脊液可直接涂片。

3.1.2 无色透明的脑脊液用细胞离心机 2 000 r/min 离心 10～15 min 进行浓缩并涂片，自然干燥或烘片机烘干，进行革兰染色。

3.2·镜检与结果报告：标本涂片经革兰染色，根据染色特性、形态排列，初步报告找到"革兰阴性或革兰阳性球菌或杆菌"。

3.2.1 查见革兰阴性、平面相对的双球菌，细菌可位于细胞内或外。此时可报告临床"找到革兰阴性双球菌位于细胞内或外，疑似脑膜炎奈瑟菌"。

3.2.2 查见革兰阳性球菌呈葡萄状排列，可报告"找到革兰阳性球菌，疑似葡萄球菌"。

3.2.3 查见革兰阴性、多形性、菌体大小不一、有杆状或丝状的细菌，可报告"找到革兰阴性杆菌，疑似流感嗜血杆菌"。

3.2.4 查见革兰阳性、矛头状的双球菌，在菌体周围有明显的荚膜，可报告"找到革兰阳性球菌，疑似肺炎链球菌"。

3.2.5 查见规则的革兰阳性杆菌，单独或呈 V 形排列，出现于大量单核细胞之间者，可报告"找到革兰阳性杆菌，疑似产单核细胞李斯特菌"。

3.2.6 如镜检未找到细菌，可报告"未查见细菌"。

3.3·真菌涂片检查：参见《真菌涂片标准操作规程》《墨汁染色标准操作规程》。

3.4·抗酸染色：参见《抗酸染色标准操作规程》。

3.5·质控：每张涂片均做革兰阳性和阴性菌对照。

4. 注意事项

印度墨汁染色找新生隐球菌仅有 50% 敏感性，若怀疑新生隐球菌感染应加做其抗原检测。

5. 危急值报告

5.1·涂片镜检找到革兰阴性双球菌位于细胞内或外，疑似脑膜炎奈瑟菌需做传染病报告。

5.2·涂片镜检查见所有类型细菌或真菌，均需要按危急值报告，并做详细记录。

（周庭银）

粪便涂片标准操作规程

××医院检验科微生物室作业指导书	文件编号：××-JY-CZ-XJ-×××
版本： 　　　生效日期：	共　　页　第　　页

1. 目的

规范粪便标本涂片标准操作规程。

2. 适用范围

粪便标本。

3. 检验步骤

3.1·革兰染色：取新鲜送检粪便的水样、脓血或黏液样部分涂片，经自然干燥或烘片机烘干，进行革兰染色。

3.2·悬滴法或压滴法检查：取患者粪便，用无菌生理盐水制成悬液标本或压滴标本，直接用高倍镜检查细菌、真菌或寄生虫的形态或运动状况。

3.3·粪便球杆菌比例：取水样便或黏液便直接滴在洁净载玻片一端，以 30°～40°角匀速推片，厚薄适宜，自然干燥后在酒精灯火焰上通过 3 次固定，进行革兰染色。

3.4·镜检与结果报告

3.4.1 霍乱弧菌悬滴法检查：悬滴标本或压滴标本用高倍镜观察细菌，镜下呈穿梭状或鱼群状极活泼地运动，报告为"找到穿梭状或鱼群状极活泼菌，疑似霍乱弧菌"。

3.4.2 霍乱弧菌涂片检查：油镜可见较小呈直杆状、弧形、香蕉状或逗点状呈鱼群状排列的阴性杆菌，报告为"找到革兰阴性弧形杆菌，疑似霍乱弧菌"。

3.4.3 球菌与杆菌的比例：涂片革兰染色后，在油镜下观察 100 个菌分别计算球菌与杆菌数量以求得其比例，报告"球菌/杆菌＝×：×"。

3.5·真菌涂片检查：参见《真菌涂片标准操作规程》《墨汁染色标准操作规程》。

3.6·抗酸染色：参见《抗酸染色标准操作规程》。

3.7·质控：需做革兰阳性和阴性菌对照。

4. 注意事项

4.1·涂片不要太厚，以免影响染色效果。

4.2·正常人粪便球杆菌比例范围一般约为 1：10，不同年龄其比例不一样。长期使用广谱抗生素、免疫抑制剂及慢性消耗性疾病患者可发生肠道菌群失调，引起革兰阴性杆菌数量严重减少甚至消失，而葡萄球菌或真菌等明显增多，粪便中球菌/杆菌比值变大。

4.3·直接涂片镜检可见较小的直杆状、弧形、香蕉状或逗点状呈鱼群状排列的阴性杆菌，报告为"找到革兰阴性弧形杆菌，疑似霍乱弧菌"，并立即报告临床及医院行政管理部门，做好详细记录。

（周庭银）

穿刺液涂片标准操作规程

××医院检验科微生物室作业指导书	文件编号：××-JY-CZ-XJ-×××
版本： 生效日期：	共 页 第 页

1. 目的

规范穿刺液标本涂片标准操作规程。

2. 适用范围

穿刺液标本包括胸腔积液、腹水及胆汁等。

3. 检验步骤

3.1 · 胸腔积液、腹水及胆汁：将标本经 3 000 r/min 离心 10 min 后取沉淀物涂片。涂片自然干燥或烘片机烘干后进行革兰染色或抗酸染色。

3.2 · 镜检与结果报告：标本涂片经革兰染色，根据染色特性、形态排列，初步报告"找到革兰阴性或革兰阳性球菌或杆菌"。

3.2.1 在镜下找到革兰阳（阴）性球菌，可报告为"找到革兰阳（阴）性球菌"。

3.2.2 在镜下找到革兰阳（阴）性杆菌，可报告为"找到革兰阳（阴）性杆菌"。

3.2.3 如镜检未找到细菌可报告"未查见细菌"。

3.3 · 真菌涂片检查：参见《真菌涂片标准操作规程》《墨汁染色标准操作规程》。

3.4 · 抗酸染色：参见《抗酸染色标准操作规程》。

3.5 · 质控：革兰阳性和阴性菌对照。

4. 注意事项

胸腔积液、腹水及胆汁标本涂片可以为单一菌种，也可为混合菌种。

5. 危急值

无菌体液查见细菌或真菌均需按危急值报告，并记录。

参考文献

[1] 中国合格评定国家认可委员会.CNAS-CL02-A005：医学实验室质量和能力认可准则在临床微生物学检验领域的应用说明.2018.

[2] 周庭银,章强强.临床微生物学诊断与图解.4 版.上海：上海科学技术出版社,2017.

（周庭银）

脓液及伤口分泌物涂片标准操作规程

××医院检验科微生物室作业指导书	文件编号：××–JY–CZ–XJ–×××
版本： 生效日期：	共 页 第 页

1. 目的
规范脓液及伤口分泌物标本涂片标准操作规程。

2. 适用范围
脓液及伤口分泌物标本。

3. 检验步骤
3.1·取脓液及伤口分泌物直接涂片，经自然干燥或烘片机烘干，进行革兰染色。

3.2·镜检与报告方式

3.2.1 在镜下观察细菌形态、染色属性、形态特点、排列方式，若查见革兰阳性或阴性球菌，应报告"查见革兰阳性或阴性球菌"，若未发现细菌可报告"未查见细菌"。

3.2.2 如找到交织的菌丝，菌丝的末端稍膨大似棒状排列并呈放射状，有时可见嵌于类似明胶的鞘膜内，革兰染色阳性，抗酸染色阴性，报告"找到革兰阳性杆菌，疑似放线菌"。

3.2.3 若查见革兰阳性的分枝菌丝，应怀疑诺卡菌，抗酸染色弱阳性，报告"找到革兰阳性杆菌，疑似诺卡菌"。

3.2.4 在镜下观察找到革兰阳性杆菌，注意是否有芽孢以及芽孢在菌体的位置，如为革兰阳性细长杆菌，芽孢为正圆形，在菌体顶端，大于菌体的宽度，呈鼓槌状，可报告为"找到革兰阳性芽孢杆菌，疑似破伤风梭菌"。如为革兰阳性细长杆菌，无芽孢应加做抗酸染色。

3.2.5 有恶臭标本应考虑厌氧菌和变形杆菌感染，应与临床沟通。

3.2.6 查见革兰阳性细长杆菌，无芽孢应加做抗酸染色。

3.3·真菌涂片检查：参见《真菌涂片标准操作规程》《墨汁染色标准操作规程》。

3.4·抗酸染色：参见《抗酸染色标准操作规程》。

3.5·质控：革兰阳性和阴性菌对照。

4. 注意事项
脓液及伤口分泌物标本应在培养前先做涂片检查，最好送两份标本，分别用于涂片和培养检查。

参考文献
[1] 中国合格评定国家认可委员会.CNAS–CL02–A005：医学实验室质量和能力认可准则在临床微生物学检验领域的应用说明.2018.

[2] 周庭银，章强强.临床微生物学诊断与图解.4版.上海：上海科学技术出版社，2017.

（周庭银）

褥疮溃疡标本涂片标准操作规程

××医院检验科微生物室作业指导书	文件编号：××-JY-CZ-XJ-×××
版本： 生效日期：	共 页 第 页

1. 目的

规范褥疮溃疡标本涂片标准操作规程。

2. 适用范围

褥疮溃疡标本。

3. 检验步骤

3.1·取褥疮边缘或脓肿基底部的脓性分泌物直接涂片，经自然干燥或烘片机烘干，进行革兰染色。

3.2·镜检与报告方式

3.2.1　在镜下观察细菌形态、革兰染色属性、形态特点、排列方式，若查见革兰阳性或阴性球菌，应报告"查见革兰阳性或阴性球菌"。

3.2.2　若发现芽生孢子和假菌丝，并为革兰阳性酵母样细胞时，报告"找到酵母样细胞，疑似念珠菌"。

3.2.3　如镜检未找到细菌可报告"未查见细菌"。

3.3·抗酸染色（略）。

3.4·真菌涂片检查：参见《真菌涂片标准操作规程》。

3.5·质控：革兰阳性和阴性菌对照。

4. 注意事项

采集褥疮边缘的脓性分泌物，不要采集创口表面的渗液，避免污染菌。

参考文献

［1］中国合格评定国家认可委员会.CNAS-CL02-A005：医学实验室质量和能力认可准则在临床微生物学检验领域的应用说明.2018.

［2］周庭银,章强强.临床微生物学诊断与图解.4版.上海：上海科学技术出版社,2017.

（周庭银）

尿标本涂片标准操作规程

××医院检验科微生物室作业指导书	文件编号：××-JY-CZ-XJ-×××
版本： 生效日期：	共 页 第 页

1. 目的

规范尿标本涂片标准操作规程。

2. 适用范围

中段尿。

3. 检验步骤

3.1·涂片检查

3.1.1 肉眼可见混浊的尿液：将未离心的尿液标本混匀后取 10 μl 涂片，待干，固定后，进行革兰染色，油镜下观察有无细菌、白细胞和上皮细胞。细菌数≥1 个/视野与培养菌落计数≥10^5 CFU/ml 至少有 85% 的相关性；女性尿液标本中如果存在许多扁平上皮细胞，有或无细菌，提示标本很可能受到阴道细菌的污染，此时无论细菌数量多少，都应重新送检。该方法适用于筛查有较高的菌落计数患者。

3.1.2 离心涂片：取尿液标本 5～7 ml，3 000 r/min 离心约 10 min 后，取沉淀物 1 ml，用细胞离心机(2 000 r/min 离心 5 min)制备涂片，革兰染色并镜检。

3.2·镜检与结果报告

3.2.1 涂片检查：找到革兰阳(阴)性杆菌或球菌，报告"找到革兰阳(阴)性杆菌或球菌"。

3.2.2 淋病奈瑟菌涂片检查：见到白细胞内或白细胞外有革兰阴性双球菌，呈双肾形，报告为"找到革兰阴性双球菌，疑似淋病奈瑟菌"。如镜检未发现该细菌可报告"未找到革兰阴性双球菌"。

3.2.3 如镜检未找到细菌可报告"未查见细菌"。

3.3·真菌涂片检查：参见《真菌涂片标准操作规程》。抗酸染色：参见《抗酸染色标准操作规程》。

3.4·质控：革兰阳性和阴性菌对照。

4. 注意事项

4.1·尿标本涂片可以为单一菌种，也可为混合菌种。

4.2·涂片镜检阳性时，与菌尿症相关，并且可以根据细菌形态和染色特性，帮助临床经验治疗选用抗菌药物。

参考文献

中国合格评定国家认可委员会.CNAS-CL02-A005：医学实验室质量和能力认可准则在临床微生物学检验领域的应用说明.2018.

(周庭银)

生殖系统标本涂片标准操作规程

××医院检验科微生物室作业指导书	文件编号：××-JY-CZ-XJ-×××
版本： 生效日期：	共 页 第 页

1. 目的

规范生殖系统标本涂片标准操作规程。

2. 适用范围

男性尿道、女性外生殖道、内生殖道脓肿或抽吸液等标本。

3. 检验步骤

3.1·直接将标本涂片，自然干燥或烘片机烘干后进行革兰染色。

3.2·镜检与报告方式

3.2.1 阴道分泌物涂片：如找到白细胞内或白细胞外有革兰阴性双球菌，呈双肾形，报告为"找到革兰阴性双球菌，疑似淋病奈瑟菌"。

3.2.2 生殖器溃疡分泌物涂片：如找到有细小、单个或成对、有时呈两极浓染的革兰阴性杆菌，报告为"找到革兰阴性小杆菌，疑似杜克嗜血杆菌"。

3.2.3 内生殖道脓肿或抽吸液等标本：若找到革兰阳（阴）性杆菌或球菌，可报告为"找到革兰阳（阴）性杆菌或球菌"。

3.2.4 阴道分泌物涂片：如见上皮细胞内有大量革兰阴性杆菌，则为线索细胞，提示可能有阴道加德纳菌性阴道炎。

3.2.5 如镜检未找到细菌可报告"未查见细菌"。

3.3·真菌涂片检查：参见《真菌涂片标准操作规程》。

3.4·抗酸染色：参见《抗酸染色标准操作规程》。

3.5·质控：需做革兰阳性和阴性菌对照。

4. 注意事项

4.1·男性患者涂片镜检在细胞内外找到革兰阴性双球菌，有临床意义。

4.2·女性患者涂片镜检在细胞内外找到革兰阴性双球菌，需加做培养才可确诊。

参考文献

[1] 中国合格评定国家认可委员会.CNAS-CL02-A005：医学实验室质量和能力认可准则在临床微生物学检验领域的应用说明.2018.

[2] 周庭银，章强强.临床微生物学诊断与图解.4版.上海：上海科学技术出版社，2017.

（周庭银）

前列腺分泌物涂片标准操作规程

××医院检验科微生物室作业指导书	文件编号：××-JY-CZ-XJ-×××
版本： 生效日期：	共 页 第 页

1. 目的
规范前列腺分泌物标本涂片标准操作规程。

2. 适用范围
前列腺分泌物标本。

3. 检验步骤
3.1·取前列腺分泌物标本直接涂片，进行革兰染色，镜检。

3.2·镜检与报告方式

3.2.1 根据形态染色属性、形态特点，若查见革兰阳性或阴性球菌，应报告"查见革兰阳性或阴性球菌"。

3.2.2 若查见呈双肾形的革兰阴性双球菌，报告为"找到革兰阴性双球菌，存在于细胞内外，疑似淋病奈瑟菌"。

3.2.3 如未发现细菌可报告"未查见细菌"。

3.3·真菌涂片检查（略）。

3.4·抗酸染色：参见《抗酸染色标准操作规程》。

3.5·质控：革兰阳性和阴性菌对照。

4. 注意事项
临床医生往往用棉拭子采集前列腺标本，实验室收到标本后，应立即涂片否则易干枯。

参考文献

[1] 中国合格评定国家认可委员会.CNAS-CL02-A005：医学实验室质量和能力认可准则在临床微生物学检验领域的应用说明.2018.

[2] 周庭银,章强强.临床微生物学诊断与图解.4版.上海：上海科学技术出版社,2017.

（周庭银）

痰标本涂片标准操作规程

××医院检验科微生物室作业指导书	文件编号：××-JY-CZ-XJ-×××
版本： 生效日期：	共 页 第 页

1. 目的

规范痰标本涂片标准操作规程。

2. 适用范围

痰标本。

3. 检验步骤

3.1·痰涂片：挑取黏液、脓、血痰液标本，涂成均匀薄片，经自然干燥或烘片机烘干，进行革兰染色或抗酸染色。

3.2·镜检与结果报告：革兰染色涂片镜检除判断标本质量，痰涂片在低倍镜下检测20～40个视野，依据低倍镜下观察白细胞和上皮细胞数目多少来评定，见表10-1-1，还需观察其是否含有微生物（如细菌、真菌、寄生虫）以及脱落细胞或白细胞吞噬现象等，以便做初步假设性诊断。

表 10-1-1　痰标本镜下分类

项　目	1+（偶见）	2+（少量）	3+（中量）	4+（大量）
细胞计数（/LPF）	少于1个	1～9个	10～25个	>25个
细菌计数（/OPF）	少于1个	1～5个	6～30个	>30个

3.2.1　若查见许多含荚膜、矛头状、单个、成双或短链状排列的革兰阳性球菌，可能为肺炎链球菌感染，可报告"找到革兰阳性双球菌，疑似肺炎链球菌"。

3.2.2　若查见许多似葡萄状排列的革兰阳性球菌，可能为金黄色葡萄球菌感染，报告为"找到革兰阳性球菌，疑似金黄色葡萄球菌"。

3.2.3　若查见许多短肥形、有荚膜的革兰阴性杆菌，可能为肺炎克雷伯菌感染，可报告"找到革兰阴性杆菌，疑似肺炎克雷伯菌"。

3.2.4　若找到革兰阴性球杆菌或有成双排列并见白细胞吞噬的革兰阴性球杆菌，可报告"找到革兰阴性球杆菌，疑似鲍曼不动杆菌"。

3.2.5　若找到革兰阳性杆菌，可报告"找到革兰阳性杆菌"。

3.2.6　若查见革兰阳性的分枝菌丝，中间部分的菌丝为革兰阳性，四周放射的末端为革兰阴性，可报告为"找到革兰阳性杆菌，疑似放线菌"。若查见形态与放线菌相似，但菌丝末端不膨大，加做抗酸染色，呈弱阳性，可报告为"找到革兰阳性杆菌，疑似诺卡菌"。

3.2.7　若查见酵母样真菌（注意鉴别隐球菌），应根据真菌的量及与细菌的比例判断是否应加做沙保弱培养基培养。

3.2.8 若在痰标本中肉眼可见硫黄颗粒,应加做弱抗酸染色。

3.3·真菌涂片检查：参见《真菌涂片标准操作规程》《墨汁染色标准操作规程》。

3.4·抗酸染色：参见《抗酸染色标准操作规程》。

3.5·质控：革兰阳性和阴性菌对照。

4. 注意事项

4.1·接种标本后,用刚接种平板的拭子涂抹玻片,涂片应薄且均匀(透过图片部位可看清楚下面印刷品的字迹)。

4.2·当痰涂片镜检发现典型病原菌,但痰培养阴性,也认为其有参考意义。

参考文献

［1］中国合格评定国家认可委员会.CNAS－CL02－A005：医学实验室质量和能力认可准则在临床微生物学检验领域的应用说明.2018.

［2］周庭银,章强强.临床微生物学诊断与图解.4版.上海：上海科学技术出版社,2017.

（周庭银）

支气管肺泡灌洗液、保护毛刷标本涂片标准操作规程

××医院检验科微生物室作业指导书	文件编号：××-JY-CZ-XJ-×××
版本： 生效日期：	共 页 第 页

1. 目的

规范支气管肺泡灌洗液（BALF）、保护毛刷标本涂片标准操作规程。

2. 适用范围

支气管肺泡灌洗液、保护毛刷。

3. 检验步骤

3.1·肺泡灌洗液、保护毛刷标本：取适量肺泡灌洗液标本进行离心；保护毛刷标本（PSB）可直接涂片。经自然干燥、甲醇固定或火焰快速固定 3 次，进行革兰染色。

3.2·对剩余 BALF 标本离心后，可根据需要进行分枝杆菌、军团菌、真菌及卡氏肺孢子菌和病毒等相关病原的培养、涂片、分子、免疫等检查。

3.3·取 BALF 沉淀物进行革兰染色，若找到革兰阳（阴）性杆菌或球菌，可报告为"找到革兰阳（阴）性杆菌或球菌"。

3.4·若是细胞离心机制作的 BALF 标本的革兰染色涂片，检测敏感度为每毫升 10^5 个细胞或 10^4 个细胞，若每个油镜视野可见一个或多个细菌，报告革兰染色形态及白细胞结果，提示此细菌与活动性肺炎相关。

3.5·报告保护毛刷涂片的革兰染色形态及白细胞结果，提示此细菌与活动性肺炎相关。

4. 注意事项

4.1·肺泡灌洗液沉淀物应该涂 3 张片。一张做革兰染色，检查细菌和真菌。一张做抗酸染色，检查抗酸杆菌。第三张做瑞氏-吉姆萨染色，检查卡氏肺孢子菌。此菌在患者痰中不易查到，BALF 沉淀物检出的阳性率较高，应引起重视。

4.2·涂片 BALF 不像痰液那样易受上呼吸道杂菌的污染，含非病原性杂菌很少，故其涂片镜检的意义较大。取 BALF 沉淀物进行革兰染色与抗酸染色检查，对结核分枝杆菌的检查有较大的意义。

4.3·耶氏肺孢子虫：人类一般受感染后多无明显症状。但若患者的免疫功能低下，特别是 AIDS 患者和大量使用免疫抑制剂的患者易受感染，并可引起严重的间质性肺炎。

参考文献

[1] 中国合格评定国家认可委员会.CNAS-CL02-A005：医学实验室质量和能力认可准则在临床微生物学检验领域的应用说明.2018.

[2] 周庭银,章强强.临床微生物学诊断与图解.4 版.上海：上海科学技术出版社,2017.

（周庭银）

鼻腔、鼻咽、咽喉分泌物涂片标准操作规程

××医院检验科微生物室作业指导书	文件编号：××-JY-CZ-XJ-×××
版本： 生效日期：	共 页 第 页

1. 目的

规范鼻腔、鼻咽、咽喉分泌物涂片标准操作规程。

2. 适用范围

鼻腔、鼻咽、咽喉分泌物。

3. 检验步骤

3.1·取鼻腔、鼻咽、咽喉分泌物直接涂片，进行革兰染色。

3.2·镜检与报告方式

3.2.1 在镜下若查见革兰阳性或阴性球菌，应报告"查见革兰阳性或阴性球菌"。

3.2.2 若查见革兰阳性，呈 N、Y、V、T 等排列的棒状杆菌，报告为"找到棒状杆菌"。

3.2.3 若查见革兰阴性短小杆菌，报告为"革兰阴性细小杆菌，疑似流感嗜血杆菌"。

3.2.4 若查见革兰阴性双球菌，呈肾形存于细胞内外，报告为"找到革兰阴性双球菌，疑似脑膜炎奈瑟菌或淋病奈瑟菌"。

3.2.5 若未发现细菌可报告"未查见细菌"。

3.3·真菌涂片检查：参见《真菌涂片标准操作规程》。

3.4·抗酸染色：参见《抗酸染色标准操作规程》。

3.5·质控：革兰阳性和阴性菌对照。

4. 注意事项

4.1·多数情况为单份标本而量少的拭子，因此在培养之后再做涂片检查。

4.2·鼻、咽拭子在制作涂片时，可加1滴无菌生理盐水于玻片上，使干燥采样拭子上的细菌或真菌涂抹均匀。

4.3·口咽部也可能出现淋病奈瑟菌，应引起注意。

参考文献

[1] 中国合格评定国家认可委员会.CNAS-CL02-A005：医学实验室质量和能力认可准则在临床微生物学检验领域的应用说明.2018.

[2] 周庭银，章强强.临床微生物学诊断与图解.4版.上海：上海科学技术出版社，2017.

（周庭银）

眼部分泌物涂片标准操作规程

××医院检验科微生物室作业指导书	文件编号：××－JY－CZ－XJ－×××
版本： 生效日期：	共 页 第 页

1. 目的

规范眼部标本分泌物涂片标准操作规程。

2. 适用范围

眼部标本分泌物标本。

3. 检验步骤

3.1 · 取眼部标本分泌物直接涂片，经自然或烘片机烘干，进行革兰染色。

3.2 · 镜检与报告方式

3.2.1 若查见革兰阳性或阴性球菌，应报告"查见革兰阳性或阴性球菌"。

3.2.2 若查见革兰阴性小杆菌存在于细胞内外，应报告为"革兰阴性小杆菌，疑似嗜血杆菌"。

3.2.3 若未发现细菌可报告"未查见细菌"。

3.3 · 真菌涂片检查：参见《真菌涂片标准操作规程》。

3.4 · 抗酸染色：参见《抗酸染色标准操作规程》。

3.5 · 质控：革兰阳性和阴性菌对照。

4. 注意事项

4.1 · 若标本涂片查见革兰阴性细小杆菌，在培养时应加做巧克力琼脂平板。若查见革兰阴性短小杆菌，报告为"革兰阴性细小杆菌，疑似嗜血杆菌"。

4.2 · 如新生儿眼炎标本查见革兰阴性双球菌，呈肾形存在于细胞内外，应加做淋球菌琼脂平板。

参考文献

[1] 中国合格评定国家认可委员会.CNAS－CL02－A005：医学实验室质量和能力认可准则在临床微生物学检验领域的应用说明.2018.

[2] 周庭银,章强强.临床微生物学诊断与图解.4版.上海：上海科学技术出版社,2017.

（周庭银）

耳分泌物涂片标准操作规程

××医院检验科微生物室作业指导书	文件编号：××-JY-CZ-XJ-×××
版本： 生效日期：	共 页 第 页

1. 目的

规范耳分泌物涂片标准操作规程。

2. 适用范围

耳部分泌物标本。

3. 检验步骤

3.1·耳部分泌物标本直接涂片，进行革兰染色。

3.2·镜检与报告方式

3.2.1 若查见革兰阳性或阴性球菌，应报告"查见革兰阳性或阴性球菌"。

3.2.2 若查见革兰阳性的分枝菌丝，中间部分的菌丝为革兰阳性，四周放射的末端为革兰阴性，可报告为"找到革兰阳性杆菌，疑似放线菌"。

3.2.3 若未发现细菌可报告"未查见细菌"。

3.3·真菌涂片检查：参见《真菌涂片标准操作规程》。

3.4·抗酸染色：参见《抗酸染色标准操作规程》。

3.5·质控：革兰阳性和阴性菌对照。

4. 注意事项

遇到恶臭标本应建议临床做厌氧菌培养。

参考文献

[1] 中国合格评定国家认可委员会.CNAS-CL02-A005：医学实验室质量和能力认可准则在临床微生物学检验领域的应用说明.2018.

[2] 周庭银,章强强.临床微生物学诊断与图解.4版.上海：上海科学技术出版社,2017.

（周庭银）

口腔标本涂片标准操作规程

××医院检验科微生物室作业指导书	文件编号：××-JY-CZ-XJ-×××
版本： 生效日期：	共 页 第 页

1. 目的

规范口腔标本涂片标准操作规程。

2. 适用范围

口腔标本。

3. 检验步骤

3.1·取口腔标本(齿龈如化脓、口腔溃疡)直接涂片,进行革兰染色。

3.2·镜检与报告方式

3.2.1 若查见革兰阳性或阴性球菌,应报告"查见革兰阳性或阴性球菌"。

3.2.2 若查见革兰阴性细长杆菌报告为"找到革兰阴性杆菌,疑似革兰阴性梭状杆菌"。

3.2.3 若未发现细菌可报告"未查见细菌"。

3.3·真菌涂片检查(略)。

3.4·抗酸染色(略)。

3.5·质控:革兰阳性和阴性菌对照。

4. 注意事项

4.1·奋森疏螺旋体有3~8个不规则的疏螺旋,形态与回归热螺旋体类似,革兰染色阴性,涂片做革兰染色和镜检时应引起重视,奋森疏螺旋体与革兰阴性梭状杆菌共存。当人体抵抗力显著降低时,可引起樊尚咽峡炎(奋森咽峡炎)、牙龈炎、口颊坏疽、溃疡性口腔炎等,可使用青霉素治疗。

4.2·微生物学检查法可用棉拭子从病灶处取材,涂片做革兰染色和镜检,也可取新鲜材料用暗视野观察。

4.3·梅毒螺旋体也可引起口腔炎症,涂片检查可用暗视野荧光法或镀银法染色。

参考文献

[1] 中国合格评定国家认可委员会.CNAS-CL02-A005：医学实验室质量和能力认可准则在临床微生物学检验领域的应用说明.2018.

[2] 周庭银,章强强.临床微生物学诊断与图解.4版.上海：上海科学技术出版社,2017.

(周庭银)

胃液标本涂片标准操作规程

××医院检验科微生物室作业指导书	文件编号：××-JY-CZ-XJ-×××
版本： 生效日期：	共 页 第 页

1. 目的

规范胃液标本涂片标准操作规程。

2. 适用范围

胃液标本。

3. 检验步骤

3.1 · 采集胃液标本 10 ml，以 3 000 r/min 离心 15 min，取沉淀物涂片 2 张，做革兰染色及抗酸染色。

3.2 · 镜检与报告方式

3.2.1 若查见革兰阴性逗点状、S 形或螺旋状小杆菌，报告"疑似幽门螺杆菌"。

3.2.2 抗酸染色涂片，若查见抗酸染色阳性杆菌，则可报告"找到抗酸杆菌"。

3.3 · 抗酸染色：参见《抗酸染色标准操作规程》。

3.4 · 真菌涂片检查：参见《真菌涂片标准操作规程》《墨汁染色标准操作规程》。

3.5 · 质控：革兰阳性和阴性菌对照。

4. 注意事项

胃液一般不做普通细菌培养，可做特殊培养（幽门螺杆菌、结核分枝杆菌培养）。

参考文献

[1] 中国合格评定国家认可委员会.CNAS-CL02-A005：医学实验室质量和能力认可准则在临床微生物学检验领域的应用说明.2018.

[2] 周庭银,章强强.临床微生物学诊断与图解.4 版.上海：上海科学技术出版社,2017.

（周庭银）

血液及骨髓标本培养标准操作规程

××医院检验科微生物室作业指导书	文件编号：××-JY-CZ-XJ-×××
版本：　　　　　　生效日期：	共　页　第　页

1. 目的

规范血液及骨髓标本培养标准操作规程,确保检验结果准确可靠。

2. 标本类型

血液及骨髓。

3. 标本采集

参见《标本采集、运送、保存程序》。

4. 试剂、仪器

4.1 · API 鉴定条、细菌鉴定卡、质谱靶板、基质液、药敏卡、药敏纸片、血培养瓶、血琼脂平板、普通巧克力琼脂平板、麦康凯琼脂平板等,以及革兰染液、瑞氏染液、氧化酶试剂、触酶试剂等相关生化试剂。

4.2 · 二级生物安全柜、显微镜、恒温培养箱、CO_2 培养箱、质谱鉴定仪器、微生物鉴定及药敏分析仪、接种环、接种针、电热灼烧器等。

5. 细菌鉴定和药敏质控

参见《质量管理》。

6. 检验步骤

6.1 · 接收标本后,在规定的时间内对标本进行编号,然后在 LIS 系统中签收。

6.1.1　自动化仪器培养及鉴定

6.1.1.1　将血培养瓶置全自动血培养仪中,当标本有菌生长时,仪器阳性报警。取出血培养瓶,在生物安全柜内使用无菌注射器从瓶中取培养物 2~3 滴,进行涂片及革兰染色或瑞氏染色(需要时),同时接种在血琼脂平板、非选择性巧克力琼脂平板、麦康凯琼脂平板(需要时)上,5％ CO_2,35℃培养 18~24 h。若未见细菌生长,继续培养。

6.1.1.2　若厌氧培养瓶报警,涂片查见细菌,接种厌氧血琼脂平板同时接种一块需氧血平板。

6.1.1.3　从琼脂平板上挑取菌落进行涂片染色初步确定细菌类别,分别选用合适的鉴定卡片用微生物鉴定仪或 MALDI-TOF-MS 鉴定。

6.1.2　手工培养:将血培养瓶置35℃培养,经 18~24 h 培养后,每日 1 次,连续 5 日,观察其生长情况。

6.1.2.1　培养瓶肉眼观察:根据肉眼观察,判断培养瓶是否有细菌生长迹象(表 10-2-1)。

表 10 - 2 - 1　培养瓶中有细菌生长时常出现的不同反应

反　　　应	可 疑 细 菌
浑浊并有凝块	金黄色葡萄球菌
均匀浑浊,发酵葡萄糖产气	大多为革兰阴性菌
微浑浊,有绿色变化	肺炎链球菌
表面有菌膜,培养液清澈,底层溶血	枯草杆菌
表面有菌膜,膜下呈绿色浑浊	铜绿假单胞菌
血细胞层上面出现颗粒状生长,有自上而下的溶血	溶血性链球菌
厌氧培养瓶有变化,而需氧培养瓶无细菌生长	可能为厌氧菌

6.1.2.2　若肉眼观察有菌生长迹象,取菌悬液涂片做革兰染色或瑞氏染色,同时分离培养,接种需氧血琼脂平板、麦康凯琼脂平板和巧克力琼脂平板,置 35℃、5% CO_2 培养 18～24 h。厌氧瓶报阳时需做厌氧培养分离细菌,同时做耐氧试验。次日纯培养再进行鉴定及药敏试验。

6.1.2.3　直接药敏试验(必要时),将血培养物涂片找到细菌,根据革兰染色结果,进行直接药敏试验(选择 M-H 琼脂平板或含 5% 羊血 M-H 琼脂平板),取培养阳性的标本约 0.2 ml,用无菌棉签均匀涂布于琼脂平板表面,根据革兰染色结果选择所用抗菌药物纸片,如镜检见革兰阴性杆菌,选择肠杆菌科常用的抗菌药物纸片;若为革兰阳性球菌,成堆或链状排列,选择葡萄球菌或链球菌常用的抗菌药物纸片。然后置 35℃ 6～7 h 读取初步药敏结果。

6.1.2.4　若肉眼观察无细菌生长迹象,盲目转种一次,每日观察一次,并摇匀继续培养至第 5 日(特殊菌可适当延长时间)。

6.2 · 结果报告(通常分为三级)

6.2.1　阳性结果报告

6.2.1.1　一级报告:阳性报警血培养瓶应进行涂片革兰染色,将涂片结果以电话或其他方式通知临床并做记录(同时报告方也要记录报告的日期、时间、内容、报告人以及接收报告人的姓名)。

6.2.1.2　二级报告:报告直接药敏试验结果(初步药敏结果一般电话通知或书面通知临床)。

6.2.1.3　三级报告:报告细菌种属、药敏试验、结果评价和建议。如最终结果与初步报告不符,应及时与临床沟通,并书面注明最终报告变更内容。

6.2.2　阴性结果报告:血培养 72 h 未见细菌生长,可通知临床医师,以便做相应处理,但培养瓶要继续培养至第 5 日(特殊菌可适当延长时间),方可发出阴性报告。如果发现有菌生长,可及时通知病房,并对报告进行修正,审核发布后应对修正内容做相应的记录。

6.3 · 真菌培养:参见《真菌检验标准操作规程》。

6.4 · 结核分枝杆菌培养:参见《分枝杆菌属检验标准操作规程》。

注意:最终结果如与初级报告不符,应及时与临床沟通,并在书面最终报告上注明变更内容。

7. 操作流程

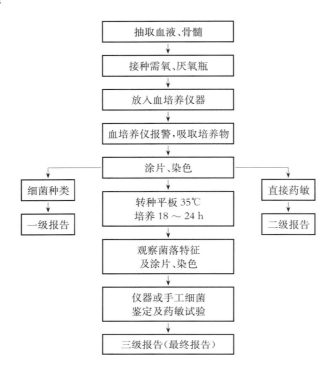

抽取血液、骨髓

↓

接种需氧、厌氧瓶

↓

放入血培养仪器

↓

血培养仪报警,吸取培养物

↓

涂片、染色

细菌种类 → 一级报告

直接药敏 → 二级报告

转种平板 35℃
培养 18～24 h

↓

观察菌落特征
及涂片、染色

↓

仪器或手工细菌
鉴定及药敏试验

↓

三级报告(最终报告)

8. 结果解释

8.1 · 血培养瓶细菌生长情况判断见表 10 - 2 - 2。

表 10 - 2 - 2　血培养瓶生长细菌情况判断

生 长 情 况	判 断 结 果			备　注
	病原菌	污染菌	沟通	
两瓶均生长(同种细菌)	√			CNS 或棒状杆菌,且生化特性和耐药性相同,表明属于同一种菌,可能是病原菌
两瓶均生长(一瓶棒状杆菌,一瓶微球菌)		√	√	
两瓶均生长(一瓶条件致病菌,另一瓶为皮肤定植菌)		√	√	
两瓶均生长(不同条件致病菌)	√		√	复数菌
一瓶生长(条件致病菌),一瓶不生长	√			另一瓶需涂片(革兰染色、瑞氏染色)
一瓶生长(CNS 或棒状杆菌),一瓶不生长		√	√	

注:① 两瓶是指两个部位采血,即不是同一部位采集的两管血和同一注射器中的血样。② "√"为"是"或"需要";CNS 为凝固酶阴性葡萄球菌

8.2·血培养中检出细菌,若不能明确判断是污染菌还是病原菌,可及时与临床沟通,结合患者症状(发热)、抗菌药物使用情况、白细胞总数和中性粒细胞计数、内毒素、PCT、CRP、G试验、GM试验、自身血清凝集试验等情况综合分析。

8.3·如果血培养阳性报警涂片革兰染色后镜检找不到细菌,应加做瑞氏染色,在瑞氏染色涂片中易查见形态清楚着紫色的细菌。值得注意的是,瑞氏染色涂片不能辨别病原菌的革兰染色属性,可根据革兰染色背景判断是革兰阳性菌还是阴性菌。

8.4·血培养中检出棒状杆菌属,首先考虑是单部位还是双瓶阳性。若单部位阳性,则多怀疑是抽血时污染。若双瓶检出棒状杆菌属时,应与临床联系,了解患者是否发热、白细胞计数、是否有免疫缺陷等情况,然后进行下一步鉴定。

8.5·拟杆菌和普雷沃菌等厌氧菌引起的血流感染多为需氧菌和厌氧菌混合感染。

8.6·对于某些细菌(G⁻杆菌、白念珠菌、金黄色葡萄球菌),在血培养中,单部位培养阳性也有意义。

9. 临床意义

引起血流感染的多为金黄色葡萄球菌、某些革兰阴性杆菌及部分球菌;疖、痈、脓肿和化脓性骨髓炎继发的菌血症主要由金黄色葡萄球菌和β溶血性链球菌引起;尿道、胆道、胃肠道炎症和黏膜损伤引起的菌血症以大肠埃希菌最常见;烧伤后以铜绿假单胞菌和金黄色葡萄球菌多见。伤寒和副伤寒于病程第1~2周做血液细菌培养,伤寒和副伤寒沙门菌的检出率可达80%~90%。

10. 危急值报告

仪器报警阳性标本直接涂片、革兰染色,确定细菌种类,应立即向临床报告细菌涂片结果,并做详细记录。

参考文献

[1] 中国合格评定国家认可委员会.CNAS-CL02-A005:医学实验室质量和能力认可准则在临床微生物学检验领域的应用说明.2018.

[2] 周庭银,倪语星,王明贵等.血流感染实验诊断与临床诊治.2版.上海:上海科学技术出版社,2014.

[3] 周庭银,章强强.临床微生物学诊断与图解.4版.上海:上海科学技术出版社,2017.

[4] 尚红,王毓三,申子瑜.全国临床检验操作规程.4版.北京:人民卫生出版社,2015.

(周庭银)

脑脊液标本培养标准操作规程

××医院检验科微生物室作业指导书	文件编号：××-JY-CZ-XJ-×××
版本： 生效日期：	共 页 第 页

1. 目的

规范脑脊液标本培养标准操作规程，确保检验结果准确可靠。

2. 标本类型

脑脊液。

3. 标本采集

参见《标本采集、运送、保存程序》。

4. 试剂、仪器

4.1 · API 鉴定条、细菌鉴定卡、质谱靶板、基质液、药敏卡、药敏纸片、血琼脂平板、普通巧克力琼脂平板、麦康凯琼脂平板，以及革兰染液、瑞氏染液、氧化酶试剂、触酶试剂等相关生化试剂。

4.2 · 二级生物安全柜、显微镜、恒温培养箱、CO_2 培养箱、微生物鉴定及药敏分析仪、质谱鉴定仪器、电热灼烧器、接种环、接种针等。

5. 细菌鉴定和药敏质控

参见《质量管理》。

6. 检验步骤

6.1 · 第一日（接种与培养）

6.1.1 在接收标本时，同时观察脑脊液性状，有无混浊、凝块等情况，对标本进行编号，然后在 LIS 系统中签收。

6.1.2 用定量接种环或移液器取混浊脑脊液 50 μl（或 1 滴），或挑取离心沉淀物双环（10 μl/环）分别接种于血琼脂平板、巧克力琼脂平板和麦康凯琼脂平板，或者将标本直接接种于体液培养瓶增菌培养。置于 5％～10％ CO_2 环境中 35℃培养 18～24 h，观察细菌生长情况。需要时，应接种沙保弱平板及真菌显色平板；怀疑为厌氧菌感染时，可做厌氧菌分离培养。

6.2 · 第二日（观察细菌生长情况及其处理）：观察各种培养基上有无细菌生长，并记录在程序单上（日期、涂片、分纯、上机、手工生化、药敏、无菌生长、继续培养 24 h 等）。

6.2.1 血琼脂平板：打开血琼脂平板观察是否有细菌生长，如果有菌生长（排除脑膜炎奈瑟菌，灰色、湿润、透明或半透明中等大小菌落，氧化酶阳性），初步确认是阳性菌还是阴性菌，挑取可疑菌落涂片染色进一步确认。如果没有细菌生长，则继续培养 24 h。

6.2.2 巧克力琼脂平板：观察巧克力琼脂平板是否有疑似流感嗜血杆菌的细小、无色透明似水滴状的菌落；若没有疑似菌落，但是巧克力琼脂平板上长出中等或较大的菌落，应结合麦康凯琼脂平板上的菌落特征，判断是否为同一种细菌，或者通过涂片染色进行确认。如果没有菌生长,则继续培养 24 h。

6.2.3　麦康凯琼脂平板:观察麦康凯琼脂平板上有无细菌生长,如果有粉红色、无色等其他颜色的菌落生长,进行生化鉴定和药敏试验,若没有细菌生长,则继续培养 24 h。

6.2.4　鉴定:根据菌落观察和涂片结果确认为革兰阳性或革兰阴性菌后,阳性球菌选择触酶试验,确定是葡萄球菌属、链球菌属还是其他菌,革兰阴性杆菌做氧化酶试验,确定是肠杆菌科、非发酵菌还是弧菌等其他细菌。

6.2.5　挑取可疑菌落,选择合适的鉴定卡片,制成适合的麦氏菌液浓度(0.5～3.0 麦氏单位),用自动化微生物鉴定仪、传统生化试验、MALDI - TOF - MS 进行鉴定。

6.3·第三日(结果报告)

6.3.1　阳性结果

6.3.1.1　仪器报告细菌鉴定结果后,需再次观察原始平板上的菌落特征,判断其与仪器结果是否相吻合,只有相吻合时,才可以发出报告。如果不符合则需再查找原因,是平板菌落不纯还是机器鉴定结果有误或者其他原因等。

6.3.1.2　脑脊液为无菌标本,培养出的细菌或真菌均为病原菌,应进行鉴定和药敏试验,报告菌名和药敏试验结果。

6.3.2　阴性结果:经培养 48 h,仍无细菌生长者,报告"培养 2 日无细菌生长"。

6.4·结核分枝杆菌培养:参见《分枝杆菌属检验标准操作规程》。

6.5·真菌培养:参见《真菌检验标准操作规程》。

7. 操作流程

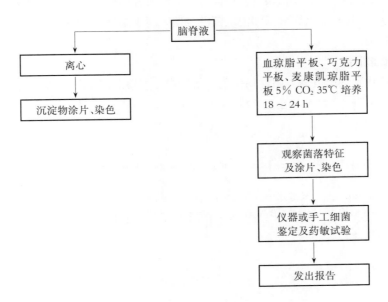

8. 结果解释

8.1·脑脊液中主要病原菌见表 10 - 2 - 3。

表 10 - 2 - 3 脑脊液中常见病原菌

革 兰 阳 性	革 兰 阴 性	其 他
产单核细胞李斯特菌	脑膜炎奈瑟菌	新生隐球菌
肺炎链球菌	流感嗜血杆菌	念珠菌属
无乳链球菌	肠杆菌科细菌	马内菲青霉
金黄色葡萄球菌	不动杆菌属细菌	结核分枝杆菌

8.2·若短期内发生多例患者脑脊液标本细菌检测阳性,应考虑置管可能,联系临床沟通标本来源。并考虑如凝固酶阴性葡萄球菌和不动杆菌等常见院内感染菌可能。

8.3·流感嗜血杆菌容易在外界环境中死亡,脑膜炎奈瑟菌对寒冷和干燥均很敏感,在体外容易自溶,故不论是涂片镜检还是进行培养,均应及时送检,在规定的时间内完成接种培养。

8.4·若直接涂片检查疑似真菌,应做墨汁染色(墨汁染色找新生隐球菌仅有 50% 敏感性,若怀疑新生隐球菌感染应加做其抗原检测)。

8.5·怀疑丝状真菌感染时,可延长培养时间至 2 周。

9. 临床意义

正常人的脑脊液是无菌的,检出细菌提示细菌性(急性化脓性或结核性等)脑膜炎。化脓性脑膜炎最多见脑膜炎奈瑟菌,肺炎链球菌居第二位。3 个月至 5 岁儿童细菌性脑膜炎的主要病原菌是流感嗜血杆菌,新生儿脑膜炎多由大肠埃希菌、B 群溶血性链球菌和脑膜败血黄杆菌引起,特别是早产婴儿。结核分枝杆菌可引起结核性脑膜炎。85% 脑脓肿患者脑脊液培养可检出厌氧菌,有时检出厌氧菌和需氧菌混合菌。新生隐球菌、念珠菌、马内菲青霉等可导致真菌性脑膜炎。

10. 危急值报告

直接涂片找到细菌或培养阳性均做危急值报告。若检测出脑膜炎奈瑟菌、结核分枝杆菌则应做传染病报告。

参考文献

[1] 中国合格评定国家认可委员会.CNAS - CL02 - A005:医学实验室质量和能力认可准则在临床微生物学检验领域的应用说明.2018.

[2] 周庭银,章强强.临床微生物学诊断与图解.4 版.上海:上海科学技术出版社,2017.

[3] 尚红,王毓三,申子瑜.全国临床检验操作规程.4 版.北京:人民卫生出版社,2015.

(周庭银)

痰、支气管肺泡灌洗液、保护毛刷标本培养标准操作规程

××医院检验科微生物室作业指导书	文件编号：××-JY-CZ-XJ-×××
版本： 生效日期：	共 页 第 页

1. 目的

规范下呼吸道标本培养标准操作规程，确保检验结果准确可靠。

2. 标本类型

痰、支气管肺泡灌洗液（BALF）、保护毛刷（PSB）刷检物定量培养。

3. 标本采集

参见《标本采集、运送、保存程序》。

4. 试剂、仪器

4.1·细菌鉴定卡、药敏卡、药敏纸片、血琼脂平板、选择性巧克力琼脂平板、麦康凯琼脂平板、沙保弱琼脂平板，以及革兰染液、瑞氏染液、氧化酶试剂、触酶等相关生化试剂。

4.2·二级生物安全柜、显微镜、恒温培养箱、CO_2培养箱、微生物鉴定及药敏分析仪、接种环、接种针、电热灼烧器。

5. 细菌鉴定和药敏质控

参见《质量管理》。

6. 检验步骤

6.1·痰

6.1.1 第一日（接种与培养）

6.1.1.1 接收标本后，立即对标本进行编号，然后在 LIS 系统中签收。

6.1.1.2 肉眼观察：包括颜色、黏度，有无血丝或脓。

6.1.1.3 痰液消化：在痰液中加入等量胰蛋白酶溶液、二硫苏糖醇或 α 糜蛋白酶进行消化。

6.1.1.4 挑取脓性、有血部位的痰或消化后的痰液接种于血琼脂平板、选择性巧克力琼脂平板和麦康凯琼脂平板（用无菌棉签挑取痰液涂布平板第一区，涂布时注意棉签应同时自身转动，四区依次划线）。

6.1.1.5 痰及气管吸出物标本涂片：用刚接种平板的拭子重新挑取脓性或血性痰及气管吸出物涂片，涂片应薄且均匀，自然干燥或烘片机烘干，染色后镜检。

6.1.1.6 革兰染色后镜检：痰涂片在低倍物镜下检测 20～40 个视野，涂片进行革兰染色后，用低倍镜观察白细胞和上皮细胞数量的多少来初步判定标本是否合格（表10-2-4）。

表 10-2-4 痰标本镜下分类

分 级	白细胞(个)/LP	上皮细胞(个)/LP
A	>25	<10
B	>25	10~25
C	>25	>25
D	10~25	>25
E	<10	>25

注：A、B 标本适合培养，C、D、E 为不合格标本，应重新留取标本

6.1.1.7 将接种的血平板、巧克力平板放入 CO_2 培养箱(5%~10% CO_2)，将麦康凯或中国蓝平板放入普通培养箱，35~37℃条件下培养 24~48 h，血平板、巧克力平板最好培养至 72 h。

6.1.2 第二日(观察细菌生长情况)

6.1.2.1 观察各种培养基上的细菌生长情况，并记录在程序单上(日期、涂片、分纯、上机、药敏等)。

6.1.2.2 血琼脂平板：打开血琼脂平板观察是否有菌生长，仔细观察平板上菌落特征，辨别正常菌群(草绿色链球菌、奈瑟菌等)和病原菌(肺炎链球菌、卡他莫拉菌、溶血性链球菌等)、真菌。若平板上有细菌生长，辨别是病原菌还是条件致病菌，是一种菌还是多种菌。若平板上仅有正常菌群生长，则继续培养 24 h 再观察。

6.1.2.3 巧克力琼脂平板：观察巧克力琼脂平板是否有疑似流感嗜血杆菌的细小、无色透明似水滴状的菌落，在血琼脂平板上不生长或生长不良。若没有疑似嗜血杆菌菌落但是巧克力琼脂平板上长出中等、较大的菌落，应结合麦康凯琼脂平板上的菌落特征，判断是否为同一种细菌，或者通过涂片染色进行确认。

6.1.2.4 麦康凯琼脂平板：观察麦康凯琼脂平板上有无细菌生长，如果有细菌生长，是粉红色、无色还是其他颜色，是一种菌还是多种菌，寻找优势菌，进行生化(上机)鉴定。若发现平板上菌落不纯，则需分纯后再进行生化鉴定。

6.1.2.5 在血琼脂平板上生长而麦康凯琼脂平板上不生长，排除正常菌群后，需进行涂片染色确定细菌的革兰染色属性；如果血琼脂平板与麦康凯琼脂平板上均生长，排除正常菌群后，可结合菌落特征，初步定为革兰阴性杆菌。革兰阳性球菌选择触酶试验，确定是葡萄球菌属还是链球菌属等其他菌，革兰阴性杆菌做吲哚试验、氧化酶试验，确定是肠杆菌科、非发酵菌还是弧菌等其他细菌，再进行鉴定。

6.1.2.6 鉴定：选择合适的鉴定卡片，挑取可疑菌落，制成适合的麦氏菌液浓度(0.5~3.0 麦氏单位)，用自动化微生物鉴定仪、传统生化试验、MALDI-TOF-MS 进行鉴定。

6.1.3 第三日(结果报告)：记录前一日仪器鉴定生化和药敏试验结果，报告培养结果。

6.1.3.1 仪器报告细菌鉴定结果后，需再次观察原始平板上的菌落特征，判断其与仪器结果是否相吻合，只有相吻合时，才可以发出报告。如果不符合则需再查找原因，是平板菌落不纯还是机器鉴定结果有误或者其他原因等。

6.1.3.2　查见病原菌或条件致病菌报告菌名和药敏结果并记录细菌数量,半定量计数见表 10 - 2 - 5 所示。区别定植菌或病原菌,应结合患者临床状况及诊断进行分析。

表 10 - 2 - 5　痰标本在平板上的菌落量化指标

分　　级	划线区菌落数目		
	第一区	第二区	第三区
少见(+)	<10		
少量(++)	>10	<5	
中等(+++)	>10	>5	<5
多量(++++)	>10	>5	>5

6.2·支气管肺泡灌洗液定量培养。

6.2.1　混匀 BALF 标本:用力涡旋振荡 30~60 s。

6.2.2　平板计数 1(10^2 CFU/ml):用经校准的加样器(或 10 μl 接种环)取 10 μl BAL 标本,分别点种于血琼脂平板和巧克力琼脂平板(恢复至室温),再用灭菌 L 形玻棒涂布平板。培养后菌落计数:菌落数 = 相同形态菌落数×100 CFU/ml。

6.2.3　平板计数 2(10^3 CFU/ml):用 1 μl 定量接种环(经验证)取 1 环 BALF 标本,分别接种于血琼脂平板和巧克力琼脂平板,涂布平板;培养后菌落计数:菌落数 = 相同形态菌落数×1 000 CFU/ml。

注意:若用接种环密涂平板,生长的菌落数量会低于实际数量。但用 L 形棒涂布平板计数,定量培养结果更准确。外观观察浑浊时采用平板计数 2。

6.3·保护毛刷定量培养

6.3.1　混匀标本:将 1 ml 带毛刷的标本管用力涡旋振荡 30~60 s。

6.3.2　平板计数(10^2 CFU/ml):用加样器取 10 μl 标本(或用 10 μl 接种环)分别接种于血琼脂平板和巧克力琼脂平板,用无菌 L 形棒涂布平板,培养后菌落计数:菌落数 = 相同形态菌落数×100 CFU/ml。

6.3.3　接种其他培养基并培养:完成血琼脂平板和巧克力琼脂平板稀释涂布后,可取 100 μl BALF 标本或 PSB 标本接种于麦康凯琼脂平板,培养步骤同 6.1.1.7。对有创方式采集的肺组织标本应延长培养至 4 日。

6.3.4　革兰染色标本处理

6.3.4.1　在完成标本定量培养后,取适量 BALF 标本进行细胞离心;保护毛刷标本可直接涂片。经自然干燥、甲醇固定或火焰快速固定 3 次,进行革兰染色。

6.3.4.2　若是细胞离心机制作的 BALF 标本涂片革兰染色,检测敏感度为每毫升 10^5 个细胞或每毫升 10^4 个细胞,若每个油镜视野可见 1 个或多个细菌,报告革兰染色形态及白细胞结果,提示此细菌与活动性肺炎相关。

6.4·分离并鉴定下呼吸道重要致病菌

6.4.1　链球菌属

6.4.1.1　β溶血性链球菌：触酶试验阴性且呈链状或成对排列的球菌；用吡咯烷酮芳胺酶(PYR)试验鉴定化脓性链球菌；或密涂后粘贴杆菌肽纸片(0.04 U/片)，35℃过夜培养，若有抑菌环，则报告化脓性链球菌，任何数量均应报告。

6.4.1.1.1　患儿标本检查是否有窄溶血环，并鉴别 B 群链球菌(无乳链球菌)，若 CAMP试验(金黄色葡萄球菌)阳性，则任何数量均应报告。

6.4.1.1.2　鉴定其他有临床意义数量的优势生长β溶血性链球菌。

注意：不必报告小菌落的β溶血性链球菌或 F 群链球菌，这类菌均为上呼吸道正常菌群。

6.4.1.2　肺炎链球菌：肺炎链球菌α溶血菌落与草绿色链球菌形态相似，但肺炎链球菌胆汁溶菌试验阳性：在菌落上滴 10％去氧胆酸钠溶液 1 滴，置 35℃ 15～30 min 后，若菌落溶解，报告"肺炎链球菌"(任何数量均应报告)；若菌落不溶解，则用奥普托辛(optochin，OP)敏感试验及仪器鉴定做进一步确认。

注意：存在对胆汁耐受或对奥普托辛耐药的肺炎链球菌株，将这两个试验联合检测可减少错误报告。

6.4.2　苛养革兰阴性杆菌(在麦康凯琼脂平板上难生长)

6.4.2.1　流感嗜血杆菌：流感嗜血杆菌是只生长在巧克力平板上的球杆菌，在血平板上不生长，卫星试验阳性(菌落不溶血)、M－H 平板卫星试验阴性可判断是流感嗜血杆菌(任何数量均应报告)，也可做 ALA(aminolevulinic acid)试验确认，并做β－内酰胺酶试验。

6.4.2.2　博德特菌属：有重要临床意义的博德特菌在血平板上生长，触酶和脲酶试验均为阳性，培养 48 h 出现肉眼可见菌落。

6.4.2.3　其他苛养革兰阴性杆菌：除非呈优势生长或数量很多，通常无需鉴定其他苛养的革兰阴性杆菌，如艾肯菌属，因这些菌均为上呼吸道正常菌群，很少引起呼吸系统疾病。

6.4.3　革兰阴性双球菌

6.4.3.1　检测有意义数量的卡他莫拉菌(任何数量均应报告)，90％以上卡他莫拉菌株的β－内酰胺酶试验为阳性。

6.4.3.2　检查巧克力平板上氧化酶阳性的任何菌落，并在血平板上生长或生长不良，G⁻双球菌、氧化酶阳性、糖发酵试验仅葡萄糖和麦芽糖阳性或用奈瑟菌属试剂盒鉴定，确认鉴定脑膜炎奈瑟菌，无需常规做药敏试验。

6.4.4　革兰阴性杆菌(在麦康凯琼脂平板上生长良好)

6.4.4.1　若只生长一种细菌并达到了有临床意义的数量，而无其他致病菌，通过初步试验筛查，此菌若为肠杆菌科细菌特别是肺炎克雷伯菌，需做鉴定和药敏试验。

6.4.4.2　对于住院患者，不管是否有其他病原菌，检查有意义数量的铜绿假单胞菌、鲍曼不动杆菌、洋葱伯克霍德菌和嗜麦芽窄食单胞菌，因这些菌是典型的多重耐药菌，可造成医院内流行，应注意院内感染暴发监测。

6.4.4.3　若生长一种以上其他等量的革兰阴性杆菌，做初步试验，并报告(如吲哚、氧化酶、在麦康凯琼脂平板上的气味和形态、菌落色素和克氏双糖铁试验的结果)。

6.4.5　葡萄球菌属

6.4.5.1 若革兰染色显示占优势的成堆球菌与白细胞相关,而无其他有意义数量的致病菌,只对有临床意义数量的金黄色葡萄球菌进行鉴定。

6.4.5.2 若是住院患者,依照感染控制原则,即使少量菌也应用头孢西丁检测苯唑西林是否耐药。

6.4.5.3 仅当凝固酶阴性葡萄球菌在平板上呈 90% 以上生长纯度时,才需鉴定到种水平和(或)做药敏试验,否则视为呼吸道正常菌群。

6.4.6 肠球菌属

6.4.6.1 生长肠球菌则无需报告,除非生长数量达 90% 以上纯培养,用初步生化试验鉴定确认。

6.4.6.2 很多革兰阳性球菌是呼吸道正常菌群,PYR 阳性甚至胆汁七叶苷和亮氨酸肽酶(LAP)阳性。

6.4.7 革兰阳性杆菌

6.4.7.1 来自免疫抑制患者的诺卡菌属和马红球菌(黏液样菌落、脲酶阳性),任何数量均需鉴定报告。

6.4.7.2 大芽孢革兰阳性菌,如为炭疽芽孢杆菌和蜡样芽孢杆菌,需报告。

6.4.7.3 有限地鉴定棒状杆菌,当出现下列任何情况的大量优势菌生长时,再使用鉴定革兰阳性杆菌的商品试剂盒:当菌株快速脲酶试验阳性时(假白喉棒状杆菌、假结核棒状杆菌脲酶阳性);标本来自 ICU 的插管患者。

6.4.7.4 通常,其他革兰阳性杆菌不引起肺炎,故不必鉴定。

6.4.8 鉴定丝状真菌

6.4.8.1 对分离到的丝状真菌,可压湿片(酚棉蓝染色)观察镜下形态初步鉴定,纯分做小培养观察产色、形态等可做进一步鉴定(除实验室或环境污染的真菌,如青霉)。

注意:从培养超过 48 h 的平板上分离双相真菌(如烟曲霉、黄曲霉、马内菲青霉、荚膜胞浆菌和球孢子菌),或酵母样菌落形态;建议重新留取标本或多部位标本。

6.4.8.2 检查陈旧培养物以排除新生隐球菌,无需进一步鉴定其他酵母样真菌。

注意:念珠菌通常不会引起肺炎,除非是肿瘤患者(如白血病)、肺移植患者或新生儿。酵母菌属于口腔正常定植菌群,即使从下呼吸道标本中分离到念珠菌,不管是什么种,多与疾病无关,除非有组织病理学证据。

6.4.9 涂片时可见但培养不生长的细菌:如果涂片时可见细菌,但培养后未见细菌生长,可能因使用了抗菌药物引起的;但也不能排除可能存在军团菌、百日咳博德特菌和分枝杆菌。实验室应及时与临床联系,扩大送检标本的培养范围。

6.5·报告有临床意义的微生物

6.5.1 应报告的病原菌:化脓性链球菌、B 群 β 溶血性链球菌(儿童)、鲍特菌属,特别是支气管鲍特菌、诺卡菌属、新生隐球菌、弗朗西斯土拉菌(高致病菌)、鼠疫耶尔森菌(高致病菌)、炭疽芽孢杆菌(高致病菌)、丝状真菌(排除腐生菌污染)。

6.5.2 培养和涂片相符时报告的病原菌:处理培养物应参考涂片的结果,应根据革兰染色所见炎症细胞和细菌的形态与培养物进行对照,当培养与涂片结果不相符时应重新涂片。

当培养生长的细菌在涂片中亦和炎症细胞相关时,报告以下双种病原菌:肺炎链球菌,并报告药敏结果;流感嗜血杆菌,常规报告 β-内酰胺酶试验结果。

6.5.3　有临床意义的数量

6.5.3.1　定性培养生长的病原菌数量达到以下情况时,判断为有临床意义:在平板第二区划线仍大量生长,或培养物生长量超过 1/4 平板;培养中少量生长且革兰染色涂片可见此形态细菌与炎症细胞相关联的病原菌;在平板划线第一区生长且纯度超过 90%,同时革兰染色涂片可见此形态细菌与炎症细胞相关的病原菌。

6.5.3.2　定量培养有临床意义的病原菌数量:BALF 菌落计数 $\geqslant 10^4$ CFU/ml;PSB 菌落计数 $\geqslant 10^3$ CFU/ml。

注意:取最高稀释度平板,分别对不同菌落形态的细菌计数,乘上稀释倍数即为菌落数。

6.5.4　报告有临床意义数量的非优势菌:当培养达到 6.5.3 所示有临床意义的数量时,即使非优势菌也应报告。

6.5.4.1　卡他莫拉菌、脑膜炎奈瑟菌,常规报告 β-内酰胺酶。

6.5.4.2　对住院患者报告的病原菌有:肺炎克雷伯菌、肠杆菌属细菌、铜绿假单胞菌、嗜麦芽窄食单胞菌、不动杆菌属(特别是鲍曼不动杆菌)、洋葱伯克霍德菌等,并报告药敏结果。

6.5.5　报告有临床意义数量的优势菌:生长菌达有临床意义数量的优势菌时,特别当涂片提示分离菌与多形核白细胞相关时应报告。

6.5.5.1　金黄色葡萄球菌,并报告药敏结果。

6.5.5.2　B 群 β 溶血性链球菌(成人)、C 群或 G 群 β 溶血性链球菌。

6.5.5.3　单一形态革兰阴性杆菌(特别是肺炎克雷伯菌),并报告药敏结果。

6.5.5.4　苛养的革兰阴性杆菌,通常报告 β-内酰胺酶。

6.5.5.5　脲酶试验阳性的棒状杆菌或来自 ICU 的患者。

6.5.5.6　分离自免疫抑制患者的马红球菌。

6.6·对非致病菌的报告

6.6.1　报告"肠杆菌科细菌":在麦康凯琼脂平板上生长 1 种以上的革兰阴性杆菌,经氧化酶阴性、葡萄糖氧化发酵等试验初步鉴定为肠杆菌科细菌,报告:经鉴定生长"肠杆菌科细菌"。

6.6.2　报告"非发酵细菌":在麦康凯琼脂平板上生长 1 种以上的革兰阴性杆菌,经氧化酶阳性、克氏双糖铁上不发酵葡萄糖等试验初步鉴定,报告:经鉴定生长"非发酵细菌"。

6.6.3　只生长肠球菌和凝固酶阴性葡萄球菌:若只生长肠球菌属和(或)凝固酶阴性葡萄球菌(有或无酵母样真菌),报告"革兰阳性球菌混合生长";若培养物纯度达 90% 以上,则做初步鉴定到属水平并分别列出。

6.6.4　报告"分离到口咽部正常菌群":若未分离到致病菌,对分离的草绿色链球菌和(或)非致病奈瑟菌、类白喉菌、凝固酶阴性葡萄球菌、罗氏菌属、F 群链球菌、厌氧菌、嗜血杆菌属(非流感嗜血杆菌)、艾肯菌属、放线杆菌属、嗜二氧化碳菌、莫拉菌属、肠球菌属、酵母样真菌和未达到有意义数量的金黄色葡萄球菌(如果医院感染控制要求可做药敏试验)、革兰阴性杆菌及脑膜炎奈瑟菌,均报告"分离到口咽部正常菌群"(可列出相应菌属)。

7. 操作流程

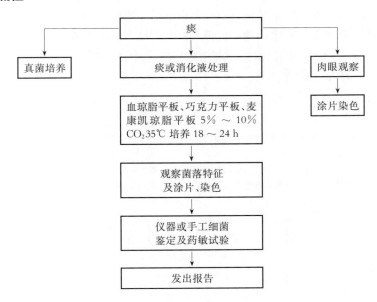

8. 结果解释

8.1·若平板上在第一区出现一种条件致病菌,菌落少于 10 个,不用进行鉴定,但要结合三种平板观察、痰涂片质量和患者情况而定。

8.2·在细菌培养中平板上出现疑似真菌生长,通过观察菌落特征涂片染色确认真菌类别。若疑似酵母样真菌,接种于显色琼脂,30~35℃培养 48 h,观察菌落颜色变化。若不显色,做 API20CAUX 或自动微生物鉴定仪鉴定。若是其他真菌,则做进一步鉴定。

8.3·涂片白细胞>25/LP,未见细菌,培养是阴性,可能存在某些特殊菌,如军团菌、内源性真菌、结核分枝杆菌或其他可引起非典型肺炎的病原菌。

8.4·百日咳鲍特菌在鲍金培养基上生长缓慢,48 h 可见光滑、有光泽、水银样菌落。革兰阴性小杆菌,触酶和脲酶试验均为阳性,是百日咳的病原菌,尤其 3 岁以下儿童易感,红霉素可用于治疗。

8.5·嗜肺军团菌在 BCYE 平板上 3~5 日形成灰白色、有光泽的菌落,普通琼脂平板上不生长。革兰阴性小杆菌,氧化酶阳性,不分解糖类。疑似军团菌属感染的患者,可留取痰标本培养。

8.6·肺泡灌洗液、诱导痰瑞氏吉姆萨染色或六胺银染色可以看到卡氏肺孢子菌。

9. 临床意义

上呼吸道标本培养生长的细菌是否与疾病有关,需各方面综合分析,排除常居菌后,才可做出正确的判断。下呼吸道的痰液应是无细菌的,而经口腔咳出的痰带有多种上呼吸道的正常寄生菌(如草绿色链球菌)。若从患者痰标本中查见病原菌或条件致病菌,提示可能有呼吸道细菌感染。肺炎链球菌是肺炎最常见的病原菌。儿童细菌性肺炎多为流感嗜血杆菌所致。医院获得性肺炎的常见病原菌是革兰阴性杆菌,主要有肺炎克雷伯菌、铜绿假单胞菌、沙雷菌属和肠杆菌属细菌等。肺结核由结核分枝杆菌引起的。嗜肺军团菌引起军团菌病,肺部厌氧感染大多是脆弱类杆菌及梭杆菌属的细菌等。疑典型形态细菌所致肺部感染时,常先做痰液和支气管分泌物涂片、染色和镜检(如肺部结核痰液涂片、抗酸染色,镜检找抗酸染色阳性结核分枝杆菌),有助于细菌培养检查。

参考文献

[1] 中国合格评定国家认可委员会.CNAS-CL02-A005:医学实验室质量和能力认可准则在临床微生物学检验领域的应用说明.2018.
[2] 周庭银,章强强.临床微生物学诊断与图解.4版.上海:上海科学技术出版社,2017.
[3] 国家卫生和计划生育委员会.下呼吸道感染细菌培养操作规范.北京:中国标准出版社,2015.

(周庭银)

鼻腔、鼻咽、咽喉分泌物标本培养标准操作规程

××医院检验科微生物室作业指导书	文件编号：××-JY-CZ-XJ-×××
版本： 生效日期：	共 页 第 页

1. 目的
规范上呼吸道标本培养标准操作规程，确保检验结果准确可靠。

2. 标本类型
鼻腔、鼻咽、咽喉分泌物。

3. 标本采集
参见《标本采集、运送、保存程序》。

4. 试剂、仪器
4.1·细菌鉴定卡、药敏卡、药敏纸片、血琼脂平板、麦康凯琼脂平板，以及革兰染液、氧化酶试剂、瑞氏染液、触酶等相关生化试剂。

4.2·二级生物安全柜、显微镜、恒温培养箱、CO_2培养箱、微生物鉴定及药敏分析仪、接种环、接种针、电热灼烧器。

5. 细菌鉴定和药敏质控
参见《质量管理》。

6. 检验步骤
6.1·第一日（接种与培养）

6.1.1 接收标本后，立即对标本进行编号，然后在 LIS 系统中签收。

6.1.2 将标本分别接种于血琼脂平板、麦康凯琼脂平板和巧克力琼脂平板（鼻腔标本仅检测耐甲氧西林金黄色葡萄球菌，无需接种于巧克力琼脂平板），置于 5%～10% CO_2 环境中 35℃培养 18～24 h，观察细菌生长情况。

6.2·第二日（观察细菌生长情况）：观察各种固体培养基上的细菌生长情况及其处理，并将其记录在程序单上（日期、涂片、分纯、上机、手工生化、药敏等）。

6.2.1 血琼脂平板：打开血琼脂平板，首先观察是否有细菌生长，如果有细菌生长注意菌落周围的溶血情况（α溶血、β溶血），挑取可疑菌落涂片染色进一步确认。如果没有，则继续培养 24 h。

6.2.2 麦康凯琼脂平板：观察麦康凯琼脂平板上有无细菌生长，如果有细菌生长，则注意是否为粉红色或其他颜色的菌落，进行生化鉴定和药敏试验，若没有，则继续培养 24 h。观察巧克力琼脂平板是否有细小的、无色透明似水滴状的菌落，疑似流感嗜血杆菌（在血琼脂平板上不生长或生长不良）。没有疑似嗜血杆菌菌落但是巧克力琼脂平板上长出中等、较大的菌落，应结合麦康凯琼脂平板上的菌落特征，判断是否为同一种细菌，或者通过涂片染色进行确认。

6.2.3　鉴定：根据菌落观察和涂片结果确认为阳性或阴性菌后，选择合适的鉴定卡片，挑取菌落制成菌悬液，用微生物鉴定仪、传统生化试验、MALDI－TOF－MS进行鉴定。

6.3·第三日（结果报告）

6.3.1　阳性结果

6.3.1.1　仪器报告细菌鉴定结果，需再次观察原始平板上的菌落特征，判断其与仪器结果是否相吻合，只有相吻合时，才可以发出报告。不符合时再查找原因，是平板菌落不纯，还是机器鉴定结果有误或者其他原因等。

6.3.1.2　培养出的病原菌（金黄色葡萄球菌、A群β溶血性链球菌）报告菌名及菌量，应进行鉴定和药敏试验。

6.3.2　阴性结果：鼻腔标本检测出奈瑟菌属、甲型链球菌，报告为"正常菌群"。

6.4·真菌培养：参见《真菌检验标准操作程序》。

7. 操作流程

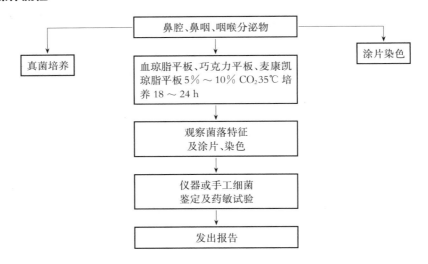

8. 结果解释

8.1·上呼吸道（鼻腔、鼻咽、咽喉）主要病原菌见表10－2－6。

表 10－2－6　上呼吸道主要病原菌

部　位	革兰阳性	革兰阴性	备　注
鼻腔	金黄色葡萄球菌		MRSA 筛查
鼻咽	化脓链球菌 溶血隐秘杆菌 肺炎链球菌	流感嗜血杆菌 脑膜炎奈瑟菌	
咽喉	β溶血链球菌 白喉棒状杆菌	流感嗜血杆菌 淋病奈瑟菌	

8.2·百日咳鲍特菌在鲍金培养基（Bordet‐Gengou medium）上是否有小而平滑、凸出、像水银滴、能折射光的菌落，并注意其是否具有黏性及溶血性（疑似），需培养 3～5 日。

8.3·淋病奈瑟菌也可引起咽炎，需特殊培养（淋病奈瑟菌平板）。

8.4·咽喉标本若在血琼脂平板上出现 β 溶血菌落，应加做杆菌肽试验，区别于 A 群链球菌。

9. 临床意义

9.1·正常人的鼻腔内存在一定数量与种类的正常菌群，当机体免疫功能下降或出现外伤时，可使一些细菌甚至病原菌（耐甲氧西林金黄色葡萄球菌、A 群 β 溶血性链球菌）等侵入而致病。

9.2·正常人的咽喉内存在一定数量与种类的正常菌群，当机体免疫功能下降或出现外伤时，可使一些细菌甚至病原菌侵入而致病。咽喉培养主要用于诊断链球菌咽喉炎，其次用于诊断百日咳、白喉与淋病奈瑟菌引起的咽炎。

参考文献

[1] 中国合格评定国家认可委员会.CNAS‐CL02‐A005：医学实验室质量和能力认可准则在临床微生物学检验领域的应用说明.2018.

[2] 周庭银,章强强.临床微生物学诊断与图解.4 版.上海：上海科学技术出版社,2017.

[3] 尚红,王毓三,申子瑜.全国临床检验操作规程.4 版.北京：人民卫生出版社,2015.

（周庭银）

眼部标本培养标准操作规程

××医院检验科微生物室作业指导书	文件编号：××-JY-CZ-XJ-×××
版本：　　　　生效日期：	共　页　第　页

1. 目的

规范眼部标本检验标准操作规程，确保检验结果准确可靠。

2. 标本类型

眼部分泌物。

3. 标本采集

参见《标本采集、运送、保存程序》。

4. 试剂、仪器

4.1·细菌鉴定卡、药敏卡、药敏纸片、血琼脂平板、巧克力琼脂平板、麦康凯琼脂平板，以及革兰染液、瑞氏染液、氧化酶试剂、触酶试剂等相关生化试剂。

4.2·二级生物安全柜、显微镜、恒温培养箱、CO_2培养箱、微生物鉴定及药敏分析仪、接种环、接种针、电热灼烧器。

5. 细菌鉴定和药敏质控

参见《质量管理》。

6. 检验步骤

6.1·第一日（接种与培养）

6.1.1　接收标本后，立即对标本进行编号，然后在 LIS 系统中签收。

6.1.2　将标本分别接种于血琼脂平板、巧克力琼脂平板和麦康凯琼脂平板，置于 5％～10％ CO_2 环境中 35℃培养 18～24 h，观察细菌生长情况。真菌培养时需要接种于沙保弱平板，置于 30℃培养 5 日，每日观察生长情况。

6.2·第二日（观察细菌生长情况）：观察各种固体培养基上的细菌生长情况及其处理，并将其记录在程序单上（日期、涂片、分纯、上机、手工生化、药敏等）。

6.2.1　血琼脂平板：打开血琼脂平板，首先观察是否有细菌生长，如果有细菌生长，初步确认是阳性菌还是阴性菌，挑取可疑菌落涂片染色进一步确认。如果没有，则继续培养 24 h。

6.2.2　巧克力琼脂平板：观察巧克力琼脂平板上是否有细小、无色透明似水滴状的菌落，疑似流感嗜血杆菌。

6.2.3　麦康凯琼脂平板：观察麦康凯琼脂平板上有无细菌生长，如果有细菌生长（粉红色、无色等其他颜色的菌落），进行生化鉴定和药敏试验，若没有，则继续培养 24 h。

6.2.4　鉴定：根据菌落观察和涂片结果确认为阳性或阴性菌后，选择合适的鉴定卡片，挑取菌落制成菌悬液，用微生物鉴定仪、传统生化试验、MALDI-TOF-MS进行鉴定。

6.3·第三日（结果报告）

6.3.1　阳性结果

6.3.1.1　仪器报告细菌鉴定结果后,需再次观察原始平板上的菌落特征,判断其与仪器结果是否相吻合,只有相吻合时,才可以发出报告;不相吻合时需要查找原因,是平板菌落不纯,还是机器鉴定结果有误或者其他原因等。

6.3.1.2　报告菌名和抗菌药物药敏试验结果。

6.3.2　阴性结果:经培养 48 h,仍无细菌生长者,报告"培养 2 日无细菌生长";经培养 5日,仍无真菌生长者,报告"培养 5 日无真菌生长"。

7. 操作流程

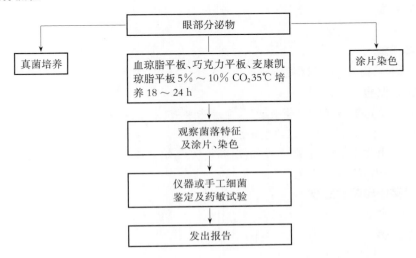

8. 结果解释

8.1 · 眼部标本主要病原菌见表 10 - 2 - 7。

表 10 - 2 - 7　眼部标本主要病原菌

常　　见	少　　见	罕　　见
金黄色葡萄球菌 间隙莫拉菌 埃及嗜血杆菌或流感嗜血杆菌	肺炎链球菌 β 溶血链球菌 肠杆菌属 铜绿假单胞杆菌属 不动杆菌属	白喉棒状杆菌 淋病奈瑟菌(新生儿眼炎常见)

8.2 · 眼部真菌性感染主要由曲霉属、镰刀霉属、白念珠菌等真菌引起。

9. 临床意义

感染性眼病是眼科的常见病和多发病。由细菌引起的眼部感染是常见的致盲因素之一,条件致病菌、耐药菌株成为当前感染的主要菌株。临床上常见的丝状真菌感染多为茄病镰刀菌。

（周庭银）

耳部标本培养标准操作规程

××医院检验科微生物室作业指导书	文件编号：××-JY-CZ-XJ-×××
版本： 生效日期：	共 页 第 页

1. 目的

规范耳部标本培养标准操作规程,确保检验结果准确可靠。

2. 标本类型

耳部标本。

3. 标本采集

参见《标本采集、运送、保存程序》。

4. 试剂、仪器

4.1 · 细菌鉴定卡、药敏卡、药敏纸片、血琼脂平板、麦康凯琼脂平板,以及革兰染液、瑞氏染液、氧化酶试剂、触酶试剂等相关生化试剂。

4.2 · 二级生物安全柜、显微镜、恒温培养箱、CO_2 培养箱、微生物鉴定及药敏分析仪、电热灼烧器、接种环、接种针等。

5. 细菌鉴定和药敏质控

参见《质量管理》。

6. 检验步骤

6.1 · 第一日(接种与培养)

6.1.1 接收标本后,立即对标本进行编号,然后在 LIS 系统中签收。

6.1.2 将标本分别接种于血琼脂平板和麦康凯琼脂平板,置于 5%～10% CO_2 环境中35℃培养 18～24 h,观察细菌生长情况。

6.2 · 第二日(观察细菌生长情况):观察各种固体培养基上的细菌生长情况及其处理,并将其记录在程序单上(日期、生长情况、涂片、分纯、上机、手工生化、药敏等)。

6.2.1 血琼脂平板:打开血琼脂平板,首先观察是否有细菌生长,如果有细菌生长,初步确认是阳性菌还是阴性菌,挑取可疑菌落涂片染色进一步确认。如果没有,则继续培养 24 h。

6.2.2 麦康凯琼脂平板:观察麦康凯琼脂平板上有无细菌生长,如果有细菌生长(粉红色、无色等其他颜色的菌落),进行生化鉴定和药敏试验,若没有,则继续培养 24 h。

6.2.3 鉴定:根据菌落观察和涂片结果确认为阳性或阴性菌后,选择合适的鉴定卡片,挑取菌落制成菌悬液,用微生物鉴定仪、传统生化试验、MALDI-TOF-MS 进行鉴定。

6.3 · 第三日(结果报告)

6.3.1 阳性结果

6.3.1.1 仪器报告细菌鉴定结果后,需再次观察原始平板上的菌落特征,判断其与仪器结果是否相吻合,相吻合时才可以发出报告,记录药敏试验结果;不相吻合时需要查找原因,是平板菌落不纯,还是机器鉴定结果有误或者其他原因等。

6.3.1.2　报告菌名和药物药敏试验结果。

6.3.2　阴性结果:经培养 48 h,仍无细菌生长者,报告"培养 2 日无细菌生长"。

7. 操作流程

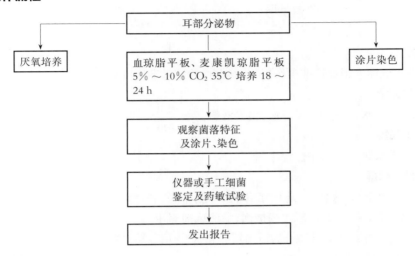

8. 结果解释

8.1·耳部标本常见病原菌见表 10 - 2 - 8。

表 10 - 2 - 8　耳部标本常见病原菌

慢性中耳炎	急性中耳炎	外 耳 炎
变形杆菌 铜绿假单胞菌 厌氧菌	肺炎链球菌 化脓链球菌 卡他莫拉菌,流感嗜血杆菌	铜绿假单胞菌 化脓链球菌 金黄色葡萄球菌

8.2·耳部感染亦可由白喉棒状杆菌、放线菌、分枝杆菌、肺炎支原体等引起,但临床上较少见。化脓性中耳炎可由金黄色葡萄球菌和链球菌引起。真菌性外耳道炎在临床也不少见。

9. 临床意义

耳部的常见疾病为中耳炎和外耳道炎,其主要的病因常为各种化脓性细菌引起的感染。因此,对耳部分泌物进行病原菌培养及抗菌药物敏感试验,以便为临床合理使用抗菌药物提供依据。

参考文献

[1] 中国合格评定国家认可委员会.CNAS - CL02 - A005:医学实验室质量和能力认可准则在临床微生物学检验领域的应用说明.2018.

[2] 周庭银,章强强.临床微生物学诊断与图解.4 版.上海:上海科学技术出版社,2017.

[3] 尚红,王毓三,申子瑜.全国临床检验操作规程.4 版.北京:人民卫生出版社,2015.

(周庭银)

穿刺液标本培养标准操作规程

××医院检验科微生物室作业指导书	文件编号：××-JY-CZ-XJ-×××

版本：	生效日期：	共　页　第　页

1. 目的

规范穿刺液标本培养标准操作规程，确保检验结果准确可靠。

2. 标本类型

胸腔积液、腹水、心包液、关节液、鞘膜液等。

3. 标本采集

参见《标本采集、运送、保存程序》。

4. 试剂、仪器

4.1·细菌鉴定卡、药敏卡、药敏纸片、血琼脂平板、普通巧克力琼脂平板、麦康凯琼脂平板，以及革兰染液、瑞氏染液、氧化酶试剂、触酶试剂等相关生化试剂。

4.2·二级生物安全柜、显微镜、恒温培养箱、CO_2培养箱、微生物鉴定及药敏分析仪、接种环、接种针、电热灼烧器。

5. 细菌鉴定和药敏质控

参见《质量管理》。

6. 检验步骤

6.1·第一日（接种与培养）

6.1.1　接收标本后，立即对标本进行编号，然后在 LIS 系统中签收。

6.1.2　将标本分别接种于血琼脂平板、巧克力琼脂平板和麦康凯琼脂平板，置于 $5\%\sim10\%$ CO_2 环境中 $35℃$ 培养 $18\sim24\,h$，观察细菌生长情况，为提高阳性检出率，临床医护人员可将穿刺液标本接种至多功能液体培养瓶增菌培养（上海科玛嘉微生物有限公司提供）。

6.2·第二日（观察细菌生长情况）：观察各种固体培养基上的细菌生长情况及其处理，并将其记录在程序单上（日期、生长情况、涂片、分纯、上机、手工生化、药敏等）。

6.2.1　血琼脂平板：打开血琼脂平板，首先观察是否有细菌生长，如果有细菌生长，初步确认是阳性菌还是阴性菌，挑取可疑菌落涂片染色进一步确认。如果没有，则继续培养 $24\,h$。

6.2.2　巧克力琼脂平板：观察巧克力琼脂平板是否有疑似流感嗜血杆菌的细小、无色透明似水滴状的菌落（多数在血琼脂平板上不生长），若没有疑似菌落但是巧克力琼脂平板上长出中等、较大的菌落，应结合麦康凯琼脂平板上的菌落特征，判断是否为同一种细菌，或者通过涂片染色进行确认。如果没有菌生长，则继续培养 $24\,h$。

6.2.3　麦康凯琼脂平板：观察麦康凯琼脂平板上有无细菌生长，如果有粉红色、无色等其他颜色的菌落生长，进行生化鉴定和药敏试验，若没有，则继续培养 $24\,h$。

6.2.4　鉴定：根据菌落观察和涂片结果确认为阳性或阴性菌后，选择合适的鉴定卡片，挑取菌落制成菌悬液,用微生物鉴定仪、传统生化试验、MALDI - TOF - MS 进行鉴定。

6.3·第三日(结果报告)

6.3.1 阳性结果

6.3.1.1 仪器报告细菌鉴定结果后,需再次观察原始平板上的菌落特征,判断其与仪器结果是否相吻合,相吻合时才可以发出报告,记录药敏试验结果;不吻合时再查找原因,是平板菌落不纯,还是机器鉴定结果有误或者其他原因等。

6.3.1.2 查到细菌,报告菌名和药敏试验结果。

6.3.2 阴性结果:经培养 48 h,仍无细菌生长者,报告"培养 2 日无细菌生长"。

6.4·厌氧菌培养:参见《厌氧菌检验标准操作规程》。

6.5·结核分枝杆菌培养:参见《分枝杆菌属检验标准操作规程》。

7. 操作流程

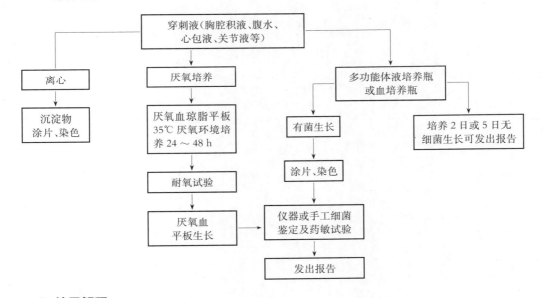

8. 结果解释

8.1·穿刺液为无菌标本,培养出的细菌或真菌均为病原菌,应进行鉴定和药敏试验。

8.2·穿刺液(胸腔积液、腹水、心包液、关节液及鞘膜液等)直接接种阳性率低,应接种于多功能体液培养瓶以提高阳性检出率。

8.3·体液均需做厌氧培养,故运送过程严格维持厌氧环境;最好做床边接种,可提高厌氧菌检出率。

9. 临床意义

各个部位穿刺液(胸腔积液、腹水、心包液、关节液及鞘膜液等)的细菌学检查对于确定该部位是否有细菌感染具有重要的诊断价值。正常穿刺液是无菌的,若从患者穿刺液中查见病原菌或条件致病菌则提示该部位有细菌感染。胸腔感染的病原菌以结核分枝杆菌多见,其次是金黄色葡萄球菌、溶血性链球菌、大肠埃希菌和铜绿假单胞菌等;腹腔感染的病原菌以肠道细菌如大肠埃希菌、粪肠球菌，以及结核分枝杆菌多见；心包炎和关节腔液以金黄色葡萄球菌、溶血性链球菌、大肠埃希菌和铜绿假单胞菌等多见。

参考文献

[1] 中国合格评定国家认可委员会.CNAS－CL02－A005：医学实验室质量和能力认可准则在临床微生物学检验领域的应用说明.2018.

[2] 周庭银，章强强.临床微生物学诊断与图解.4 版.上海：上海科学技术出版社，2017.

[3] 尚红，王毓三，申子瑜.全国临床检验操作规程.4 版.北京：人民卫生出版社，2015.

（周庭银）

引流液标本培养标准操作规程

××医院检验科微生物室作业指导书		文件编号：××-JY-CZ-XJ-×××	
版本：	生效日期：	共 页 第 页	

1. 目的

规范引流液标本培养标准操作规程,确保检验结果准确可靠。

2. 标本类型

十二指肠引流液、腹腔引流液、胆汁等。

3. 标本采集

参见《标本采集、运送、保存程序》。

4. 试剂、仪器

4.1 · 细菌鉴定卡、药敏卡、药敏纸片、血琼脂平板、麦康凯琼脂平板,以及革兰染液、瑞氏染液、氧化酶试剂、触酶试剂等相关生化试剂。

4.2 · 二级生物安全柜、显微镜、恒温培养箱、CO_2培养箱、微生物鉴定及药敏分析仪、接种环、接种针、电热灼烧器。

5. 细菌鉴定和药敏质控

参见《质量管理》。

6. 检验步骤

6.1 · 第一日(接种与培养)

6.1.1 接收标本后,立即对标本进行编号,然后在 LIS 系统中签收。

6.1.2 将标本分别接种于血琼脂平板和麦康凯琼脂平板,置于 5%～10% CO_2 环境中 35℃培养 18～24 h,观察细菌生长情况。为提高阳性检出率,临床医护人员可将引流液标本接种至多功能培养瓶增菌培养。

6.2 · 第二日(观察细菌生长情况):观察各种固体培养基上的细菌生长情况及其处理,并将其记录在程序单上(日期、涂片、分纯、上机、手工生化、药敏等)。

6.2.1 血琼脂平板:打开血琼脂平板,首先观察是否有细菌生长,如果有细菌生长,初步确认是阳性菌还是阴性菌,挑取可疑菌落涂片染色进一步确认。如果没有,则继续培养 24 h。

6.2.2 麦康凯琼脂平板:观察麦康凯琼脂平板上有无细菌生长,如果有粉红色、无色等其他颜色的菌落生长,进行生化鉴定和药敏试验,若没有,则继续培养 24 h。

6.2.3 鉴定:根据菌落观察和涂片结果确认为阳性或阴性菌后,选择合适的鉴定卡片,挑取菌落制成菌悬液,用微生物鉴定仪、传统生化试验、MALDI - TOF - MS 进行鉴定。

6.3 · 第三日(结果报告)

6.3.1 阳性结果

6.3.1.1 仪器报告细菌鉴定结果后,需再次观察原始平板上的菌落特征,判断其与仪器结果是否相吻合,相吻合时才可以发出报告,记录药敏试验结果,不吻合的话再查找原因,是平板菌落不纯,还是机器鉴定结果有误或者其他原因等。

6.3.1.2　查到细菌,报告菌名和药敏试验结果。

6.3.2　阴性结果:经培养 48 h,仍无细菌生长者,报告"培养 2 日无细菌生长"。

6.4·厌氧菌培养:参见《厌氧菌检验标准操作规程》。

6.5·结核分枝杆菌培养:参见《分枝杆菌属检验标准操作规程》。

7. 操作流程

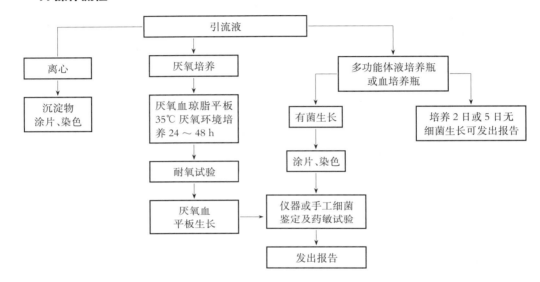

8. 结果解释

8.1·引流液为无菌标本,培养出的细菌或真菌为病原菌,但也应考虑到引流管细菌定植及污染情况。

8.2·胆汁标本若有细菌生长,应联系临床确认此标本是直接穿刺取得还是于胆总管等处取得。

9. 临床意义

9.1·正常引流液是无菌的,但引流管容易发生细菌定植或污染。若从患者引流液中查见病原菌或条件致病菌(排除引流管细菌定植或污染)则提示该部位有细菌感染。革兰阴性菌主要为大肠埃希菌、铜绿假单胞菌、不动杆菌属;革兰阳性菌依次为葡萄球菌属、肠球菌属、链球菌属;厌氧菌中最常见的是脆弱类杆菌和消化链球菌。

9.2·正常胆汁无菌,即使从门静脉或肠道反流进入胆道的细菌,正常情况下也可经肝脏免疫机制和库普弗细胞吞噬功能,以及胆流的冲刷作用而被吞噬或排入肠道。只有在机体免疫力降低、胆道出现梗阻等严重病变后,胆汁才会出现细菌。

(周庭银)

尿液标本培养标准操作规程

××医院检验科微生物室作业指导书	文件编号：××-JY-CZ-XJ-×××
版本： 生效日期：	共 页 第 页

1. 目的

规范尿液标本培养标准操作规程，确保检验结果准确可靠。

2. 标本类型

尿液。

3. 标本采集

参见《标本采集、运送、保存程序》。

4. 试剂、仪器

4.1·细菌鉴定卡、药敏卡、真菌鉴定卡、药敏纸片、血琼脂平板、尿定位显色平板、麦康凯琼脂平板、沙保弱琼脂平板，以及革兰染液、氧化酶试剂、触酶试剂等相关生化试剂。

4.2·二级生物安全柜、显微镜、恒温培养箱、CO_2培养箱、微生物鉴定及药敏分析仪、电热灼烧器、接种环、接种针。

5. 细菌鉴定和药敏质控

参见《质量管理》。

6. 检验步骤

6.1·第一日（接种与培养）

6.1.1　接收标本后，立即对标本进行编号，然后在 LIS 系统中签收。

6.1.2　将尿标本用定量接种环或无菌微量加样器取尿液 1 μl 或 10 μl 分别接种于血琼脂平板和麦康凯琼脂平板，置于 5%～10% CO_2 环境中 35℃培养 18～24 h，观察细菌生长情况。

6.1.3　菌落计数：用无菌定量接种环(1 μl 或 10 μl)取尿液 1 环接种于血琼脂平板上，均匀涂布，35℃培养 18～24 h，计数生长的菌落数，乘以 1 000 或 100，求出每毫升的菌落数。

6.2·第二日（观察细菌生长情况）：观察各种固体培养基上的细菌生长情况及其处理，并将其记录在程序单上（日期、涂片、分纯、上机、手工生化、药敏、不生长、放一天等）。

6.2.1　血琼脂平板：打开血琼脂平板，首先观察是否有细菌生长，如果有细菌生长，初步确认是阳性菌还是阴性菌，挑取可疑菌落涂片染色进一步确认，计算平板上的菌落数。若没有菌生长，则继续培养 24 h。

6.2.2　麦康凯琼脂平板：观察麦康凯琼脂平板上有无细菌生长，如果有粉红色、无色等其他颜色的菌落生长，进行生化鉴定和药敏试验；仍无细菌生长，则继续培养 24 h。

6.2.3　计算平板上的菌落数，菌落计数≥10^5 CFU/ml 进行细菌鉴定及药敏试验；细菌种类若超过 3 种以上，提示污染，不予鉴定。

6.2.4　鉴定：根据菌落观察和涂片结果确认为阳性或阴性菌后，选择合适的鉴定卡片，挑取菌落制成菌悬液,用微生物鉴定仪、传统生化试验、MALDI - TOF - MS进行鉴定。

6.3·第三日(结果报告)

6.3.1 阴性结果:应报告"接种$1\,\mu l$无菌生长(<1 000 CFU/ml,无临床意义的生长)",或"接种$10\,\mu l$无菌生长(<100 CFU/ml,无临床意义的生长)",仅报告"无菌生长"不准确。如果为严格无菌操作采集的尿液,可报告"无菌生长"。

6.3.2 阳性结果:尿液细菌培养检查必须报告细菌的种属、菌落计数及药敏结果。

6.3.2.1 无明确意义的阳性结果报告——纯培养:革兰×性×菌生长,菌落数×CFU/ml;混合菌生长:革兰×性×菌生长,菌落数×CFU/ml,注明是混合菌。

6.3.2.2 有意义的阳性结果报告:报告细菌种名、药敏结果及菌落数。

6.4·厌氧菌培养:参见《厌氧菌检验标准操作规程》。

6.5·结核分枝杆菌培养:参见《分枝杆菌属检验标准操作规程》。

7. 操作流程

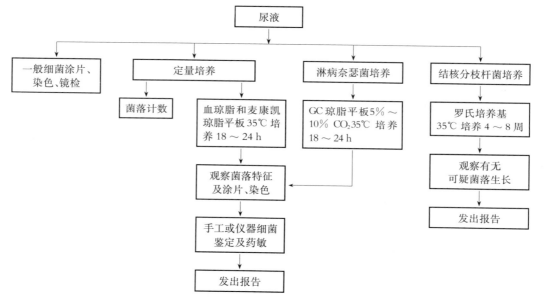

8. 结果解释

8.1·单种细菌菌落数$>10^5$ CFU/ml可能为感染;$<10^4$ CFU/ml可能为污染,$10^4\sim10^5$ CFU/ml需要根据患者的临床症状进行分析,大部分肾盂肾炎和膀胱炎可以根据这些参数正确地判断出来。对于复杂的尿道感染可多次送检,连续三次清洁中段晨尿培养$>10^5$ CFU/ml,则提示与尿道感染有高度的相关性,根据不同的培养情况制订不同的解释标准,分别见表10-2-9。

8.2·中段尿液标本不可置肉汤中进行增菌培养。

8.3·若尿液培养同时有≥3种细菌生长时,可视为污染标本,建议严格按照标本采集手册规定的消毒清洁方式重新留样送检。

8.4·导尿、耻骨上膀胱穿刺留取的尿液、已使用抗菌药物治疗患者的尿液采用 10 μl 接种量。

表 10 - 2 - 9　临床症状以及白细胞尿和菌尿结果的解释

临床表现	白细胞尿 ≥10⁴/ml	菌尿 （CFU/ml）	病原菌种数	解　　释	是否做药敏试验
有症状	+	大肠埃希菌或腐生葡萄球菌 ≥10³，其他菌种≥10⁵	≤2	尿路感染、急性肾盂肾炎菌落计数≥10⁴ CFU/ml 有意义 急性前列腺炎菌落计数≥10³ CFU/ml有意义	是
有症状	+	<10³		有炎症但无菌尿，正在使用抗菌药物，慢生长或难生长病原菌感染，无病原菌感染	不确定
有症状	+	≥10⁵	≤2	免疫功能正常患者：重复做尿液细菌学和细胞学检查（可能处于尿路感染的起始阶段） 免疫功能缺陷患者（如化疗或移植患者）	否 是
无症状	不定	10³～10⁴	≥1	可能由于标本采集质量不高导致污染	否
无症状	不定	>10⁵	≥2	定植	否
不定	−	<10³		无尿路感染或定植	不确定

8.5·中段尿标本不可做厌氧菌培养，如果怀疑厌氧菌感染，标本以耻骨上方膀胱穿刺吸取。

8.6·特殊细菌感染的解释：采用特殊培养基或培养时间＞24 h，尿液中分离出大量的尿道或阴道的正常菌群时，包括棒杆菌属、阴道加德纳菌、流感嗜血杆菌和副流感嗜血杆菌等，可能与尿道感染性疾病有关。

8.6.1　解脲棒杆菌：是一种可引起尿道感染罕见的革兰阳性杆菌。解脲棒杆菌菌尿通常发生于严重免疫缺陷、泌尿道侵入性操作或长期住院的老年患者，并与肾盂肾炎有关，且在无抗菌药物治疗情况下可自动消失。

8.6.2　解葡萄糖苷棒杆菌：也称为生殖棒杆菌，可以导致前列腺炎和尿道炎，并能产生大量尿素酶。

8.6.3　流感嗜血杆菌和副流感嗜血杆菌：尿道感染的发生率很低，建议在儿童的尿培养中加用巧克力平板。

8.6.4　很少导致尿道感染的细菌：厌氧菌、放线杆菌属、乳杆菌属、α溶血性链球菌、凝固酶阴性葡萄球菌（年轻女性尿标本分离腐生葡萄球菌除外）、棒杆菌属和一些不常见革兰阴性杆菌。

9. 临床意义

尿液的细菌学检查（中段尿培养加计数）对于泌尿道感染的诊断有重要价值。正常尿液是无菌的,而外尿道有正常菌群寄生,标本的采集必须无菌操作。另外,细菌培养必须结合菌落计数辨别是否为泌尿道感染。有病原菌或条件致病菌生长,菌落计数≥10^5 CFU/ml 常提示感染(膀胱炎、肾盂肾炎、肾或膀胱结核等)。常见病原菌主要有大肠埃希菌、葡萄球菌、肠球菌等。

参考文献

[1] 中国合格评定国家认可委员会.CNAS-CL02-A005:医学实验室质量和能力认可准则在临床微生物学检验领域的应用说明.2018.

[2] 周庭银,章强强.临床微生物学诊断与图解.4 版.上海:上海科学技术出版社,2017.

[3] 国家卫生和计划生育委员会.临床微生物室尿道感染实验室操作规范.北京:中国标准出版社,2015.

(周庭银)

生殖道标本培养标准操作规程

××医院检验科微生物室作业指导书	文件编号：××-JY-CZ-XJ-×××
版本： 生效日期：	共 页 第 页

1. 目的
规范生殖道标本培养标准操作规程,确保检验结果准确可靠。

2. 标本类型
男性尿道、女性外生殖道、内生殖道脓肿或抽吸液等标本。

3. 标本采集
参见《标本采集、运送、保存程序》。

4. 试剂、仪器
4.1·细菌鉴定卡、药敏卡、药敏纸片、血琼脂平板、淋病奈瑟菌平板、麦康凯琼脂平板,以及革兰染液、氧化酶试剂、触酶试剂等相关生化试剂。

4.2·二级生物安全柜、显微镜、恒温培养箱、CO_2培养箱、微生物鉴定及药敏分析仪、接种环、接种针、电热灼烧器。

5. 细菌鉴定和药敏质控
参见《质量管理》。

6. 检验步骤
6.1·第一日（接种与培养）

6.1.1 接收标本后,立即对标本进行编号,然后在LIS系统中签收。

6.1.2 将标本分别接种于血琼脂平板和麦康凯琼脂平板,置于5％～10％ CO_2环境中35℃培养18～24 h,观察细菌生长情况。

6.1.3 疑似淋病患者的标本,应接种于淋病奈瑟菌琼脂平板,置于5％～10％ CO_2环境中35℃培养18～24 h,观察细菌生长情况。

6.1.4 疑似软下疳患者的标本（杜克嗜血杆菌感染）,应接种于选择性巧克力琼脂平板,置于5％～10％ CO_2环境中35℃培养18～24 h,观察细菌生长情况。

6.2·第二日（观察细菌生长情况）：观察各种固体培养基上的细菌生长情况及其处理,并将其记录在程序单上（日期、涂片、分纯、上机、手工生化、药敏等）。

6.2.1 血琼脂平板：打开血琼脂平板,首先观察是否有细菌生长,如果有细菌生长,初步确认是阳性菌还是阴性菌,挑取可疑菌落涂片染色进一步确认。如果没有,则继续培养24 h。

6.2.2 巧克力琼脂平板：观察巧克力琼脂平板是否有细小、无色透明似水滴状的菌落（疑似杜克嗜血杆菌）。如果没有菌生长,则继续培养24 h。

6.2.3 淋病奈瑟菌在淋病奈瑟菌琼脂平板上形成较小、光滑、凸起、无色透明或呈灰白色的菌落,做氧化酶试验,若阳性,则进一步鉴定;若无细菌生长,则继续培养24 h。

6.2.4 鉴定：根据菌落观察和涂片结果确认为阳性或阴性菌后，选择合适的鉴定卡片，挑取菌落制成菌悬液，用微生物鉴定仪、传统生化试验、MALDI－TOF－MS进行鉴定。

6.3 · 第三日（结果报告）

6.3.1 阳性结果：仪器报告细菌鉴定结果后，需再次观察原始平板上的菌落特征，判断其与仪器结果是否相吻合，相吻合时才可以发出报告；不吻合时再查找原因，是平板菌落不纯，还是机器鉴定结果有误或者其他原因等。培养出的病原菌，应进行鉴定、药敏试验，报告病原菌名和药敏试验结果。

6.3.2 阴性结果

6.3.2.1 男性尿道标本、子宫颈分泌物、女性阴道分泌物经培养 2 日，仍无病原菌生长者，报告"培养 2 日无病原菌生长"。

6.3.2.2 无菌部位标本细菌培养 2 日未检出细菌，报告为"培养 2 日无细菌生长"。

6.3.2.3 淋病奈瑟菌培养阴性，报告为"未检出淋病奈瑟菌"。

6.4 · 厌氧菌培养：参见《厌氧菌检验标准操作规程》。

6.5 · 结核分枝杆菌培养：参见《分枝杆菌属检验标准操作规程》。

7. 操作流程

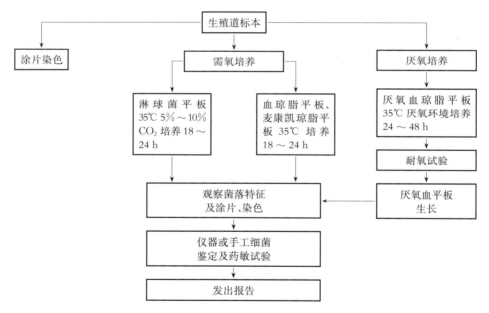

8. 结果解释

8.1 · 人体的生殖道有多种病原体，主要包括：淋病奈瑟菌、念珠菌属、杜克嗜血杆菌、阴道加特纳菌、沙眼衣原体、人乳头瘤病毒、疱疹病毒等。

8.2 · 通常，外生殖道标本检出肠杆菌科、金黄色葡萄球菌、肠球菌属等无临床意义。

8.3 · 内生殖道脓肿或抽吸液标本分离出肠杆菌科、葡萄球菌属、肠球菌属等及厌氧菌可考虑为病原菌。

8.4 · 从产妇患者(在怀孕 35～37 周时)的阴道和会阴标本分离 B 群链球菌(无乳链球菌)很重要,因为这种微生物可引起严重的新生儿脓毒症和新生儿脑膜炎。

8.5 · 产单核细胞李斯特菌在生殖道标本中容易被误认为类白喉棒状杆菌,可引起先兆流产,应引起临床注意。

8.6 · 软下疳是由杜克嗜血杆菌(又称软下疳杆菌)引起的一种性病,临床以急性疼痛性生殖器溃疡、局部淋巴结肿大、化脓为特点。杜克嗜血杆菌不同于流感嗜血杆菌,它是一种呈链状或长丝状的革兰阴性杆菌,而流感嗜血杆菌是革兰阴性小球杆菌,应引起检验人员的注意。

8.7 · 阴道加特纳菌:革兰阴性、细长、多形状杆菌。兼性厌氧菌,在绵羊血琼脂平板上生长的菌落为细小、露珠状,有狭窄的绿色环出现,在含人血琼脂平板上有 β 溶血。

9. 临床意义

正常的内生殖道是无菌的,而外生殖器(包括男性尿道口和女性阴道)有多种细菌寄生,如尿道口常见有葡萄球菌、类白喉棒状杆菌和非结核分枝杆菌等,阴道常见有乳酸杆菌、双歧杆菌、消化球菌等。查见病原菌提示有细菌感染,如急、慢性前列腺炎,睾丸炎,精囊炎,附睾炎,阴道炎,急、慢性淋病等。阴道加特纳菌与细菌性阴道炎(BV)有关。BV 可以导致多种严重的妇科并发症,如子宫全切的术后感染、绒毛膜炎、羊水感染、早产、产后子宫内膜炎等。阴道加特纳菌还能引起新生儿致死性和非致死性菌血症和软组织感染。

参考文献

[1] 中国合格评定国家认可委员会.CNAS-CL02-A005:医学实验室质量和能力认可准则在临床微生物学检验领域的应用说明.2018.

[2] 周庭银,章强强.临床微生物学诊断与图解.4 版.上海:上海科学技术出版社,2017.

[3] 尚红,王毓三,申子瑜.全国临床检验操作规程.4 版.北京:人民卫生出版社,2015.

(周庭银)

粪便标本培养标准操作规程

××医院检验科微生物室作业指导书	文件编号：××－JY－CZ－XJ－×××
版本： 生效日期：	共　页　第　页

1. 目的

规范粪便标本培养标准操作规程，确保检验结果准确可靠。

2. 标本类型

粪便、直肠拭子。

3. 标本采集

参见《标本采集、运送、保存程序》。

4. 试剂、仪器

4.1 · 细菌鉴定卡，沙门、志贺菌属琼脂（SS）或木糖赖氨酸脱氧胆酸盐琼脂（XLD）平板，碱性蛋白胨水、药敏卡、药敏纸片、诊断血清、革兰染液、氧化酶试剂、触酶试剂等相关生化试剂。

4.2 · 二级生物安全柜、显微镜、恒温培养箱、CO_2 培养箱、微生物鉴定及药敏分析仪、接种环、接种针、电热灼烧器。

5. 细菌鉴定和药敏质控

参见《质量管理》。

6. 检验步骤

6.1 · 第一日（接种与培养）

6.1.1　接收标本后，立即对标本进行编号，然后在 LIS 系统中签收。

6.1.2　挑取粪便中的脓性血、黏液或直肠拭子直接接种于 XLD 平板、SS 平板或 HE 平板（至少 2 种）及 SBG 沙门增菌液；"米泔样水便"接种于碱性蛋白胨水。增菌培养 4～6 h 再移种于 XLD 平板（提高沙门菌的阳性检出率），次日观察其生长情况。

6.2 · 第二日（观察细菌生长情况）：检查固体培养基上的细菌生长情况，并将其记录在程序单上（日期、生长情况、分纯、手工生化、克氏双糖铁斜面或三糖铁等）。

6.2.1　XLD 琼脂平板：打开 XLD 琼脂平板，检查培养基上是否具有粉红色（疑似志贺菌）或中心具有黑色的红色菌落（疑似沙门菌），如果有，则进行初步生化鉴定。如果没有，则继续培养 24 h。

6.2.2　SS 平板：观察 SS 平板，检查是否有无色透明的菌落（疑似志贺菌）及中心黑色的菌落（疑似沙门菌），如果有，则进行初步生化鉴定。如果没有，则继续培养 24 h。

6.2.3　初步生化鉴定：从平板分别挑取可疑菌落 3～5 个，分别接种在克氏双糖铁（KIA）斜面或三糖铁（TSI）和动力吲哚脲酶半固体（MIU）。观察其生化反应（表 10-2-10）。

6.3 · 第三日（结果报告）

表 10 - 2 - 10　伤寒、副伤寒沙门菌的初步生化鉴别表

菌　　种	KIA / TSI			MIU		
	斜面/底层	产气	H₂S	动力	吲哚	脲酶
福氏志贺菌	K/A	-/少	-	-	-/+	-
伤寒沙门菌	K/A	-	+/-	+	-	-
甲型副伤寒沙门菌	K/A	+	-/+	+	-	-
乙型副伤寒沙门菌	K/A	+	+	+	-	-
丙型副伤寒沙门菌	K/A	+	+	+	-	-

注：A 产酸(黄色)；K 产碱(红色)；+ 阳性；- 阴性；+/- 多数阳性；-/+ 多数阴性

6.3.1　可根据初步生化鉴定结果，挑取可疑菌落，做血清学鉴定。必要时进行传统生化、API20E、全自动微生物生化鉴定系统、MALDI - TOF - MS 鉴定。

6.3.2　结果报告：查到肠道病原菌，报告其菌名和药敏结果。

6.4·结核分枝杆菌：参见《分枝杆菌属检验标准操作规程》。

7. 操作流程

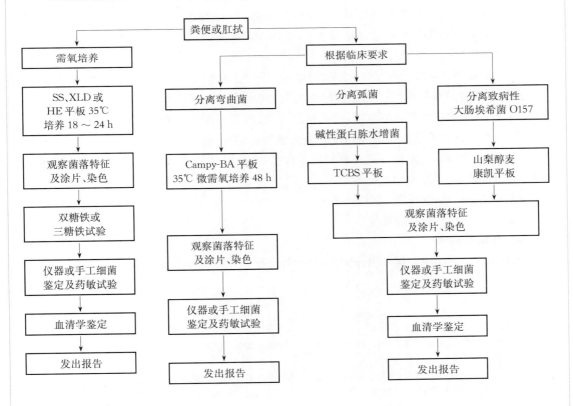

8. 结果解释

8.1·肠道感染主要致病菌及其培养特征见表 10 - 2 - 11。

表 10 - 2 - 11　肠道感染主要致病菌及其培养特征

细 菌 名 称	培 养 基	菌 落 特 征	备 注
沙门菌	XLD	中心黑色的红色菌落	
志贺菌	XLD	粉红色菌落	
霍乱弧菌	TCBS	黄色菌落	
副溶血弧菌等	TCBS	绿色菌落	
邻单胞菌、气单胞菌	麦康凯琼脂平板	无色菌落	
耶尔森菌属	麦康凯琼脂平板	无色菌落	
弯曲菌属	胆酸盐琼脂 CCDA	半透明菌落	初次分离 5%~10% CO$_2$ 和 85% 氮
致病性大肠杆菌	山梨醇麦康凯平板	粉红色菌落	
出血性大肠埃希菌 0157	山梨醇麦康凯平板	无色透明菌落,不发酵山梨醇	
艰难梭菌	头孢西丁果糖琼脂平板 CCFA	黄色菌落	(需毒素检测)
产单核细胞李斯特菌	血琼脂平板	β 溶血菌落	

8.2·志贺菌最好使用甘油盐水缓冲液(buffered glycerol saline solution)运送大便标本,因志贺菌在大便标本中所能生存的时间极为短暂,容易被其他正常菌的代谢物抑制。

8.3·HE 及 XLD 最好新鲜配制(有效期为 1 周)。SS 琼脂平板,虽然名称代表沙门菌(salmonella 及 shigella),但经过研究对志贺菌属分离不佳。

9. 临床意义

9.1·正常情况下肠道内有多种细菌寄生,包括大量的厌氧菌、肠球菌、大肠埃希菌、肠杆菌、变形杆菌、粪产碱杆菌等。引起感染性腹泻的病原微生物如下。

9.1.1　细菌性:产毒素型腹泻,包括霍乱弧菌、肠毒素型大肠埃希菌等;侵袭型腹泻,包括志贺菌、肠致病型大肠埃希菌和肠侵袭型大肠埃希菌等;食物中毒,包括沙门菌、金黄色葡萄球菌、副溶血性弧菌、蜡样芽孢杆菌和肉毒梭菌等;伪膜性肠炎,包括艰难梭菌或金黄色葡萄球菌;慢性腹泻,可能由结核杆菌引起。

9.1.2　真菌性:念珠菌、毛霉菌病。

9.1.3　病毒性:轮状病毒等。

10. 传染病报告

培养出的肠道病原菌需根据国家相应法律、法规进行传染病报告。霍乱弧菌同时送 CDC 复核。

参考文献

[1] 中国合格评定国家认可委员会.CNAS - CL02 - A005:医学实验室质量和能力认可准则在临床微生物学检验领域的应用说明.2018.

[2] 周庭银,章强强.临床微生物学诊断与图解.4 版.上海:上海科学技术出版社,2017.

[3] 尚红,王毓三,申子瑜.全国临床检验操作规程.4 版.北京:人民卫生出版社,2015.

(周庭银)

脓及伤口标本培养标准操作规程

××医院检验科微生物室作业指导书	文件编号：××-JY-CZ-XJ-×××
版本： 生效日期：	共 页 第 页

1. 目的

规范脓及伤口标本培养标准操作规程,确保检验结果准确可靠。

2. 标本类型

脓液及伤口分泌物。

3. 标本采集

参见《标本采集、运送、保存程序》。

4. 试剂、仪器

4.1・细菌鉴定卡、药敏纸片,血琼脂平板、麦康凯琼脂平板,诊断血清、革兰染液、氧化酶试剂、触酶试剂等相关生化试剂。

4.2・二级生物安全柜、显微镜、恒温培养箱、CO$_2$培养箱、微生物鉴定及药敏分析仪、接种环、接种针、电热灼烧器。

5. 细菌鉴定和药敏质控

参见《质量管理》。

6. 检验步骤

6.1・第一日(接种与培养)

6.1.1 接收标本后,立即对标本进行编号,然后在 LIS 系统中签收。

6.1.2 将标本分别接种于血琼脂平板和麦康凯琼脂平板,置于 5%～10% CO$_2$ 环境中 35℃培养 18～24 h,观察细菌生长情况。

6.2・第二日(观察细菌生长情况):观察各种固体培养基上的细菌生长情况及其处理,并将其记录在程序单上(日期、涂片、分纯、上机、手工生化、药敏等)。

6.2.1 血琼脂平板:打开血琼脂平板,首先观察是否有细菌生长,如果有细菌生长,初步确认是阳性菌还是阴性菌,挑取可疑菌落涂片染色进一步确认。如果没有菌生长,则继续培养 24 h。

6.2.2 麦康凯琼脂平板:观察麦康凯琼脂平板上有无细菌生长,如果有细菌生长(粉红色、无色等其他颜色的菌落),进行生化鉴定和药敏试验,若没有菌生长,则继续培养 24 h。

6.2.3 鉴定:根据菌落观察和涂片结果确认为阳性或阴性菌后,选择合适的鉴定卡片,挑取菌落制成菌悬液,用微生物鉴定仪、传统生化试验、MALDI-TOF-MS 进行鉴定。

6.3・第三日(报告结果)

6.3.1 阳性结果

6.3.1.1 仪器报告细菌鉴定结果后,需再次观察原始平板上的菌落特征,判断其与仪器结果是否相吻合,相吻合时才可以发出报告;不吻合时再查找原因,是平板菌落不纯,还是机器鉴定结果有误或者其他原因等。

6.3.1.2 脓液及伤口分泌物培养出的细菌或真菌均为病原菌,应进行鉴定和药敏试验,报告菌名和药敏试验结果。

6.3.2 阴性结果:经培养 48 h,仍无细菌生长,报告"培养 2 日无细菌生长"。

6.4·结核分枝杆菌培养:参见《分枝杆菌属检验标准操作规程》。

6.5·真菌培养:可用沙保弱培养基。

7. 操作流程

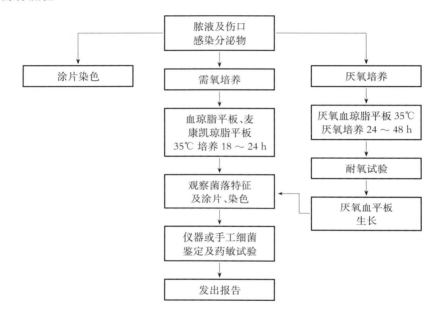

8. 结果解释

8.1·对于某些特殊患者如气性坏疽患者,在菌种鉴定及药敏试验结果尚未报出之前,根据标本直接涂片镜检情况,采取治疗措施。

8.2·脓液及伤口分泌物标本在血琼脂平板上 35℃ 培养 24~48 h 后,若出现针尖样大菌落,涂片革兰染色形态为细长,应加做抗酸染色以排除快速生长分枝杆菌。

8.3·对于猫、狗等咬伤的伤口分泌物,在 24 h 观察菌落无生长时,可延长培养时间,以免漏检侵蚀艾肯菌(培养 72~96 h,可能呈现针尖状、草帽状或斗笠状等菌落形态,氧化酶阳性,麦康凯琼脂平板不生长)。

8.4·厌氧菌培养取得样本后,拭子应立即置于厌氧运送管,尽可能少让样本暴露于空气中。穿刺时最好以针筒直接抽取,避免接触环境中氧气。

9. 临床意义

从脓液及伤口分泌物标本中能检出的病原微生物种类很多,其中,局部化脓性感染(包括毛囊炎、疖、痈、甲沟炎、扁桃体炎、乳腺炎、中耳炎、外耳道疖肿、外耳道炎、细菌性结膜炎、脓疱疮、外科切口及创伤感染等)最常见的病原菌是葡萄球菌和链球菌。化脓性骨髓炎、化脓性关节炎的主要病原菌是金黄色葡萄球菌。慢性骨髓炎和慢性化脓性关节炎病原菌中,除上述细菌外,主要为结核分枝杆菌。脓液标本中可检出铜绿假单胞菌、变形杆菌和类白喉棒状杆菌等,常为继发感染或污染所致。气性坏疽主要病原菌为产气荚膜梭菌,其次为水肿梭菌、败毒梭菌及溶组织梭菌等。坏疽常继发于葡萄球菌、链球菌、大肠埃希菌或其他需氧菌感染。器官脓肿和机体深部组织的脓肿多为厌氧菌感染。

参考文献

[1] 中国合格评定国家认可委员会.CNAS-CL02-A005:医学实验室质量和能力认可准则在临床微生物学检验领域的应用说明.2018.

[2] 周庭银,章强强.临床微生物学诊断与图解.4 版.上海:上海科学技术出版社,2017.

[3] 尚红,王毓三,申子瑜.全国临床检验操作规程.4 版.北京:人民卫生出版社,2015.

(周庭银)

褥疮溃疡标本培养标准操作规程

××医院检验科微生物室作业指导书		文件编号：××-JY-CZ-XJ-×××	
版本：	生效日期：		共　页　第　页

1. 目的

规范褥疮溃疡标本培养标准操作规程，确保检验结果准确可靠。

2. 标本类型

褥疮溃疡标本。

3. 标本采集

参见《标本采集、运送、保存程序》。

4. 试剂、仪器

4.1·细菌鉴定卡、药敏卡、药敏纸片、血琼脂平板、麦康凯琼脂平板，诊断血清、革兰染液、氧化酶试剂、触酶试剂等相关生化试剂。

4.2·二级生物安全柜、显微镜、恒温培养箱、CO_2培养箱、微生物鉴定及药敏分析仪、接种环、接种针、电热灼烧器。

5. 细菌鉴定和药敏质控

参见《质量管理》。

6. 检验步骤

6.1·第一日（接种与培养）

6.1.1　接收标本后，立即对标本进行编号，然后在 LIS 系统中签收。

6.1.2　将标本分别接种于血琼脂平板和麦康凯琼脂平板，置于 5%～10% CO_2 环境中 35℃培养 18～24 h，观察细菌生长情况。

6.2·第二日（观察细菌生长情况）：观察各种固体培养基上的细菌生长情况及其处理，并将其记录在程序单上（日期、涂片、分纯、上机、手工生化、药敏等）。

6.2.1　血琼脂平板：打开血琼脂平板，首先观察是否有细菌生长，如果有细菌生长，初步确认是革兰阳性菌还是革兰阴性菌，挑取可疑菌落涂片染色进一步确认。如果没有菌生长，则继续培养 24 h。

6.2.2　麦康凯琼脂平板：观察麦康凯琼脂平板上有无细菌生长，如果有细菌生长（粉红色、无色等其他颜色的菌落），进行生化鉴定和药敏试验，若没有菌生长，则继续培养 24 h。

6.2.3　鉴定：根据菌落观察和涂片结果确认为阳性或阴性菌后，选择合适的鉴定卡片，挑取菌落制成菌悬液，用微生物鉴定仪、传统生化试验、MALDI-TOF-MS 进行鉴定。

6.3·第三日（结果报告）

6.3.1　阳性结果

6.3.1.1　仪器报告细菌鉴定结果后，需再次观察原始平板上的菌落特征，判断其与仪器结果是否相吻合,如果相吻合,可以发出报告,若不吻合再查找原因,是平板菌落不纯,还是机器鉴定结果有误或者其他原因等。

6.3.1.2 褥疮溃疡标本培养出的细菌或真菌均为病原菌,应进行鉴定药敏试验,报告菌名和药敏试验结果。

6.3.2 阴性结果:经培养 48 h,仍无细菌生长者,报告"培养 2 日无细菌生长"。

6.4·结核分枝杆菌培养:参见《分枝杆菌属检验标准操作规程》。

6.5·真菌培养:可用沙保弱培养基。

7. 操作流程

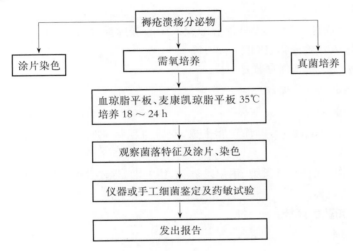

8. 结果解释

8.1·褥疮感染的病原菌以葡萄球菌属和肠杆菌科为主,其次为非发酵菌(其中又以铜绿假单胞菌为主)和其他病原菌。引起褥疮创面感染的真菌以白假丝酵母菌、热带假丝酵母菌和克柔假丝酵母菌为主。

8.2·采集褥疮溃疡标本时应采集褥疮边缘的脓性分泌物,拭子放在运送培养基中,立即送检,不要采集创口表面的渗液。

9. 临床意义

褥疮感染是由于身体局部组织长期受压,血液循环障碍,导致组织失去正常功能而出现破损和坏死,进而伴发感染,尤以中老年长期卧床、糖尿病患者最为常见。

参考文献

[1] 中国合格评定国家认可委员会.CNAS - CL02 - A005:医学实验室质量和能力认可准则在临床微生物学检验领域的应用说明.2018.

[2] 周庭银,章强强.临床微生物学诊断与图解.4 版.上海:上海科学技术出版社,2017.

[3] 尚红,王毓三,申子瑜.全国临床检验操作规程.4 版.北京:人民卫生出版社,2015.

(周庭银)

中心静脉导管标本培养标准操作规程

××医院检验科微生物室作业指导书	文件编号：××-JY-CZ-XJ-×××
版本： 生效日期：	共 页 第 页

1. 目的

规范中心静脉导管标本培养标准操作规程，确保检验结果的准确可靠。

2. 标本类型

多腔中心静脉置管（CVC）、经外周静脉置入中心静脉导管（PICC）、隧道式中心静脉置管（tunnel）及皮下植入式输液港（PORT - A）等。

3. 标本采集

参见《标本采集、运送、保存程序》。

4. 试剂、仪器

4.1·细菌鉴定卡、药敏纸片、血琼脂平板、麦康凯琼脂平板，革兰染液、氧化酶试剂、触酶试剂等相关生化试剂。

4.2·二级生物安全柜、显微镜、恒温培养箱、CO_2培养箱、微生物鉴定及药敏分析仪、接种环、接种针、电热灼烧器。

5. 细菌鉴定和药敏质控

参见《质量管理》。

6. 检验步骤

6.1·第一日（接种与培养）

6.1.1 接收标本后，立即对标本进行编号，然后在LIS系统中签收。

6.1.2 用无菌镊子将5 cm导管（近心端）在血琼脂平板和麦康凯琼脂平板上交叉滚动4次，然后弃之，在35℃、5%～10% CO_2孵箱培养18～24 h，观察细菌生长情况。

6.2·第二日（观察细菌生长情况）：观察各种固体培养基上的细菌生长情况及其处理，并将其记录在程序单上（日期、涂片、手工生化、分纯、上机、药敏等）。

6.2.1 血琼脂平板：打开血琼脂平板，首先观察是否有细菌生长，如果有细菌生长，初步确认是革兰阳性菌还是革兰阴性菌，挑取可疑菌落涂片染色进一步确认。如果没有，则继续培养24 h。

6.2.2 麦康凯琼脂平板：观察麦康凯琼脂平板上有无细菌生长，如果有细菌生长（粉红色、无色等其他颜色的菌落），进行生化鉴定和药敏试验，若没有，则继续培养24 h。

6.2.3 鉴定：根据菌落观察和涂片结果确认为阳性或阴性菌后，选择合适的鉴定卡片，挑取菌落制成菌悬液，用微生物鉴定仪、传统生化试验、MALDI - TOF - MS进行鉴定。

6.3·第三日（结果报告）

6.3.1 阳性结果

6.3.1.1　仪器报告细菌鉴定结果后，需再次观察原始平板上的菌落特征，判断其与仪器结果是否相吻合，相吻合时，才可以发出报告。不吻合时再查找原因，是平板菌落不纯，还是机器鉴定结果有误或者其他原因等。

6.3.1.2　静脉导管为无菌标本，培养出的细菌或真菌须结合外周血培养结果排除导管定植或污染，才能确定为病原菌，若导管培养为阳性，临床未同时采集血培养，应及时联系病房询问患者状况，如有发热等情况应提示临床立即采集血培养，鉴别是否为导管相关性血流感染。分离菌应进行鉴定和药敏试验，报告菌名和药敏试验结果。

6.3.2　阴性结果：经培养 48 h，仍无细菌生长者，报告"培养 2 日无细菌生长"。

6.4·结核分枝杆菌培养：参见《分枝杆菌属检验标准操作规程》。

6.5·真菌培养：可用沙保弱培养基。

7. 操作流程

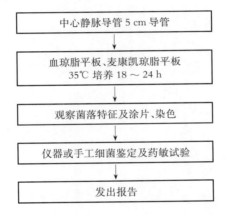

8. 结果解释

8.1·如血琼脂平板上生长≥15 个菌落，提示有潜在导管相关性感染，应进行细菌鉴定和药敏试验，同时建议抽血做血培养。

8.2·若为 2 种细菌生长，且每个平板上菌落计数均≥15 个菌落，应进行细菌鉴定和药敏，建议做血培养确证。

8.3·导管相关性血流感染（CRBSI）诊断与解释见表 10‑2‑12。

表 10‑2‑12　CRBSI 鉴定方法与解释

血培养	导管 Maki 法		是否 CRBSI	注　释
	培养	菌落数		
一或两套阳性	+	需要≥15	是	
一或两套阳性	−		否	金黄色葡萄球菌和念珠菌时不能否认
两套阴性	+	不论多少	否	导管定植菌
两套阴性	−		否	

8.4 · 导管是引起心脏和血液感染的重要诱因,必须同时采集静脉血和导管标本进行培养,若两个培养结果为相同病原体,且导管培养阳性早于静脉血培养阳性 2 h 时,则高度怀疑为导管相关性血液感染;平板上定量培养检测,若导管培养出的菌量是静脉血的 5 倍或更高,也应高度怀疑为导管相关性血液感染。

9. 临床意义

判断中心静脉导管是否有细菌生长,指导临床医师是否需要拔除导管还是保留导管。

参考文献

[1] 中国合格评定国家认可委员会.CNAS - CL02 - A005:医学实验室质量和能力认可准则在临床微生物学检验领域的应用说明.2018.

[2] 周庭银,章强强.临床微生物学诊断与图解.4 版.上海:上海科学技术出版社,2017.

[3] 尚红,王毓三,申子瑜.全国临床检验操作规程.4 版.北京:人民卫生出版社,2015.

(周庭银)

组织标本培养标准操作规程

××医院检验科微生物室作业指导书		文件编号：××-JY-CZ-XJ-×××		
版本：	生效日期：	共 页	第 页	

1. 目的

规范组织标本培养标准操作规程，确保检验结果准确可靠。

2. 标本类型

组织标本。

3. 标本采集

参见《标本采集、运送、保存程序》。

4. 试剂、仪器

4.1·组织研磨器、无菌手术剪刀、细菌鉴定卡、药敏卡、药敏纸片、血琼脂平板、麦康凯琼脂平板、革兰染液、氧化酶试剂、触酶试剂等相关生化试剂。

4.2·二级生物安全柜、显微镜、恒温培养箱、CO_2培养箱、微生物鉴定及药敏分析仪、接种环、接种针、电热灼烧器。

5. 细菌鉴定和药敏质控

参见《质量管理》。

6. 检验步骤

6.1·第一日（接种与培养）

6.1.1　接收标本后，立即对标本进行编号，然后在 LIS 系统中签收。

6.1.2　取组织块标本（脑、肺、淋巴管、心肌赘生物等）置于无菌研磨器中（若标本较大，则用无菌剪刀将其剪成 2～3 cm 小块），加入约 300 μl 肉汤研磨成匀浆，研磨好的标本用无菌拭子取出，接种于血琼脂平板和麦康凯琼脂平板（或 EMB 琼脂平板），35℃培养 18～24 h 后，观察细菌生长情况。需要时，可采用厌氧菌培养流程进行操作。

6.2·第二日（观察细菌生长情况）：观察各种固体培养基上的细菌生长情况及其处理，并将其记录在程序单上（日期、涂片、手工生化、分纯、上机、药敏等）。

6.2.1　血琼脂平板：打开血琼脂平板，首先观察是否有细菌生长，如果有细菌生长，初步确认是阳性菌还是阴性菌，挑取可疑菌落涂片染色进一步确认。如果没有，则继续培养 24 h。

6.2.2　麦康凯琼脂平板：观察麦康凯琼脂平板上有无细菌生长，如果有细菌生长（粉红色、无色等其他颜色的菌落），进行生化鉴定和药敏试验，若没有，则继续培养 24 h。

6.2.3　鉴定：根据菌落观察和涂片结果确认为阳性或阴性菌后，选择合适的鉴定卡片，挑取菌落制成菌悬液，用微生物鉴定仪、传统生化试验、MALDI-TOF-MS 进行鉴定。

6.3·第三日（结果报告）

6.3.1　阳性结果

6.3.1.1　仪器报告细菌鉴定结果后,需再次观察原始平板上的菌落特征,判断其与仪器结果是否相吻合,相吻合时,才可以发出报告。不吻合需再查找原因,是平板菌落不纯,还是机器鉴定结果有误或者其他原因等。

6.3.1.2　组织标本为无菌标本,培养出的细菌或真菌均为病原菌,应进行鉴定和药敏试验,报告菌名和药敏试验结果。心内膜炎患者手术切除的组织,培养细菌或真菌应结合术前血培养的结果进行分析,以确诊导致心内膜感染的致病菌,以便临床进行长期用药治疗。

6.3.2　阴性结果:经培养 48 h,仍无细菌生长者,报告"培养 2 日无细菌生长"。

6.4·厌氧菌培养:参见《厌氧菌检验标准操作规程》。

6.5·结核分枝杆菌培养:参见《分枝杆菌属检验标准操作规程》。

6.6·真菌培养:可用沙保弱培养基。

7. 操作流程

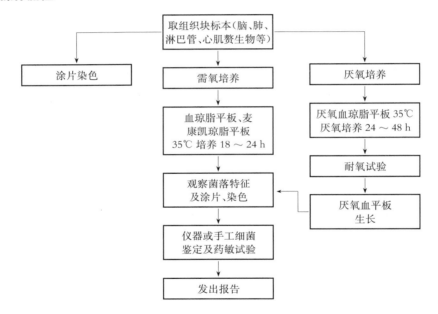

8. 结果解释

8.1·表浅的感染组织和各种窦道标本可用棉签擦拭、小刀刮取、穿刺抽吸或手术切除,对窦道和瘘管应深部刮取,获得部分管壁组织。

8.2·深部组织标本可在手术过程中采取穿刺活检或抽取分泌物送检,也可使用相应的内镜采集活检标本。标本置无菌容器并加入少量生理盐水以保持湿度,或置肉汤增菌液中送检。如怀疑为军团菌感染,肺组织切片不要滴加生理盐水(能抑制军团菌生长)。如果怀疑为厌氧菌感染,应把组织放入运送培养基内立即送检。

8.3·不可研磨的标本:如骨或软骨等,先将标本放入脑心浸液肉汤中培养。

9. 临床意义

表浅的皮肤、黏膜感染有炎症或坏死的组织,如细菌或真菌引起的皮肤烧伤创面感染,厌氧菌引起的牙周炎,真菌引起的各种体癣、头癣等。深部组织感染是指由病原微生物引起的深部组织感染,包括心脏瓣膜、支气管、肺、肝、胆、脾、胃等器官的病变,一般都比较严重,甚至危及生命,且久治不愈,只有通过内镜和手术获得相应的组织标本,才能帮助诊断和治疗。

参考文献

［1］ 中国合格评定国家认可委员会.CNAS－CL02－A005:医学实验室质量和能力认可准则在临床微生物学检验领域的应用说明.2018.

［2］ 周庭银,章强强.临床微生物学诊断与图解.4 版.上海:上海科学技术出版社,2017.

［3］ 尚红,王毓三,申子瑜.全国临床检验操作规程.4 版.北京:人民卫生出版社,2015.

(周庭银)

前列腺标本培养标准操作规程

××医院检验科微生物室作业指导书	文件编号：××-JY-CZ-XJ-×××
版本： 生效日期：	共 页 第 页

1. 目的

规范前列腺标本培养标准操作规程,确保检验结果准确可靠。

2. 标本类型

前列腺标本。

3. 标本采集

参见《标本采集、运送、保存程序》。

4. 试剂、仪器

4.1 · 细菌鉴定卡、药敏卡、药敏纸片、血琼脂平板、麦康凯琼脂平板,革兰染液、氧化酶试剂、触酶试剂等相关生化试剂。

4.2 · 二级生物安全柜、显微镜、恒温培养箱、CO_2培养箱、微生物鉴定及药敏分析仪、接种环、接种针、电热灼烧器。

5. 细菌鉴定和药敏质控

参见《质量管理》。

6. 检验步骤

6.1 · 第一日(接种与培养)

6.1.1 接收标本后,立即对标本进行编号,然后在 LIS 系统中签收。

6.1.2 用接种环挑取前列腺标本,分别接种于血琼脂平板和麦康凯琼脂平板,或者将标本直接接种于体液培养瓶,增菌培养。置于 5%～10% CO_2环境中 35℃培养 18～24 h,观察细菌生长情况。

6.2 · 第二日(观察细菌生长情况及其处理):观察各种固体培养基上有无细菌生长及其处理情况,记录在程序单上(日期、涂片、手工生化、分纯、上机、药敏等)。

6.2.1 血琼脂平板:打开血琼脂平板,观察是否有细菌生长,如果有菌生长,初步确认是阳性菌还是阴性菌,挑取可疑菌落涂片染色进一步确认。如果没有细菌生长,则继续培养 24 h。

6.2.2 麦康凯琼脂平板:观察麦康凯琼脂平板上有无细菌生长,如果有细菌生长(粉红色、无色等其他颜色的菌落),进行生化鉴定和药敏试验,若没有细菌生长,则继续培养 24 h。

6.2.3 副流感嗜血杆菌也可引起前列腺感染,必要时增加巧克力琼脂平板。

6.2.4 鉴定:根据菌落观察和涂片结果确认为阳性或阴性菌后,选择鉴定卡片,挑取菌落制成菌悬液,用微生物鉴定仪、传统生化试验、MALDI - TOF - MS 进行鉴定。

6.3 · 第三日(结果报告)

6.3.1 阳性结果

6.3.1.1 仪器报告细菌鉴定结果后,需再次观察原始平板上的菌落特征,判断其与仪器结果是否相吻合,如果相吻合,可以发出报告。若不吻合需再查找原因,是平板菌落不纯,还是机器鉴定结果有误或者其他原因等。

6.3.1.2 报告菌名和抗菌药物药敏试验结果。

6.3.2 阴性结果:经培养 48 h,仍无细菌生长者,报告"培养 2 日无细菌生长"。

6.4·结核分枝杆菌培养:参见《分枝杆菌属检验标准操作规程》。

6.5·真菌培养:参见《真菌检验标准操作程序》。

7. 操作流程

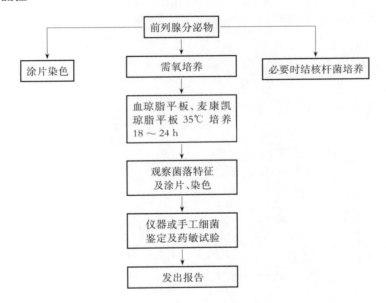

8. 结果解释

8.1·前列腺炎的主要致病菌见表 10 - 2 - 13。

表 10 - 2 - 13 前列腺炎主要致病菌

常 见	少 见	备 注
凝固酶阴性葡萄球菌	结核分枝杆菌	淋病奈瑟菌感染所致的前列腺炎应引起临床上重视
金黄色葡萄球菌	淋病奈瑟菌	
副流感嗜血杆菌	支原体	
大肠埃希菌	衣原体	
肺炎克雷伯菌		
假单胞菌属		

8.2·副流感嗜血杆菌本寄生于人类呼吸道,主要引起急、慢性呼吸系统感染,也可引起前列腺感染,因此前列腺标本分离培养中应增加巧克力琼脂平板。

9. 临床意义

细菌感染所致的慢性前列腺炎是男性常见的泌尿系统疾病,好发于青壮年男性,可导致男性性功能障碍及不育症,是泌尿科最常见却又非常棘手的一种感染性疾病。细菌感染为其发病的主要原因。

参考文献

［1］中国合格评定国家认可委员会.CNAS－CL02－A005：医学实验室质量和能力认可准则在临床微生物学检验领域的应用说明.2018.

［2］周庭银,章强强.临床微生物学诊断与图解.4 版.上海：上海科学技术出版社,2017.

［3］尚红,王毓三,申子瑜.全国临床检验操作规程.4 版.北京：人民卫生出版社,2015.

（周庭银）

人体植入物标本培养标准操作规程

××医院检验科微生物室作业指导书		文件编号：××-JY-CZ-XJ-×××	
版本：	生效日期：	共　页　第　页	

1. 目的

人体植入物标本培养标准操作规程，确保检验结果准确可靠。

2. 标本类型

人工假体、内固定材料、人工血管、心脏瓣膜、各种同种异体置换材料等。

3. 标本采集

参见《标本采集、运送、保存程序》。

4. 试剂、仪器

4.1·细菌鉴定卡、药敏纸片，血琼脂平板、麦康凯琼脂平板，革兰染液、氧化酶试剂、触酶试剂等相关生化试剂。

4.2·二级生物安全柜、显微镜、恒温培养箱、CO_2培养箱、微生物鉴定及药敏分析仪、接种环、接种针、电热灼烧器。

5. 细菌鉴定和药敏质控

参见《质量管理》。

6. 检验步骤

6.1·第一日（接种与培养）

6.1.1　接收标本后，立即对标本进行编号，然后在 LIS 系统中签收。

6.1.2　将标本分别接种于血琼脂平板和麦康凯琼脂平板，置于 $5\%\sim10\%$ CO_2 环境中 35℃培养 18～24 h，观察细菌生长情况。

6.2·第二日（观察细菌生长情况）：观察各种固体培养基上的细菌生长情况及其处理，并将其记录在程序单上（日期、涂片、分纯、继续培养、上机、手工生化、药敏等）。

6.2.1　血琼脂平板：打开血琼脂平板，首先观察是否有细菌生长，如果有细菌生长，初步确认是阳性菌还是阴性菌，挑取可疑菌落涂片染色进一步确认。如果没有菌生长，则继续培养 24 h。

6.2.2　麦康凯琼脂平板：观察麦康凯琼脂平板上有无细菌生长，如果有细菌生长（粉红色、无色等其他颜色的菌落），进行生化鉴定和药敏试验，若没有细菌生长，则继续培养 24 h。

6.2.3　鉴定：根据菌落观察和涂片结果确认为阳性或阴性菌后，选择合适的鉴定卡片，挑取菌落制成菌悬液，用微生物鉴定仪、传统生化试验、MALDI-TOF-MS进行鉴定。

6.3·第三日（报告结果）

6.3.1　阳性结果

6.3.1.1　仪器报告细菌鉴定结果后，需再次观察原始平板上的菌落特征，判断其与仪器结果是否相吻合,相吻合时才可以发出报告;不吻合时再查找原因,是平板菌落不纯,还是机器鉴定结果有误或者其他原因等。

　　6.3.1.2　脓液及伤口分泌物培养出的细菌或真菌均为病原菌,应进行鉴定和药敏试验,报告菌名和药敏试验结果。

　　6.3.2　阴性结果:经培养48 h,仍无细菌生长者,报告"培养2日无细菌生长"。

　　6.4·结核分枝杆菌培养:参见《分枝杆菌属检验标准操作规程》。

　　6.5·真菌培养:可用沙保弱培养基。

7. 操作流程

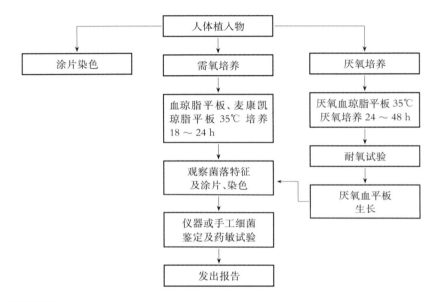

8. 结果解释

　　8.1·人工关节置换术后感染,假体松动,伤口内有恶性液体流出。局部消毒后,用穿刺针穿刺关节液或手术中组织标本送细菌培养。

　　8.2·乳腺植入物最常见的感染原因是破裂、植入物周围形成的胶原被膜挛缩及感染。感染局部有分泌物直接取标本做细菌培养。

　　8.3·分枝杆菌也可引起乳腺植入物感染,特别是龟分枝杆菌和偶发分枝杆菌导致的感染。真菌如曲霉菌也可通过直接接种或在植入物填充物中休眠多个月后而感染植入物。放线菌可通过胸壁侵蚀引起乳腺感染,并且据报告在少数情况下可表现为乳腺肿物。

9. 临床意义

　　引起人体植入物感染的主要致病菌以革兰阳性球菌为主,包括金黄色葡萄球菌、凝固酶阴性葡萄球菌、链球菌和肠球菌;而革兰阴性菌以鲍曼不动杆菌、铜绿假单胞菌、大肠埃希菌等为主。其次为分枝杆菌和厌氧菌。

　　葡萄球菌属多发生于假体周围感染,糖尿病是极易继发葡萄球菌感染的重要危险因素;

同时葡萄球菌易形成生物被膜且长期寄植于感染部位,难以清除。即使体外敏感的抗菌药物如万古霉素,也难于穿透而杀灭被膜内细菌,这也是导致假体周围感染经久难愈的原因。而革兰阴性菌中,铜绿假单胞菌和鲍曼不动杆菌也具有形成生物被膜的能力,故也难于用药物清除。

参考文献

[1] 中国合格评定国家认可委员会.CNAS-CL02-A005:医学实验室质量和能力认可准则在临床微生物学检验领域的应用说明.2018.
[2] 顾新丰,郑昱新,王海生.AAOS髋膝关节置换术后假体周围感染诊断指南解读.中华关节外科杂志,2014,8:127-128.

（周庭银）

腹透液标本培养标准操作规程

××医院检验科微生物室作业指导书	文件编号：×× - JY - CZ - XJ - ×××
版本： 生效日期：	共 页 第 页

1. 目的

规范腹透液标本培养标准操作规程，确保检验结果准确可靠。

2. 标本类型

腹透液。

3. 标本采集

参见《标本采集、运送、保存程序》。

4. 试剂、仪器

4.1 · 细菌鉴定卡、药敏卡、药敏纸片、血琼脂平板、麦康凯琼脂平板、巧克力平板，以及革兰染液、瑞氏染液、氧化酶试剂、触酶试剂等相关生化试剂。

4.2 · 二级生物安全柜、显微镜、恒温培养箱、CO_2培养箱、微生物鉴定及药敏分析仪、接种环、接种针、电热灼烧器。

5. 细菌鉴定和药敏质控

参见《质量管理》。

6. 检验步骤

6.1 · 第一日（接种与培养）

6.1.1 接收标本后，立即对标本进行编号，然后在 LIS 系统中签收。

6.1.2 将标本接种多功能体液培养瓶，置于 5％～10％ CO_2 环境中 35℃ 培养 18～24 h，观察细菌生长情况。若有细菌生长，涂片，革兰染色，并接种于血琼脂平板、麦康凯琼脂平板、巧克力平板。

6.2 · 第二日（观察细菌生长情况）：观察各种固体培养基上的细菌生长情况及其处理，并将其记录在程序单上（日期、涂片、分纯、上机、手工生化、药敏等）。

6.2.1 血琼脂平板：打开血琼脂平板，首先观察是否有细菌生长，如果有细菌生长，初步确认是阳性菌还是阴性菌，挑取可疑菌落涂片染色进一步确认。如果没有，则继续培养 24 h。

6.2.2 麦康凯琼脂平板：观察麦康凯琼脂平板上有无细菌生长，如果有粉红色、无色等.其他颜色的菌落生长，进行生化鉴定和药敏试验，若没有，则继续培养 24 h。

6.2.3 巧克力平板：观察巧克力平板上有无细菌生长，如果有灰色的菌落生长，进行卫星实验、生化鉴定和药敏试验，若没有，则继续培养 24 h。

6.2.4 鉴定：根据菌落观察和涂片结果确认为阳性或阴性菌后，选择合适的鉴定卡片，挑取菌落制成菌悬液，用微生物鉴定仪、传统生化试验、MALDI - TOF - MS 进行鉴定。

6.3 · 第三日（结果报告）

6.3.1　阳性结果

6.3.1.1　仪器报告细菌鉴定结果后,需再次观察原始平板上的菌落特征,判断其与仪器结果是否相吻合,相吻合时才可以发出报告,记录药敏试验结果,不吻合的话再查找原因,是平板菌落不纯,还是机器鉴定结果有误或者其他原因等。

6.3.1.2　查到细菌,报告菌名和药敏试验结果。

6.3.2　阴性结果:经培养 48 h,仍无细菌生长者,报告"培养 2 日无细菌生长"。

6.4·厌氧菌培养:参见《厌氧菌检验标准操作规程》。

6.5·结核分枝杆菌培养:参见《分枝杆菌属检验标准操作规程》。

7. 操作流程

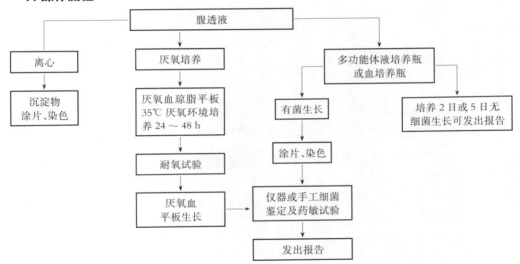

8. 结果解释

8.1·腹透液为无菌标本,培养出的细菌或真菌为病原菌,但也应考虑到引流管细菌定植及污染情况。

8.2·胆汁标本若有细菌生长,应联系临床确认此标本是直接穿刺取得还是于胆总管等处取得。

9. 临床意义

9.1·正常腹透液是无菌的,但引流管容易发生细菌定植或污染。若从患者腹透液中查见病原菌或条件致病菌(排除引流管细菌定植或污染)则提示该部位有细菌感染。革兰阴性菌主要为大肠埃希菌、铜绿假单胞菌、不动杆菌属;革兰阳性菌依次为葡萄球菌属、肠球菌属、链球菌属;厌氧菌中最常见的是脆弱类杆菌和消化链球菌。

9.2·正常胆汁无菌,即使从门静脉或肠道反流进入胆道的细菌,正常情况下也可经肝脏免疫机制和库普弗细胞吞噬功能,以及胆流的冲刷作用而被吞噬或排入肠道。只有在机体免疫力降低、胆道出现梗阻等严重病变后,胆汁才会出现细菌。

(周庭银)

第十一章
常见病原菌及高致病菌
检验标准操作规程

葡萄球菌属检验标准操作规程

××医院检验科微生物室作业指导书	文件编号：××-JY-CZ-XJ-×××
版本： 生效日期：	共 页 第 页

1. 概述

葡萄球菌属是一类触酶试验阳性的革兰阳性球菌,包括金黄色葡萄球菌、金黄色葡萄球菌金黄色亚种、金黄色葡萄球菌厌氧亚种、表皮葡萄球菌、施氏葡萄球菌、松鼠葡萄球菌、松鼠葡萄球菌松鼠亚种、松鼠葡萄球菌肉亚种、松鼠葡萄球菌啮齿亚种、中间葡萄球菌、海豚葡萄球菌、腐生葡萄球菌、路登葡萄球菌等 66 个种和亚种。金黄色葡萄球菌是最重要的致病葡萄球菌。

2. 标本类型

血液、尿液、痰、脑脊液、穿刺液、脓液等标本。

3. 鉴定

3.1·形态与染色：革兰阳性球菌,成单、双、短链或不规则葡萄状排列。

3.2·培养特性：金黄色葡萄球菌在血琼脂平板上的典型菌落为金黄色,周围有明显的β溶血环,部分菌落也可呈灰白色或柠檬色。在高盐甘露醇平板上呈淡橙黄色菌落。表皮葡萄球菌在血琼脂平板上菌落为白色或柠檬色,多数不溶血。

3.3·生化反应：金黄色葡萄球菌触酶试验阳性,分解葡萄糖、麦芽糖、蔗糖和甘露醇,不分解棉子糖和水杨苷,明胶、血浆凝固酶和 DNA 酶试验阳性,七叶苷试验阴性。

3.4·鉴别要点

3.4.1 本菌属特征：革兰阳性球菌,呈葡萄状排列,触酶试验阳性。金黄色葡萄球菌在血琼脂平板上菌落呈金黄色或白色,DNA 酶和血浆凝固酶试验均阳性,发酵甘露醇。

3.4.2 与微球菌属的鉴别：葡萄球菌属葡萄糖 O/F 试验为发酵型,镜下以葡萄状排列为主,菌体较小。而微球菌属为氧化型或无反应,镜下以四联排列为主,且菌体较大。

3.4.3 与链球菌属的鉴别：葡萄球菌属葡萄糖 O/F 试验为发酵型,触酶试验阳性,链球菌属葡萄糖 O/F 试验为氧化型,触酶试验阴性。

3.4.4 凝固酶试验阳性葡萄球菌的鉴别见表 11-1-1。

表 11-1-1　凝固酶阳性葡萄球菌鉴别的关键性试验

菌　　名	凝固酶	触酶	溶血	碱性磷酸酶	甘露醇	耐热核酸酶	脲酶	精氨酸	V-P	新生霉素耐药
金黄色葡萄球菌金黄色亚种	+	+	+	+	+	+	v	+	+	−
金黄色葡萄球菌厌氧亚种	+	−	+	+	ND	+	ND	ND	−	−
施氏葡萄球菌聚集亚种	+	+	(+)	+	d	+	+	+	+	−

（续表）

菌 名	凝固酶	触酶	溶血	碱性磷酸酶	甘露醇	耐热核酸酶	脲酶	精氨酸	V-P	新生霉素耐药
中间葡萄球菌	+	+	v	+	d	+	+	v	-	-
海豚葡萄球菌	+	+	v	+	（+）	-	+	+	-	-
猪葡萄球菌	v	+	-	+	-	+	v	+	-	-
水獭葡萄球菌	+	+	+	+	d	（±）	+	-	-	-

注：+，90%以上菌株阳性；-，90%以上菌株阴性；d，11%～89%阳性；ND，无资料

3.5·操作步骤

3.5.1 涂片、染色：观察菌落特征，在血平板上挑取可疑菌落，涂片染色后镜检。

3.5.2 根据涂片染色结果，做触酶试验、凝固酶试验，选择合适的鉴定卡片，制成适合的麦氏菌液浓度（0.5～3.0麦氏单位），用自动化微生物鉴定仪或传统生化试验进行鉴定。

4. 药敏

参见《抗菌药物敏感试验标准操作规程》及 CLSI M100 - S24 最新版本文件。

5. 质量控制

参见《质量管理》。

6. 结果解释

6.1·由于葡萄球菌分布广泛，故从临床标本中分离到金黄色葡萄球菌将其定为致病菌时应慎重。应根据凝固酶试验进一步确认。对可疑菌株的鉴定，最好利用商品化的鉴定系统根据生化图谱进行确定。表皮葡萄球菌分离自导管相关性血流感染时，通常被视为致病菌。

6.2·甲氧西林耐药的金黄色葡萄球菌（MRSA）对多种广谱强效抗菌药物呈多重耐药性。如果检测出耐甲氧西林的葡萄球菌菌株则报告除头孢洛林外，耐所有青霉素、头孢菌素、碳青霉烯类和β-内酰胺药或β-内酰胺酶抑制剂类抗生素，对氨基糖苷类和大环内酯类抗生素常协同耐药。若葡萄球菌属对四环素敏感，则对多西环素和米诺环素敏感。某些菌对四环素中介或耐药，而对多西环素和米诺环素敏感。临床感染葡萄球菌的患者用喹诺酮类治疗3～4日后，原来敏感的葡萄球菌易产生耐药。所以对这类葡萄球菌需多次反复进行药敏试验。大环内酯类耐药葡萄球菌包括固有耐药和诱导耐药。所以临床实验室须进行"D"试验以检测克林霉素诱导性耐药，根据"D"试验结果来报告克林霉素的耐药性。

7. 临床意义

7.1·葡萄球菌属在自然界分布很广，存在于空气、水、尘埃及皮肤上的葡萄球菌大多数无致病性。金黄色葡萄球菌主要引起局部组织的化脓性感染（疖、痈和创伤感染）以及菌血症、心内膜炎等全身性感染，也可引起骨髓炎、化脓性关节炎、肺炎和深部脓肿等。腐生葡萄球菌引起尿道感染、前列腺炎、外伤和菌血症等。溶血葡萄球菌引起心内膜炎、菌血症、腹膜炎、尿道感染、外伤和关节炎等。

7.2·MRSA 的治疗：轻度感染可选用 SMZ - TMP 和喹诺酮类，严重全身感染可选用万古霉素或其他糖肽类药物。

8. 鉴定流程

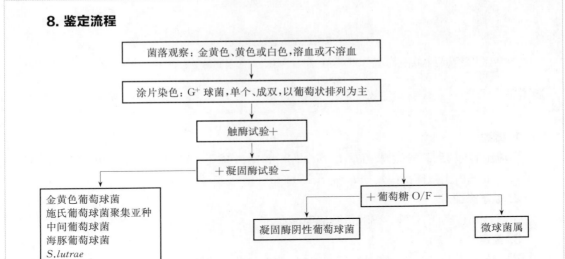

参考文献

[1] 中国合格评定国家认可委员会.CNAS－CL02－A005：医学实验室质量和能力认可准则在临床微生物学检验领域的应用说明.2018.

[2] 周庭银,章强强.临床微生物学诊断与图解.4 版.上海：上海科学技术出版社,2017.

[3] Jorgensen JH，Pfaller MA，Carroll KC，et al. Manual of Clinical Microbiology. 11th ed. Washington DC：American Society for Microbiology，2015.

（周庭银）

微球菌属检验标准操作规程

××医院检验科微生物室作业指导书	文件编号：××-JY-CZ-XJ-×××
版本： 生效日期：	共 页 第 页

1. 概述

微球菌属包括藤黄微球菌（*M. luteus*）、里拉微球菌（*M. lylae*）、南极微球菌（*M. antarcticus*）和内生微球菌（*M. endophyticus*）4个种。

2. 标本类型

血液、尿液、痰、脑脊液、穿刺液、脓液等标本。

3. 鉴定

3.1·形态与染色：革兰阳性球菌，菌体比葡萄球菌大，单个、成双、四联排列或立体包裹状、不规则团块。

3.2·培养特性：在血琼脂平板上菌落小于葡萄球菌，呈圆形、黄色菌落。在营养琼脂平板上菌落呈黄色。

3.3·生化反应：触酶试验阳性，不分解葡萄糖，氧化酶和6.5％氯化钠耐盐试验均为阳性，胆汁七叶苷、精氨酸双水解酶、枸橼酸盐和硝酸盐还原试验均为阴性。

3.4·鉴别要点

3.4.1 革兰阳性球菌，菌体较大，菌落呈黄色，触酶试验阳性。

3.4.2 与葡萄球菌属的鉴别见表11-1-2。

表 11-1-2 微球菌属与葡萄球菌属的鉴别

方 法	微球菌	葡萄球菌
葡萄糖 O/F 试验	氧化	发酵
氧化酶试验	+	-
杆菌肽抑制试验	+	-
呋喃唑酮抑制试验	-	+

3.5·操作步骤

3.5.1 涂片、染色：观察菌落特征，在血平板上挑取可疑菌落，涂片染色后镜检。

3.5.2 根据涂片染色结果，做触酶试验，选择合适的鉴定卡片，制成适合的麦氏菌液浓度（0.5～3.0麦氏单位），用自动化微生物鉴定仪或传统生化试验进行鉴定。

4. 药敏

一般不需要做药物敏感试验。

5. 质量控制

见《质量管理》。

6. 结果解释

微球菌属寄生于皮肤、黏膜、口咽部,在临床标本分离培养时注意与葡萄球菌相区别。

7. 临床意义

藤黄微球菌主要存在于泥土、水等外界环境以及正常人和动物皮肤表面,一般不致病,但可为条件致病菌,引起伤口等局部组织感染,也能引起严重感染,如心内膜炎等疾病。

8. 鉴定流程

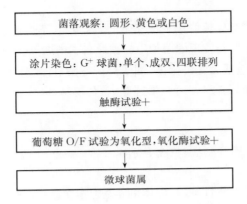

参考文献

[1] 中国合格评定国家认可委员会.CNAS－CL02－A005:医学实验室质量和能力认可准则在临床微生物学检验领域的应用说明.2018.

[2] 周庭银,章强强.临床微生物学诊断与图解.4版.上海:上海科学技术出版社,2017.

[3] Jorgensen JH,Pfaller MA,Carroll KC,et al. Manual of Clinical Microbiology. 11th ed. Washington DC:American Society for Microbiology,2015.

(周庭银)

链球菌属检验标准操作规程

××医院检验科微生物室作业指导书	文件编号：××-JY-CZ-XJ-×××
版本： 生效日期：	共　页　第　页

1. 概述

链球菌属将原先一些链球菌群单独成属，如肠球菌属、孪生球菌属、乳球菌属、乏养球菌属、颗粒链菌属等；同时一些新发现的菌种不断被命名和增加，成为链球菌属的新菌种。目前属内有 100 余种和亚种，包括无乳链球菌、咽峡炎链球菌（即米勒链球菌）、停乳链球菌、停乳链球菌停乳亚种、停乳链球菌似马亚种、牛链球菌、马链球菌、变异链球菌、肺炎链球菌、化脓性链球菌、唾液链球菌等。

2. 标本类型

血液、尿液、痰、脑脊液、穿刺液、脓液等标本。

3. 鉴定

3.1·形态与染色：革兰阳性球菌，固体培养基上单个或成双排列，较少呈链状排列，肉汤培养基中呈长链状排列，肺炎链球菌呈矛头状，成双或链状排列。

3.2·培养特性：在血琼脂平板上菌落可出现三种溶血反应，α溶血周围有灰绿色的狭窄溶血环，β溶血周围有明显较大的完全透明环，γ溶血（不溶血性）无异常变化。肺炎链球菌菌落中央呈脐窝状、表面光滑、灰色、扁平，周围有草绿色α溶血环。

3.3·生化反应：触酶试验阴性，对各种碳水化合物的分解因菌种而异，链球菌不被胆汁溶解。肺炎链球菌胆盐溶菌试验阳性，Optochin 试验敏感（抑菌环＞14 mm）。

3.4·鉴别要点

3.4.1　本菌属特征为革兰阳性球菌，单个、成双或链状排列，菌落较小，可出现β溶血、α溶血或不溶血，触酶试验阴性。

3.4.2　根据溶血及关键性试验，对链球菌进行推测性鉴定分群。

3.4.2.1　A 群链球菌（化脓性链球菌）：β溶血，杆菌肽敏感。

3.4.2.2　B 群链球菌（无乳链球菌）：β溶血，CAMP 试验阳性，马尿酸钠试验阳性。

3.4.2.3　C 群链球菌（似马链球菌、兽疫链球菌和马链球菌等）：马尿酸钠、6.5％氯化钠耐盐试验均为阴性，杆菌肽耐药（抑菌试验阴性）。

3.4.2.4　D 群肠球菌（粪肠球菌、屎肠球菌、鸟肠球菌等）：胆汁七叶苷、6.5％氯化钠耐盐试验阳性，45℃生长。现归属于肠球菌属。

3.4.2.5　C，F 及 G 群链球菌的鉴定常需用血清学方法。非β溶血性链球菌的鉴别见表 11-1-3。

3.4.3　鉴定：从血琼脂平板上挑取纯菌落，用微生物鉴定仪或传统生化反应进行细菌鉴定。

3.5 · 操作步骤

3.5.1 涂片、染色：观察菌落特征，挑取可疑菌落，涂片染色后镜检。

表 11-1-3 非溶血性链球菌鉴别

菌 名	Optochin 试验	胆汁溶菌试验	胆汁七叶苷试验
肺炎链球菌	+	+	-
牛链球菌	-	-	+
其他草绿色链球菌群	-	-	-

3.5.2 根据涂片染色结果，做触酶试验，选择合适的鉴定卡片，制成适合的麦氏菌液浓度（0.5～3.0 麦氏单位），用自动化微生物鉴定仪或传统生化试验进行鉴定。

4. 药敏

参见《抗菌药物敏感试验标准操作规程》及 CLSI M100-S24 最新版本文件。

5. 质量控制

见《质量管理》。

6. 结果解释

6.1 · 草绿色链球菌是人体正常菌群的一部分，通常是不致病的，只有当草绿色链球菌出现在血液等无菌体液中时，鉴定才有意义。

6.2 · 如果检测出链球菌对青霉素敏感，同时该菌被认为对氨苄西林、阿莫西林克拉维酸、氨苄西林舒巴坦、阿莫西林、头孢克洛、头孢唑林、头孢地尼、头孢布坦、头孢曲松、头孢吡肟、头孢唑肟、头孢噻肟等头孢类抗菌药物敏感，则不必进行上述抗生素的药敏试验。如果检测出肺炎链球菌苯唑西林抑菌圈≤19 mm，应当检测青霉素的 MIC，因为可能发生青霉素耐药或中介现象。如果检测出链球菌对红霉素敏感或耐药，则提示该菌对克拉霉素、阿奇霉素、地红霉素敏感或耐药。近年来青霉素耐药肺炎链球菌（PRSP）及多重耐药（MDRSP）菌株的增加，给临床治疗带来一定的困难。

7. 临床意义

化脓性链球菌（A 群链球菌）是引起化脓性感染的主要病原菌，致病力最强，可引起痈、蜂窝织炎、急性咽炎、丹毒、脓疱疮、猩红热、医源性伤口感染和产后感染等。此外，其感染后也可发生急、慢性风湿热和急性肾小球肾炎等严重变态反应性并发症。无乳链球菌（B 群）正常寄居于妇女阴道和人体肠道，带菌率可达 30% 左右，此菌可引起新生儿感染。肺炎链球菌存在于正常人群的口腔、鼻咽部，属正常菌群，可引起大叶性肺炎或支气管炎。草绿色链球菌是人体上呼吸道正常菌群，通常不致病。如果在血液内或无菌体液中检出草绿色链球菌，有临床意义。

8. 鉴定流程

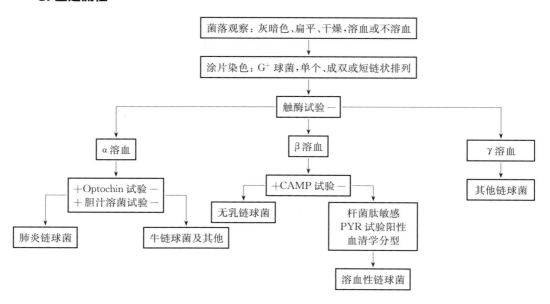

参考文献

［1］ 中国合格评定国家认可委员会.CNAS－CL02－A005：医学实验室质量和能力认可准则在临床微生物学检验领域的应用说明.2018.

［2］ 周庭银,章强强.临床微生物学诊断与图解.4 版.上海：上海科学技术出版社,2017.

［3］ Jorgensen JH, Pfaller MA, Carroll KC, et al. Manual of Clinical Microbiology. 11th ed. Washington DC：American Society for Microbiology，2015.

（周庭银）

肠球菌属检验标准操作规程

××医院检验科微生物室作业指导书	文件编号：××-JY-CZ-XJ-×××
版本：　　　　　生效日期：	共　页　第　页

1. 概述

肠球菌属包括粪肠球菌、屎肠球菌、驴肠球菌、鸟肠球菌、鼠肠球菌、鹑鸡肠球菌、鸽肠球菌、犬肠球菌、木戴胜鸟肠球菌、假鸟肠球菌、铅黄肠球菌、盲肠肠球菌、殊异肠球菌、耐久肠球菌、浅黄色肠球菌、亮黄肠球菌、浅黄肠球菌、血过氧化物肠球菌、病臭肠球菌、莫拉维亚肠球菌、蒙氏肠球菌、棉子糖肠球菌、解糖肠球菌、硫黄肠球菌、肠绒毛肠球菌、戴维斯肠球菌、赫尔曼肠球菌、海水肠球菌等40余种。

2. 标本类型

血液、尿液、痰、穿刺液、脓液等标本。

3. 鉴定

3.1·形态与染色：革兰阳性球菌，单个、成双或短链排列。

3.2·培养特性：在血琼脂平板上35℃培养18～24 h，形成较小、灰白色，有α或γ溶血环的菌落。在麦康凯琼脂平板上形成较小、干燥、粉红色菌落。

3.3·生化反应：触酶试验阴性，分解甘露醇，胆汁七叶苷试验阳性，在含6.5%氯化钠的肉汤中生长，多数菌株PYR试验阳性，对杆菌肽耐药。

3.4·鉴别要点

3.4.1　本菌属特征：革兰阳性球菌，触酶试验阴性，在6.5%氯化钠中生长，胆汁七叶苷试验阳性，45℃中生长。

3.4.2　与链球菌属和乳球菌属的鉴别：肠球菌属能在pH 9.6肉汤和45℃中生长，胆汁七叶苷和盐耐受试验阳性，而链球菌属和乳球菌属则相反。

3.4.3　粪肠球菌与屎肠球菌、鸟肠球菌的鉴别：粪肠球菌不分解L-阿拉伯糖，分解山梨醇。屎肠球菌能分解L-阿拉伯糖，分解山梨醇不定。鸟肠球菌分解L-阿拉伯糖、山梨醇。

3.5·操作步骤

3.5.1　涂片、染色：观察菌落特征，挑取可疑菌落，涂片染色后镜检。

3.5.2　根据涂片染色结果，做触酶试验，选择合适的鉴定卡片，制成适合的麦氏菌液浓度（0.5～3.0麦氏单位），用自动化微生物鉴定仪或传统生化试验进行鉴定。

4. 药敏

参见《抗菌药物敏感试验标准操作规程》及CLSI M100-S24最新版本文件。

5. 质量控制

见《质量管理》。

6. 结果解释

6.1·在β-内酰胺酶阴性肠球菌中，氨苄西林药敏试验结果可预测阿莫西林-克拉维酸、氨苄西林-舒巴坦、哌拉西林和哌拉西林-他唑巴坦等敏感性。青霉素药敏试验可预测氨苄西林、阿莫西林、氨苄西林-舒巴坦、阿莫西林-克拉维酸、哌拉西林和哌拉西林-他唑巴坦等药敏结果。粪肠球菌中氨苄西林药敏结果可以预测亚胺培南的药敏结果。

6.2·对于血培养和脑脊液培养分离出的肠球菌，需做β-内酰胺酶检测，若β-内酰胺酶阳性，则对氨基青霉素、羧基青霉素和脲基青霉素均耐药。为耐万古霉素肠球菌（VRE）加做替考拉宁、氯霉素、红霉素、四环素和利福平药敏试验，根据结果进行治疗。氨基糖苷类高水平耐药株（HLAR）可用庆大霉素 120 μg/片筛选，无抑菌环为耐药，抑菌环≥10 mm 为非HLAR，对于抑菌环为 7～9 mm 的菌株需用稀释法确认。对于肠球菌属，头孢菌素类、氨基糖苷类（仅筛选高水平耐药性）、磺胺甲唑、甲氧苄啶和克林霉素在体外可能有活性（敏感），但在临床上耐药，所以不能报告肠球菌对这些药物敏感。

7. 临床意义

粪肠球菌和屎肠球菌主要引起医院感染，最常见为尿道感染（大部分与尿道器械操作、导尿等有关），其次为腹部和盆腔等部位的创伤和外科术后感染。近年来，肠球菌属氨苄西林耐药株和庆大霉素高耐药株逐渐增多，耐万古霉素的肠球菌国外也有较多报道，已使肠球菌所致重症感染的治疗成为临床棘手的问题。

8. 鉴定流程

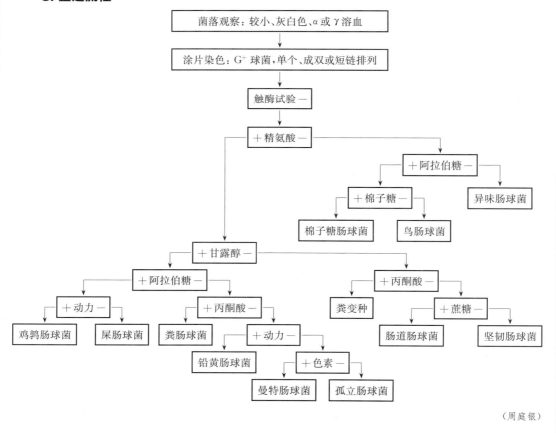

（周庭银）

奈瑟菌属检验标准操作规程

××医院检验科微生物室作业指导书	文件编号：××-JY-CZ-XJ-×××
版本： 生效日期：	共 页 第 页

1. 概述

奈瑟菌属包括灰色奈瑟菌、延长奈瑟菌、延长亚种、浅黄奈瑟菌、淋病奈瑟菌、乳糖奈瑟菌、脑膜炎奈瑟菌、黏液奈瑟菌、多糖奈瑟菌、干燥奈瑟菌、微黄奈瑟菌（有 3 个生物型，即黄色生物型、深黄生物型、微黄生物型）、沃氏奈瑟菌、杆状奈瑟菌、动物口腔奈瑟菌和动物咬伤奈瑟菌等种和亚种。临床上以脑膜炎奈瑟菌和淋病奈瑟菌最为重要。

2. 标本类型

脑脊液、分泌液、穿刺液、血液、痰等标本。

3. 鉴定

3.1·形态与染色：革兰阴性双球菌，肾形或咖啡豆状，常成双排列，凹面相对。

3.2·培养特性：初次分离时需在 $5\% \sim 10\%$ CO_2 环境中生长。在血琼脂平板上 35℃ 培养 $18 \sim 24$ h，形成灰色、湿润、透明或半透明、不溶血的菌落。在巧克力琼脂平板上，形成圆形、灰蓝色的似露滴状菌落。

3.3·生化反应：氧化酶试验阳性，触酶试验阳性，脲酶、吲哚、DNA 酶、硝酸盐还原试验均为阴性，关键生化试验为葡萄糖、麦芽糖、蔗糖分解试验。

3.4·鉴别要点

3.4.1 本菌属特征：革兰阴性双球菌，分解葡萄糖，氧化酶和触酶试验阳性，硝酸盐还原试验阴性。

3.4.2 奈瑟菌与相似菌的鉴别：见表 11-1-4。

表 11-1-4 奈瑟菌与相似菌鉴别的关键性试验

菌 名	葡萄糖	麦芽糖	乳糖	蔗糖	硝酸盐	还原 DNA 酶
淋病奈瑟菌	+	−	−	−	−	−
脑膜炎奈瑟菌	+	+	−	−	−	−
卡他莫拉菌	−	−	−	−	+	+

注： +,90%以上菌株阳性；−,90%以上菌株阴性

3.4.3 淋病奈瑟菌与卡他莫拉菌的鉴别：淋病奈瑟菌分解葡萄糖，硝酸盐还原试验阴性，而卡他莫拉菌则相反。两者虽可根据标本来源加以区分，但并非绝对，因为通过性行为，卡他莫拉菌也可引起尿道炎，而淋病奈瑟菌也能引起咽喉炎，应引起注意。涂片不典型，做淋病奈瑟菌培养，同时做普通细菌培养，有细菌生长排除淋病奈瑟菌。

3.5·操作步骤

3.5.1 涂片、染色：观察菌落特征，挑取可疑菌落，涂片染色后镜检。

3.5.2　根据涂片染色结果,做氧化酶试验,选择合适的鉴定卡片,制成适合的麦氏菌液浓度(0.5～3.0麦氏单位),用自动化微生物鉴定仪或传统生化试验进行鉴定。

4. 药敏

参见《抗菌药物敏感试验标准操作规程》及 CLSI M100‑S24 最新版本文件。

5. 质量控制

见《质量管理》。

6. 结果解释

脑膜炎奈瑟菌对青霉素、磺胺类、链霉素和金霉素敏感。产酶株引起感染应考虑用头孢曲松或头孢噻肟替代。检测出β‑内酰胺酶阳性的淋病奈瑟菌则提示对青霉素、氨苄西林和阿莫西林耐药。

7. 临床意义

脑膜炎奈瑟菌存在于脑膜炎病人和携带者的鼻咽部,通过飞沫经空气传播,冬末春初为流行高峰,感染者多为幼儿和青少年。感染后多数人呈携带状态或隐性感染,少数出现上呼吸道感染症状,仅极少数发展成菌血症,进而累及脑膜、脊髓膜,形成化脓性脑脊髓膜炎。淋病奈瑟菌是淋病的病原菌,可引起男性的尿道炎、附睾炎、前列腺炎,以及咽喉炎和女性的尿道炎、阴道炎、子宫炎,新生儿经过产道时被感染,可引起淋菌性结膜炎。临床上对淋病奈瑟菌需与灰色奈瑟菌进行区分。

8. 鉴定流程

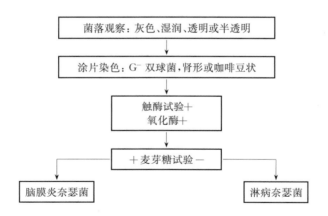

参考文献

[1] 中国合格评定国家认可委员会.CNAS‑CL02‑A005:医学实验室质量和能力认可准则在临床微生物学检验领域的应用说明.2018.

[2] 周庭银,章强强.临床微生物学诊断与图解.4版.上海:上海科学技术出版社,2017.

[3] Jorgensen JH, Pfaller MA, Carroll KC, et al. Manual of Clinical Microbiology. 11th ed. Washington DC: American Society for Microbiology, 2015.

(周庭银)

卡他莫拉菌检验标准操作规程

××医院检验科微生物室作业指导书	文件编号：××-JY-CZ-XJ-×××
版本： 生效日期：	共 页 第 页

1. 概述
卡他莫拉菌曾属于布兰汉菌属，现已划归到莫拉菌属。

2. 标本类型
痰、脑脊液、穿刺液、脓液等标本。

3. 鉴定
3.1·形态与染色：革兰阴性双球菌，呈咖啡豆形。

3.2·培养特性：在血琼脂平板上 35℃ 培养 18～24 h 形成灰白色或红棕色、不溶血的菌落。培养 48 h，形成表面干燥的菌落，如用接种环推移，整个菌落可移动（有特殊手感）。

3.3·生化反应：氧化酶试验阳性，不分解任何糖类，触酶、DNA 酶和硝酸盐还原试验阳性。

3.4·鉴别要点

3.4.1 本菌属特征：革兰阴性双球菌，血琼脂平板上菌落呈灰白色，推移菌落时有特殊的手感，不分解糖类，氧化酶、DNA 酶和硝酸盐还原试验均阳性。

3.4.2 与其他莫拉菌属的鉴别：卡他莫拉菌为球菌，成双或呈肾形排列，DNA 酶试验阳性；莫拉菌属为球杆菌，DNA 酶试验阴性。

3.5·操作步骤

3.5.1 涂片、染色：观察菌落特征，挑取可疑菌落，涂片染色后镜检。

3.5.2 根据涂片染色结果，做氧化酶试验，选择合适的鉴定卡片，制成适合的麦氏菌液浓度（0.5～3.0 麦氏单位），用自动化微生物鉴定仪或传统生化试验进行鉴定。

4. 药敏
参见《抗菌药物敏感试验标准操作规程》及 CLSI M45－A2 最新版本文件。

5. 质量控制
见《质量管理》。

6. 结果解释
卡他莫拉菌与其他奈瑟球菌相似，临床上应注意区别。检测出 β-内酰胺酶阳性的卡他莫拉菌则提示对青霉素、氨苄西林和阿莫西林耐药。

7. 临床意义
卡他莫拉菌是人类和动物上呼吸道的正常寄生菌之一，现已证实本菌可引起下呼吸道感染和结膜炎、中耳炎、鼻窦炎、支气管炎，偶尔引起菌血症、心内膜炎、脓胸、脑膜炎、尿道炎等。

8. 鉴定流程

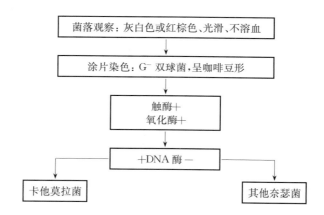

菌落观察：灰白色或红棕色、光滑、不溶血

涂片染色：G⁻ 双球菌，呈咖啡豆形

触酶＋
氧化酶＋

＋DNA 酶 －

卡他莫拉菌　　　　其他奈瑟菌

参考文献

［1］中国合格评定国家认可委员会.CNAS－CL02－A005：医学实验室质量和能力认可准则在临床微生物学检验领域的应用说明.2018.

［2］周庭银,章强强.临床微生物学诊断与图解.4 版.上海：上海科学技术出版社,2017.

［3］Jorgensen JH，Pfaller MA，Carroll KC，et al. Manual of Clinical Microbiology. 11th ed. Washington DC：American Society for Microbiology，2015.

（周庭银）

棒状杆菌属检验标准操作规程

××医院检验科微生物室作业指导书	文件编号：××-JY-CZ-XJ-×××
版本： 生效日期：	共 页 第 页

1. 概述

棒杆菌属为一群菌体一端或两端膨大呈棒状的革兰阳性杆菌,菌体染色不均匀,呈不规则栅栏状排列。目前有 89 个种,与人类有关的棒杆菌有 54 种,包括白喉棒杆菌、假白喉棒杆菌、拥挤棒杆菌、硬质小麦棒杆菌、解葡萄糖苷棒杆菌、杰氏棒杆菌、马氏棒杆菌、假结核棒杆菌、纹带棒杆菌和解脲棒杆菌等。

2. 标本类型

血液、痰、脑脊液等标本。

3. 鉴定

3.1·形态与染色：革兰阳性,呈棒状,排列不规则,常呈 X、V、L、Y 或栅栏状。

3.2·培养特性：血琼脂平板上 35℃培养 18～24 h 呈灰白色的菌落,似干酪状,无或有狭窄溶血环。在亚碲酸钾血琼脂平板上形成黑色或灰黑色菌落。

3.3·生化反应：触酶试验阳性,分解葡萄糖和麦芽糖,不分解甘露醇、蔗糖和木糖,硝酸盐还原试验阳性,脲酶、明胶和胆汁七叶苷试验阴性,重型白喉棒状杆菌能分解淀粉、糖原和糊精。毒力试验阳性。

3.4·鉴别要点：本菌属特征为革兰阳性杆菌,栅栏状排列,有异染颗粒。亚碲酸钾血琼脂平板上呈黑色或灰黑色的典型菌落。普通培养基上不生长。触酶和硝酸盐还原试验阳性,分解葡萄糖和麦芽糖。

3.5·操作步骤

3.5.1 涂片、染色：观察菌落特征,挑取可疑菌落,涂片革兰染色和异染颗粒染色。

3.5.2 根据涂片染色结果,做触酶试验,选择合适的鉴定卡片,制成适合的麦氏菌液浓度 (0.5～3.0 麦氏单位),用自动化微生物鉴定仪或传统生化试验进行鉴定。

4. 药敏

参见《抗菌药物敏感试验标准操作规程》及 CLSI M45-A2 最新版本文件。

5. 质量控制

见《质量管理》。

6. 结果解释

对于呼吸道白喉从鼻咽红肿处采集标本,可考虑通过多点取样(鼻咽部),以增加培养阳性率。当镜检疑似白喉棒状杆菌时,即使还没有得到培养结果和毒素检测结果,也应立即通知患者的主管医师。

7. 临床意义

棒状杆菌属中有多个种与人类疾病有关,其中白喉棒状杆菌是白喉的病原菌。白喉是一种急性呼吸道传染病,主要侵犯口咽、鼻咽等部位,局部形成灰白色假膜。一般不进入血液,产生的外毒素可损害心肌和神经系统,病死率高,死亡的病例中50%以上是由于心肌受损发展到充血性心力衰竭所致。此外,本菌可侵犯眼结膜、外耳道、阴道和皮肤伤口等。

8. 鉴定流程

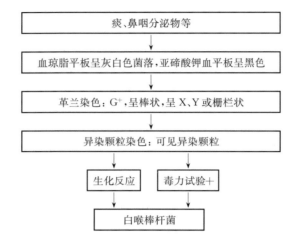

参考文献

［1］中国合格评定国家认可委员会.CNAS－CL02－A005：医学实验室质量和能力认可准则在临床微生物学检验领域的应用说明.2018.

［2］周庭银,章强强.临床微生物学诊断与图解.4版.上海：上海科学技术出版社,2017.

［3］Jorgensen JH，Pfaller MA，Carroll KC，et al. Manual of Clinical Microbiology. 11th ed. Washington DC：American Society for Microbiology，2015.

（周庭银）

李斯特菌属检验标准操作规程

××医院检验科微生物室作业指导书	文件编号：××-JY-CZ-XJ-×××
版本： 生效日期：	共 页 第 页

1. 概述

李斯特菌属包括产单核细胞李斯特菌、格氏李斯特菌、无害李斯特菌、伊氏李斯特菌、伊氏李斯特菌伊氏亚种、斯氏李斯特菌、威氏李斯特菌、玛撒李斯特菌等。代表菌种为产单核细胞李斯特菌。

2. 标本类型

血液、尿液、痰、脑脊液、穿刺液、脓液、粪便等标本。

3. 鉴定

3.1·形态与染色：革兰阳性小杆菌。

3.2·培养特性：在血琼脂平板上 35℃培养 18～24 h，形成较小、圆形、光滑而有狭窄 β 溶血环的菌落。

3.3·生化反应：触酶试验阳性，分解葡萄糖，不分解蔗糖、木糖、甘露醇，甲基红、VP 和 CAMP 试验阳性，吲哚、脲酶和硝酸盐还原试验阴性。

3.4·鉴别要点

3.4.1 本菌属特征：革兰阳性短杆菌，菌落较小，有狭窄的 β 溶血环，25℃时有动力，37℃时无动力，触酶、CAMP 试验阳性，分解葡萄糖。

3.4.2 产单核细胞李斯特菌与粪肠球菌的鉴别：两者均具有耐盐、耐碱、耐胆汁等特点，但可通过触酶试验加以鉴别。

3.4.3 产单核细胞李斯特菌与无乳链球菌的鉴别：两者 CAMP 试验均为阳性，但产单核细胞李斯特菌触酶试验阳性，无乳链球菌触酶试验阴性。

3.5·操作步骤

3.5.1 涂片、染色：观察菌落特征，挑取可疑菌落，涂片染色后镜检。

3.5.2 根据涂片染色结果，做触酶试验，选择合适的鉴定卡片，制成适合的麦氏菌液浓度（0.5～3.0 麦氏单位），用自动化微生物鉴定仪或传统生化试验进行鉴定。

4. 药敏

参见《抗菌药物敏感试验标准操作规程》及 CLSI M45－A2 最新版本文件。

5. 质量控制

见《质量管理》。

6. 结果解释

本菌容易被认为是污染的杂菌(类白喉杆菌)而丢弃。幼龄培养呈革兰阳性，48 h 后多转为革兰阴性。因此当遇到 25℃培养有动力的杆菌，而按照革兰阴性杆菌鉴定不符时，应考虑到李斯特菌的可能。

7. 临床意义

产单核细胞李斯特菌在自然界分布很广,土壤、水、人和动物粪便中均可存在,常伴随 EB 病毒引起传染性单核细胞增多症,也可引起脑膜炎、菌血症等。

8. 鉴定流程

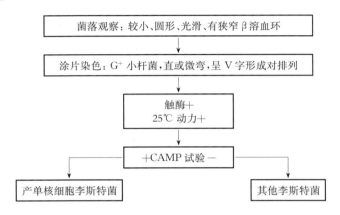

参考文献

[1] 中国合格评定国家认可委员会.CNAS‐CL02‐A005:医学实验室质量和能力认可准则在临床微生物学检验领域的应用说明.2018.

[2] 周庭银,章强强.临床微生物学诊断与图解.4 版.上海:上海科学技术出版社,2017.

[3] Jorgensen JH,Pfaller MA,Carroll KC,et al. Manual of Clinical Microbiology. 11th ed. Washington DC:American Society for Microbiology,2015.

(周庭银)

丹毒丝菌属检验标准操作规程

××医院检验科微生物室作业指导书		文件编号：××-JY-CZ-XJ-×××	
版本：	生效日期：	共 页 第 页	

1. 概述

目前属内有 3 个种，猪红斑丹毒丝菌（*E. rhusiopathiae*）、扁桃体丹毒丝菌（*E. tonsillarum*）和意外丹毒丝菌（*E. inopinata*）。仅猪红斑丹毒丝菌与人类疾病有关。

2. 标本类型

血液、尿液、痰、脑脊液、穿刺液、脓液、粪便等标本。

3. 鉴定

3.1·形态与染色：革兰阳性杆菌，菌体细长、长短不一。

3.2·培养特性：在血琼脂平板上35℃培养18～24 h，光滑型菌落细小、圆形、凸起、有光泽，粗糙型菌落较大、表面呈颗粒状、周围有轻微的溶血，延长培养时间则溶血更明显、更清晰。在亚碲酸钾血琼脂平板上出现黑色菌落。

3.3·生化反应：触酶试验阴性，TSI 中产硫化氢是该菌主要的特点。主要生化反应见表 11-1-5。

表 11-1-5　猪红斑丹毒丝菌主要生化反应

试　　验	结　　果	试　　验	结　　果
葡萄糖	+	H_2S(TSI)	+
阿拉伯糖	+	明胶	-
果糖	+	胆汁七叶苷	-
水杨苷	+	脲酶	-
半乳糖	+	动力	-
乳糖	-	硝酸盐	-
甘露醇	-	海藻糖	-
蔗糖	-	精氨酸双水解酶	+

注：+,90%以上菌株阳性；-,90%以上菌株阴性

3.4·鉴别要点

3.4.1　本菌属特征：革兰阳性细长杆菌，血琼脂平板上呈细小、光滑型菌落或较大粗颗粒菌落，无动力，TSI 中产 H_2S。

3.4.2　与产单核细胞李斯特菌的鉴别：猪红斑丹毒丝菌为 α 溶血或不溶血的菌落，触酶试验阴性，而产单核细胞李斯特菌菌落为狭窄的 β 溶血，触酶试验阳性。

3.4.3　与贝氏库特菌的鉴别：猪红斑丹毒丝菌动力和触酶试验阴性，分解葡萄糖，而贝氏库特菌则相反，并且其陈旧培养物菌体呈多形性长丝状，鞭毛染色呈周鞭毛。

3.4.4　与假白喉棒状杆菌鉴别：两者镜下形态相似，易将猪红斑丹毒丝菌误认为假白喉

杆菌,可以加做 H_2S 试验。

3.5·操作步骤

3.5.1 涂片、染色:观察菌落特征,挑取可疑菌落,涂片染色后镜检。

3.5.2 根据涂片染色结果,做触酶试验,选择合适的鉴定卡片,制成适合的麦氏菌液浓度(0.5~3.0 麦氏单位),用自动化微生物鉴定仪或传统生化试验进行鉴定。

4. 药敏

猪红斑丹毒丝菌首选的抗菌药物为青霉素或氨苄西林,药敏试验执行 CLSI M45-A2 药敏试验方法及标准,没有纸片扩散法的折点标准。

药敏试验的药物种类选择原则见表 11-1-6。

表 11-1-6 药敏试验的药物种类选择

分 组	抗菌药物名称
必选	氨苄西林、青霉素
可选	头孢吡肟、头孢噻肟、头孢曲松、亚胺培南、美罗培南、红霉素、环丙沙星、左氧氟沙星、加替沙星、克林霉素

注:上述药敏试验所选药物仅有 MIC 判读折点,具体参照 CLSI M45-A3 文件

5. 质量控制

见《质量管理》。

6. 结果解释

本菌革兰染色中有时呈长丝形,单独存在,有时呈短链或 V 形排列,与放线菌近似。易被脱色而呈革兰阴性的杆菌,其间夹着革兰阳性颗粒。

7. 临床意义

猪红斑丹毒丝菌是人畜共患的病原菌。人感染本菌可引起人类丹毒,主要发生在兽医、屠宰工及渔业工人身上,因接触动物或动物产品,通过受损的皮肤感染。感染部位肿胀、疼痛、呈紫色、发硬,但不化脓,偶尔也会引起局部的淋巴管炎、关节炎,对于免疫缺陷的患者也可引起心内膜炎等疾病。

8. 鉴定流程

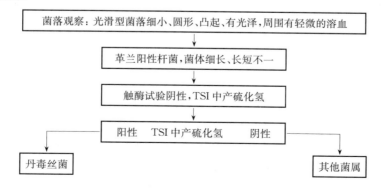

(周庭银)

诺卡菌属检验标准操作规程

××医院检验科微生物室作业指导书	文件编号：××-JY-CZ-XJ-×××
版本：　　　　　生效日期：	共　页　第　页

1. 概述

诺卡菌属包括脓肿诺卡菌、巴西诺卡菌、皮氏诺卡菌、星形诺卡菌、豚鼠耳炎诺卡菌、假巴西诺卡菌、老兵诺卡菌、圣乔治诺卡菌和华莱士诺卡菌等。

2. 标本类型

血液、痰、脑脊液、穿刺液、脓液等标本。

3. 鉴定

3.1·形态与染色：革兰阳性的分枝菌丝或断裂成杆菌,抗酸染色呈部分抗酸性。

3.2·培养特性：注意寻找标本中的颗粒接种培养,在不含抗生素的沙保弱培养基(SDA)或营养琼脂培养基上,22℃或35℃均可缓慢生长,需5～7日可见表面有皱褶,呈颗粒状、黄色或深橙色菌落。在血琼脂平板上菌落较小、白色,时间延长可出现橙色。

3.3·生化反应：触酶试验阳性,分解葡萄糖,不分解甘露醇、肌醇、酪蛋白、酪氨酸和黄嘌呤,溶菌酶试验阳性,淀粉、明胶试验阴性。

3.4·鉴别要点

3.4.1　本菌属特征：革兰阳性,菌体为丝状,抗酸染色呈部分抗酸性,生长缓慢,菌落较小,分解葡萄糖,不分解酪蛋白、酪氨酸和黄嘌呤。

3.4.2　星形诺卡菌与分枝杆菌的鉴别：星形诺卡不易脱色,革兰染色性弱。

3.4.3　星形诺卡菌与分枝杆菌属和放线菌属的鉴别：三者镜下形态相似,但星形诺卡菌抗酸染色弱阳性,分枝杆菌属强阳性,放线菌属则为阴性。

3.5·操作步骤

3.5.1　观察菌落特征,挑取可疑菌落,涂片染色后镜检。

3.5.2　根据菌落特征、涂片染色结果,做触酶试验,用传统生化试验进行鉴定。

4. 药敏

诺卡菌属药敏无折点,仅有部分文献支持药敏试验,"热病"有用药推荐,大剂量磺胺类药物首选。

5. 质量控制

见《质量管理》。

6. 结果解释

6.1·新鲜的诺卡菌培养物经革兰染色为阳性的杆菌,特别是菌龄较短,尚无菌丝体出现时,其形态类似细菌,鉴定中应予注意。

6.2·培养早期,菌体裂解为较多的球菌或杆菌状,分枝状菌丝较少;培养后期可见丰富菌丝体形成。

6.3·有些病人痰培养诺卡菌阳性,但没有诺卡菌感染的临床证据,星形诺卡菌可能是呼吸道的正常菌群,有些患有空洞性结核、癌、囊性纤维化、哮喘或其他潜在疾病的患者,其呼吸道都可能有诺卡菌的寄生。

7. 临床意义

星形诺卡菌可引起原发性化脓性肺部感染,可出现类似结核的症状。肺部病灶可向其他组织器官扩散,形成皮下脓肿、多发性瘘管、脑脓肿、腹膜炎等。巴西诺卡菌可引起足放线菌病,表现为足部或腿部皮下肿胀、脓肿及多发性瘘管等。

8. 鉴定流程

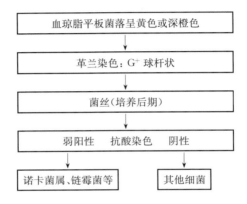

参考文献

[1] 中国合格评定国家认可委员会.CNAS-CL02-A005:医学实验室质量和能力认可准则在临床微生物学检验领域的应用说明.2018.

[2] 周庭银,章强强.临床微生物学诊断与图解.4版.上海:上海科学技术出版社,2017.

[3] Jorgensen JH,Pfaller MA,Carroll KC,et al. Manual of Clinical Microbiology. 11th ed. Washington DC:American Society for Microbiology,2015.

(周庭银)

马杜拉放线菌属检验标准操作规程

××医院检验科微生物室作业指导书	文件编号：××-JY-CZ-XJ-×××
版本： 生效日期：	共 页 第 页

1. 概述

马杜拉放线菌属（Actinomadura）目前有 79 种 2 个亚种，包括马杜拉马杜拉放线菌（*A. madurae*）、白乐杰马杜拉放线菌（*A. pelletieri*）、拉丁马杜拉放线菌（*A. latina*）、千叶马杜拉放线菌（*A. chibensis*）、乳脂马杜拉放线菌（*A. cremea*）、达松维尔马杜拉放线菌（*A. dassonvillei*）、产亚硝酸盐马杜拉放线菌（*A. nitritigenes*）、痰液马杜拉放线菌（*A. sputi*）、酒红马杜拉放线菌（*A. vinacea*）等，代表菌种为马杜拉马杜拉放线菌。

2. 标本类型

血液、尿液、痰、脑脊液、穿刺液、脓液、粪便等标本。

3. 鉴定

3.1·形态与染色：革兰阳性、有分枝菌丝的非裂殖杆菌，菌丝不易断裂，短而细，在小培养中常见气生菌丝形成长的孢子链。窦道引流物中可检出"硫黄颗粒"，压片可见该菌。

3.2·培养特性：生长缓慢，在需氧条件下可在常规真菌培养基和分枝杆菌培养基上生长，形成蜡样、黏液、堆积、褶皱的菌落，颜色不定。

3.3·生化反应：触酶试验阳性，主要生化反应见表 11-1-7。

表 11-1-7 马杜拉放线菌属的主要生化反应

试 验	结 果	试 验	结 果
触酶	+	鼠李糖	+
葡萄糖	+	纤维二糖	+
乳糖	+	侧金盏花醇	+
木糖	+	七叶苷	+
阿拉伯糖	+	明胶	+
麦芽糖	+	硝酸盐	+
海藻糖	+	脲酶	-

注：+，90%以上菌株阳性；-，90%以上菌株阴性

3.4·鉴别要点

3.4.1 本菌属特征：革兰阳性杆菌，有分枝菌丝，生长缓慢，触酶阳性，分解多种糖类，硝酸盐还原试验阳性。

3.4.2 与灰色链霉菌的鉴别：马杜拉放线菌脲酶试验阴性、硝酸盐还原试验阳性。而灰色链霉菌则相反，两者菌体形态也有差异。

3.4.3 与其他相关菌属的鉴别见表 11-1-8。

表 11 - 1 - 8　马杜拉马杜拉放线菌与相关菌属鉴别的关键性试验

试　验	马杜拉马杜拉放线菌	白乐杰马杜拉放线菌	索马里链霉菌	灰色链霉菌	白色链霉菌	热普通链霉菌
酪蛋白	+	+	+	+	+	+
酪氨酸	+	+	+	+	+	ND
黄嘌呤	−	−	−	+	+	−
次黄嘌呤	+	+	−	+	+	−
脲酶	−	−	−	+	+	ND
七叶苷	+	−	−	ND	ND	ND
明胶水解	+	+	+	−	+	+
乳糖	+	−	−	−	−	ND
硝酸盐还原	+	−	−	−	−	+
阿拉伯糖	+	−	−	−	−	−
木糖	+	−	−	−	−	+

注：+,90%以上菌株阳性；−,90%以上菌株阴性；ND,无资料

3.5 · 操作步骤

3.5.1　涂片、染色：观察菌落特征,挑取可疑菌落,涂片染色后镜检。

3.5.2　根据涂片染色结果,做触酶试验,选择合适的鉴定卡片,制成适合的麦氏菌液浓度(0.5～3.0 麦氏单位),用自动化微生物鉴定仪或传统生化试验进行鉴定。

4. 药敏试验的药物种类选择

药敏试验的药物种类选择依据见表 11 - 1 - 9。

表 11 - 1 - 9　药敏试验的药物种类选择依据

分　类	抗菌药物名称
必选	
可选	阿米卡星、阿莫西林-克拉维酸、头孢曲松、环丙沙星、克拉霉素、亚胺培南、利奈唑胺、米诺环素、莫西沙星、复方磺胺甲噁唑、妥布霉素、头孢吡肟、头孢噻肟、多西环素、庆大霉素

注：具体参照 CLSI M24 - A2 最新版本文件

5. 质量控制

见《质量管理》。

6. 结果解释与要点提示

马杜拉放线菌可引起放线菌足分枝菌病,是一种累及皮下组织、肌肉及骨骼下肢的慢性感染,容易形成窦道。可分为放线菌性足菌肿和真菌性足菌肿。主要特点是通过窦道排出的分泌物中含大量分枝状菌丝的颗粒。临床上首选复方磺胺甲噁唑与链霉素联合用药,平均疗程为 9 个月。

(周庭银)

埃希菌属检验标准操作规程

××医院检验科微生物室作业指导书	文件编号：××-JY-CZ-XJ-×××
版本： 生效日期：	共 页 第 页

1. 概述

目前属内有7个种，包括艾伯特埃希菌生物Ⅰ型、艾伯特埃希菌生物Ⅱ型、蟑螂埃希菌、大肠埃希菌、弗格森埃希菌、赫尔曼埃希菌和伤口埃希菌。大肠埃希菌是埃希菌属的代表种。

2. 标本类型

血液、尿液、痰、脑脊液、穿刺液、脓液等标本。

3. 鉴定

3.1·形态与染色：革兰阴性杆菌。

3.2·培养特性：在血琼脂平板上35℃培养18~24 h，呈灰白色菌落。在麦康凯琼脂平板上形成不透明、粉红色或无色菌落，少数呈黏稠状菌落。

3.3·生化反应：氧化酶试验阴性、三糖铁琼脂（TSI）为A/A，发酵葡萄糖、乳糖、甘露醇等多种糖类，产酸产气，动力、赖氨酸脱羧酶和硝酸盐还原试验阳性，脲酶、丙二酸盐、苯丙氨酸脱氨酶试验均为阴性，IMViC + + － －（占94.6%）。

3.4·鉴别要点

3.4.1 本菌属特征：TSI为A/A，发酵葡萄糖、乳糖、甘露醇等多种糖类，产酸产气，IMViC + + － －。

3.4.2 与痢疾志贺菌的鉴别：无动力而乳糖迟发酵的菌株，易与痢疾志贺菌相混淆，鉴别见表11-1-10。

表 11-1-10 大肠埃希菌与痢疾志贺菌鉴别的关键性试验（阳性%）

菌 种	赖氨酸	黏液酸盐	甘露醇	乳 糖	动 力
大肠埃希菌	90	95	98	95	95
不活泼大肠埃希菌	40	30	93	25	5
痢疾志贺菌	0	0	0	0	0

3.4.3 与肺炎克雷伯菌的鉴别：少数黏液样菌落的大肠埃希菌在麦康凯琼脂平板上易与肺炎克雷伯菌菌落相混淆，大肠埃希菌黏液样菌落呈深粉红色，而肺炎克雷伯菌则呈浅粉红色，无动力。IMViC － － + +。

3.5·操作步骤

3.5.1 氧化酶试验：参见《氧化酶试验标准操作规程》。

3.5.2 鉴定：从麦康凯琼脂平板上挑取可疑菌落，用微生物鉴定仪或传统生化反应进行细菌鉴定。

4. 药敏

参见《抗菌药物敏感试验标准操作规程》及 CLSI M100S-24 最新版本文件。

5. 质量控制

见《质量管理》。

6. 结果解释

产生超广谱β-内酰胺酶(ESBLs)是大肠埃希菌最主要的耐药机制之一。ESBLs 大部分由质粒介导,经典的为 TEM 型及 SHV 型广谱酶衍生的超广谱β-内酰胺酶,还包括 PER 型酶及 CTX 型酶等,中国 ESBLs 基因型以 CTXM 型为主。对重症感染者首选碳青霉烯类抗生素进行治疗。

7. 临床意义

大肠埃希菌是肠道正常菌群,也是医院感染和社区感染的常见病原菌,可引起人体各部位感染,以泌尿道感染为主(泌尿道感染中大肠埃希菌感染引起的比例可达 90%)。还可引起菌血症、新生儿脑膜炎、胆囊炎、手术后腹腔感染及灼伤创面感染等疾病。

8. 鉴定流程

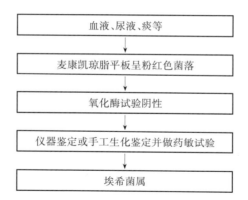

参考文献

[1] 中国合格评定国家认可委员会.CNAS-CL02-A005:医学实验室质量和能力认可准则在临床微生物学检验领域的应用说明.2018.

[2] 周庭银,章强强.临床微生物学诊断与图解.4 版.上海:上海科学技术出版社,2017.

[3] Jorgensen JH, Pfaller MA, Carroll KC, et al. Manual of Clinical Microbiology. 11th ed. Washington DC: American Society for Microbiology, 2015.

(周庭银)

致病性大肠埃希菌检验标准操作规程

××医院检验科微生物室作业指导书		文件编号：××-JY-CZ-XJ-×××	
版本：	生效日期：	共 页	第 页

1. 概述

致病性大肠埃希菌（EPEC）是流行病学研究中最早发现的引起腹泻的大肠埃希菌，不产生肠毒素及其他外毒素，无侵袭力。

2. 标本类型

粪便标本。

3. 鉴定

3.1·形态和染色：与一般大肠埃希菌相同。

3.2·培养特性：在麦康凯琼脂平板上形成不透明、粉红色或无色菌落。

3.3·生化反应：生化反应与普通大肠埃希菌相似。

3.4·鉴别要点：在山梨醇麦康凯琼脂平板上呈无色菌落。IMViC＋＋－－，不发酵山梨醇或迟发酵，为本菌的主要特征。

3.5·操作步骤

3.5.1 氧化酶试验：参见《氧化酶试验标准操作规程》。

3.5.2 致病性大肠埃希菌的鉴定

3.5.2.1 肠致病型大肠埃希菌：婴幼儿水样或蛋花汤样便，鉴定为大肠埃希菌后用EPEC分型血清进行O:H分型。

3.5.2.2 肠产毒型大肠埃希菌：水样便，生化反应符合大肠埃希菌特征，需要测定ST和LT两种肠毒素及血清分型。ST检查可用兔肠段结扎试验、免疫学或分子生物学方法（DNA探针）检测。

3.5.2.3 肠侵袭型大肠埃希菌：细菌性痢疾样便，生化特性与志贺菌相似，不发酵或迟发酵乳糖，赖氨酸脱羧酶阴性，无动力，可用EIEC O:H血清进行分型，豚鼠眼结膜试验、HELA细胞侵入试验阳性。

3.5.2.4 肠出血型大肠埃希菌：早期为水样便后为血便，EHEC有50多个血清型，最具代表性的是大肠埃希菌O157:H7。不发酵或迟发酵山梨醇，在山梨醇麦康凯琼脂平板上呈无色菌落。可用EHEC O:H诊断血清进行分型。

4. 药敏

参见《抗菌药物敏感试验标准操作规程》及CLSI M100-S24最新版本文件。

5. 质量控制

见《质量管理》。

6. 结果解释

疑似致病性大肠埃希菌感染,分离菌应先鉴定为大肠埃希菌,再分别通过不同的方法鉴定到种、型,如分离到上述 4 种致腹泻病原菌,应立即向临床发出报告。

7. 临床意义

7.1·EHEC 引起严重的出血性肠炎,临床表现为低热、痉挛性腹痛,开始水样便,继而血样便。

7.2·EPEC 是婴儿腹泻的重要病原菌,伴有低热、呕吐和腹泻,黏液便不带血。轻者不用抗生素治疗,对严重 EPEC 感染者,需要用抗生素治疗。

7.3·ETEC 是引起旅游者和婴儿腹泻的病原菌,鉴定主要依据肠毒素和血清学鉴定,临床表现为水样腹泻、恶心、呕吐、寒战,有时发生脱水及中毒症状。轻者不用抗生素,较重者用抗生素药物治疗。

7.4·EIEC 与志贺菌有共同抗原,其发病机制与痢疾相似,可引起痢疾样症状,发热和肠炎,黏液血便,便中有红、白细胞。

8. 鉴定流程

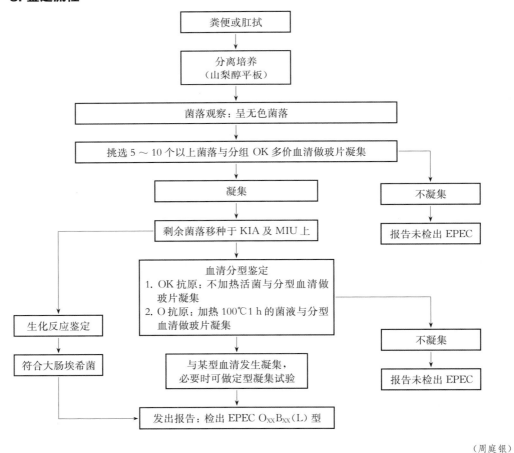

(周庭银)

沙门菌属检验标准操作规程

××医院检验科微生物室作业指导书	文件编号：××-JY-CZ-XJ-×××
版本： 生效日期：	共 页 第 页

1. 概述

沙门菌属于肠杆菌科沙门菌属,有2 600多种血清型,目前属内包括肠道沙门菌种和邦戈沙门菌种。肠道沙门菌分6个亚种,分别为肠道沙门菌肠道亚种(亚种Ⅰ,有1 504个血清型,来自人类和温血动物,如伤寒血清型、鼠伤寒血清型等)、肠道沙门菌萨拉姆亚种(亚种Ⅱ,502个血清型)、肠道沙门菌亚利桑那亚种(亚种Ⅲa,有95个血清型)、肠道沙门菌双相亚利桑那亚种(亚种Ⅲb,有333个血清型)、肠道沙门菌豪顿亚种(亚种Ⅳ,有72个血清型)和肠道沙门菌印第卡亚种(亚种Ⅵ,有13个血清型)。邦戈沙门菌曾属于亚种Ⅴ,有22个血清型。

2. 标本类型

粪便、血液、脓液等标本。

3. 鉴定

3.1·形态与染色：革兰阴性杆菌,菌体细长,有周鞭毛。

3.2·培养特性：在麦康凯琼脂平板上35℃培养18～24 h,形成无色、透明的菌落。SS琼脂平板上呈无色、透明菌落,但大部分菌落中央呈黑色(产 H_2S)。

3.3·生化反应：氧化酶试验阴性,发酵葡萄糖,不发酵乳糖,TSI为K/A,动力、赖氨酸脱羧酶和硝酸盐还原试验均为阳性,大多数菌株 H_2S 试验阳性,IMViC－＋－－或－＋－＋。

3.4·鉴别要点

3.4.1 本菌属特征：选择SS平板上无色透明、半透明或中心黑色的菌落,TSI为K/A,H_2S 阳性或阴性,动力试验阳性,IMViC－＋－－或－＋－＋,氧化酶、脲酶试验阴性。符合上述特性者,可通过血清凝集试验做出诊断。

3.4.2 与志贺菌属的鉴别：少数伤寒沙门菌在TSI上 H_2S 阴性,动力不明显,易与志贺菌属相混淆,可用血清凝集试验相鉴别。

3.5·操作步骤

3.5.1 观察菌落特征,挑取可疑菌落,做TSI试验。参见《细菌学检验标准操作规程》。

3.5.2 血清学鉴定：参见《沙门菌血清学检测标准操作规程》。

3.5.3 鉴定：从SS琼脂平板上挑取纯菌落,用微生物鉴定仪或传统生化反应进行细菌鉴定。

4. 药敏

参见《抗菌药物敏感试验标准操作规程》及CLSI M100-S24最新版本文件。

5. 质量控制

见《质量管理》。

6. 结果解释

沙门菌属的鉴定应依赖于传统或商品化系统生化反应和血清学两种方法。若生化反应符合沙门菌,但 A~F 多价血清不凝集,首先考虑是否存在表面抗原(Vi 抗原),因为 Vi 抗原能阻断 O 抗原与相应抗体发生凝集,加热可将其破坏。应将细菌制成菌悬液,放入沸水中加热 15~30 min,冷却后再次做凝集试验。若去除 Vi 抗原后仍不凝集,此时应考虑是否为 A~F 以外菌群,应送专业实验室进行鉴定。

7. 临床意义

沙门菌主要通过污染的食品和水源经口感染而引起人类和动物的沙门菌病,出现相应的临床症状或亚临床感染,主要有胃肠炎、菌血症、肠热症等。

8. 鉴定流程

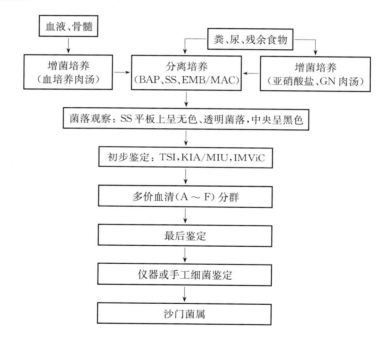

参考文献

[1] 中国合格评定国家认可委员会.CNAS-CL02-A005:医学实验室质量和能力认可准则在临床微生物学检验领域的应用说明.2018.

[2] 周庭银,章强强.临床微生物学诊断与图解.4 版.上海:上海科学技术出版社,2017.

[3] Jorgensen JH, Pfaller MA, Carroll KC, et al. Manual of Clinical Microbiology. 11th ed. Washington DC: American Society for Microbiology, 2015.

(周庭银)

志贺菌属检验标准操作规程

××医院检验科微生物室作业指导书	文件编号：××-JY-CZ-XJ-×××
版本： 生效日期：	共 页 第 页

1. 概述

志贺菌属有 4 个血清群(或亚群)：A 群为痢疾志贺菌，B 群为福氏志贺菌，C 群为鲍氏志贺菌，D 群为宋内志贺菌。

2. 标本类型

粪便、肛拭子标本。

3. 鉴定

3.1 · 形态与染色：革兰阴性杆菌。

3.2 · 培养特性：在麦康凯琼脂平板上 35℃ 培养 18～24 h，形成无色透明的小菌落。在 SS 琼脂平板上呈无色透明或半透明的较小菌落。

3.3 · 生化反应：氧化酶试验阴性，发酵葡萄糖、甘露醇，不发酵乳糖、蔗糖，TSI 为 K/A，甲基红和硝酸盐还原试验阳性，动力、VP、枸橼酸盐、脲酶、H_2S 和醋酸盐试验均阴性。

3.4 · 鉴别要点

3.4.1 本菌属特征：在 SS 琼脂平板上为无色透明或半透明的小菌落，TSI 为 K/A，发酵葡萄糖，不发酵乳糖，无动力，脲酶、H_2S 试验均阴性。符合上述特性者，可通过血清凝集试验做出诊断。如血清不凝集，应进一步鉴别。

3.4.2 志贺菌属种间鉴别见表 11-1-11。

表 11-1-11 志贺菌属种间鉴别的关键性试验(阳性％)

菌 名	半乳糖苷酶	鸟氨酸	甘露醇	乳 糖
福氏志贺菌	1	0	95	1
痢疾志贺菌	30	0	0	0
鲍氏志贺菌	10	2	97	1
宋内志贺菌	90	98	99	2*

注：* 为迟反应

3.5 · 操作步骤

3.5.1 观察菌落特征，挑取可疑菌落，做 TSI 试验。参见《三糖铁试验标准操作规程》。

3.5.2 血清学鉴定：参见《志贺菌血清学检测标准操作规程》。

3.5.3 鉴定：从 SS 琼脂平板上挑取纯菌落，用微生物鉴定仪或传统生化反应进行细菌鉴定。

4. 药敏

参见《抗菌药物敏感试验标准操作规程》及 CLSI M100-S24 最新版本文件。

5. 质量控制

见《质量管理》。

6. 结果解释

一般志贺菌不进入血液,所以只取粪便和肛拭标本做培养。本菌大多数菌株对氯霉素、链霉素、氨苄西林耐药,多数菌株对卡那霉素、庆大霉素敏感。

7. 临床意义

志贺菌属引起细菌性痢疾,表现为腹痛、发热、大量水样便,1～2 日后转为少量腹泻(有里急后重现象),便中含有多量的血、黏液和白细胞。临床主要有两种类型:急性细菌性痢疾,又分典型和不典型两种,后者症状不典型,容易造成误诊和漏诊;慢性细菌性痢疾,常因急性菌痢治疗不彻底,造成反复发作、迁延不愈,病程超过 2 个月以上视为慢性菌痢。

8. 鉴定流程

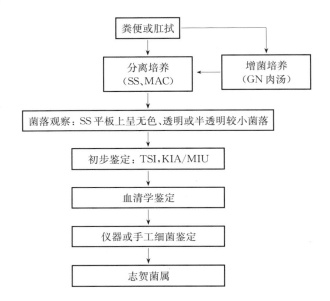

参考文献

[1] 中国合格评定国家认可委员会.CNAS-CL02-A005:医学实验室质量和能力认可准则在临床微生物学检验领域的应用说明.2018.

[2] 周庭银,章强强.临床微生物学诊断与图解.4 版.上海:上海科学技术出版社,2017.

[3] Jorgensen JH,Pfaller MA,Carroll KC,et al. Manual of Clinical Microbiology. 11th ed. Washington DC:American Society for Microbiology,2015.

(周庭银)

克雷伯菌属检验标准操作规程

××医院检验科微生物室作业指导书	文件编号：××-JY-CZ-XJ-×××
版本： 生效日期：	共 页 第 页

1. 概述

克雷伯菌属包括产酸克雷伯菌、肺炎克雷伯菌、肺炎克雷伯肺炎亚种、臭鼻克雷伯菌、鼻硬结克雷伯菌、肉芽肿克雷伯菌、新加坡克雷伯菌和异栖克雷伯菌等。原来的植生克雷伯菌、土生克雷伯菌、解鸟氨酸脱羧酶克雷伯菌从克雷伯菌属中分出，成立一个新的菌属——"拉乌尔菌属"。

2. 标本类型

血液、尿液、痰、脑脊液、穿刺液、脓液等标本。

3. 鉴定

3.1·形态与染色：革兰阴性粗短杆菌。

3.2·培养特性：在血琼脂平板上 35℃培养 18～24 h 呈灰白色、不溶血的菌落。在麦康凯琼脂平板上形成大而隆起、黏液样、易融合的、粉红色菌落，用接种环挑取呈丝状粘连。

3.3·生化反应：氧化酶试验阴性，发酵葡萄糖、乳糖、蔗糖等多种糖类，TSI 为 A/A，IMViC－－＋＋，硝酸盐还原、脲酶和赖氨酸脱羧酶试验阳性，动力、H_2S、鸟氨酸脱羧酶和精氨酸双水解酶试验均为阴性。

3.4·鉴别要点

3.4.1 本菌属特征：琼脂平板上菌落较大、隆起、黏液样，用接种环挑取呈丝状粘连，发酵葡萄糖等多种糖类，IMViC－－＋＋，脲酶、赖氨酸脱羧酶试验阳性，动力试验阴性。

3.4.2 克雷伯菌属的种间鉴别见表 11-1-12。

表 11-1-12 克雷伯菌属种间鉴别的关键性试验(阳性%)

菌　　名	吲哚	VP	枸橼酸盐	脲酶	赖氨酸	丙二酸盐	乳糖
肺炎克雷伯菌	0	98	98	95	98	93	98
产酸克雷伯菌	99	95	95	90	99	98	100
鼻硬结克雷伯菌	0	0	0	0	0	95	0
臭鼻克雷伯菌	0	0	30	10	40	3	30

3.5·操作步骤

3.5.1 氧化酶试验：参见《氧化酶试验标准操作规程》。

3.5.2 鉴定：从麦康凯琼脂平板上挑取可疑菌落，用微生物鉴定仪或传统生化反应进行细菌鉴定。

4. 药敏

参见《抗菌药物敏感试验标准操作规程》及 CLSI M100‐S24 最新版本文件。

5. 质量控制

见《质量管理》。

6. 结果解释

肺炎克雷伯菌可产生 ESBLs，据国内文献报道产酶率在 30％以上，产酶株对青霉素、头孢菌素及单酰胺类抗生素均产生耐药。但其对头霉素、部分加酶抑制剂的复合抗菌药和碳青霉烯类抗菌药敏感。

7. 临床意义

肺炎克雷伯菌是人类呼吸道的常居菌，在人和动物肠道内也常见，是一种条件致病菌。在临床分离到的克雷伯菌属中，肺炎克雷伯菌占 80％以上，是本属中最为常见的病原菌，可引起肺炎、脑膜炎、腹膜炎、泌尿系统感染、菌血症等疾病。

8. 鉴定流程

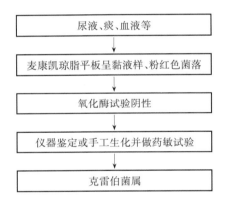

参考文献

［1］中国合格评定国家认可委员会.CNAS‐CL02‐A005：医学实验室质量和能力认可准则在临床微生物学检验领域的应用说明.2018.

［2］周庭银，章强强.临床微生物学诊断与图解.4 版.上海：上海科学技术出版社，2017.

［3］Jorgensen JH，Pfaller MA，Carroll KC，et al. Manual of Clinical Microbiology. 11th ed. Washington DC：American Society for Microbiology，2015.

（周庭银）

肠杆菌属检验标准操作规程

××医院检验科微生物室作业指导书	文件编号：××-JY-CZ-XJ-×××
版本： 生效日期：	共 页 第 页

1. 概述

肠杆菌属与医学有关的主要包括产气肠杆菌、河生肠杆菌生物群 1、阿氏肠杆菌、生癌肠杆菌、阴沟肠杆菌阴沟亚种、阴沟肠杆菌溶解亚种、霍氏肠杆菌霍氏亚种、霍氏肠杆菌大原亚种和施氏亚种、神户肠杆菌等。阪崎肠杆菌已从肠杆菌属中分出，成立一个新的菌属——阪崎克洛诺杆菌。

2. 标本类型

血液、尿液、痰、脑脊液、穿刺液、脓液等标本。

3. 鉴定

3.1·形态与染色：革兰阴性粗短杆菌。

3.2·培养特性：在血琼脂平板上 35℃培养 18～24 h，呈灰白色、不溶血的菌落。在麦康凯琼脂培养基上形成粉红色（乳糖发酵）菌落。

3.3·生化反应：氧化酶试验阴性，发酵葡萄糖、乳糖等多种糖类，不发酵卫矛醇，TSI 为 A/A，IMViC－－＋＋，动力、鸟氨酸脱羧酶、赖氨酸脱羧酶和精氨酸双水解酶试验均为不定。

3.4·鉴别要点

3.4.1 本菌属特征：发酵葡萄糖等多种糖类，IMViC－－＋＋，动力阳性、鸟氨酸脱羧酶和赖氨酸脱羧酶试验均为不定。

3.4.2 产气肠杆菌与成团泛菌的鉴别：前者鸟氨酸脱羧酶和赖氨酸脱羧酶试验为阳性，而后者相反。

3.4.3 阴沟肠杆菌与成团泛菌的鉴别：前者鸟氨酸脱羧酶、精氨酸双水解酶试验均阳性，赖氨酸脱羧酶试验阴性；后者鸟氨酸脱羧酶、精氨酸双水解酶、赖氨酸脱羧酶试验均阴性，并产黄色色素。

3.4.4 阴沟肠杆菌与产气肠杆菌的鉴别：前者精氨酸双水解酶试验阳性，赖氨酸脱羧酶试验阴性；后者相反。

3.5·操作步骤

3.5.1 氧化酶试验：参见《氧化酶试验标准操作规程》。

3.5.2 鉴定：从麦康凯琼脂平板上挑取可疑菌落，用微生物鉴定仪或传统生化反应进行细菌鉴定。

4. 药敏

参见《抗菌药物敏感试验标准操作规程》及 CLSI M100－S24 最新版本文件。

5. 质量控制

见《质量管理》。

6. 结果解释

阴沟肠杆菌既存在 ESBLs 问题,又存在 AmpC 酶的问题,故耐药情况严重,应根据药敏试验和耐药机制检测报告选药。如果检测出上述两种酶(ESBLs、AmpC),体外药敏试验对青霉素类、头孢菌素类或氨曲南敏感,应报告对所有青霉素类、头孢菌素类或氨曲南耐药,同时对头霉素和酶抑制剂也耐药。重症感染患者首选碳青霉烯类抗生素进行治疗。产气肠杆菌与阴沟肠杆菌一样,临床上用三代头孢菌素治疗的过程中易产生耐药性,通常在治疗 3~4 日即转化为耐药株,因此,应定期重复检测菌株的敏感性。

7. 临床意义

肠杆菌属广泛存在于水、土壤等环境中,是肠道正常菌群的成员之一,是重要的条件致病菌,可引起泌尿道感染、呼吸道感染、伤口感染以及菌血症等疾病。

8. 鉴定流程

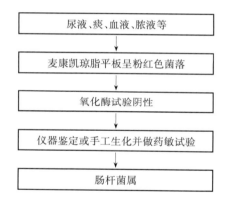

参考文献

[1] 中国合格评定国家认可委员会.CNAS-CL02-A005:医学实验室质量和能力认可准则在临床微生物学检验领域的应用说明.2018.

[2] 周庭银,章强强.临床微生物学诊断与图解.4 版.上海:上海科学技术出版社,2017.

[3] Jorgensen JH, Pfaller MA, Carroll KC, et al. Manual of Clinical Microbiology. 11th ed. Washington DC: American Society for Microbiology, 2015.

(周庭银)

沙雷菌属检验标准操作规程

××医院检验科微生物室作业指导书	文件编号：××-JY-CZ-XJ-×××
版本： 生效日期：	共 页 第 页

1. 概述

沙雷菌属包括嗜虫沙雷菌、无花果沙雷菌、居泉沙雷菌、液化沙雷菌群、黏质沙雷菌黏质亚种、黏质沙雷菌黏质生物群 I、芳香沙雷菌生物群 I、芳香沙雷菌生物群 II、普城沙雷菌、深红沙雷菌、嗜线虫沙雷菌/解脲沙雷菌等。临床标本中以黏质沙雷菌最常见。

2. 标本类型

血液、尿液、痰、脑脊液、穿刺液、脓液等标本。

3. 鉴定

3.1·形态与染色：革兰阴性杆菌。

3.2·培养特性：在血琼脂平板上 35℃培养 18～24 h,菌落中等大小，呈红色。在麦康凯琼脂平板上菌落呈红色，部分菌株呈无色菌落。

3.3·生化反应：氧化酶试验阴性，发酵葡萄糖、蔗糖、甘露醇、水杨苷和肌醇，不发酵乳糖、卫矛醇和鼠李糖，TSI 为 K/A,IMViC－－＋＋,DNA 酶、赖氨酸脱羧酶和鸟氨酸脱羧酶试验均为阳性。

3.4·鉴别要点

3.4.1 本菌属特征：大部分菌株产红色色素，发酵葡萄糖，不发酵乳糖，DNA 酶、脂酶、明胶酶、赖氨酸脱羧酶和鸟氨酸脱羧酶试验均阳性。

3.4.2 黏质沙雷菌与深红沙雷菌和普城沙雷菌的鉴别：三者均能产生两种不同的红色色素（灵菌红素和吡羧酸），但黏质沙雷菌发酵山梨醇，不发酵 L-阿拉伯糖和棉子糖，鸟氨酸脱羧酶试验阳性；深红沙雷菌则相反。普城沙雷菌发酵 L-阿拉伯糖，赖氨酸脱羧酶试验阴性，可与黏质沙雷菌相鉴别。

3.5·操作步骤

3.5.1 氧化酶试验：参见《氧化酶试验标准操作规程》。

3.5.2 鉴定：从麦康凯琼脂平板上挑取可疑菌落，用微生物鉴定仪或传统生化反应进行细菌鉴定。

4. 药敏

参见《抗菌药物敏感试验标准操作规程》及 CLSI M100-S24 最新版本文件。

5. 质量控制

见《质量管理》。

6. 结果解释

黏质沙雷菌易产诱导酶，临床上用三代头孢菌素治疗易产生耐药性，通常在治疗 3～4 日敏感株即转化为耐药株,因此,应定期重复检测菌株的敏感性。

7. 临床意义

黏质沙雷菌是医源性感染的重要的条件致病菌之一,可引起肺炎、泌尿道感染、菌血症和外科手术切口感染等。其主要的传播方式是人与人之间的传播,留置导尿管的患者是医院感染的易感人群。此菌可导致医院感染暴发流行。

8. 鉴定流程

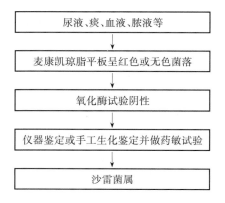

参考文献

[1] 中国合格评定国家认可委员会.CNAS-CL02-A005:医学实验室质量和能力认可准则在临床微生物学检验领域的应用说明.2018.

[2] 周庭银,章强强.临床微生物学诊断与图解.4版.上海:上海科学技术出版社,2017.

[3] Jorgensen JH, Pfaller MA, Carroll KC, et al. Manual of Clinical Microbiology. 11th ed. Washington DC: American Society for Microbiology, 2015.

(周庭银)

变形杆菌属检验标准操作规程

××医院检验科微生物室作业指导书	文件编号：××-JY-CZ-XJ-×××
版本： 生效日期：	共 页 第 页

1. 概述

变形杆菌属内有 4 个种,分别为普通变形杆菌、奇异变形杆菌、产黏变形杆菌、潘氏变形杆菌。

2. 标本类型

血液、尿液、痰、脑脊液、穿刺液、脓液等标本。

3. 鉴定

3.1·形态与染色：革兰阴性杆菌。

3.2·培养特性：在血琼脂平板上 35℃ 培养 18~24 h,可蔓延成波纹状薄膜,布满整个平板表面(迁徙现象),在麦康凯琼脂平板上形成圆形、扁平、无色、半透明菌落。

3.3·生化反应：氧化酶试验阴性,发酵葡萄糖和蔗糖,不发酵乳糖、肌醇和甘露醇,KCN生长,动力、H_2S、脲酶和苯丙氨酸脱氨酶试验均为阳性,TSI 为 K/A。

3.4·鉴别要点

3.4.1 本菌属特征：血琼脂平板上菌落呈迁徙生长,脲酶、H_2S、苯丙氨酸脱氨酶试验均为阳性。

3.4.2 变形杆菌属种间的鉴别见表 11-1-13。

表 11-1-13 变形杆菌属种间的鉴别(阳性%)

菌　名	VP	H_2S(TSI)	吲哚	脲酶	鸟氨酸	麦芽糖	苯丙氨酸
奇异变形杆菌	50	98	2	98	99	0	98
普通变形杆菌	0	95	98	95	0	97	99
潘氏变形杆菌	0	30	0	100	0	100	99
产黏变形杆菌	100	0	0	100	0	100	100

3.5·步骤

3.5.1 氧化酶试验：参见《氧化酶试验标准操作规程》。

3.5.2 鉴定：从麦康凯琼脂平板上挑取可疑菌落,用微生物鉴定仪或传统生化反应进行细菌鉴定。

4. 药敏

参见《抗菌药物敏感试验标准操作规程》及 CLSI M100-S24 最新版本文件。

5. 质量控制

见《质量管理》。

6. 结果解释（略）

7. 临床意义

普通变形杆菌广泛存在于泥土和污水及人、畜粪便中，为条件致病菌，当机体抵抗力下降时，可引起泌尿道感染、呼吸道感染、腹膜炎、胃肠炎（潜伏期 3～20 h，起病急骤、恶心、呕吐、腹痛、腹泻为水样便，带黏液、恶臭、无脓血，一日数次至十余次）等各种感染。

8. 鉴定流程

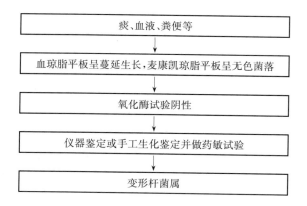

参考文献

［1］中国合格评定国家认可委员会.CNAS‒CL02‒A005：医学实验室质量和能力认可准则在临床微生物学检验领域的应用说明.2018.

［2］周庭银，章强强.临床微生物学诊断与图解.4 版.上海：上海科学技术出版社，2017.

［3］Jorgensen JH, Pfaller MA, Carroll KC, et al. Manual of Clinical Microbiology. 11th ed. Washington DC：American Society for Microbiology，2015.

（周庭银）

摩根菌属检验标准操作规程

××医院检验科微生物室作业指导书	文件编号：××-JY-CZ-XJ-×××
版本： 生效日期：	共 页 第 页

1. 概述

摩根菌属内有 2 个种和 2 个亚种，即摩根摩根菌、摩根摩根菌摩根亚种、摩根摩根菌西伯尼亚种和耐冷摩根菌。

2. 标本类型

血液、尿液、痰、脑脊液、穿刺液、脓液等标本。

3. 鉴定

3.1·形态与染色：革兰阴性杆菌。

3.2·培养特性：在血琼脂平板上 35℃ 培养 18~24 h 呈灰白色菌落。在麦康凯琼脂平板上呈无色、半透明的菌落。

3.3·生化反应：氧化酶试验阴性，发酵葡萄糖，不发酵甘露醇、乳糖、蔗糖，动力、脲酶和苯丙氨酸脱氨酶试验、鸟氨酸脱羧酶试验为阳性，VP、枸橼酸盐、精氨酸双水解酶试验均为阴性，TSI 为 K/A，IMViC + + - -。

3.4·鉴别要点

3.4.1 本菌属特征：麦康凯琼脂平板上形成无色的菌落，IMViC + + - -，脲酶、苯丙氨酸脱氨酶试验阳性。

3.4.2 与其他摩根菌的鉴别见表 11-1-14。

表 11-1-14 摩根菌属鉴别的关键性试验(阳性%)

菌 名	吲 哚	赖氨酸	动力(36℃)	海藻糖	甘 油
摩根摩根菌	95	1	95	0	5
摩根摩根菌生物 I 群	100	100	0	0	100
摩根摩根菌塞氏亚种	50	29	79	100	7

3.5·操作步骤

3.5.1 氧化酶试验：参见《氧化酶试验标准操作规程》。

3.5.2 鉴定：从麦康凯琼脂平板上挑取可疑菌落，用微生物鉴定仪或传统生化反应进行细菌鉴定。

4. 药敏

参见《抗菌药物敏感试验标准操作规程》及 CLSI M100-S24 最新版本文件。

5. 质量控制

见《质量管理》。

6. 结果解释

摩根菌属的特征是枸橼酸盐和阿东醇试验阴性而鸟氨酸脱羧酶试验阳性。

7. 临床意义

摩根摩根菌存在于人类、犬和其他哺乳动物及爬行动物的粪便中,是条件致病菌和继发感染菌,可引起呼吸道、泌尿道和伤口感染以及菌血症等,也是医源性感染的病原菌。

8. 鉴定流程

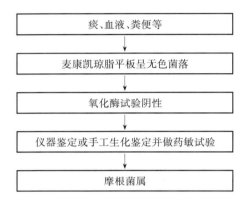

参考文献

［1］中国合格评定国家认可委员会.CNAS－CL02－A005：医学实验室质量和能力认可准则在临床微生物学检验领域的应用说明.2018.

［2］周庭银,章强强.临床微生物学诊断与图解.4版.上海：上海科学技术出版社,2017.

［3］Jorgensen JH，Pfaller MA，Carroll KC，et al. Manual of Clinical Microbiology. 11th ed. Washington DC：American Society for Microbiology，2015.

（周庭银）

枸橼酸杆菌属检验标准操作规程

××医院检验科微生物室作业指导书	文件编号：××-JY-CZ-XJ-×××
版本： 生效日期：	共 页 第 页

1. 概述

枸橼酸杆菌属内有 11 个种，包括丙二酸盐阴性枸橼酸杆菌、布拉克枸橼酸杆菌、法氏枸橼酸杆菌（*C. farmeri*，即原来的"丙二酸盐阴性枸橼酸杆菌生物群 1"）、弗劳地枸橼酸杆菌、科泽枸橼酸杆菌[*C. koseri*，即原来的"异型枸橼酸杆菌（*C. diversum*）"]、啮齿枸橼酸杆菌、塞氏枸橼酸杆菌、魏氏枸橼酸杆菌、杨氏枸橼酸杆菌、吉尔枸橼酸杆菌、莫氏枸橼酸杆菌。其中弗劳地枸橼酸杆菌、科泽枸橼酸杆菌及布拉克枸橼酸杆菌为最常见的 3 种医院感染菌。

2. 标本类型

血液、尿液、痰、脑脊液、穿刺液、脓液等标本。

3. 鉴定

3.1·形态与染色：革兰阴性杆菌。

3.2·培养特性：在血琼脂平板上 35℃培养 18～24 h，形成灰白色、湿润、边缘整齐的不溶血菌落。在麦康凯琼脂平板上形成中等大小、混浊的粉红色菌落。

3.3·生化反应：氧化酶试验阴性，发酵葡萄糖和甘露醇，不发酵 L-阿拉伯糖，甲基红、硝酸盐还原试验均为阳性，大多数枸橼酸盐试验为阳性，赖氨酸脱羧酶、鸟氨酸脱羧酶试验（异型枸橼酸杆菌为阳性）、VP 试验均为阴性。

3.4·鉴别要点

3.4.1 本菌属特征：在麦康凯琼脂平板上多数呈粉红色菌落，赖氨酸、鸟氨酸脱羧酶试验阴性或阳性，大多数菌株产 H_2S。

3.4.2 枸橼酸杆菌属的种间鉴别见表 11-1-15。

表 11-1-15 枸橼酸杆菌属鉴别的关键性试验（阳性%）

菌 名	吲哚	H_2S	脲酶	鸟氨酸	枸橼酸盐	蔗糖	纤维二糖
弗劳地枸橼酸杆菌	33	78	44	0	78	89	44
科泽枸橼酸杆菌	99	0	75	99	99	40	99
无丙二酸枸橼酸杆菌	100	5	85	95	10	100	100
法摩枸橼酸杆菌	100	0	59	100	10	100	100
杨氏枸橼酸杆菌	15	65	80	5	75	20	45
布氏枸橼酸杆菌	33	60	47	93	87	7	73
魏氏枸橼酸杆菌	0	100	100	0	100	0	0
塞氏枸橼酸杆菌	83	0	100	100	83	0	100
C. rodentium	0	0	100	100	0	0	100
C. gillenii	0	67	0	0	33	33	67
C. murliniae	100	67	67	0	100	33	100

3.5·操作步骤

3.5.1 氧化酶试验：参见《氧化酶试验标准操作规程》。

3.5.2 鉴定：从麦康凯琼脂平板上挑取可疑菌落，用微生物鉴定仪或传统生化反应进行细菌鉴定。

4. 药敏

参见《抗菌药物敏感试验标准操作规程》及 CLSI M100 - S24 最新版本文件。

5. 质量控制

见《质量管理》。

6. 结果解释

本菌易产生诱导酶，临床上用三代头孢菌素治疗易产生耐药性，通常在治疗 3～4 日后敏感株即转化为耐药株，因此，应反复检测菌株的敏感性。

7. 临床意义

弗劳地枸橼酸杆菌是人和动物肠道的正常菌群，也是条件致病菌，能引起腹泻和肠道外感染如脑膜炎、菌血症等疾病。

8. 鉴定流程

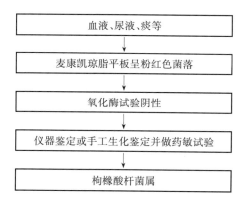

参考文献

[1] 中国合格评定国家认可委员会.CNAS-CL02-A005：医学实验室质量和能力认可准则在临床微生物学检验领域的应用说明.2018.

[2] 周庭银，章强强.临床微生物学诊断与图解.4 版.上海：上海科学技术出版社,2017.

[3] Jorgensen JH，Pfaller MA，Carroll KC，et al. Manual of Clinical Microbiology. 11th ed. Washington DC：American Society for Microbiology，2015.

（周庭银）

耶尔森菌属检验标准操作规程

××医院检验科微生物室作业指导书	文件编号：××-JY-CZ-XJ-×××
版本：	生效日期：	共　页　第　页

1. 概述

耶尔森菌属包括鼠疫耶尔森菌、假结核耶尔森菌、小肠结肠炎耶尔森菌、弗氏耶尔森菌、克氏耶尔森菌、鲁氏耶尔森菌、莫氏耶尔森菌、伯氏耶尔森菌、罗氏耶尔森菌、阿氏耶尔森菌、中间耶尔森菌、线虫耶尔森菌等 17 种。对人有致病性的有 3 种：小肠结肠炎耶尔森菌、假结核耶尔森菌和鼠疫耶尔森菌。只有小肠结肠炎耶尔森菌和假结核耶尔森菌已确定是食源性病原体。鼠疫耶尔森菌可引起黑疽病，但不通过食品传染。

2. 标本类型

粪便、血液等标本。

3. 鉴定

3.1 · 形态与染色：革兰阴性球杆菌。

3.2 · 培养特性：血琼脂平板 35℃培养 18～24 h 呈灰白色菌落。在麦康凯琼脂平板上形成无色、半透明的菌落。

3.3 · 生化反应：氧化酶试验阴性，发酵葡萄糖、蔗糖和山梨醇，产酸不产气，不发酵乳糖；H_2S、赖氨酸脱羧酶和精氨酸双水解酶试验为阴性；VP 试验 25℃时为阳性，35℃时为阴性；25℃时有动力，35℃时无动力。

3.4 · 鉴别要点

3.4.1 本菌属特征：发酵葡萄糖；25℃有动力，35℃无动力；VP 试验 25℃为阳性，35℃为阴性；甲基红、大多数鸟氨酸脱羧酶和脲酶试验均为阳性。

3.4.2 耶尔森菌属的种间鉴别见表 11-1-16。

表 11-1-16　耶尔森菌属鉴别的关键性试验（阳性%）

菌　　　名	吲哚	脲酶	蔗糖	鸟氨酸	水杨苷	山梨醇	鼠李糖
小肠结肠炎耶尔森菌	50	75	95	95	20	99	1
弗氏耶尔森菌	100	70	100	95	92	100	99
中间耶尔森菌	100	80	100	100	100	100	100
克氏耶尔森菌	30	77	0	92	15	100	0
罗氏耶尔森菌	0	62	100	25	0	100	0
鼠疫耶尔森菌	0	5	0	0	70	50	1
假结核耶尔森菌	0	95	0	0	25	0	70

3.5 · 操作步骤

3.5.1 氧化酶试验：参见《氧化酶试验标准操作规程》。

3.5.2　鉴定：从麦康凯琼脂平板上挑取可疑菌落，用微生物鉴定仪或传统生化反应进行细菌鉴定。

4. 药敏

参见《抗菌药物敏感试验标准操作规程》及 CLSI M100 - S24 最新版本文件。

5. 质量控制

见《质量管理》。

6. 结果解释

本菌能产生 β-内酰胺酶，对青霉素、第一代头孢菌素耐药，因而临床多选用喹诺酮类药物（诺氟沙星、环丙沙星、氧氟沙星或左氧氟沙星等）治疗，症状较重者可选用第三代头孢菌素（头孢曲松、头孢他啶等）或氨基糖苷类药物。

7. 临床意义

小肠结肠炎耶尔森菌是一种人畜共患病原菌。人类经口感染引起肠道感染性疾病，根据感染后定居部位不同，可分为小肠结肠炎、末端回肠炎、胃肠炎等（以结肠炎为多见），也可引起菌血症。患者可出现发热、黏液便或水样便，腹痛多位于回盲部，需与阑尾炎相鉴别。该菌还可引起结节性红斑及关节炎等。

8. 鉴定流程

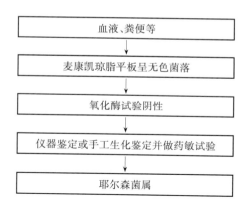

参考文献

［1］中国合格评定国家认可委员会.CNAS - CL02 - A005：医学实验室质量和能力认可准则在临床微生物学检验领域的应用说明.2018.

［2］周庭银，章强强.临床微生物学诊断与图解.4 版.上海：上海科学技术出版社,2017.

［3］Jorgensen JH, Pfaller MA, Carroll KC, et al. Manual of Clinical Microbiology. 11th ed. Washington DC：American Society for Microbiology，2015.

（周庭银）

副溶血弧菌检验标准操作规程

××医院检验科微生物室作业指导书	文件编号：××-JY-CZ-XJ-×××
版本： 生效日期：	共 页 第 页

1. 概述
副溶血弧菌属于弧菌科、弧菌属，是一种嗜盐性弧菌。

2. 标本类型
粪便标本。

3. 鉴定与药物敏感试验流程
3.1·形态与染色：革兰阴性杆菌。

3.2·培养特性：在 TCBS 琼脂平板上 35℃培养 18～24 h，呈绿色菌落。

3.3·生化反应：氧化酶试验阳性；发酵葡萄糖、麦芽糖，不发酵乳糖、蔗糖；吲哚、赖氨酸脱羧酶、鸟氨酸脱羧酶和硝酸盐还原试验均阳性；在不含氯化钠和含 10%氯化钠蛋白胨水中不生长。

3.4·鉴别要点

3.4.1　本菌属特征：TCBS 琼脂平板上菌落呈绿色；在无盐培养基中不生长，在含 7%NaCl 的培养基中生长；葡萄糖 O/F 试验为发酵型，不发酵蔗糖；动力、氧化酶、赖氨酸脱羧酶试验阳性。

3.4.2　与溶藻弧菌的鉴别：副溶血弧菌在 TCBS 琼脂平板上菌落不发酵蔗糖呈绿色，VP 试验阴性；溶藻弧菌在 TCBS 琼脂平板上发酵蔗糖呈黄色菌落，VP 试验阳性。

3.4.3　与河弧菌的鉴别：副溶血弧菌在 TCBS 琼脂平板上不发酵蔗糖菌落呈绿色，赖氨酸脱羧酶试验阳性；而河弧菌在 TCBS 琼脂平板上发酵蔗糖呈黄色菌落，赖氨酸脱羧酶试验阴性。

3.5·操作步骤

3.5.1　在碱性蛋白胨水中(pH 8.6)，35℃培养 6～8 h 后转种 TCBS 平板。

3.5.2　氧化酶试验参见《氧化酶试验标准操作规程》。

3.5.3　从 TCBS 琼脂平板上挑取可疑菌落，用微生物鉴定仪或传统生化反应进行细菌鉴定。

4. 药敏
参见《抗菌药物敏感试验标准操作规程》及 CLSI M45 - A2 最新版本文件。

5. 质量控制
见《质量管理》。

6. 结果解释
生长所需最适氯化钠浓度为 3.5%，在无盐培养基中不能生长。最适 pH 为 7.7～8.0，在普通培养基上增加氯化钠的浓度,以利于此菌的生长。

7. 临床意义

副溶血弧菌常存在于近海海水、海产品及盐渍食品中,可引起胃肠炎。患者可出现恶心、呕吐、腹部痉挛、低热和寒战,腹泻为水样便,偶尔血便,2~3 日症状期,偶尔有个别死亡的病例。也可引起伤口、眼睛和耳朵感染。

8. 鉴定流程

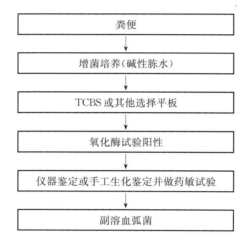

参考文献

［1］中国合格评定国家认可委员会.CNAS‐CL02‐A005:医学实验室质量和能力认可准则在临床微生物学检验领域的应用说明.2018.

［2］周庭银,章强强.临床微生物学诊断与图解.4 版.上海:上海科学技术出版社,2017.

［3］Jorgensen JH, Pfaller MA, Carroll KC, et al. Manual of Clinical Microbiology. 11th ed. Washington DC: American Society for Microbiology, 2015.

（周庭银）

邻单胞菌属检验标准操作规程

××医院检验科微生物室作业指导书		文件编号：××-JY-CZ-XJ-×××	
版本：	生效日期：	共 页 第 页	

1. 概述

邻单胞菌属属于弧菌科，只有 1 个种，即类志贺邻单胞菌。

2. 标本类型

粪便、痰等标本。

3. 鉴定

3.1 · 形态与染色：革兰阴性短小杆菌。

3.2 · 培养特性：在血琼脂平板上 35℃ 培养 18～24 h，呈灰色菌落。在麦康凯琼脂平板上形成无色菌落。

3.3 · 生化反应：氧化酶试验阳性；发酵葡萄糖、麦芽糖、肌醇，不发酵甘露醇、蔗糖；动力、精氨酸双水解酶、赖氨酸脱羧酶、鸟氨酸脱羧酶和硝酸盐还原试验均为阳性；对 O/129 敏感。

3.4 · 鉴别要点

3.4.1 本菌属特征：氧化酶、动力、肌醇、赖氨酸脱羧酶、鸟氨酸脱羧酶、精氨酸双水解酶试验均阳性，对 O/129 敏感，其中肌醇阳性是该菌的主要特点。

3.4.2 邻单胞菌属与弧菌属的鉴别：类志贺邻单胞菌肌醇试验阳性，弧菌属细菌则为阴性。

3.4.3 邻单胞菌属与肠杆菌科细菌的鉴别：类志贺邻单胞菌氧化酶试验阳性，而肠杆菌科细菌则为阴性。

3.4.4 邻单胞菌属与氧化酶试验阳性的非发酵菌的鉴别：类志贺邻单胞菌葡萄糖 O/F 试验呈发酵型，而氧化酶试验阳性的非发酵菌葡萄糖 O/F 试验呈氧化型或产碱型。

3.5 · 操作步骤

3.5.1 氧化酶试验：参见《氧化酶试验标准操作规程》。

3.5.2 鉴定：从麦康凯琼脂平板上挑取可疑菌落，用微生物鉴定仪或传统生化反应进行细菌鉴定。

4. 药敏

参见《抗菌药物敏感试验标准操作规程》及 CLSI M100 - S24 最新版本文件。

5. 质量控制

见《质量管理》。

6. 结果解释

大多数菌株产生 β-内酰胺酶，对青霉素耐药，许多菌株对氨基糖苷类（除奈替米星）和四环素耐药。

7. 临床意义

类志贺邻单胞菌引起肠道内感染,一般表现为腹泻,与进食生水和海产品有关,好发于温暖的季节。肠道外感染主要引起菌血症,可伴有脑膜炎。也偶可从胆汁、伤口、关节液和淋巴结中分离到。

8. 鉴定流程

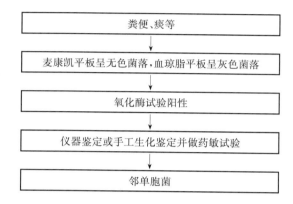

```
┌─────────────────────────────────────────┐
│              粪便、痰等                    │
└─────────────────────────────────────────┘
                    ↓
┌─────────────────────────────────────────┐
│  麦康凯平板呈无色菌落,血琼脂平板呈灰色菌落  │
└─────────────────────────────────────────┘
                    ↓
┌─────────────────────────────────────────┐
│              氧化酶试验阳性                │
└─────────────────────────────────────────┘
                    ↓
┌─────────────────────────────────────────┐
│       仪器鉴定或手工生化鉴定并做药敏试验     │
└─────────────────────────────────────────┘
                    ↓
┌─────────────────────────────────────────┐
│              邻单胞菌                      │
└─────────────────────────────────────────┘
```

参考文献

[1] 中国合格评定国家认可委员会.CNAS-CL02-A005:医学实验室质量和能力认可准则在临床微生物学检验领域的应用说明.2018.

[2] 周庭银,章强强.临床微生物学诊断与图解.4版.上海:上海科学技术出版社,2017.

[3] Jorgensen JH, Pfaller MA, Carroll KC, et al. Manual of Clinical Microbiology. 11th ed. Washington DC:American Society for Microbiology, 2015.

（周庭银）

气单胞菌属检验标准操作规程

××医院检验科微生物室作业指导书	文件编号：××-JY-CZ-XJ-×××
版本： 生效日期：	共 页 第 页

1. 概述

气单胞菌属包括 3 个复合群,嗜水气单胞菌复合群：嗜水气单胞菌、杀鲑气单胞菌;豚鼠气单胞菌复合群：豚鼠气单胞菌、中间气单胞菌、嗜矿泉气单胞菌;维罗纳气单胞菌复合群：维罗纳气单胞菌、简氏气单胞菌、舒氏气单胞菌、脆弱气单胞菌。嗜水气单胞菌在临床上最为常见。

2. 标本类型

血液、痰、粪便等标本。

3. 鉴定

3.1·形态与染色：革兰阴性杆菌。

3.2·培养特性：在血琼脂平板上 35℃培养 18～24 h,呈灰白色或淡灰色菌落,有狭窄的 β 溶血环。在麦康凯琼脂平板上呈无色、半透明菌落。

3.3·生化反应：氧化酶试验阳性;发酵葡萄糖、蔗糖、L-阿拉伯糖,产酸产气,不发酵乳糖;TSI 为 K/A;七叶苷、精氨酸双水解酶、赖氨酸脱羧酶和硝酸盐还原试验均阳性;O/129 耐药。

3.4·鉴别要点

3.4.1 本菌属特征：氧化酶试验阳性,发酵葡萄糖、L-阿拉伯糖等多种糖类,硝酸盐还原试验阳性,鸟氨酸脱羧酶试验阴性,O/129 耐药。

3.4.2 气单胞菌属种间鉴别见表 11-1-17。

表 11-1-17 气单胞菌属鉴别的关键性试验

菌 种	VP	赖氨酸	精氨酸	鸟氨酸	蔗糖	甘露醇	头孢噻吩
豚鼠气单胞菌	-	-	+	-	+	+	R
嗜水气单胞菌	+	+	+	-	+	+	R
简氏气单胞菌	+	+	+	-	-	+	R
舒氏气单胞菌	V	V	+	-	-	-	S
尺骨气单胞菌	-	+	+	-	V	+	R
维罗纳气单胞菌温和变种	+	+	+	-	+	+	S
维罗纳气单胞菌维罗纳变种	+	+	-	+	+	+	S

注：+,90%以上菌株阳性;-,90%以上菌株阴性;V,11%～89%菌株阳性;S,敏感;R,耐药

3.5·操作步骤

3.5.1 氧化酶试验：参见《氧化酶试验标准操作规程》。

3.5.2　鉴定:从麦康凯琼脂平板上挑取可疑菌落,用微生物鉴定仪或传统生化反应进行细菌鉴定。

4. 药敏

参见《抗菌药物敏感试验标准操作规程》及 CLSI M45‑A2 最新版本文件。

5. 质量控制

见《质量管理》。

6. 结果解释

大多数气单胞菌产生 β‑内酰胺酶,对青霉素、氨苄西林、羧苄西林、替卡西林耐药,但对广谱的头孢菌素、氨基糖苷类、氯霉素、四环素、甲氧苄啶磺胺甲唑和喹诺酮类药物敏感。

7. 临床意义

气单胞菌为水中常居菌,可引起人类肠内感染和肠外感染,为引起夏季腹泻的常见病原菌。肠内感染主要表现为腹泻(水样便,严重者出现痢疾样脓血便),肠外感染主要为菌血症、伤口感染、心内膜炎、脑膜炎等疾病。

8. 鉴定流程

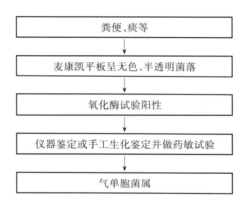

参考文献

［1］ 中国合格评定国家认可委员会.CNAS‑CL02‑A005:医学实验室质量和能力认可准则在临床微生物学检验领域的应用说明.2018.

［2］ 周庭银,章强强.临床微生物学诊断与图解.4 版.上海:上海科学技术出版社,2017.

［3］ Jorgensen JH,Pfaller MA,Carroll KC,et al. Manual of Clinical Microbiology. 11th ed. Washington DC:American Society for Microbiology,2015.

(周庭银)

假单胞菌属检验标准操作规程

××医院检验科微生物室作业指导书	文件编号：××-JY-CZ-XJ-×××
版本：　　　　　生效日期：	共　页　第　页

1. 概述

假单胞菌属有 12 个种与人类感染相关，包括铜绿假单胞菌、荧光假单胞菌、恶臭假单胞菌、斯氏假单胞菌、门多萨假单胞菌、类产碱假单胞菌、产碱假单胞菌、维罗纳假单胞菌和蒙太利假单胞菌、摩西假单胞菌、浅黄假单胞菌、栖稻假单胞菌。铜绿假单胞菌是假单胞菌属的代表菌种。

2. 标本类型

血液、尿液、痰、脑脊液、穿刺液、脓液等标本。

3. 鉴定

3.1 · 形态与染色：革兰阴性杆菌。

3.2 · 培养特性：在血琼脂平板上 35℃ 培养 18～24 h，形成蓝绿色、透明溶血环的菌落，有生姜味。在麦康凯琼脂平板上，可形成 5 种不同的菌落。

3.2.1　典型型：菌落不规则，边缘呈伞状伸展。

3.2.2　大肠菌样型：菌落圆形凸起，无色透明，似大肠埃希菌菌落。

3.2.3　粗糙型：菌落呈纽扣状，表面粗糙，或菌落中央隆起边缘扁平。

3.2.4　黏液型：菌落光滑，隆起，呈黏液状，嵌入培养基中，不易挑起，似肺炎克雷伯菌菌落，但是无色。

3.2.5　侏儒型：生长缓慢，培养 18 h 尚不见菌落，24 h 后才有细小菌落。

3.3 · 生化特性：氧化酶试验阳性；分解葡萄糖，不分解乳糖、麦芽糖、甘露醇和蔗糖；动力、枸橼酸盐、精氨酸双水解酶和硝酸盐还原试验均阳性；吲哚、赖氨酸和鸟氨酸脱羧酶试验阴性。

3.4 · 鉴别要点

3.4.1　本菌属特征：蓝绿色或荧光色菌落，有生姜味，动力和氧化酶试验阳性，在 4℃ 时不生长而在 42℃ 时可以生长。

3.4.2　与荧光假单胞菌和恶臭假单胞菌的鉴别：三者均可产生荧光色素，但铜绿假单胞菌 42℃ 时生长，后两者则不能生长。

3.5 · 操作步骤

3.5.1　氧化酶试验：参见《氧化酶试验标准操作规程》。

3.5.2　鉴定：从麦康凯琼脂平板上挑取可疑菌落，用微生物鉴定仪或传统生化反应进行细菌鉴定。

4. 药敏

参见《抗菌药物敏感试验标准操作规程》及 CLSI M100 - S24 最新版本文件。

5. 质量控制

见《质量管理》。

6. 结果解释

感染铜绿假单胞菌的患者,经抗生素治疗3~4日后,易产生耐药性。因此对铜绿假单胞菌要经常做抗生素药敏试验。

7. 临床意义

铜绿假单胞菌广泛分布于水、空气、土壤以及正常人体皮肤、呼吸道与肠道黏膜中,为条件致病菌。当手术、化疗、放疗、激素治疗等使人体抵抗力下降时容易引起感染。可引起烧伤创面感染、肺部感染、泌尿道感染、中耳炎、脑膜炎、菌血症等。

8. 鉴定流程

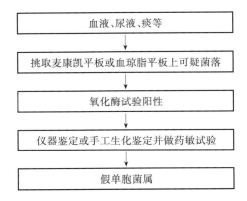

参考文献

[1] 中国合格评定国家认可委员会.CNAS-CL02-A005：医学实验室质量和能力认可准则在临床微生物学检验领域的应用说明.2018.

[2] 周庭银,章强强.临床微生物学诊断与图解.4版.上海：上海科学技术出版社,2017.

[3] Jorgensen JH，Pfaller MA，Carroll KC，et al. Manual of Clinical Microbiology. 11th ed. Washington DC：American Society for Microbiology，2015.

(周庭银)

产碱杆菌属检验标准操作规程

××医院检验科微生物室作业指导书	文件编号：××-JY-CZ-XJ-×××
版本： 生效日期：	共 页 第 页

1. 概述

产碱杆菌属的代表菌种为粪产碱杆菌、水产碱杆菌、广泛产碱杆菌、真养产碱杆菌。与临床有关的只有粪产碱杆菌一个种。

2. 标本类型

血液、尿液、痰、脑脊液、穿刺液、脓液等标本。

3. 鉴定

3.1·形态与染色：革兰阴性杆菌，单个或成双排列。

3.2·培养特性：在血琼脂平板上35℃培养18～24 h，形成灰白色菌落。在麦康凯琼脂平板上呈无色透明菌落。

3.3·生化反应：氧化酶试验阳性，不分解任何糖类，葡萄糖 O/F 试验为产碱型，动力和枸橼酸盐试验阳性，明胶、脲酶、吲哚、葡萄糖酸盐和硝酸盐还原试验均为阴性。

3.4·鉴别要点

3.4.1 本菌属特征：菌落有水果味，氧化酶和动力试验阳性；葡萄糖 O/F 试验为产碱型。

3.4.2 与产碱假单胞菌的鉴别：两者的形态和生化反应很相似，极易混淆，可采用鞭毛染色加以鉴别。粪产碱杆菌周身鞭毛，产碱假单胞菌是一端鞭毛。

3.4.3 与木糖氧化无色杆菌木糖氧化亚种的鉴别：粪产碱杆菌不分解木糖，木糖氧化无色杆菌木糖氧化亚种能分解木糖。

3.5·操作步骤

3.5.1 氧化酶试验：参见《氧化酶试验标准操作规程》。

3.5.2 鉴定：从麦康凯琼脂平板上挑取可疑菌落，用微生物鉴定仪或传统生化反应进行细菌鉴定。

4. 药敏

参见《抗菌药物敏感试验标准操作规程》及 CLSI M100-S24 最新版本文件。

5. 质量控制

见《质量管理》。

6. 结果解释

粪产碱杆菌对氨苄西林、氨曲南、庆大霉素耐药，木糖氧化无色杆菌氧化亚种通常对氨基糖苷类、氨苄西林、氯霉素、氟喹诺酮类耐药。

7. 临床意义

粪产碱杆菌广泛分布于自然界、水和土壤中，也存在于人和动物的肠道中，并污染人体皮肤和医疗器材,是医院感染的病原菌之一。该菌可引起各种机会感染,包括心内膜炎、外伤感染和菌血症等。

8. 鉴定流程

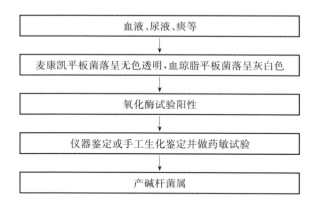

参考文献

［1］ 中国合格评定国家认可委员会.CNAS－CL02－A005：医学实验室质量和能力认可准则在临床微生物学检验领域的应用说明.2018.

［2］ 周庭银,章强强.临床微生物学诊断与图解.4 版.上海：上海科学技术出版社,2017.

［3］ Jorgensen JH, Pfaller MA, Carroll KC, et al. Manual of Clinical Microbiology. 11th ed. Washington DC：American Society for Microbiology, 2015.

（周庭银）

不动杆菌属检验标准操作规程

××医院检验科微生物室作业指导书	文件编号：××-JY-CZ-XJ-×××
版本： 生效日期：	共 页 第 页

1. 概述

不动杆菌属包括醋酸钙不动杆菌、鲍曼不动杆菌、贝杰林克不动杆菌、贝雷占不动杆菌、吉洛不动杆菌、吉伦伯格不动杆菌、医院不动杆菌、洛菲不动杆菌、琼氏不动杆菌、约氏不动杆菌、耐放射线不动杆菌和溶血不动杆菌、小不动杆菌、逊德勒不动杆菌、乌尔新不动杆菌、皮特不动杆菌、土壤不动杆菌等。其中，临床意义最大的是鲍曼不动杆菌。

2. 标本类型

血液、尿液、痰、脑脊液、穿刺液、脓液等标本。

3. 鉴定

3.1 · 形态与染色：革兰阴性球杆菌，单个或成双排列，有时呈丝状或链状。

3.2 · 培养特性：在麦康凯琼脂等平板上 35℃培养 18～24 h，形成粉红色菌落，48 h 后菌落呈深红色，部分菌株呈黏液型菌落。洛菲不动杆菌在麦康凯琼脂等平板上形成圆形、光滑的无色菌落。

3.3 · 生化反应：氧化酶试验阴性，葡萄糖 O/F 试验为＋/－，动力、硝酸盐还原试验均阴性，42℃时生长。洛菲不动杆菌，不分解任何糖类，葡萄糖 O/F 试验为产碱型。

3.4 · 鉴别要点

3.4.1 本菌属特征：氧化酶试验阴性，无动力，葡萄糖 O/F 试验为＋/－，硝酸盐还原试验阴性。

3.4.2 鲍曼不动杆菌与洛菲不动杆菌的鉴别：鲍曼不动杆菌葡萄糖 O/F 试验为氧化型，41℃时生长；洛菲不动杆菌葡萄糖 O/F 试验为产碱型，41℃时不生长。

3.4.3 鲍曼不动杆菌与大肠埃希菌和弗劳地枸橼酸杆菌的鉴别：三者在麦康凯琼脂平板上的菌落形态相似，但可通过气味初步辨别。鲍曼不动杆菌无气味，大肠埃希菌有吲哚味，弗劳地枸橼酸杆菌有酸牛奶味。

3.5 · 操作步骤

3.5.1 氧化酶试验：参见《氧化酶试验标准操作规程》。

3.5.2 鉴定：从麦康凯琼脂平板上挑取可疑菌落，用微生物鉴定仪或传统生化反应进行细菌鉴定。

4. 药敏

参见《抗菌药物敏感试验标准操作规程》及 CLSI M100－S24 最新版本文件。

5. 质量控制

见《质量管理》。

6. 结果解释

6.1·鲍曼不动杆菌已发现了多重耐药菌株,耐亚胺培南不动杆菌在中国台湾地区达25%,在澳大利亚和中国大陆地区达20%左右,所以每个分离菌株都应进行药敏试验。

6.2·若鲍曼不动杆菌对四环素敏感,则对多西环素(doxycycline)和米诺环素也敏感。有些鲍曼不动杆菌对四环素中介或耐药,而对多西环素和米诺环素敏感。

7. 临床意义

鲍曼不动杆菌分布于自然界和医院环境中,是人类皮肤、呼吸道、胃肠道、生殖道的正常菌群,是一种条件致病菌,可引起各种感染和医院感染。在不动杆菌属中感染率最高的是鲍曼不动杆菌,可引起腹膜炎、脑膜炎、骨髓炎、关节炎、菌血症和肺炎等。

8. 鉴定流程

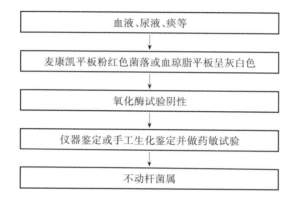

参考文献

[1] 中国合格评定国家认可委员会.CNAS-CL02-A005:医学实验室质量和能力认可准则在临床微生物学检验领域的应用说明.2018.

[2] 周庭银,章强强.临床微生物学诊断与图解.4版.上海:上海科学技术出版社,2017.

[3] Jorgensen JH, Pfaller MA, Carroll KC, et al. Manual of Clinical Microbiology. 11th ed. Washington DC: American Society for Microbiology, 2015.

(周庭银)

色杆菌属检验标准操作规程

××医院检验科微生物室作业指导书		文件编号：××-JY-CZ-XJ-×××
版本：	生效日期：	共　页　第　页

1. 概述

色杆菌属包括紫色杆菌、水生色杆菌、溶血色杆菌等。其中与人类疾病有关的是紫色杆菌。原河流色杆菌从色杆菌属中分离出，建立了一个新菌属 Iodobacter，命名为 *I. flubiatilis*。

2. 标本类型

血液、尿液、痰、脑脊液、穿刺液、脓液等标本。

3. 鉴定

3.1·形态与染色：革兰阴性杆菌，具有极端鞭毛和周鞭毛。

3.2·培养特性：在血琼脂平板上35℃培养18～24 h，形成紫黑色的菌落。在麦康凯琼脂平板上呈紫色菌落。在营养琼脂平板上菌落为紫色。大约91%的菌株产生紫色色素。

3.3·生化反应：氧化酶试验不定，发酵葡萄糖，不发酵乳糖、麦芽糖，硝酸盐还原和动力试验均为阳性，赖氨酸脱羧酶和七叶苷试验均为阴性。产色素的菌株通常吲哚试验阴性，不产色素的菌株吲哚试验阳性。

3.4·鉴别要点

3.4.1　本菌属特征：革兰阴性杆菌，在琼脂平板上菌落产生紫色色素，发酵葡萄糖。

3.4.2　不产色素的紫色杆菌与气单胞菌的鉴别：两者易混淆，但不产色素的紫色杆菌赖氨酸脱羧酶为阴性，不分解麦芽糖和甘露醇，而气单胞菌则相反。

3.5·操作步骤

3.5.1　氧化酶试验：参见《氧化酶试验标准操作规程》。

3.5.2　鉴定：从麦康凯琼脂平板或血琼脂平板上挑取可疑菌落，用微生物鉴定仪或传统生化反应进行细菌鉴定。

4. 药敏

参见《抗菌药物敏感试验标准操作规程》及 CLSI M100-S24 最新版本文件。

5. 质量控制

见《质量管理》。

6. 结果解释

紫色杆菌对氨基糖苷类、氯霉素及四环素敏感，但对青霉素及头孢菌素类耐药。

7. 临床意义

紫色杆菌在水域与土壤中存在，人类很少感染，感染一般是因接触水和土壤引起的，可引起局部伤口感染或脓毒症导致的多器官脓肿、腹泻及泌尿道感染等疾病。

8. 鉴定流程

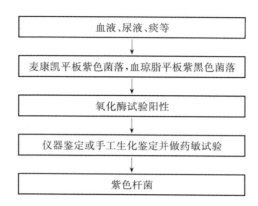

血液、尿液、痰等

↓

麦康凯平板紫色菌落,血琼脂平板紫黑色菌落

↓

氧化酶试验阳性

↓

仪器鉴定或手工生化鉴定并做药敏试验

↓

紫色杆菌

参考文献

［1］中国合格评定国家认可委员会.CNAS-CL02-A005：医学实验室质量和能力认可准则在临床微生物学检验领域的应用说明.2018.

［2］周庭银,章强强.临床微生物学诊断与图解.4版.上海：上海科学技术出版社,2017.

［3］Jorgensen JH，Pfaller MA，Carroll KC，et al. Manual of Clinical Microbiology. 11th ed. Washington DC：American Society for Microbiology，2015.

（周庭银）

金黄杆菌属检验标准操作规程

××医院检验科微生物室作业指导书	文件编号：××-JY-CZ-XJ-×××
版本： 生效日期：	共 页 第 页

1. 概述

金黄杆菌属包括黏金黄杆菌、产吲哚金黄杆菌、人金黄杆菌、人型金黄杆菌、特里维斯金黄杆菌等。代表菌种是黏金黄杆菌。原脑膜败血金黄杆菌现已经划分到伊丽莎白菌属，命名为脑膜败血伊丽莎白菌。

2. 标本类型

血液、尿液、痰、脑脊液、穿刺液、脓液等标本。

3. 鉴定

3.1·形态与染色：革兰阴性杆菌。

3.2·培养特性：在血琼脂平板上35℃培养18～24 h，呈黄色菌落。麦康凯琼脂平板上生长不佳或不生长。在营养琼脂平板上生长，形成亮黄色菌落。

3.3·生化反应：氧化酶试验阳性；分解葡萄糖、麦芽糖和甘露醇，不分解蔗糖和木糖；葡萄糖 O/F 试验为氧化型；七叶苷、吲哚和明胶试验均为阳性；动力、枸橼酸盐和硝酸盐还原试验阴性。

3.4·鉴别要点

3.4.1 本菌属特征：菌落黄色，氧化酶试验阳性，葡萄糖 O/F 试验为氧化型，吲哚试验阳性，动力和硝酸盐还原试验阴性。

3.4.2 脑膜脓毒金黄杆菌与阪崎肠杆菌、成团泛菌的鉴别：脑膜脓毒金黄杆菌氧化酶试验阳性，后两者为阴性。

3.4.3 脑膜脓毒金黄杆菌与产吲哚金黄杆菌和吲哚金黄杆菌的鉴别：脑膜脓毒金黄杆菌分解甘露醇，DNA 酶试验阳性，不水解淀粉，而后两者则相反。

3.5·操作步骤

3.5.1 氧化酶试验：参见《氧化酶试验标准操作规程》。

3.5.2 鉴定：从血琼脂平板上挑取有光泽的黄色菌落，用微生物鉴定仪或传统生化反应进行细菌鉴定。

4. 药敏

参见《抗菌药物敏感试验标准操作规程》及 CLSI M100-S24 最新版本文件。

5. 质量控制

见《质量管理》。

6. 结果解释

该菌对氨基糖苷类、β-内酰胺类、四环素类、氯霉素类有天然耐药性，但对利福平、红霉素、克林霉素及复方磺胺敏感。

7. 临床意义

脑膜脓毒金黄杆菌广泛存在于土壤和水中,是一种条件致病菌,也是医院感染常见菌之一,可引起术后感染和菌血症,也可致新生儿脑膜炎。

8. 鉴定流程

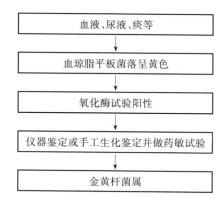

参考文献

[1] 中国合格评定国家认可委员会.CNAS – CL02 – A005：医学实验室质量和能力认可准则在临床微生物学检验领域的应用说明.2018.

[2] 周庭银,章强强.临床微生物学诊断与图解.4 版.上海：上海科学技术出版社,2017.

[3] Jorgensen JH，Pfaller MA，Carroll KC，et al. Manual of Clinical Microbiology. 11th ed. Washington DC：American Society for Microbiology，2015.

（周庭银）

莫拉菌属检验标准操作规程

××医院检验科微生物室作业指导书	文件编号：××-JY-CZ-XJ-×××
版本：　　　　　生效日期：	共　　页　第　　页

1. 概述

莫拉菌属包括腔隙莫拉菌、犬莫拉菌、非液化莫拉菌、亚特兰大莫拉菌、卡他莫拉菌、林肯莫拉菌和奥斯陆莫拉菌等。其中非液化莫拉菌、卡他莫拉菌、林肯莫拉菌和奥斯陆莫拉菌是人类呼吸道的正常菌群。原苯丙酮酸莫拉菌现已从莫拉菌属分出，划归到嗜冷杆菌属，并命名为苯丙酮酸嗜冷杆菌。

2. 标本类型

血液、尿液、痰、脑脊液、穿刺液、脓液等标本。

3. 鉴定

3.1 · 形态与染色：革兰阴性球杆菌，多数成对或短链排列。

3.2 · 培养特性：在血琼脂平板上 35℃ 培养 18～24 h，形成灰白色菌落。少数菌株在麦康凯琼脂平板不生长或生长不佳。

3.3 · 生化反应：氧化酶试验阳性，不分解任何糖，触酶试验阳性，动力、吲哚、甲基红、VP、明胶试验为阴性，DNA 酶试验不定。

3.4 · 鉴别要点

3.4.1　本菌属特征：氧化酶试验阳性，不分解任何糖类，触酶试验阳性，动力试验阴性。

3.4.2　莫拉菌属与不动杆菌属的鉴别：前者氧化酶试验阳性，后者氧化酶试验阴性。

3.4.3　莫拉菌属的种间鉴别见表 11-1-18。

表 11-1-18　莫拉菌属种间鉴别的关键性试验(阳性%)

菌　　名	DNA 酶	42℃生长	脲酶	青霉素	苯丙氨酸	硝酸盐
亚特兰大莫拉菌	0	46	0	100	0	0
犬莫拉菌	100	100	0	ND	100w	100
黏膜莫拉菌	100	23	68	ND	ND	92
腔隙莫拉菌	0	0	0	95	17	98
林肯莫拉菌	0	0	0	ND	ND	0
非液化莫拉菌	0	15	0	99	ND	95
奥斯陆莫拉菌	0	51	0	92	14	24

注：w，弱反应；ND，无资料

3.5 · 操作步骤

3.5.1　氧化酶试验：参见《氧化酶试验标准操作规程》。

3.5.2　鉴定：从血琼脂平板上挑取可疑菌落，用微生物鉴定仪或传统生化反应进行细菌鉴定。

4. 药敏

参见《抗菌药物敏感试验标准操作规程》及 CLSI M100 - S24 最新版本文件。

5. 质量控制

见《质量管理》。

6. 结果解释

大多数菌株对青霉素、四环素、喹诺酮和氨基糖苷类敏感。

7. 临床意义

莫拉菌属是人和动物黏膜上的正常菌群,但可引起社区和医院感染。本菌是呼吸道感染的主要致病菌,可引起外伤感染、肺炎、菌血症和其他感染。

8. 鉴定流程

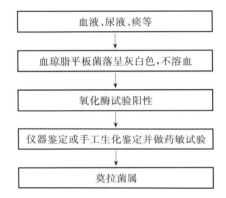

```
血液、尿液、痰等
        ↓
血琼脂平板菌落呈灰白色,不溶血
        ↓
氧化酶试验阳性
        ↓
仪器鉴定或手工生化鉴定并做药敏试验
        ↓
莫拉菌属
```

参考文献

[1] 中国合格评定国家认可委员会.CNAS - CL02 - A005:医学实验室质量和能力认可准则在临床微生物学检验领域的应用说明.2018.

[2] 周庭银,章强强.临床微生物学诊断与图解.4 版.上海:上海科学技术出版社,2017.

[3] Jorgensen JH, Pfaller MA, Carroll KC, et al. Manual of Clinical Microbiology. 11th ed. Washington DC: American Society for Microbiology, 2015.

（周庭银）

嗜血杆菌属检验标准操作规程

××医院检验科微生物室作业指导书	文件编号：××-JY-CZ-XJ-×××
版本： 生效日期：	共 页 第 页

1. 概述

嗜血杆菌属中流感嗜血杆菌、埃及嗜血杆菌、杜克雷嗜血杆菌、皮特曼嗜血杆菌、副流感嗜血杆菌、溶血嗜血杆菌、副溶血嗜血杆菌、副溶血嗜沫嗜血杆菌等 8 个种与医学有关。临床上以流感嗜血杆菌最为常见。

2. 标本类型

血液、痰、脑脊液等标本。

3. 鉴定

3.1·形态与染色：革兰阴性短小杆菌。

3.2·培养特性：在巧克力琼脂平板上 35℃培养 18～24 h，形成微小、无色透明似露滴状的菌落。在血琼脂平板上形成极小、圆形、透明的菌落，并有卫星现象。

3.3·生化反应：分解葡萄糖，不分解蔗糖和乳糖，吲哚、触酶和硝酸盐还原试验均为阳性。

3.4·鉴别要点

3.4.1 本菌属特征：革兰阴性小杆菌，多形性，菌落为无色透明似露滴状，卫星现象阳性，生长需要 X、V 两种因子，普通培养基不生长。

3.4.2 嗜血杆菌属的种间鉴别见表 11-1-19。

表 11-1-19 嗜血杆菌属鉴别的关键性试验

菌 名	X因子	V因子	溶血	葡萄糖	蔗糖	甘露醇	木糖	触酶	硫化氢
流感嗜血杆菌	+	+	－	+	－	－	+	+	－
埃及嗜血杆菌	+	+	－	+	－	－	－	+	－
溶血嗜血杆菌	+	+	+	+	－	－	－	+	+
杜克嗜血杆菌	+	－	－	－	－	－	－	－	－
副流感嗜血杆菌	－	+	－	+	+	+	－	V	+
副溶血嗜血杆菌	－	+	+	+	+	－	－	+	+
惰性嗜血杆菌	－	+	W	W	－	－	－	V	－
副嗜沫嗜血杆菌	－	+	－	+	+	+	V	－	+
嗜沫嗜血杆菌	W	－	－	+	+	+	－	－	+

注：+，90％以上菌株阳性；－，90％以上菌株阴性；V，11％～89％菌株阳性；W，弱发酵反应

3.5·操作步骤

3.5.1 涂片、染色：呈革兰阴性短小杆菌。

3.5.2 鉴定：从巧克力琼脂平板上挑取可疑菌落，用微生物鉴定仪或传统生化反应进行细菌鉴定。

4. 药敏

参见《抗菌药物敏感试验标准操作规程》及 CLSI M100 – S24 最新版本文件。

5. 质量控制

见《质量管理》。

6. 结果解释

如果检测出 β-内酰胺酶阳性流感嗜血杆菌则提示对青霉素、氨苄西林、阿莫西林耐药（耐药机制大多为 TEM1 型 β-内酰胺酶）。如果流感嗜血杆菌 β-内酰胺酶阴性，而对氨苄西林耐药（BLNAR），则对阿莫西林克拉维酸、氨苄西林舒巴坦、头孢克洛、头孢他啶、头孢尼西、头孢丙烯、头孢呋辛均耐药。

7. 临床意义

流感嗜血杆菌常寄居于正常人呼吸道（在呼吸道定植者可达到人群的 50%），当机体抵抗力下降时，可引起人类呼吸道感染；也可随血液入侵组织内部，引起脑膜炎、关节脓肿或其他部位的化脓感染。副流感嗜血杆菌寄居在人类的上呼吸道，可引起呼吸道感染，偶尔引起心内膜炎等。

8. 鉴定流程

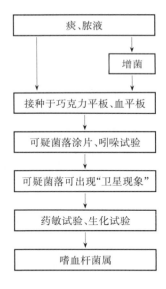

参考文献

［1］ 中国合格评定国家认可委员会.CNAS - CL02 - A005：医学实验室质量和能力认可准则在临床微生物学检验领域的应用说明.2018.

［2］ 周庭银,章强强.临床微生物学诊断与图解.4 版.上海：上海科学技术出版社,2017.

［3］ Jorgensen JH, Pfaller MA, Carroll KC, et al. Manual of Clinical Microbiology. 11th ed. Washington DC：American Society for Microbiology，2015.

（周庭银）

军团菌属检验标准操作规程

××医院检验科微生物室作业指导书	文件编号：××-JY-CZ-XJ-×××
版本：　　　　　生效日期：	共　　页　　第　　页

1. 概述

军团菌属细菌是一群病死率较高的急性呼吸道传染病的病原菌，该菌属包括 58 种，已从人体分离出的有嗜肺军团菌、米克戴德军团菌、伯兹曼军团菌、约旦军团菌、长滩军团菌、瓦兹魏斯军团菌、杜莫夫军团菌、戈曼军团菌、辛辛那提军团菌、菲氏军团菌、海克莱军团菌、麦氏军团菌、伯明翰军团菌、彻氏军团菌、圣海伦斯军团菌、图森军团菌、茴芹军团菌、兰斯格军团菌、巴黎军团菌、橡树岭军团菌等。嗜肺军团菌是军团菌属的代表种。

2. 标本类型

痰等标本。

3. 鉴定

3.1·形态与染色：革兰阴性纤细小杆菌。荧光显微镜下可见被荧光抗体包被的发亮菌体。

3.2·培养特性：在缓冲活性炭酵母提出物琼脂（BCYEα）培养基上，本菌生长缓慢，应每日观察生长情况，在 BCYEα 上需要 3～5 日方见菌落，数日后增大到 4～5 mm，菌落呈灰白色，有光泽。

3.3·生化反应：大部分菌株氧化酶试验阳性，不分解糖类，动力、明胶、马尿酸钠试验阳性，触酶试验弱阳性，多数菌株产生 β-内酰胺酶。

3.4·鉴别要点

3.4.1　本菌属特征：革兰阴性细小杆菌，有多形性，苏丹黑染色可显蓝黑色或蓝灰色脂肪滴。在 BCYEα 平板上 3～5 日形成蓝灰色、有光泽的菌落。普通琼脂平板上不生长。

3.4.2　根据在 BCYEα 琼脂上生长的菌落，在紫外线 365 nm 灯光照射下产生红色荧光可推断为红色军团菌；产生蓝白色荧光，如氧化酶阳性，则为博氏和其他军团菌，如氧化酶阴性，则为杜氏、戈氏、彻氏、图森山军团菌；产生无色荧光，则根据马尿酸水解、氧化酶及其他生化反应进一步鉴定。

3.5·操作步骤

3.5.1　涂片、染色：革兰阴性杆菌。

3.5.2　鉴定：直接进行荧光抗体染色及生化反应。

4. 药敏

军团菌目前无标准的试验方法和解释标准，肉汤稀释和 E-test 方法报告 MIC 值可作为参考。首选用药为大环内酯类、喹诺酮类，对 β-内酰胺类抗生素体外敏感但体内疗效差。

5. 质量控制

见《质量管理》。

6. 结果解释

本菌虽然对营养和培养环境要求严格,但在外环境分布较广,并可长期存活,可通过污染水源和空气而传播致病。从临床或环境标本中分离军团菌时,需先对标本做酸处理(军团菌耐酸而其他杂菌则易被酸杀灭),并使用选择性琼脂平板(在 BCYE 琼脂平板上加入抗生素等抑制杂菌),以提高军团菌的检出率。军团菌对多种抗菌药物敏感,包括红霉素、利福平、氨基糖苷类抗生素、β-内酰胺类抗生素、氯霉素、复方磺胺甲噁唑、多西环素和氟喹诺酮类等。

7. 临床意义

军团菌病是一种以肺部感染为主的全身性疾病,嗜肺军团菌是军团菌病的病原菌,可通过空气传播进入肺脏,临床表现多种多样。易于侵犯患有慢性器质性疾病、免疫功能低下的病人。也可从河水、空调器的冷却水、浴室和雾化器等处分离到,为医院感染的主要致病菌之一。

8. 鉴定流程

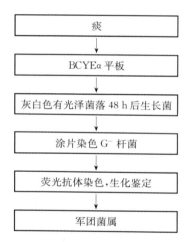

参考文献

[1] 中国合格评定国家认可委员会.CNAS-CL02-A005:医学实验室质量和能力认可准则在临床微生物学检验领域的应用说明.2018.

[2] 周庭银,章强强.临床微生物学诊断与图解.4 版.上海:上海科学技术出版社,2017.

[3] Jorgensen JH, Pfaller MA, Carroll KC, et al. Manual of Clinical Microbiology. 11th ed. Washington DC:American Society for Microbiology,2015.

(周庭银)

弯曲菌属检验标准操作规程

××医院检验科微生物室作业指导书	文件编号：××-JY-CZ-XJ-×××
版本： 生效日期：	共 页 第 页

1. 概述

弯曲菌属原归于弧菌属。鉴于该菌不发酵葡萄糖，DNA 组成上与弧菌属有别，1973 年 Veron 建议另立一新属，称之为弯曲菌属。目前属内有 29 个种和 13 个亚种，与人类疾病有关的是空肠弯曲菌、空肠弯曲菌空肠亚种、空肠弯曲菌德莱亚种、唾液弯曲菌、简明弯曲菌、曲形弯曲菌、直肠弯曲菌、大肠弯曲菌、乌普萨拉弯曲菌、胎儿弯曲菌胎儿亚种、人型支原体弯曲菌、豚肠弯曲菌、拉里弯曲菌拉里亚种、幽门炎弯曲菌、屠宰场弯曲菌、黑岛弯曲菌等。代表菌种为空肠弯曲菌。

2. 标本类型

粪便、肛拭、血液等标本。

3. 鉴定

3.1·形态与染色：革兰阴性，菌体细长，弯曲呈弧形。

3.2·培养特性：粪便标本应选用 CCDA 活性炭无血液培养基（CSM）或 Campy - CVA 等选择培养基。在弯曲菌 CCDA 平板上微需氧（5% CO_2）培养 48 h 后，可形成半透明、边缘整齐的菌落。

3.3·生化反应：氧化酶试验阳性，不分解糖类，H_2S、马尿酸钠、触酶和硝酸盐还原试验均为阳性，脲酶试验阴性，42℃生长，对萘啶酸敏感，对头孢噻吩耐药。

3.4·鉴别要点

3.4.1　本菌属特征：革兰阴性弯曲菌，微需氧，氧化酶、触酶试验阳性，不分解糖类，42℃时生长。

3.4.2　空肠弯曲菌与胎儿弯曲菌的鉴别：空肠弯曲菌马尿酸钠试验阳性，25℃时不生长；而胎儿弯曲菌则相反。

3.4.3　空肠弯曲菌与幽门螺杆菌的鉴别：空肠弯曲菌脲酶试验阴性，42℃时生长；而幽门螺杆菌脲酶试验强阳性，42℃时不生长。

3.5·操作步骤

3.5.1　氧化酶试验：参见《氧化酶试验标准操作规程》。

3.5.2　鉴定：从 CCDA 平板上挑取可疑菌落，用仪器鉴定或手工生化（触酶、H_2S、马尿酸钠、萘啶酸敏感试验）进行细菌鉴定。

4. 药敏

参见《抗菌药物敏感试验标准操作规程》及 CLSI M45 - A2 最新版本文件。

5. 质量控制

见《质量管理》。

6. 结果解释

本菌感染轻症患者,一般不需要治疗。体外药敏显示对氨基糖苷类、氟喹诺酮、红霉素、四环素、氯霉素、林可霉素、呋喃妥因和亚胺培南均敏感,对青霉素、万古霉素、利福平、甲氧苄啶等耐药。

7. 临床意义

弯曲菌属可引起肠外感染和慢性持续感染。空肠弯曲菌是引起散发性细菌性肠炎最常见的菌种之一,引起婴幼儿和成人腹泻。临床表现为水样便,每日 3~20 次,以后转为黏液脓血便。胎儿弯曲菌则主要引起肠外感染,如菌血症、关节炎、脑膜炎、肺部感染等。

8. 鉴定流程

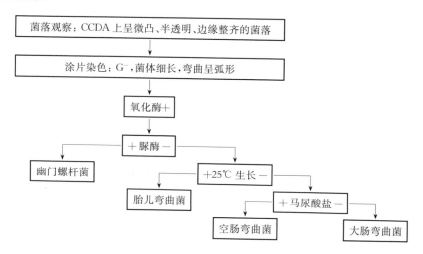

参考文献

[1] 中国合格评定国家认可委员会.CNAS-CL02-A005:医学实验室质量和能力认可准则在临床微生物学检验领域的应用说明.2018.

[2] 周庭银,章强强.临床微生物学诊断与图解.4 版.上海:上海科学技术出版社,2017.

[3] Jorgensen JH, Pfaller MA, Carroll KC, et al. Manual of Clinical Microbiology. 11th ed. Washington DC: American Society for Microbiology, 2015.

(周庭银)

螺杆菌属检验标准操作规程

××医院检验科微生物室作业指导书	文件编号：××-JY-CZ-XJ-×××
版本： 生效日期：	共 页 第 页

1. 概述

螺杆菌属中与人有关的细菌包括毕氏螺杆菌、犬螺杆菌、同性恋螺杆菌、纳尔螺杆菌、幼禽螺杆菌、幽门螺杆菌、胆汁螺杆菌、*H. canadensis*、*H. suis*、*H. heilmannii*。与人无关的细菌包括猫螺杆菌、肝螺杆菌、鼹鼠螺杆菌、鼬鼠螺杆菌、帕美特螺杆菌、胆囊螺杆菌、鼠螺杆菌、扎氏螺杆菌、鼯齿螺杆菌、豹幽门螺旋杆菌、仓鼠螺旋杆菌等30余种。幽门螺杆菌是螺杆菌属的代表种。

2. 标本类型

粪便、胃液等标本。

3. 鉴定

3.1·形态与染色：革兰阴性，菌体细长，弯曲呈螺旋形，S形，末端呈弯曲状。

3.2·培养特性：微需氧，最适气体环境为 $5\% \sim 7\%$ CO_2，最适温度为 $36 \sim 37℃$，在Karmali 弯曲菌血琼脂平板上生长缓慢，应每2日观察1次。菌落细小、针尖状、不溶血。

3.3·生化反应：氧化酶试验阳性，不分解任何糖类，脲酶试验强阳性，触酶试验阳性，H_2S、马尿酸钠和硝酸盐还原试验均阴性，$25℃$ 和 $42℃$ 时均不生长，对萘啶酸耐药。

3.4·鉴别要点

3.4.1 本菌属特征：涂片（或胃黏膜活检标本）查见螺旋形或 S 形细菌；微需氧，生长缓慢，$25℃$ 和 $42℃$ 时均不生长；氧化酶、触酶试验阳性，脲酶试验强阳性。

3.4.2 幽门螺杆菌与肠胃炎螺杆菌的鉴别：幽门螺杆菌硝酸盐还原试验阴性，$42℃$ 时不生长；肠胃炎螺杆菌则相反。

3.4.3 幽门螺杆菌与芬纳尔螺杆菌的鉴别：幽门螺杆菌脲酶试验阳性，对萘啶酸耐药；芬纳尔螺杆菌则相反。

3.5·操作步骤

3.5.1 氧化酶试验：参见《氧化酶试验标准操作规程》。

3.5.2 鉴定：从 Karmali 弯曲菌血琼脂平板上挑取可疑菌落，用微生物鉴定仪或传统生化反应进行细菌鉴定。

4. 药敏

参见《抗菌药物敏感试验标准操作规程》及 CLSI M45-A2 最新版本文件。

5. 质量控制

见《质量管理》。

6. 结果解释

幽门螺杆菌（HP）对多黏菌素、三甲氧苄氨嘧啶、磺胺和萘啶酸天然耐药。在体外药敏试验中,HP对许多抗生素都敏感,但体内用药效果不佳,大多数抗生素活性降低,不能穿透黏液层,不能在细胞内达到有效的杀菌浓度,因此,临床上HP感染往往不易根治。迄今为止,尚无一抗生素能够有效地根除HP,临床一般都联合用药治疗HP感染。

7. 临床意义

HP寄生于人体的胃黏膜上,感染后可引起胃黏膜的急性炎症反应,临床表现为腹痛、消化不良等症状。大多数感染者可引起慢性活动性胃窦炎,长期感染易发展为萎缩性胃炎、溃疡、胃腺癌和胃黏膜淋巴组织淋巴瘤。

8. 鉴定流程

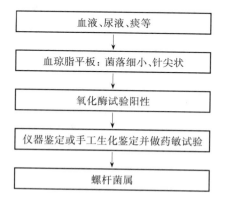

参考文献

[1] 中国合格评定国家认可委员会.CNAS－CL02－A005:医学实验室质量和能力认可准则在临床微生物学检验领域的应用说明.2018.

[2] 周庭银,章强强.临床微生物学诊断与图解.4版.上海:上海科学技术出版社,2017.

[3] Jorgensen JH, Pfaller MA, Carroll KC, et al. Manual of Clinical Microbiology. 11th ed. Washington DC: American Society for Microbiology, 2015.

(周庭银)

布鲁菌属检验标准操作规程

××医院检验科微生物室作业指导书	文件编号：××-JY-CZ-XJ-×××
版本： 　　　　　生效日期：	共　页　第　页

1. 概述

布鲁菌属分为 10 个生物种：马耳他布鲁菌(*B. melitensis*，也称羊布鲁菌)、流产布鲁菌(*B. abortus*，也称牛布鲁菌)、猪布鲁菌(*B. suis*)、犬布鲁菌(*B. canis*)、绵羊布鲁菌(*B. ovis*)、鼠布鲁菌(*B. meotomae*)、*B. delphini*、*B. pinnipedialis*、*B. ceti* 和 *Brucella inopinata* sp.*nov*。其中引起人类疾病的有马耳他布鲁菌、流产布鲁菌、猪布鲁菌和犬布鲁菌。

2. 标本类型

血液等标本。

3. 鉴定

3.1 · 形态与染色：疑似布鲁菌感染的患者，采集血液 5 ml，血培养仪阳性报警，使用无菌注射器从阳性瓶内取培养物 2～3 滴涂片并行革兰染色，镜下发现呈片状的阴性小球杆菌，染色很弱，瑞氏染色可见单个或成堆或像细沙样。血琼脂平板上的菌落涂片染色，镜下可见革兰阴性小球杆菌，两端钝圆，大小不一，单个或成对。

3.2 · 培养特性：涂片查见细菌后，使用无菌注射器从培养瓶内取培养物 2～3 滴接种在血琼脂平板和巧克力平板上，5% CO_2，35℃孵育，每日观察其生长情况。一般 18～24 h 不生长或仅第一区有少许菌膜，不易观察到，48 h 后形成圆形、凸起、不溶血、无色或灰色、较湿润的微小菌落，72 h 逐渐增大（单个菌落最大直径很少＞1 mm）。麦康凯平板不生长。液体培养物浑浊，无菌膜。

3.3 · 生化反应：氧化酶试验阳性，分解葡萄糖，不分解阿拉伯糖和半乳糖，触酶、尿素、硝酸盐还原阳性，硫化氢(H_2S)、精氨酸双水解酶试验均为阴性。

3.4 · 鉴别要点：血培养报警时间长；涂片革兰染色见阴性小球杆菌或呈细沙状（比常见的其他革兰阴性菌细小）；48～72 h 才见针尖状无色不溶血微小菌落；氧化酶试验阳性，过氧化氢酶试验阳性，尿素酶快速分解（1 h 内）。

3.5 · 操作步骤：在血琼脂平板上挑取可疑菌落做氧化酶试验进行初步分类。若氧化酶阳性，选择鉴定卡片，然后挑取菌落制成菌悬液，用微生物鉴定仪或传统生化反应进行鉴定。

4. 药敏

试验选择原则：利福平＋多西环素，多西环素＋链霉素。

5. 质量控制

见《质量管理》。

6. 结果解释

6.1 · 马耳他布鲁菌初次分离在血培养仪中需 3～5 日，甚至更长时间才报警。有时接种

24 h后未见细菌生长,易被认为是仪器偶然出现的假阳性,培养应延长到48 h后再观察。

6.2·仪器报警,在取阳性标本革兰染色时,最好制两张涂片,一张备用,以防再次涂片造成生物污染。如涂片革兰染色未见细菌,可取备用片进行瑞氏染色,在瑞氏染色涂片中易查见形态清楚、着紫色的小球杆菌或成堆。

6.3·如果临床上怀疑马耳他布鲁菌感染,但血培养仪不报警,应进行涂片,加做瑞氏染色,若涂片未见细菌,需延长培养时间。

7. 临床意义

布鲁菌病是由布鲁菌属细菌引起的人兽共患病,是世界范围内的动物源性传染病,多见于发展中国家。这种疾病常流行于地中海盆地、中东、亚洲西部、非洲和拉丁美洲。布鲁菌病通过直接接触破溃皮肤、黏膜、血液或摄入被污染的食物传播给人。以往易感人群多见于乳品厂、屠宰场的工人,他们通过手接触动物或动物器官,造成直接感染。如果食用未经巴氏消毒的乳制品,特别是从流行区生产的乳制品,布鲁菌病感染的危险性大大增加。血、骨髓培养对布鲁菌病的诊断和治疗起着极其重要的作用。

8. 鉴定流程

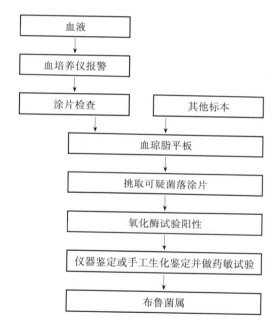

参考文献
［1］中国合格评定国家认可委员会.CNAS－CL02－A005:医学实验室质量和能力认可准则在临床微生物学检验领域的应用说明.2018.

［2］Jorgensen JH,Pfaller MA,Carroll KC,et al. Manual of Clinical Microbiology. 11th ed. Washington DC:American Society for Microbiology,2015.

（周庭银）

弗朗西斯菌属检验标准操作规程

××医院检验科微生物室作业指导书	文件编号：××-JY-CZ-XJ-×××
版本： 生效日期：	共 页 第 页

1. 概述

弗朗西斯菌属内有 10 个种和亚种，包括土拉热弗朗西斯菌、土拉热弗朗西斯菌土拉热亚种、土拉热弗朗西斯菌中亚细亚亚种、土拉热弗朗西斯菌全北区亚种、新凶手弗朗西斯菌、蜃楼弗朗西斯菌、船城弗朗西斯菌、杀鲍鱼弗朗西斯菌广州弗朗西斯菌等。代表菌种为土拉热弗朗西斯菌。

2. 标本类型

血液、溃疡刮出物、淋巴结穿刺液、胃肠道冲洗液和痰液等标本。

3. 鉴定

3.1·形态与染色：革兰阴性杆菌，多形性，球状、杆状、长丝状，在动物体内可形成荚膜，无鞭毛。

3.2·培养特性：采集血液 5 ml，血培养仪阳性报警，涂片革兰染色。其他标本直接接种于哥伦比亚血琼脂平板上，35℃培养 18～24 h，形成灰白色、圆形、光滑、较小、黏液、水滴状的菌落，在巧克力琼脂平板上呈白色、光滑和湿润的菌落。

3.3·生化反应：氧化酶试验阴性，分解葡萄糖、蔗糖，触酶弱阳性，尿素、吲哚、动力、H_2S 和硝酸盐还原试验均为阴性。

3.4·鉴别要点：本菌为革兰阴性杆菌，多形性，营养要求较为严格。在含胱氨酸、葡萄糖血琼脂平板上呈蓝灰色、水滴状的菌落。分解葡萄糖，氧化酶、硝酸盐还原试验均为阴性。与其他相似菌的鉴别见表 11-2-1。

表 11-2-1 · 弗朗西斯菌与相似菌属鉴别的关键性试验

特　性	弗朗西斯菌属	布鲁菌属	巴斯德菌属	阿菲波菌
氧化酶	V^a	V	+	+
专性需氧	+	+	-	-
在肉汤中呈链状	-	+	V	-
蔗糖	-	-	+	+
对青霉素敏感	-	-	V	ND

注：+，阳性；-，阴性；V，可变；ND，无资料；a，土拉热弗朗西斯菌氧化酶阴性，蜃楼弗朗西斯菌氧化酶阳性（Kovacs 改良法）

3.5·操作步骤

3.5.1 氧化酶试验：参见《氧化酶试验标准操作规程》。

3.5.2 鉴定：挑取可疑菌落，进行传统生化反应或其他鉴定。

4. 药敏

本菌对氨基糖苷类抗菌药物敏感,对四环素较敏感,对青霉素耐药,临床首选链霉素或庆大霉素。

5. 质量控制

见《质量管理》。

6. 结果解释

6.1·在普通培养基上不生长,只有加入血液、胱氨酸和半胱氨酸等营养物质才能生长,在添加 IsoVitale X 和酵母提取物的巧克力平板上生长更好。在培养基中加入氨苄西林可减少杂菌污染。

6.2·生长缓慢有时可能需要 2~4 日才能看到菌落(但有少数 18~24 h 即可看到菌落)。

6.3·因美国微生物学家 T.小弗朗西斯对该属中图莱里杆菌研究有贡献,故以其姓命名。

7. 临床意义

7.1·人感染土拉热弗朗西斯菌的途径较多,可因动物咬伤或食入污染食物而感染,也可经空气传播引起呼吸道感染,或通过某些昆虫或节肢动物(如蚊、蜱)叮咬而传播。

7.2·本菌侵入人体后,经淋巴管侵入淋巴结引起炎症,如未能被机体消灭,则可形成菌血症并侵入肝、脾、深部淋巴结及骨髓等网状内皮系统,在其中形成结核性肉芽肿。也可由呼吸道侵入肺内形成支气管肺炎,伴肺泡壁坏死,出现多发的坏死性肉芽肿,纵隔淋巴结肿大。

8. 鉴定流程

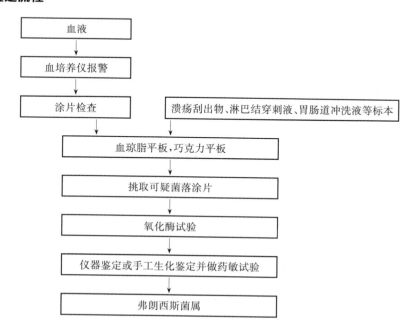

(周庭银)

鼠疫耶尔森菌检验标准操作规程

××医院检验科微生物室作业指导书	文件编号：××-JY-CZ-XJ-×××
版本： 　　　生效日期：	共　页　第　页

1. 概述

鼠疫耶尔森菌是属于耶尔森菌属，现归入肠杆菌科，原系动物感染性疾病的病原菌，人通过接触感染动物或食用污染的食物而患病。

2. 标本类型

淋巴结穿刺液，肿胀部位组织液、脓汁、血液，痰和尸体标本等。

3. 鉴定

3.1 · 形态与染色：革兰阴性，直杆状或球杆状。

3.2 · 培养特性：采集血液 5 ml，血培养仪阳性报警，涂片革兰染色。其他标本直接接种于血琼脂平板，28℃培养 18～24 h 后，可见较小的露滴状菌落，继续培养则菌落增大至 1～2 mm，中央厚而致密，周边逐渐变薄。取可疑菌落进行涂片染色镜检。

3.3 · 生化反应：氧化酶试验阴性；发酵葡萄糖，不发酵乳糖、蔗糖；大部分菌株还原硝酸盐；动力、脲酶、赖氨酸脱羧酶、鸟氨酸脱羧酶和精氨酸双水解酶试验为阴性；TSI 为 K/A。

3.4 · 血清学试验：可用于检查鼠疫耶尔森菌抗原或特异性抗体。敏感而特异的试验方法有 ELISA、固相放射免疫分析、SPA 协同凝集试验等。

3.5 · 鉴别要点

3.5.1　本菌特征：革兰阴性菌，呈直杆状或球杆状，发酵葡萄糖，不发酵乳糖，动力试验阴性。

3.5.2　与假结核耶尔森菌的鉴别：鼠疫耶尔森菌脲酶试验为阴性，25℃时无动力；假结核耶尔森菌则相反。

3.6 · 操作步骤

3.6.1　氧化酶试验：参见《氧化酶试验标准操作规程》。

3.6.2　鉴定：从麦康凯琼脂平板上挑取可疑菌落，用微生物鉴定仪或传统生化反应进行细菌鉴定。

4. 药敏

抗菌药物的选择：首选链霉素，其次为庆大霉素、氯霉素、氨苄西林、磺胺类及三代头孢菌素等。

5. 质量控制

参见《质量管理》。

6. 结果解释

6.1 · 分离到病原菌和用生化鉴定以及检测到特异的毒力因子，则可确诊，应立即报告

CDC进一步鉴定。

6.2·有多种啮齿类动物、家猫接触史或跳蚤叮咬史,若出现严重的发热性疾病,腹股沟、腋窝及淋巴结出现严重的肿痛等症状则应怀疑鼠疫感染。

6.3·鼠疫具有很高的病死率(≥50%),疑似鼠疫感染者应强行使用抗生素做早期治疗,链霉素为最佳选择。

6.4·鼠疫耶尔森菌生长需要特殊因子,如缬氨酸、蛋氨酸、苯丙氨酸、苏氨酸以及生物素、硫胺素等。在培养基中加入甘氨酸、异亮氨酸、半胱氨酸,并将培养基置于二氧化碳环境时细菌生长速度可加快。

6.5·尸体可取肝、脾、肺、病变淋巴结等。陈旧尸体取骨髓。

7. 临床意义

鼠疫耶尔森菌是烈性传染病鼠疫的病原菌。健康人与啮齿类感染动物或感染人群接触,或通过鼠蚤的叮咬而受到感染。主要引起腺鼠疫、肺鼠疫和败血性鼠疫三种临床类型的感染。

8. 危急值报告

检出鼠疫耶尔森菌,应立即向有关部门报告,并将菌种送到专业实验室进行鉴定。

9. 鉴定流程

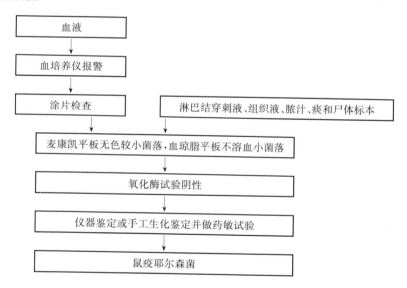

参考文献

[1] 中国合格评定国家认可委员会.CNAS-CL02-A005:医学实验室质量和能力认可准则在临床微生物学检验领域的应用说明.2018.

[2] 周庭银,章强强.临床微生物学诊断与图解.4版.上海:上海科学技术出版社,2017.

[3] Jorgensen JH, Pfaller MA, Carroll KC, et al. Manual of Clinical Microbiology. 11th ed. Washington DC: American Society for Microbiology, 2015.

(周庭银)

霍乱弧菌检验标准操作规程

××医院检验科微生物室作业指导书	文件编号：××-JY-CZ-XJ-×××
版本： 生效日期：	共 页 第 页

1. 概述

霍乱弧菌可分为古典生物型和 El-Tor 生物型；根据菌体抗原（即 O 抗原）又可分为 155 个血清群，其中 O1 血清群和 O139 血清群能引起霍乱的发病和流行，是霍乱的病原菌。

2. 标本类型

粪便标本。

3. 鉴定

3.1·形态与染色：革兰阴性，菌体弯曲呈弧形或逗点状。

3.2·培养特性：在 TCBS 琼脂平板上呈黄色的菌落。在双氢链霉素洗衣粉琼脂平板上形成中心呈灰褐色的菌落。

3.3·生化反应：氧化酶试验阳性；发酵葡萄糖、蔗糖、甘露醇，不发酵乳糖和 L 阿拉伯糖；动力、赖氨酸脱羧酶、鸟氨酸脱羧酶、霍乱红、硝酸盐还原和黏丝试验均阳性；精氨酸双水解酶试验阴性。

3.4·鉴别要点

3.4.1　本菌特征：革兰阴性弧菌或杆菌，动力试验阳性，O1 群霍乱弧菌诊断血清凝集试验阳性。

3.4.2　与气单胞菌属、邻单胞菌属的鉴别见表 11-2-2。

表 11-2-2　弧菌属、气单胞菌属、邻单胞菌属鉴别的关键性试验

试　　验	霍乱弧菌拟态弧菌	气单胞菌属	邻单胞菌属
O/129 敏感试验（150 μg）	S	R	S
氨苄西林（10 μg）	S	R	R
黏丝试验	+	−	−
肌醇	−	−	+
精氨酸	−	+	+

注：+，90%以上菌株阳性；−，90%以上菌株阴性；S，敏感；R，耐药

3.4.3　确诊 O1 群霍乱弧菌必须具备的条件：涂片为革兰阴性弧菌或杆菌；TCBS 等选择培养基上典型的菌落特征；动力试验阳性，符合生化特性；O1 群霍乱弧菌诊断血清凝集试验阳性。

3.5·操作步骤

3.5.1　在碱性蛋白胨水（pH 8.6）中，37℃培养 6～8 h 后转种于 TCBS 平板。

3.5.2　玻片凝集试验：从 TCBS 琼脂平板或双氢链霉素洗衣粉琼脂平板上挑取可疑菌落，与霍乱多价诊断血清做玻片凝集试验，以生理盐水为阴性对照，诊断血清凝集、生理盐水不凝者为阳性。做初步鉴定试验后，将此高度怀疑菌送疾病预防控制中心（CDC）做最后鉴定。

4. 药敏

参见《抗菌药物敏感试验标准操作规程》及 CLSI M100－S24 最新版本文件。

5. 质量控制

见《质量管理》。

6. 结果解释

初次分离时，采用 pH 为 8.6 的碱性蛋白胨水增菌 6～8 h，液体呈均匀混浊，表面形成菌膜。根据 O1 群菌其 O 抗原中的 ABC 因子，又可进一步将其分为小川（AB）、稻叶（AC）和彦岛（ABC）等 3 个血清型；还可根据其产毒基因的有无和对人的侵袭力，划分为流行株和非流行株，流行株才是霍乱真正的病原菌。部分菌株不被 O1 群霍乱弧菌多价血清所凝集，称之为非 O1 群霍乱弧菌，以往也称不凝集弧菌或不凝集霍乱弧菌。

7. 临床意义

霍乱弧菌是烈性肠道传染病霍乱的病原菌，该菌能产生霍乱肠毒素，作用于小肠黏膜，引起肠液大量分泌，表现为严重腹泻（米泔水样便）、呕吐、脱水和酸中毒，病死率很高。

8. 鉴定流程

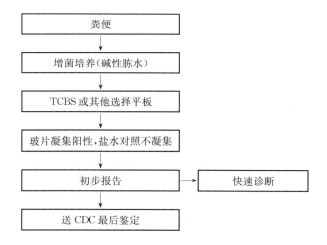

参考文献

[1] 中国合格评定国家认可委员会.CNAS－CL02－A005：医学实验室质量和能力认可准则在临床微生物学检验领域的应用说明.2018.

[2] 周庭银，章强强.临床微生物学诊断与图解.4 版.上海：上海科学技术出版社，2017.

[3] Jorgensen JH, Pfaller MA, Carroll KC, et al. Manual of Clinical Microbiology. 11th ed. Washington DC：American Society for Microbiology，2015.

（周庭银）

炭疽芽孢杆菌检验标准操作规程

××医院检验科微生物室作业指导书	文件编号：××-JY-CZ-XJ-×××
版本： 生效日期：	共 页 第 页

1. 概述

属于需氧芽孢杆菌属，为致病性细菌中最大的革兰阳性杆菌，能引起羊、牛、马等动物及人类的炭疽病。炭疽杆菌曾在战争中作为致死战剂之一。

2. 标本类型

脓液、渗出物，吸入性炭疽的咳痰、粪便、血液等。

3. 鉴定

3.1 · 形态染色：革兰阳性大杆菌，芽孢为卵圆形。

3.2 · 培养特性：采集血液 5 ml，血培养仪阳性报警，涂片革兰染色。其他标本直接接种于血琼脂平板，35℃培养 18～24 h，形成较大、灰白色、边缘不整齐的菌落。在营养琼脂平板上形成灰白色、扁平、干燥而无光泽、不透明、边缘不整齐的菌落。在肉汤培养基中，液体澄清，无菌膜，有絮状沉淀形成。14～44℃皆能生长。

3.3 · 生化反应：触酶试验阳性，分解葡萄糖、麦芽糖、蔗糖和海藻糖，不分解甘露醇和水杨苷，噬菌体裂解、青霉素抑菌试验阳性，卵磷脂酶试验弱阳性，吲哚、硫化氢和动力试验均为阴性。在牛乳中生长 2～3 日可使牛乳凝固，然后又缓慢融化。

3.4 · 鉴别要点：本菌特征为革兰阳性大杆菌，芽孢为卵圆形，位于菌体中央。在普通琼脂平板上形成灰白色、扁平、干燥而无光泽的菌落。无动力，牛乳凝固试验、噬菌体裂解试验和青霉素抑菌试验均阳性。

4. 药敏

本菌属对青霉素、庆大霉素、氯霉素、红霉素、环丙沙星和磺胺类抗菌药物敏感。

5. 质量控制

见《质量管理》。

6. 结果解释

6.1 · 皮肤炭疽的潜伏期通常为 2～3 日，最初出现小的丘疹，在随后的 24 h 内，丘疹周围出现水疱，随后溃烂、干燥，形成具有特征性的黑色弹性坏死，病灶周围可有广泛性水肿。

6.2 · 皮肤感染是由于皮肤有伤口，损伤就在该局部发生。低于 20% 的未经治疗的病例是致命性的。

7. 临床意义

炭疽芽孢杆菌主要引起食草动物炭疽病，也可传染给人和肉食动物（人因食用或接触患炭疽病的动物及畜产品而发生感染），人类以皮肤炭疽较多见。

8. 鉴定流程

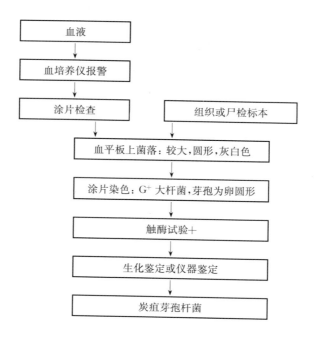

参考文献

[1] 中国合格评定国家认可委员会.CNAS-CL02-A005：医学实验室质量和能力认可准则在临床微生物学检验领域的应用说明.2018.

[2] 周庭银,章强强.临床微生物学诊断与图解.4版.上海：上海科学技术出版社,2017.

[3] Jorgensen JH, Pfaller MA, Carroll KC, et al. Manual of Clinical Microbiology. 11th ed. Washington DC：American Society for Microbiology，2015.

（周庭银）

第十二章
抗菌药物敏感试验标准操作规程

K-B法标准操作规程

××医院检验科微生物室作业指导书		文件编号：××-JY-CZ-XJ-×××
版本：	生效日期：	共 页 第 页

1. 实验原理

将含有定量抗菌药物的纸片贴在已接种受试菌的琼脂平板上,纸片中所含的药物吸收琼脂中水分溶解后不断向纸片周围扩散形成递减的药物浓度梯度,在纸片周围抑菌浓度范围内,受试菌的生长被抑制,从而形成无菌生长的抑菌圈。抑菌圈的大小反映受试菌对测定药物的敏感程度,并与该药对测试菌的最低抑菌浓度(minimal inhibitory concentration, MIC)呈负相关。

2. 培养基和抗菌药物纸片

2.1·抗菌药物纸片：为直径 6.35 mm、吸水量约为 20 μl 的专用药敏纸片,目前基本为商品化产品。含药纸片须密封贮存于 −20℃ 无霜冷冻箱内,开封后的纸片可置于密闭的玻璃试管中(螺口最好),2~8℃ 保存,但不应超过 1 周,使用前药敏纸片需移至室温平衡 1~2 h,以避免开启贮存容器时产生冷凝水。

2.2·培养基：水解酪蛋白(Mueller-Hinton, M-H)培养基是 CLSI 推荐的兼性厌氧菌和需氧菌药敏试验标准培养基,pH 为 7.2~7.4,对某些营养要求高的细菌如流感嗜血杆菌、淋病奈瑟菌、链球菌等需加入补充物质。药敏试验用琼脂厚度为 4 mm。配制琼脂平板当日使用或置塑料密封袋中 4℃ 保存,使用前应将平板置 35℃ 温箱干燥 15 min,使其表面干燥。

3. 实验方法

实验菌株和标准菌株接种采用直接菌落法或细菌液体生长法。标准接种菌量为 0.5 麦氏浊度标准,校正浓度后的菌液应在 15 min 内接种完毕,操作步骤如下。

3.1·接种：无菌棉拭子蘸取菌液,在管内壁将多余菌液旋转挤去后,在琼脂表面均匀涂抹接种 3 次,每次旋转平板 60°,最后沿平板内缘涂抹 1 周。

3.2·贴抗菌药物纸片：平板置室温下干燥 3~5 min,用纸片分配器或无菌镊子将含药纸片紧贴于琼脂表面,各纸片中心相距>24 mm,纸片距平板内缘>15 mm,纸片贴上后不可再移动,因为抗菌药物会立即自动扩散到培养基内。

3.3·孵育：置 35℃ 孵育 16~18 h 后阅读结果。对于某些特殊抗菌药物如苯唑西林或万古霉素,其药敏试验孵育时间需延长至 24 h。

4. 结果判断

用游标卡尺或直尺测量抑菌圈直径(抑菌圈的边缘应是无明显细菌生长的区域),测量时应将平板置于黑色背景下,肉眼判读;测量有些抗菌药的抑菌圈量时需要将平板对着光,如万古霉素、利奈唑胺和苯唑西林等;由于培养基中可能存在拮抗剂,甲氧苄啶和磺胺类药物抑菌圈内可允许出现菌株轻微生长,因此,在测量抑菌圈直径时,可忽视轻微生长(20%或较少菌苔生长)而测量较明显抑制的边缘。每日应先测量质控菌株的抑菌环直径,以判断质控是否合格;然后测量试验菌株的抑菌环直径。

美国临床和实验室标准化协会(Clinical and Laboratory Standards Institute,CLSI)每年会对药敏试验的折点进行讨论和修改,因此实验室应按照现行版本的折点和报告方式进行报告,目前药敏试验结果的报告方式包括:"敏感""剂量依赖敏感""中介""耐药"和"非敏感"等,具体定义如下。

4.1·敏感(S):是指菌株能被使用推荐剂量治疗感染部位可达到的抗菌药物浓度所抑制。

4.2·剂量依赖敏感(susceptible-dose dependent,SDD):是指基于给患者使用特定剂量抗菌药物的情况下,菌株对药物的敏感情况。为达到有效治疗药敏试验结果为 SDD(无论是 MIC 法,还是纸片扩散法)的菌株,有必要将药物剂量调整到高于"敏感"界值的剂量(比如增加剂量,增加药物使用频次,或同时提高剂量和使用频次)。应考虑到最大的批准剂量,因为更高的药物暴露可赋予更大的可能性覆盖"剂量依赖敏感"的菌株。

4.3·中介(I):指抗菌药物 MIC 接近血液和组织中通常可达到的浓度,疗效低于敏感菌株。还表示药物在生理浓集的部位具有临床效力(如尿液中的喹诺酮类和 β-内酰胺类)或者可用高于正常剂量的药物进行治疗(如 β-内酰胺类)。另外,中介还作为缓冲区,以防止微小的、未受控制的技术因素导致较大的错误结果,特别是对那些药物毒性范围窄的药物。

4.4·耐药(R):指菌株不能被常规剂量抗菌药物达到的浓度所抑制和(或)证明 MIC 或抑菌圈直径落在某些特殊的微生物耐药机制范围(如 β-内酰胺酶),在治疗研究中表现抗菌药物对菌株的临床疗效不可靠。

4.5·非敏感(NS):由于没有耐药菌株或耐药菌发生罕见,此分类特指仅有敏感解释标准的分离菌株。分离菌株 MICs 值高于或抑菌圈直径低于敏感折点时,应报告为非敏感(注:非敏感的分离菌并不意味一定具有某种耐药机制,在敏感折点建立之后,野生型菌株中可能会碰到 MIC 值高于敏感折点但缺乏耐药机制的情况;对产生"非敏感"的菌株,应当确证菌株的鉴定和药敏结果)。

5. 药敏试验的种类

5.1·常规药敏(routing test):纸片扩散法、肉汤或琼脂稀释法。临床使用何种药物,试验就做何种药物。

5.2·补充试验(supplemental test):通过常规方法以外的方法检测某种药物或某类药物的敏感性或耐药性的试验。部分补充试验可揭示耐药机制,可能需要选择报告特定的临床结果。必须做的补充试验包括 D-test(金黄色葡萄球菌、凝固酶阴性的葡萄球菌属细菌、肺炎链球菌、β-溶血链球菌)、β-内酰胺酶(葡萄球菌属细菌)。选做的试验包括 ESBL、CarbaNP、mCIM 加或者不加 eCIM、苯唑西林盐琼脂平板筛选试验等。

5.3·筛选试验(screening test):提供推定结果的测试,附加测试通常只需要针对特定结果,如只有筛选为阳性的情况下。目前主要的筛选试验包括:万古霉素琼脂筛选试验(金黄色葡萄球菌、肠球菌属细菌等)、HLAR 纸片扩散试验(肠球菌属细菌)。

5.4·替代药物试验(surrogate agent test)：使用替代测试药物进行相关抗菌剂测试，在由于可用性或性能问题而无法测试所感兴趣的药物时使用，受试药物结果优于待测感兴趣药物的结果。目前主要的替代药物试验包括头孢西丁代替苯唑西林(金黄色葡萄球菌、路邓葡萄球菌、S. pseudintermedius 和 S. schleiferi 以外的凝固酶阴性的葡萄球菌)、苯唑西林取代青霉素(肺炎链球菌)、头孢唑林代替口服头孢菌素(大肠埃希菌、克雷伯菌属细菌、奇异变形杆菌)。

5.5·等效药物试验(equivalent agent test)：测试药物的结果可以预测同一类密切相关的药物的结果，通过有限的测试药物对多个密切相关的药物进行测试，提高了效率。

6. 药敏试验及报告的药物分组

A 组：包括对特定菌群的常规试验并常规报告的药物。

B 组：包括一些临床上重要的，特别是针对医院内感染的药物，也可用于常规试验，但只是选择性地报告，选择报告的指标包括特定部位分离的细菌(如三代头孢菌素对脑脊液中分离的肠道杆菌，或者磺胺类药物对尿路分离的细菌)、多种细菌混合感染、多部位感染、患者对A 组药物过敏，或者对 A 组药物耐受及 A 组药物治疗失败等情况。

C 组：包括一些替代性或补充性的抗菌药物，对 A、B 组过敏或耐药时选用。

U 组：仅用于治疗泌尿道感染的抗菌药物。

O 组：对该组细菌有临床适应证但一般不允许常规试验并报告的药物。

7. 质量控制

质量控制是保证药敏试验结果准确性的前提。不同种属的细菌，其药敏试验所选择的标准菌株有所不同，具体见各菌属纸片扩散法药物敏感试验标准操作规程。

参考文献

[1] 中国合格评定国家认可委员会.CNAS‐CL02‐A005：医学实验室质量和能力认可准则在临床微生物学检验领域的应用说明.2018.

[2] Patel JB. M100‐S28：Performance Standards for Antimicrobial Susceptibility Testing；Twenty-Fourth Informational Supplement. Pennsylvania Wayne：Clinical and Laboratory Standards Institute，2018.

(韩立中)

稀释法标准操作规程

××医院检验科微生物室作业指导书	文件编号：××-JY-CZ-XJ-×××
版本： 生效日期：	共　页　第　页

1. 肉汤稀释法

1.1·培养基：M-H肉汤，需氧菌、兼性厌氧菌在此培养基中生长良好。在该培养液中加入补充成分可支持流感嗜血杆菌、链球菌生长。培养基制备完毕后应校正pH为7.2～7.4（25℃）。离子校正的M-H肉汤为目前推荐的液体稀释法药敏试验培养基。

1.2·药物稀释：药物原液的制备和稀释按CLSI的要求进行。

1.3·菌种接种：配制0.5麦氏单位菌悬液和肉汤稀释菌液，使最终菌液浓度（每管或每孔）为$5×10^5$ CFU/ml，稀释菌液于15 min内接种完毕，35℃孵育16～20 h，当试验菌为嗜血杆菌属、链球菌属时孵育时间应延长至20～24 h，葡萄球菌和肠球菌对苯唑西林和万古霉素的药敏试验应延长孵育时间至24 h。

1.4·结果判断：以抑制细菌生长的最低药物浓度为MIC。有时根据需要测定最低杀菌浓度（minimal bactericidal concentration，MBC）：吸取无菌生长试管（微孔）中的菌液0.1 ml，经适当稀释后涂布至琼脂表面，培养16～18 h后进行菌落计数。与原始接种浓度相比，杀死99.9%以上细菌所需的最低药物浓度即为该药的最低杀菌浓度。结果报告方式参见《K-B法标准操作规程》相关内容。

1.5·质量控制：对于常见需氧菌和兼性厌氧菌，培养基、孵育时间、环境、质控菌株同纸片扩散法。

1.6·药敏试验及报告的药物分组：参见《K-B法标准操作规程》相关内容。

2. 琼脂稀释法

琼脂稀释法是将药物混匀于琼脂培养基中，配制含不同浓度药物的平板，使用多点接种器接种细菌，经孵育后观察细菌生长情况，以抑制细菌生长的最低药物浓度为该药的MIC。以下仅列出与肉汤稀释法和K-B法有区别的内容，其他内容参见《K-B法标准操作规程》。

2.1·培养基：不同种属的细菌，其药敏试验所选择的培养基有所不同，具体见各菌属纸片扩散法药物敏感试验标准操作规程。

2.2·含药琼脂制备：将已稀释的抗菌药物按一定的比例（如1∶9）加入已融化的温度为45～50℃的M-H琼脂中，混匀后倾注于平板。建议配制后的含药平板当日使用。

2.3·细菌接种：将0.5麦氏比浊度菌液稀释10倍，以多点接种器吸取（为1～2 μl）接种于琼脂表面，稀释的菌液于15 min内接种完毕，使平板接种菌量为$1×10^4$ CFU/点。接种后置35℃孵育16～20 h，特殊情况需延长至24 h。奈瑟菌属、链球菌属细菌置于5% CO_2环境，幽门螺杆菌置微需氧环境中孵育。

2.4·结果判断：将平板置于暗色、无反光表面上判断试验终点，阅读MIC值。

（韩立中）

浓度梯度扩散法(E-test)标准操作规程

××医院检验科微生物室作业指导书	文件编号：××-JY-CZ-XJ-×××
版本：　　　　　生效日期：	共　页　第　页

1. 概述

E-test 法(Epsilometer test)是一种结合稀释法和扩散法原理对抗菌药物药敏试验直接定量的药敏试验技术。

2. 原理

E-test 条是一条 5 mm×50 mm 的无孔试剂载体，一面固定有一系列预先制备的、浓度呈连续指数增长稀释的抗菌药物，另一面有读数和判别的刻度。抗菌药物的梯度可覆盖有 20 个 MIC 对倍稀释浓度的宽度范围，其斜率和浓度范围对判别有临床意义的 MIC 范围和折点具有较好的关联。将 E-test 条放在细菌接种过的琼脂平板上，经孵育过夜，围绕试条明显可见椭圆形抑菌圈，其边缘与试条交点的刻度即为抗菌药物抑制细菌的最小抑菌浓度。

3. 培养基

不同种属的细菌，其药敏试验所选择的培养基有所不同，具体见各菌属纸片扩散法药物敏感试验标准操作规程。

4. 细菌接种

菌液配制和接种同纸片扩散法。用 E 试验加样器或镊子将 E-test 条放在已接种细菌的平板表面，试条全长应与琼脂平板紧密接触，试条 MIC 刻度面朝上。

5. 结果判断

读取椭圆环抑菌圈与 E-test 条的交界点值，即为该药的 MIC 值。

参考文献

[1] 中国合格评定国家认可委员会.CNAS-CL02-A005：医学实验室质量和能力认可准则在临床微生物学检验领域的应用说明.2018.

[2] Patel JB. M100S24：Performance Standards for Antimicrobial Susceptibility Testing：Twenty-Fourth Informational Supplement. Pennsylvania Wayne：Clinical and Laboratory Standards Institute，2014.

（韩立中）

棋盘格法联合药敏试验标准操作规程

××医院检验科微生物室作业指导书	文件编号：××-JY-CZ-XJ-×××
版本：　　　　　生效日期：	共　页　第　页

1. 概述

1.1·为治疗多重耐药菌所致的感染、降低耐药细菌出现的可能性及减少药物剂量依赖性的毒副作用，有时临床需要联合使用多种抗菌药物。联合药敏试验（antimicrobial combination test）就是体外评估不同药物、不同剂量组合对病原体的抑制效果的方法，棋盘格法联合药敏试验是目前临床实验室常用的定量方法，本操作流程主要介绍棋盘格法联合药敏的设计，药物浓度确定后，其操作同《稀释法标准操作规程》。

1.2·联合药敏试验的报告方式不同于一般药敏试验，其报告形式包括：相加（additivity）、无关（autonomy）、协同（synergism）和拮抗（antagonism）四种。相加是指联合药物的体外抗菌效果为两种分开药物作用之和；无关指联合使用的药物与单独使用的药物间没有差别；协同指两种药物的效果是显著大于加性反应；拮抗指两种药物的效果是显著低于单种药物作用。

2. 拟联合抗菌药物试验浓度的确定

首先初步测定拟联合抗菌药物对耐药菌的最低抑菌浓度（MIC），根据所测得的最低抑菌浓度，确定联合药敏试验中药物的最高浓度为 2 倍的 MIC90，对联合药物分别倍比稀释 6~8 个浓度梯度，将两种药物分别放在二维的纵列和横列进行，这样在每孔（管、盘）中可以得到不同浓度组合的两种药物混合液，接种细菌量为 5×10^5 CUF/ml，35℃ 孵育 18~24 h 后参照 CLSI 标准判定每株病原菌的 MIC 组合，计算部分抑菌指数（FIC）。

$$FIC = FICA + FICB = \frac{(A)}{MICA} + \frac{(B)}{MICB}$$

3. 联合药敏试验结果的报告

3.1·FIC 值的计算：联合 2 种药物，联用 FIC = FIC 药物 A + FIC 药物 B；3 种药物联用 FIC = FIC 药物 A + FIC 药物 B + FIC 药物 C，其中 FIC 药物 A = 药物联用时药物 A 的 MIC ÷ 单用药物 A 的 MIC，FIC 药物 B = 药物联用时药物 B 的 MIC ÷ 单用药物 B 的 MIC，FIC 药物 C = 药物联用时药物 C 的 MIC ÷ 单用药物 C 的 MIC。FIC 的评定标准如下：FIC≤0.5 为协同；0.5＜FIC≤1.0 为相加；1.0＜FIC≤4.0 为无关；FIC＞4.0 为拮抗。

3.2·在联合药敏试验中，两两或三三组合的药物要考虑溶媒的溶解性对结果的影响，相对应地采取琼脂或肉汤稀释法。对于大规模的临床试验，可以采用简化的棋盘格法或统计学的方法进行试验。

参考文献

中国合格评定国家认可委员会.CNAS-CL02-A005：医学实验室质量和能力认可准则在临床微生物学检验领域的应用说明.2018.

（韩立中）

肠杆菌科纸片扩散法药物敏感试验标准操作规程

××医院检验科微生物室作业指导书	文件编号：××-JY-CZ-XJ-×××
版本： 生效日期：	共 页 第 页

1. 基本要求

试 验 条 件	最低质量控制(QC)推荐
培养基：纸片扩散法(Mueller-Hinton 琼脂) 接种物：生长法或直接菌落悬液法，相当于 0.5 麦氏浊度标准 孵育：(35±2)℃，空气环境孵育 16~18 h	大肠埃希菌 ATCC 25922 大肠埃希菌 ATCC 35218(监测 β-内酰胺/β-内酰胺酶抵制剂复合物)

2. 注意事项

2.1·对于从粪便中分离的沙门菌和志贺菌，仅测试氨苄西林、一种氟喹诺酮类和复方新诺明，并常规报告。另外，对于肠道外分离的沙门菌应试验并报告一种三代头孢菌素的结果，如果需要测试并报告氯霉素的结果。分离于肠道内和肠道外伤寒样沙门菌(伤寒沙门菌和副伤寒沙门菌 A~C)需进行药敏试验。分离于肠道内非伤寒样沙门菌不需进行常规药敏试验。

2.2·随着使用三代头孢菌素治疗时间的延长，去阻遏表达 AmpC β-内酰胺酶的结果，肠杆菌属、枸橼酸杆菌属和沙雷杆菌属可发展为耐药，最初分离出的敏感菌株在开始治疗 3~4 日后出现耐药，对重复分离菌株就重新进行药敏试验。

3. 药敏纸片分组

分 组	抗 菌 药 物
A组	氨苄西林、头孢唑啉、庆大霉素、妥布霉素
B组	阿米卡星、阿莫西林-克拉维酸、氨苄西林-舒巴坦、哌拉西林-他唑巴坦、替卡西林-克拉维酸、头孢呋辛、头孢吡肟、头孢替坦、头孢西丁、头孢噻肟或头孢曲松、环丙沙星、左氧氟沙星、多尼培南、亚胺培南、厄他培南、美罗培南、哌拉西林、复方新诺明
C组	氨曲南、头孢他啶、头孢洛林、氯霉素、四环素
U组	头孢噻吩、洛美沙星或氧氟沙星、诺氟沙星、呋喃妥因、磺胺异噁唑、甲氧苄啶

参考文献

[1] 中国合格评定国家认可委员会.CNAS-CL02-A005：医学实验室质量和能力认可准则在临床微生物学检验领域的应用说明.2018.

[2] Patel JB. M100S24：Performance Standards for Antimicrobial Susceptibility Testing；Twenty-Fourth Informational Supplement. Pennsylvania Wayne；Clinical and Laboratory Standards Institute，2014.

（韩立中）

假单胞菌属纸片扩散法药物敏感试验标准操作规程

××医院检验科微生物室作业指导书	文件编号：××-JY-CZ-XJ-×××
版本： 生效日期：	共 页 第 页

1. 基本要求

试 验 条 件	最低质量控制(QC)推荐
培养基：纸片扩散法（Mueller-Hinton 琼脂） 接种物：生长法或直接菌落悬液法，相当于 0.5 麦氏浊度标准 孵育：(35±2)℃，空气环境孵育 16～18 h	铜绿假单胞菌 ATCC 27853 大肠埃希菌 ATCC 25922 大肠埃希菌 ATCC 35218（监测 β-内酰胺/β-内酰胺酶抵制剂复合物）

2. 注意事项

纸片扩散法能可靠地测定分离于囊性纤维化病人的铜绿假单胞菌的敏感性，但在报告敏感结果之前，应将孵育时间延长至 24 h。

所有抗菌药物在延长治疗期间可致铜绿假单胞菌发生耐药，因此，起始敏感的菌株在开始治疗后 3～4 日内可发展为耐药株，对重复分离菌株需重新进行药敏试验。

3. 药敏纸片分组

分 组	抗 菌 药 物
A 组	头孢他啶、庆大霉素、妥布霉素、哌拉西林
B 组	阿米卡星、氨曲南、头孢吡肟、环丙沙星、左氧氟沙星、多利培南、亚胺培南、美罗培南、哌拉西林-他唑巴坦、替卡西林
C 组	
U 组	洛美沙星或氧氟沙星、诺氟沙星

参考文献

[1] 中国合格评定国家认可委员会.CNAS-CL02-A005：医学实验室质量和能力认可准则在临床微生物学检验领域的应用说明.2018.

[2] Patel JB. M100S24：Performance Standards for Antimicrobial Susceptibility Testing；Twenty-Fourth Informational Supplement. Pennsylvania Wayne：Clinical and Laboratory Standards Institute，2014.

（韩立中）

不动杆菌属纸片扩散法药物敏感试验标准操作规程

××医院检验科微生物室作业指导书	文件编号：××-JY-CZ-XJ-×××
版本： 　生效日期：	共　页　第　页

1. 基本要求

试 验 条 件	最低质量控制(QC)推荐
培养基：纸片扩散法（Mueller - Hinton 琼脂） 接种物：生长法或直接菌落悬液法，相当于 0.5 麦氏浊度标准 孵育：(35±2)℃，空气环境孵育 20～24 h	大肠埃希菌 ATCC 25922 铜绿假单胞菌 ATCC 27853 大肠埃希菌 ATCC 35218(监测 β-内酰胺/β-内酰胺酶抵制剂复合物)

2. 药敏纸片分组

分　组	抗 菌 药 物
A 组	氨苄西林-舒巴坦、头孢他啶、环丙沙星、左氧氟沙星、多利培南、亚胺培南、美罗培南、庆大霉素、妥布霉素
B 组	阿米卡星、哌拉西林-他唑巴坦、替卡西林-克拉维酸、头孢吡肟、头孢噻肟、头孢曲松、多西环素、米诺环素、四环素、哌拉西林、复方新诺明
C 组	
U 组	

参考文献

［1］中国合格评定国家认可委员会.CNAS-CL02-A005：医学实验室质量和能力认可准则在临床微生物学检验领域的应用说明.2018.

［2］Patel JB. M100S24：Performance Standards for Antimicrobial Susceptibility Testing；Twenty-Fourth Informational Supplement. Pennsylvania Wayne：Clinical and Laboratory Standards Institute，2014.

（韩立中）

嗜麦芽窄食单胞菌纸片扩散法药物敏感试验标准操作规程

××医院检验科微生物室作业指导书	文件编号：××-JY-CZ-XJ-×××
版本： 生效日期：	共 页 第 页

1. 基本要求

试 验 条 件	最低质量控制（QC）推荐
培养基：纸片扩散法（Mueller–Hinton 琼脂） 接种物：生长法或直接菌落悬液法，相当于 0.5 麦氏浊度标准 孵育：（35±2）℃，空气环境孵育 20~24 h	大肠埃希菌 ATCC 25922 铜绿假单胞菌 ATCC 27853 大肠埃希菌 ATCC 35218（监测 β-内酰胺/β-内酰胺酶抵制剂复合物）

2. 药敏纸片分组

分 组	抗 菌 药 物
A 组	复方新诺明
B 组	头孢他啶、氯霉素、左氧氟沙星、米诺环素、替卡西林-克拉维酸
C 组	
U 组	

参考文献

[1] 中国合格评定国家认可委员会.CNAS-CL02-A005：医学实验室质量和能力认可准则在临床微生物学检验领域的应用说明.2018.

[2] Patel JB. M100S24：Performance Standards for Antimicrobial Susceptibility Testing：Twenty-Fourth Informational Supplement. Pennsylvania Wayne：Clinical and Laboratory Standards Institute，2014.

（韩立中）

洋葱伯克霍尔德菌纸片扩散法药物敏感试验标准操作规程

××医院检验科微生物室作业指导书	文件编号：××-JY-CZ-XJ-×××
版本： 生效日期：	共 页 第 页

1. 基本要求

试 验 条 件	最低质量控制(QC)推荐
培养基：纸片扩散法（Mueller-Hinton 琼脂） 接种物：生长法或直接菌落悬液法，相当于 0.5 麦氏浊度标准 孵育：(35±2)℃，空气环境孵育 20～24 h	大肠埃希菌 ATCC 25922 铜绿假单胞菌 ATCC 27853 大肠埃希菌 ATCC 35218（监测 β-内酰胺/β-内酰胺酶抵制剂复合物）

2. 药敏纸片分组

分 组	抗 菌 药 物
A 组	复方新诺明
B 组	头孢他啶、氯霉素、左氧氟沙星、美罗培南、米诺环素、替卡西林-克拉维酸
C 组	
U 组	

参考文献

［1］中国合格评定国家认可委员会.CNAS-CL02-A005：医学实验室质量和能力认可准则在临床微生物学检验领域的应用说明.2018.

［2］Patel JB. M100S24：Performance Standards for Antimicrobial Susceptibility Testing：Twenty-Fourth Informational Supplement. Pennsylvania Wayne：Clinical and Laboratory Standards Institute，2014.

（韩立中）

葡萄球菌属纸片扩散法药物敏感试验标准操作规程

××医院检验科微生物室作业指导书	文件编号：××-JY-CZ-XJ-×××
版本： 生效日期：	共 页 第 页

1. 基本要求

试 验 条 件	最低质量控制(QC)推荐
培养基：纸片扩散法(Mueller–Hinton 琼脂) 接种物：生长法或直接菌落悬液法，相当于 0.5 麦氏浊度标准 孵育：(35±2)℃，空气环境孵育 16~18 h；24 h(凝固酶阴性葡萄球菌与头孢西丁)；所有方法：测苯唑西林、甲氧西林、奈夫西林和万古霉素需 24 h	金黄色葡萄球菌 ATCC 25923 大肠埃希菌 ATCC 35218(监测 β-内酰胺/β-内酰胺酶抵制剂复合物)

2. 注意事项

2.1 · 青霉素可被用于测试葡萄球菌对所有青霉素酶不稳定青霉素类的敏感性。青霉素耐药葡萄球菌产生 β-内酰胺酶。当青霉素对葡萄球菌分离株抑菌圈直径≥29 mm，在报告青霉素结果为敏感前，应对葡萄球菌执行 β-内酰胺酶诱导试验。

2.2 · 喹诺酮类治疗葡萄球菌引起的感染，在延长治疗期间，葡萄球菌敏感株可发展为耐药株。因此，起初敏感菌株在开始治疗后 3~4 日内可发展为耐药株，应对重复分离菌株进行鉴定。

2.3 · 药敏试验：当测试利奈唑胺时，应使用透射光检查纸片扩散法抑菌圈直径。纸片扩散法结果为耐药，应用 MIC 法来确证。

3. 药敏纸片分组

分 组	抗 菌 药 物
A 组	阿奇霉素或克拉霉素或红霉素、克林霉素、苯唑西林(头孢西丁)、青霉素、复方新诺明
B 组	达托霉素、利奈唑胺、米诺环素、多西环素、四环素、万古霉素、利福平
C 组	氯霉素、环丙沙星或左氧氟沙星或氧氟沙星、莫西沙星、庆大霉素
U 组	洛美沙星、诺氟沙星、呋喃妥因、磺胺异噁唑、甲氧苄啶

参考文献

[1] 中国合格评定国家认可委员会.CNAS-CL02-A005：医学实验室质量和能力认可准则在临床微生物学检验领域的应用说明.2018.

[2] Patel JB. M100S24：Performance Standards for Antimicrobial Susceptibility Testing；Twenty-Fourth Informational Supplement. Pennsylvania Wayne：Clinical and Laboratory Standards Institute，2014.

(韩立中)

肠球菌属纸片扩散法药物敏感试验标准操作规程

××医院检验科微生物室作业指导书	文件编号：××-JY-CZ-XJ-×××
版本： 生效日期：	共 页 第 页

1. 基本要求

试 验 条 件	最低质量控制(QC)推荐
培养基：纸片扩散法(Mueller-Hinton 琼脂) 接种物：生长法或直接菌落悬液法，相当于 0.5 麦氏浊度标准 孵育：(35±2)℃，空气环境孵育 16~18 h；所有方法：测万古霉素需 24 h	金黄色葡萄球菌 ATCC 25923

2. 药敏纸片分组

分 组	抗 菌 药 物
A组	氨苄西林、青霉素
B组	达托霉素、利奈唑胺、万古霉素
C组	庆大霉素(仅用于筛选高水平耐药株)、链霉素(仅用于筛选高水平耐药株)
U组	环丙沙星、左氧氟沙星、诺氟沙星、呋喃妥因、四环素

参考文献

[1] 中国合格评定国家认可委员会.CNAS-CL02-A005：医学实验室质量和能力认可准则在临床微生物学检验领域的应用说明.2018.

[2] Patel JB. M100S24：Performance Standards for Antimicrobial Susceptibility Testing；Twenty-Fourth Informational Supplement. Pennsylvania Wayne：Clinical and Laboratory Standards Institute，2014.

（韩立中）

链球菌属纸片扩散法药物敏感试验标准操作规程

××医院检验科微生物室作业指导书	文件编号：××-JY-CZ-XJ-×××
版本： 生效日期：	共 页 第 页

1. 基本要求

试 验 条 件	最低质量控制(QC)推荐
培养基：纸片扩散法：含5%绵羊血 MHA 接种物：直接菌落悬液法，相当于0.5麦氏标准，使用绵羊血平板上过夜(18～20 h)生长菌落制备 孵育：(35±2)℃，5% CO_2 环境孵育20～24 h	肺炎链球菌 ATCC 49619

2. 注意事项

对于肺炎链球菌，若苯唑西林抑菌圈直径≥20 mm，可报告肺炎链球菌对青霉素敏感（MIC≤0.06 μg/ml）；若苯唑西林抑菌圈直径≤19 mm，应测定青霉素和头孢噻肟或头孢曲松或美罗培南 MICs。

3. 药敏纸片分组

3.1·肺炎链球菌

分 组	抗 菌 药 物
A 组	红霉素、青霉素(苯唑西林纸片)、复方新诺明
B 组	头孢吡肟、头孢噻肟、头孢曲松、克林霉素、多西环素、吉米沙星、左氧氟沙星、莫西沙星、氧氟沙星、美罗培南、泰利霉素、四环素、万古霉素
C 组	阿莫西林、阿莫西林-克拉维酸、头孢呋辛、头孢洛林、氯霉素、厄他培南、亚胺培南、利奈唑胺、利福平
U 组	

3.2·β溶血性链球菌

分 组	抗 菌 药 物
A 组	克林霉素、红霉素、青霉素或氨苄西林
B 组	头孢吡肟或头孢噻肟或头孢曲松、万古霉素
C 组	头孢洛林、氯霉素、达托霉素、左氧氟沙星、氧氟沙星、利奈唑胺、喹奴普汀-达福普汀
U 组	

3.3 · 草绿色链球菌群

分　组	抗　菌　药　物
A 组	氨苄西林、青霉素
B 组	头孢吡肟、头孢噻肟、头孢曲松、万古霉素
C 组	氯霉素、克林霉素、红霉素、利奈唑胺
U 组	

参考文献

[1] 中国合格评定国家认可委员会.CNAS－CL02－A005：医学实验室质量和能力认可准则在临床微生物学检验领域的应用说明.2018.

[2] Patel JB. M100S24：Performance Standards for Antimicrobial Susceptibility Testing；Twenty-Fourth Informational Supplement. Pennsylvania Wayne：Clinical and Laboratory Standards Institute，2014.

（韩立中）

脑膜炎奈瑟菌纸片扩散法药物敏感试验标准操作规程

××医院检验科微生物室作业指导书	文件编号：××-JY-CZ-XJ-×××
版本： 生效日期：	共 页 第 页

1. 基本要求

试 验 条 件	最低质量控制(QC)推荐
培养基：纸片扩散法：含5%绵羊血 MHA 接种物：直接菌落悬液法，相当于0.5麦氏标准，使用35℃，5% CO_2 环境孵育20～24 h 巧克力平板上菌落制备。绵羊血平板上生长的菌落可用于接种物制备。然而，从绵羊血平板制备0.5麦氏标准菌悬液，实际含量大约低于50% CFU/ml。在制备最终稀释浓度接种板条前，应按要求进行菌落计数 孵育：(35±2)℃，5% CO_2 环境孵育 20～24 h	肺炎链球菌 ATCC 49619 大肠埃希菌 ATCC 25922 (5% CO_2 环境孵育)

2. 注意事项

2.1·应在生物安全柜中执行所有脑膜炎奈瑟菌对抗菌药物的敏感性试验，要求操作人员严防液滴或气溶胶。如无生物安全柜，应尽量减少对这种分离菌处理，通常仅限于石炭酸盐水处理后的革兰染色或血清鉴定，操作时穿工作服和戴手套，并在防溅板后面工作。

2.2·处理高度潜在产生液滴或气溶胶活动和涉及生产大量或高浓度感染材料时，应在BSL3 实验室使用防护设施、规程及设备。假如达不到 BSL2 或 BSL3 设施和设备要求，应将分离株送交至少具有 BSL2 设施的参考或公共卫生实验室。

3. 药敏纸片分组

分 组	抗 菌 药 物
A 组 B 组 C 组 U 组	 青霉素、氨苄西林、头孢噻肟或头孢曲松、美罗培南、阿奇霉素、米诺环素、环丙沙星、左氧氟沙星、磺胺异噁唑、复方新诺明、氯霉素、利福平

参考文献

[1] 中国合格评定国家认可委员会.CNAS-CL02-A005：医学实验室质量和能力认可准则在临床微生物学检验领域的应用说明.2018.

[2] Patel JB. M100S24：Performance Standards for Antimicrobial Susceptibility Testing；Twenty-Fourth Informational Supplement. Pennsylvania Wayne：Clinical and Laboratory Standards Institute，2014.

（韩立中）

淋病奈瑟菌纸片扩散法药物敏感试验标准操作规程

××医院检验科微生物室作业指导书	文件编号:××-JY-CZ-XJ-×××
版本: 生效日期:	共 页 第 页

1. 基本要求

试 验 条 件	最低质量控制(QC)推荐
培养基:纸片扩散法:GC琼脂基础+1%特定的生长添加剂 接种物:直接菌落悬液法,相当于0.5麦氏标准,使用35℃,5%CO_2环境孵育20～24 h巧克力平板上菌落制备 孵育:(36±1)℃(不超过37℃),5% CO_2环境孵育20～24 h	淋病奈瑟菌 ATCC 49226

2. 注意事项

淋病奈瑟菌对30 μg四环素纸片抑菌圈直径≤19 mm,常提示这是一株质粒介导的四环素耐药的淋病奈瑟菌(TRNG)。此菌株的耐药性应用稀释试验(MIC≥16 μg/ml)来确证。

3. 药敏纸片分组

分 组	抗 菌 药 物
A组	头孢曲松、头孢克肟、环丙沙星、四环素
B组	
C组	大观霉素
U组	

参考文献

[1] 中国合格评定国家认可委员会.CNAS-CL02-A005:医学实验室质量和能力认可准则在临床微生物学检验领域的应用说明.2018.

[2] Patel JB. M100S24:Performance Standards for Antimicrobial Susceptibility Testing: Twenty-Fourth Informational Supplement. Pennsylvania Wayne:Clinical and Laboratory Standards Institute,2014.

(韩立中)

流感嗜血杆菌和副流感嗜血杆菌纸片扩散法药物敏感试验标准操作规程

××医院检验科微生物室作业指导书	文件编号：××-JY-CZ-XJ-×××
版本： 生效日期：	共 页 第 页

1. 基本要求

试 验 条 件	最低质量控制(QC)推荐
培养基：纸片扩散法：嗜血杆菌试验培养基(HTM) 接种物：直接菌落悬液法，相当于 0.5 麦氏标准，使用 35℃，5% CO_2 环境孵育 20～24 h 巧克力平板上菌落制备 孵育：(35±2)℃，5% CO_2 环境孵育 16～18 h	流感嗜血杆菌 ATCC 49247 流感嗜血杆菌 ATCC 49766 大肠埃希菌 ATCC 35218(监测 β-内酰胺/β-内酰胺酶抵制剂复合物)

2. 注意事项

从 CSF 分离出的流感嗜血杆菌，常规只检测报告氨苄西林、一种三代头孢菌素、氯霉素和美罗培南的药敏结果。

3. 药敏纸片分组

分 组	抗 菌 药 物
A组	氨苄西林、复方新诺明
B组	氨苄西林-舒巴坦、头孢呋辛(注射)、头孢噻肟或头孢他啶或头孢曲松、氯霉素、美罗培南
C组	阿奇霉素、克拉霉素、氨曲南、阿莫西林-克拉维酸、头孢克洛、头孢丙烯、头孢地尼或头孢克肟或头孢泊肟、头孢呋辛(口服)、环丙沙星或左氧氟沙星或洛美沙星或莫西沙星或氧氟沙星、吉米沙星、厄他培南或亚胺培南、利福平、泰利霉素、四环素
U组	

参考文献

[1] 中国合格评定国家认可委员会.CNAS-CL02-A005：医学实验室质量和能力认可准则在临床微生物学检验领域的应用说明.2018.
[2] Patel JB. M100S24：Performance Standards for Antimicrobial Susceptibility Testing：Twenty-Fourth Informational Supplement. Pennsylvania Wayne：Clinical and Laboratory Standards Institute，2014.

(韩立中)

产色素头孢菌素试验标准操作规程

××医院检验科微生物室作业指导书	文件编号：××-JY-CZ-XJ-×××
版本： 生效日期：	共 页 第 页

1. 概述

某些细菌能产生 β-内酰胺酶,水解头孢硝噻吩的 β-内酰胺环,呈现一个快速的从黄到红的颜色变化。常用于淋病奈瑟菌、嗜血杆菌属、莫拉菌属耐药性的检测。对于流感嗜血杆菌和副流感嗜血杆菌,本试验结果阳性表明该菌株对氨苄西林和阿莫西林耐药;对于淋病奈瑟菌,本试验结果阳性表明该菌株对青霉素、氨苄西林和阿莫西林耐药。

2. 试剂基本要求

试 验 条 件	最低质量控制(QC)推荐
试剂和器材：头孢硝噻吩纸片(Cefinase Disc,BD 公司),玻片,接种环	大肠埃希菌 ATCC35218(阳性) 金黄色葡萄球菌 ATCC25923(阴性) 质控频率：每次试验前进行

3. 操作步骤

3.1 · 将 Nitrocefin 纸片用镊子放在一干净玻片上。

3.2 · 用无菌的接种环挑取一个纯培养菌落涂在纸片上。

3.3 · 滴加 1 滴无菌生理盐水在纸片上,如果颜色在 1 min 内由黄变红,表示结果为阳性,未变色者为阴性。

参考文献

[1] 中国合格评定国家认可委员会.CNAS-CL02-A005：医学实验室质量和能力认可准则在临床微生物学检验领域的应用说明.2018.

[2] Patel JB. M100S24：Performance Standards for Antimicrobial Susceptibility Testing；Twenty-Fourth Informational Supplement. Pennsylvania Wayne：Clinical and Laboratory Standards Institute,2014.

(韩立中)

超广谱β-内酰胺酶测定标准操作规程

××医院检验科微生物室作业指导书	文件编号：××-JY-CZ-XJ-×××
版本： 生效日期：	共 页 第 页

1. 基本要求

试 验 条 件	最低质量控制(QC)推荐
试剂和器材：M-H培养基、无菌生理盐水、药敏纸片、无菌棉签、35℃孵育箱、测量尺 筛选试验纸片： 肺炎克雷伯菌、产酸克雷伯菌和大肠埃希菌：头孢泊肟10 μg 或头孢他啶 30 μg 或氨曲南 30 μg 或头孢噻肟 30 μg 或头孢曲松 30 μg 奇异变形杆菌：头孢泊肟 10 μg 或头孢他啶 30 μg 或头孢噻肟 30 μg(使用一种以上的药物进行筛选将会提高检测的敏感性) 确证试验纸片： 头孢他啶 30 μg、头孢他啶-克拉维酸 30 μg/10 μg 和头孢噻肟 30 μg、头孢噻肟-克拉维酸 30 μg/10 μg,确证试验需要同时使用头孢噻肟和头孢他啶,单独和联合克拉维酸的复合制剂 孵育条件：35℃空气 孵育时间：16~18 h	大肠埃希菌 ATCC 25922 肺炎克雷伯菌 ATCC 700603 质控频率：每周 1 次 大肠埃希菌 ATCC25922 质控标准： 头孢泊肟抑菌环 9~16 mm 头孢他啶抑菌环 10~18 mm 氨曲南抑菌环 9~17 mm 头孢噻肟抑菌环 17~25 mm 头孢曲松抑菌环 16~24 mm 所测试药物联合克拉维酸后的抑菌环直径与单药抑菌环相比,增大值≤2 mm 肺炎克雷伯菌 ATCC700603(产 ESBLs 菌株)： 头孢他啶-克拉维酸抑菌环直径增大≥5 mm 头孢噻肟-克拉维酸抑菌环直径增大≥3 mm

2. 适用范围

本操作规程适用于肺炎克雷伯菌、产酸克雷伯菌、大肠埃希菌和奇异变形杆菌。

3. 结果判读

3.1 · ESBL 筛选试验

3.1.1 肺炎克雷伯菌、产酸克雷伯菌和大肠埃希菌：头孢泊肟抑菌环直径≤17 mm,或头孢他啶抑菌环直径≤22 mm,或氨曲南抑菌环直径≤27 mm,或头孢噻肟抑菌环直径≤27 mm,或头孢曲松抑菌环直径≤25 mm。

3.1.2 奇异变形杆菌：头孢泊肟抑菌环直径≤22 mm,或头孢他啶抑菌环直径≤22 mm,或头孢噻肟抑菌环直径≤27 mm,或上述任一药物抑菌环直径满足筛选标准均提示该菌株可能产生 ESBLs。

3.2 · 确证试验判读结果：加克拉维酸后,含酶抑制剂抑菌环直径与单药相比增大≥5 mm时,判定为产 ESBLs(如头孢他啶的抑菌环 = 16 mm；头孢他啶克拉维酸的抑菌环 = 21 mm)。

4. 注意事项

只有确定分离到的奇异变形杆菌与临床感染相关时,才需进行 ESBL 的筛选和确证试验。

参考文献

［1］中国合格评定国家认可委员会.CNAS－CL02－A005：医学实验室质量和能力认可准则在临床微生物学检验领域的应用说明.2018.

［2］ Patel JB. M100S24：Performance Standards for Antimicrobial Susceptibility Testing；Twenty-Fourth Informational Supplement. Pennsylvania Wayne：Clinical and Laboratory Standards Institute，2014.

（韩立中）

耐甲氧西林葡萄球菌纸片扩散法筛选试验标准操作规程

××医院检验科微生物室作业指导书	文件编号：××-JY-CZ-XJ-×××
版本： 生效日期：	共 页 第 页

1. 试验基本要求

试 验 条 件	最低质量控制（QC）推荐
试剂和器材：M-H 培养基，无菌生理盐水，30 μg 头孢西丁纸片，无菌棉签，35℃孵育箱，测量尺 接种物：直接菌落悬液法，相当于 0.5 麦氏标准 孵育条件：35℃空气 孵育时间：金黄色葡萄球菌和路邓葡萄球菌 18 h，凝固酶阴性葡萄球菌 24 h	金黄色葡萄球菌 ATCC25923（阴性） 金黄色葡萄球菌 ATCC29213（阳性） 质控频率：每周 1 次

2. 结果判读

2.1·金黄色葡萄球菌和路邓葡萄球菌：头孢西丁对金黄色葡萄球菌纸片扩散法抑菌环直径≤21 mm 应报告对苯唑西林耐药（MRSA），≥22 mm 应报告对苯唑西林敏感（MSSA）。

2.2·除路邓葡萄球菌外的凝固酶阴性葡萄球菌：头孢西丁对凝固酶阴性葡萄球菌纸片扩散法抑菌环直径≤24 mm 应报告对苯唑西林耐药，≥25 mm 应报告对苯唑西林敏感。

3. 注意事项

使用直接接种物制备菌液，接种 MHA 平板；推荐用 30 μg 头孢西丁纸片取代 1 μg 苯唑西林纸片，因为头孢西丁最能有效地检测出葡萄球菌 *mecA* 基因介导的对 β-内酰胺类的交叉耐药性；在 33～35℃空气中孵育，金黄色葡萄球菌和路邓葡萄球菌孵育 18 h，凝固酶阴性葡萄球菌孵育 24 h（如 18 h 出现耐药结果可以报告）；检查并判断敏感圈直径（用反射光），如出现明显的圈内菌落或圈内生长的菌膜应判断为耐药。

参考文献

［1］ 中国合格评定国家认可委员会.CNAS-CL02-A005：医学实验室质量和能力认可准则在临床微生物学检验领域的应用说明.2018.

［2］ Patel JB. M100S24：Performance Standards for Antimicrobial Susceptibility Testing；Twenty-Fourth Informational Supplement. Pennsylvania Wayne：Clinical and Laboratory Standards Institute，2014.

（韩立中）

耐万古霉素肠球菌筛选试验标准操作规程

××医院检验科微生物室作业指导书	文件编号：××-JY-CZ-XJ-×××

版本：	生效日期：	共　页　第　页

1. 试验基本要求

试　验　条　件	最低质量控制(QC)推荐
试剂和器材：含 6 μg/ml 万古霉素的脑心浸液琼脂平板，无菌生理盐水，标准比浊管或比浊仪，无菌棉签，35℃孵育箱，测量尺 接种物：直接菌落悬液法，相当于 0.5 麦氏标准，取 1～2 μl 滴加于 6 μg/ml 万古霉素的脑心浸液琼脂平板上，待干，35℃培养，24 h 后观察结果 孵育条件：35℃空气，24 h 孵育时间：金黄色葡萄球菌和路邓葡萄球菌 18 h，凝固酶阴性葡萄球菌 24 h 判断标准：琼脂平板上＞1 个菌落疑似万古霉素耐药	粪肠球菌 ATCC29212(敏感) 粪肠球菌 ATCC51299(耐药) 质控频率：每周 1 次

2. 注意事项

抗生素和待检菌悬液浓度配制准确。

3. 结果解释

VRE 筛选试验阳性必须做 MIC 确认，并观察动力和色素鉴别菌种，以区分获得性耐药(VanA 和 VanB)及某些菌种存在的固有的中介(8～16)耐药(VanC)，后者在感染控制中的意义与 VRE 不同。

参考文献

[1] 中国合格评定国家认可委员会.CNAS-CL02-A005：医学实验室质量和能力认可准则在临床微生物学检验领域的应用说明.2018.

[2] Patel JB. M100S24：Performance Standards for Antimicrobial Susceptibility Testing；Twenty-Fourth Informational Supplement. Pennsylvania Wayne：Clinical and Laboratory Standards Institute，2014.

（韩立中）

诱导性β-内酰胺酶试验标准操作规程

××医院检验科微生物室作业指导书	文件编号：××-JY-CZ-XJ-×××
版本： 生效日期：	共 页 第 页

1. 试验基本要求

试 验 条 件	最低质量控制(QC)推荐
培养基：纸片扩散法：Mueller－Hinton 琼脂(MHA) 接种物：生长法或直接菌落悬液法，相当于 0.5 麦氏标准 药敏纸片：青霉素纸片 孵育：(35±2)℃，空气环境孵育 16～18 h；24 h(凝固酶阴性葡萄球菌与头孢西丁)	金黄色葡萄球菌 ATCC 25923 大肠埃希菌 ATCC 35218(监控 β-内酰胺/β-内酰胺酶抑制剂复合物)

2. 结果解释

青霉素可被用于测试葡萄球菌对所有青霉素酶不稳定青霉素类的敏感性，当青霉素对葡萄球菌分离株抑菌圈直径≥29 mm 时，要注意观察抑菌圈的形状，判断受试菌株是否产诱导性 β 内酰胺酶，如抑菌圈边缘为"沙滩样"，可报告受试菌株对青霉素"敏感"，如抑菌圈形状为"悬崖状"，则报告受试菌株产诱导性 β-内酰胺酶。本试验可在葡萄球菌常规的纸片扩散法药敏试验中一并进行。

参考文献

[1] 中国合格评定国家认可委员会.CNAS－CL02－A005：医学实验室质量和能力认可准则在临床微生物学检验领域的应用说明.2018.

[2] Patel JB. M100S24：Performance Standards for Antimicrobial Susceptibility Testing；Twenty-Fourth Informational Supplement. Pennsylvania Wayne：Clinical and Laboratory Standards Institute，2014.

(韩立中)

诱导性克林霉素耐药试验标准操作规程

××医院检验科微生物室作业指导书	文件编号：××-JY-CZ-XJ-×××
版本： 生效日期：	共　页　第　页

1. 试验基本要求

试　验　条　件	最低质量控制(QC)推荐
培养基：纸片扩散法：Mueller-Hinton 琼脂(MHA) 接种物：生长法或直接菌落悬液法,相当于 0.5 麦氏标准 药敏试片：将 15 μg 红霉素纸片和 2 μg 克林霉素纸片贴于同一药敏平板,纸片间距 12 mm 孵育：(35±2)℃,空气环境孵育 16～18 h	金黄色葡萄球菌 ATCC 25923 大肠埃希菌 ATCC 35218(监控 β-内酰胺/β-内酰胺酶抑制剂复合物)

2. 结果解释

如克林霉素纸片与红霉素纸片相邻侧抑菌圈边缘出现"截平"（称为 D 抑菌圈），即为诱导克林霉素耐药阳性，即使无 D 抑菌圈出现，在克林霉素抑菌圈内出现模糊生长，也说明诱导克林霉素耐药，则应报告克林霉素耐药。本试验可以在常规纸片药敏试验中同时进行。

参考文献

[1] 中国合格评定国家认可委员会.CNAS-CL02-A005：医学实验室质量和能力认可准则在临床微生物学检验领域的应用说明.2018.

[2] Patel JB. M100S24：Performance Standards for Antimicrobial Susceptibility Testing；Twenty-Fourth Informational Supplement. Pennsylvania Wayne：Clinical and Laboratory Standards Institute，2014.

（韩立中）

改良 Hodge 试验标准操作规程

××医院检验科微生物室作业指导书	文件编号：××-JY-CZ-XJ-×××
版本： 生效日期：	共 页 第 页

1. 试验基本要求

试　验　条　件	最低质量控制(QC)推荐
培养基：Mueller - Hinton 琼脂(MHA) 药敏纸片：10 μg 厄他培南或 10 μg 美罗培南纸片 质控菌株接种：大肠埃希菌 ATCC25922，配成相当于 0.5 麦氏标准的菌液，涂板前再用生理盐水 1∶10 稀释 受试菌接种：使用 10 μl 接种环或者棉拭子，挑取 3～5 个试验菌落，从纸片边缘向外划直线，划线至少有 20～25 mm 长 孵育：(35±2)℃，空气环境孵育 16～18 h；检查 MHA，有抑菌圈与试验菌株或 QC 菌株划线交叉处是否出现增强生长现象	肺炎克雷伯菌 ATCC ® BAA - 1705—MHT(阳性) 肺炎克雷伯菌 ATCC ® BAA - 1706—MHT(阴性)

2. 结果解释

根据质控菌株抑菌圈与试验菌株或 QC 菌株划线交叉处是否出现增强生长现象判读。增强生长：菌株碳青霉烯酶阳性。无增强生长：菌株碳青霉烯酶阴性。

3. 注意事项

3.1·某些试验菌株可产生抑制大肠埃希菌 ATCC 25922 生长的物质。当出现此种情况时，在划线两侧可见清晰的抑制生长区，对这样的分离菌株，MHT 试验不能解释。

3.2·MHTs 阳性菌株，无需更改碳青霉烯类药物的药敏试验结果。

3.3·目前本方法的评价主要使用美国的菌株，在这些评估报告中，该方法对 KPC 型碳青霉烯酶检测的敏感性和特异性均在 90% 以上，但对其他类型的碳青霉烯酶，其敏感性和特异性不稳定，有报告对 NDM 型碳青霉烯酶检测的敏感性仅 11%。

参考文献

[1] 中国合格评定国家认可委员会.CNAS - CL02 - A005：医学实验室质量和能力认可准则在临床微生物学检验领域的应用说明.2018.

[2] Patel JB. M100S24：Performance Standards for Antimicrobial Susceptibility Testing；Twenty-Fourth Informational Supplement. Pennsylvania Wayne：Clinical and Laboratory Standards Institute，2014.

（韩立中）

第十三章
分枝杆菌实验诊断标准操作规程

标本采集及处理标准操作规程

××医院检验科微生物室作业指导书	文件编号：××-JY-CZ-XJ-×××
版本： 生效日期：	共 页 第 页

1. 目的

规范标本采集规程，保证实验室检测前标本质量。

2. 范围

微生物实验室受理的分枝杆菌标本。

3. 职责

3.1·医护人员和检验人员负责指导病人如何正确留取标本。

3.2·标本运输人员负责收取标本和运输标本至微生物室。

4. 规程

微生物标本采集详见表13-0-1。

表 13-0-1　标本采集、运送及贮存

标本种类	采　　集	运送	运输时间和温度	储存	注意事项
脓液标本（深部的或开放的），蜂窝织炎的分泌物，眼分泌物，组织，皮肤损伤标本	深部脓液：采用无菌方法，用无菌生理盐水或70％酒精擦去表面渗出物。用注射器抽取脓液和（或）采集组织。开放性损伤标本：应尽可能从溃疡基底部或边缘部采集，无菌采集组织标本	脓液应置于密封的无菌试管中运送。组织标本置于无菌试中，并在管中加入2～3 ml菌生理盐水。（不要用棉签运送）	室温下尽快送检	如果1 h内不能送检，可冷标本	组织（至少1 g）或液体标本均可。除非无其他可用的方法，不能使用棉签样 用棉签采样须置于2～3 ml无菌生理盐水中运输。不要冰冻或保存组织
血液	无菌方法采集10 ml全血（成人最少量为5 ml，儿童1 ml），注射入10 ml含SPS或含肝素的无菌试管中。若采用商品化分枝杆菌液体培养瓶，须按照厂家说明		室温下尽快送检	室温，不要放置 冷藏或冷冻血标本	
体液（腹水、羊膜腔积液、胆汁、胃洗液或冲洗液，关节腔液、心包积液、胸膜腔液、滑膜液、胸腔穿刺液等）	无菌方法采集10～15 ml液体于无菌管中。液体量尽量多，不要用棉签蘸取体液送检		室温下尽快送检	冰箱冷藏保存，忌冷冻标本	标本量尽量采集15 ml，血性标本可以采集10 ml置于含SPS的无菌管中

（续表）

标本种类	采集	运送	运输时间和温度	储存	注意事项
骨髓穿刺液	使用无菌方法采集穿刺液置于血液采集管	事先准备10 ml含SPS的采集管或无菌采集管如50 ml无菌采集管或尿液无菌采集管		室温,忌冷冻或冷藏	
脑脊液	无菌方法采集2～3 ml脑脊液置于无菌试管中	室温下尽快送检	室温,忌冷藏或冷冻脑脊液标本	最少样本量为2～3 ml。最大10 ml。另采集一管做生化和血液学检查
胃冲洗或灌洗液	最好在清晨未进食或水之前采集。用20～50 ml冷的无菌蒸馏水冲洗,收集样本置于无菌防漏容器中(如50 ml无菌锥形管)	室温下尽快送检,如果1 h内不能送检,先用100 mg碳酸氢钠中和胃酸	室温,忌冷藏或冷冻	样本应尽快处理,因为结核分枝杆菌在胃冲洗液中容易死去。用100 mg碳酸氢钠中和。推荐的最大样本量为15 ml。最好连续3天采集标本
支气管肺泡灌洗液、刷或清洗液、气管内吸出物、经气管吸出物	收集清洗或吸出的痰液置于痰液收集管;先将支气管刷清洗液放置无菌防漏容器中,并加入5 ml无菌生理盐水	室温下尽快送检	如果1 h内不能送检,应冰箱冷藏,忌冷冻	
痰(自然咳嗽或诱导)	收集患者深部咳出痰置于无菌容器中(最小量3 ml)	室温下尽快送检	如果1 h内不能送检,应冷藏样本	推荐晨痰。间隔8～24 h,连续送检3次痰标本(尽可能间隔24 h)
组织/淋巴结	无菌采集手术或皮肤活检的标本置于含2～3 ml生理盐水的无菌管中	室温下运输并立即送检		尽可能多的组织送检
尿液(包括从导尿管采集的尿液)	采集大约40 ml尿液(至少10～15 ml)。推荐晨尿	室温下尽快送检	如果1 h内不能送检,应冷藏标本	不推荐中段尿。不要储存尿液或使用防腐剂。最好连续3天采集标本,每天1次

（周庭银）

抗酸杆菌涂片镜检标准操作规程

××医院检验科微生物室作业指导书	文件编号：××-JY-CZ-XJ-×××
版本： 生效日期：	共 页 第 页

1. 目的

规范抗酸杆菌涂片镜检标准操作规程。

2. 适用范围

尿液、痰、脑脊液、穿刺液、脓液等标本。

3. 职责

微生物实验室负责人和所有检验人员执行本规程。

4. 检验步骤

4.1 · 痰液标本

4.1.1 痰液消化：将溶痰剂与痰液按约 1：1 的比例加入痰瓶中，竹签打匀，至痰中黏液完全液化。3 000 r/min 离心 10 min，弃去上清液，取沉淀物涂片，厚薄适度，置于烤片机上烘干备用。

4.1.2 直接涂片法：用干燥、清洁的玻片，挑取处理过的痰标本 0.05～0.1 ml，于玻片正面右侧 2/3 处，均匀涂成 10 mm×20 mm 的卵圆形痰膜。痰膜朝上静置自然干燥后（一般约需要 30 min）进行染色镜检。一张载玻片上只能涂抹一份痰标本。

4.2 · 液体标本（尿液、胸腔积液和腹水、脑脊液等）：放入 10 ml 耐高压带螺旋口的无菌管中，121℃高压灭菌 20 min，将标本管放入带内盖的离心机中，3 000 r/min 离心 15 min 后，取沉淀涂片。涂片均须放在生物安全柜中 40.5℃烤片机上烘干固定，时间 1 h。

4.3 · 脓液及分泌物：取脓液及分泌物直接涂片，经自然或温箱干燥、火焰固定后染色。

4.4 · 泌尿系统怀疑结核感染，可用随机中段尿或晨尿进行检测。常建议留取 24 h 尿，自然沉降后，取底部浓缩尿液 10～20 ml 进行检测，可以提高检测的阳性率。

4.5 · 染色见《抗酸染色标准操作规程》。

5. 结果判断

抗酸杆菌呈红色，杆状、分枝状、V 形、串珠状等，菌体细长，其他细菌及细胞呈蓝色。

5.1 · 抗酸杆菌阴性：连续 300 个不同视野内未发现抗酸杆菌。

5.2 · 抗酸杆菌阳性

5.2.1 报告抗酸杆菌数：1～8 条/300 视野。

5.2.2 抗酸杆菌阳性 1+：3～9 条/100 视野。

5.2.3 抗酸杆菌阳性 2+：1～9 条/10 视野，连续 100 个视野。

5.2.4 抗酸杆菌阳性 3+：1～9 条/视野。

5.2.5 抗酸杆菌阳性 4+：≥10 条/视野。

6. 质量控制

每次染色应同时进行阳性质控和阴性质控。

7. 注意事项

7.1·一张载玻片只能使用 1 次,不得清洗后再次用于痰涂片染色检查。

7.2·读片时:首先从左至右观察相邻的视野,当玻片移动至痰膜一端时,纵向下移换 1 个视野,然后从右向左观察,像犁地一样,反复阅读而不重复,通常 10 mm×20 mm 大小的痰膜,使用 100 倍油镜,每行可观察 100 个视野,观察 3 行则约为 300 个视野,仔细观察完 300 个视野(一般至少需要 5 min 以上),若未发现抗酸杆菌,则做出阴性报告。

7.3·为防止抗酸杆菌的交叉污染,严禁镜头直接接触玻片上的痰膜。如果痰检中发现抗酸杆菌,需清洁镜头后继续观察下一张痰片。

7.4·尿、脑脊液沉渣涂片,经染色易脱落,笔者建议先用正常人血清 1~2 滴加到玻片上,然后再取沉渣涂片(血清起固定作用)。

7.5·脑脊液中如有纤维团,直接取纤维团涂片。

参考文献

［1］中国合格评定国家认可委员会.CNAS－CL02－A005:医学实验室质量和能力认可准则在临床微生物学检验领域的应用说明.2018.

［2］周庭银,章强强.临床微生物学诊断与图解.4 版.上海:上海科学技术出版社,2017.

［3］Jorgensen JH,Pfaller MA,Carroll KC,et al. Manual of Clinical Microbiology. 11th ed. Washington DC:American Society for Microbiology,2015.

(周庭银)

分枝杆菌属检验标准操作规程

××医院检验科微生物室作业指导书	文件编号：××-JY-CZ-XJ-×××
版本： 生效日期：	共 页 第 页

1. 概述

分枝杆菌属是一类细长的、具有分枝生长趋势的需氧杆菌,因具有耐受或抵抗酸和乙醇脱色的特点,又称为耐酸或抗酸菌。分枝杆菌属至今已发现80多个种,除结核分枝杆菌和麻风分枝杆菌外,其他分枝杆菌,如堪萨斯分枝杆菌、耻垢分枝杆菌等,统称非结核分枝杆菌。

2. 标本类型

痰液、体液(包括脑脊液、腹水、胸腔积液)、组织、粪便等标本。

3. 鉴定

3.1 · 形态与染色:菌体细长,或稍弯曲,两端钝圆。革兰染色不易着色,抗酸染色呈红色。

3.2 · 培养特性:结核分枝杆菌生长缓慢,在罗氏固体培养基上需培养2～6周方可见到菌落。菌落多为粗糙型、不透明、乳白或米黄色,呈干燥颗粒状,形似菜花。液体培养基中结核分枝杆菌生长较快,可形成表面菌膜或沉于管底。

3.3 · 操作步骤

3.3.1 中性培养基培养

3.3.1.1 标本的处理

3.3.1.1.1 痰液:挑取约5 ml痰液至已标记的50 ml离心试管中;加等量的2% N-乙酰半胱氨酸-氢氧化钠(NALC-NaOH)前处理液(去污染);旋涡振荡20 s;静置15 min,勿超过20 min;加无菌PBS(pH 6.8)至约50 ml,盖紧盖子;3 000 r/min离心15 min;倒掉上清液;添加1～3 ml PBS(pH 6.8)以中和pH至6.8。

3.3.1.1.2 体液(包括脑脊液、腹水、胸腔积液):无菌体液直接接种;标本量＞10 ml,3 000 r/min离心15 min,取沉淀物接种;污染标本,须同痰液处理方法处理后再接种。

3.3.1.1.3 组织:加1 g NALC至组织上溶解组织;加5 ml 7H9肉汤,以剪刀或研磨器将组织均匀碾碎;取约5 ml碾磨液至已标记的50 ml离心试管内;加等量的2% NALCNaOH前处理液;旋涡振荡20 s;静置15 min,勿超过20 min;加无菌PBS(pH 6.8)至约50 ml,盖紧盖子;3 000 r/min离心15 min;倒掉上清液;添加1～3 ml PBS(pH 6.8)以中和pH至6.8。

3.3.1.1.4 粪便:挑取约1 g粪便至标记的50 ml离心试管内,加5 ml 7H9肉汤,混匀;加等量的2% NALC-NaOH前处理液;旋涡振荡20 s;静置15 min;请勿超过20 min;加无菌PBS(pH 6.8)至约50 ml,盖紧盖子;3 000 r/min离心15 min;倒掉上清液;添加1～3 ml PBS(pH 6.8)以中和pH至6.8。

3.3.1.2 固体培养基接种:用无菌毛细管吸取消化后标本0.1 ml,滴于中性罗琼培养基,将接种过的斜面来回晃动,使菌液均匀铺于斜面上,斜面朝上放 37℃ 恒温箱内培养。每一标本同时接种 2 支。

3.3.1.3　液体培养基接种:标本接种前,在 BBL MGIT 培养管中先加入 0.5 ml 营养添加剂(OADC)和 0.1 ml 杂菌抑制剂(PANTA)。接种 0.5 ml 标本至 BBL MGIT 培养管中。若一次处理标本较多,可用 OADC 直接溶解 PANTA,在 BBL MGIT 培养管中加入 0.8 ml 混合添加剂;然后接种 0.5 ml 标本至 BBL MGIT 培养管中。

3.3.2　酸性培养基培养:在约 5 ml 痰液中加入等量的 4% NaOH 溶液,旋涡振荡 20 s;室温静置 15 min,勿超过 20 min。无菌吸取消化后标本 0.1 ml,滴于酸性罗琼培养基,将接种过的斜面来回晃动,使菌液均匀铺于斜面上,斜面朝上放 37℃ 恒温箱内培养。每一标本同时接种 2 支。

3.4·结果观察

3.4.1　固体培养基:接种后 3 日、7 日观察,此后,每周观察 1 次。阳性结果经涂片证实随时报告。若 7 日内报阳,则为快速生长菌,超过 7 日则为缓慢生长菌。阴性结果至 8 周报告,必要时可延长。

3.4.2　液体培养基:系统每日自动记录荧光信号的变化而测知有无分枝杆菌生长,阳性结果经涂片证实后报告。

4. 结果解释

4.1·固体培养基报告方式

4.1.1　菌落生长不足斜面 1/4:分枝杆菌培养阳性(×个菌落)。

4.1.2　菌落生长占整个斜面 1/4:分枝杆菌培养阳性(1 +)。

4.1.3　菌落生长占整个斜面 1/2:分枝杆菌培养阳性(2 +)。

4.1.4　菌落生长占整个斜面 3/4:分枝杆菌培养阳性(3 +)。

4.1.5　菌落生长铺满整个斜面:分枝杆菌培养阳性(4 +)。

4.1.6　培养 8 周仍无菌落生长:分枝杆菌培养阴性。

4.2·液体培养基报告方式

4.2.1　42 日内系统显示阳性,涂片染色抗酸杆菌阳性:分枝杆菌液体培养阳性。

4.2.2　42 日内系统显示阳性,涂片染色为非抗酸杆菌:标本污染,请重送。

4.2.3　42 日后系统显示阴性,涂片染色无细菌生长:分枝杆菌液体培养阴性。

5. 药敏

参见《抗菌药物敏感试验标准操作规程》及 CLSI M100S24 最新版本文件。

6. 质量控制

以结核分枝杆菌 H37RV 为阳性质控,大肠杆菌 ATCC 25922 为阴性质控,每次检测均进行质量控制。

7. 临床意义

结核分枝杆菌为结核病的病原体,不产生内、外毒素,其毒性物质为索状因子和硫脂。人类对其有较高的易感性,最易受损的器官是肺,绝大多数由呼吸道入侵导致感染和发病,很少经消化道和接触感染。人类初次感染以后有较高的免疫力,可阻止入侵的细菌经淋巴和血流播散,但不能预防再感染。

8. 安全防护

8.1·所有操作均应在生物安全柜中进行。

8.2·检验人员操作时要穿隔离衣,戴口罩和手套。

8.3·废痰盒、试管、离心后的上清液、剩余或废弃标本等污染物装入生物危险袋中,先浸泡消毒,再放入防漏容器中经 121℃ 高压蒸汽灭菌 30 min 后,才能丢弃或清洗。

8.4·实验结束以 75% 乙醇喷洒安全柜台面;必要时对地面和墙面进行消毒,每周至少 1 次;清洁完毕,安全柜至少工作 15 min 后关机。

8.5·打开安全柜及实验室紫外灯消毒 2 h。

8.6·培养阳性标本的保存参见《菌种保存规程》。

参考文献

[1] 中国合格评定国家认可委员会.CNAS－CL02－A005:医学实验室质量和能力认可准则在临床微生物学检验领域的应用说明.2018.

[2] 周庭银,章强强.临床微生物学诊断与图解.4 版.上海:上海科学技术出版社,2017.

[3] Jorgensen JH, Pfaller MA, Carroll KC, et al. Manual of Clinical Microbiology. 11th ed. Washington DC: American Society for Microbiology, 2015.

(周庭银)

快速生长分枝杆菌检验标准操作规程

××医院检验科微生物室作业指导书	文件编号：××-JY-CZ-XJ-×××
版本： 生效日期：	共 页 第 页

1. 概述

快速生长分枝杆菌是根据细菌的生长速度来定义的一类分枝杆菌,其中可引起人类肺部疾病的菌种包括：龟分枝杆菌、脓肿分枝杆菌、河床分枝杆菌、雾分枝杆菌、汇合分枝杆菌、偶发分枝杆菌、戈地分枝杆菌、黏液分枝杆菌、外来分枝杆菌、脓毒性分枝杆菌、耐热分枝杆菌等。

2. 标本类型

血液、痰、脑脊液、穿刺液、脓液等标本。

3. 鉴定

3.1·形态与染色：菌体细长,稍弯曲,两端钝圆。革兰染色不易着色,抗酸染色强阳性。

3.2·培养特性：快速生长分枝杆菌生长温度为25～45℃,在血琼脂平板上35℃培养18～24 h,形成针尖大小、肉眼不易看到的菌落,一般48 h后可见光滑、湿润的白色小菌落。在罗氏固体培养基上需培养3～5日方可见到菌落。菌落多为粗糙型、不透明、乳白或米黄色。

3.3·生化反应：耐热触酶、对硝基苯甲酸、噻吩-2-羧酸肼试验均为阳性,硝酸盐还原试验不定。

3.4·鉴别要点

3.4.1　本菌属特征：生长速度快,培养18～24 h形成针尖大小的菌落,抗酸染色阳性,革兰染色呈着色不均匀。

3.4.2　与缓慢生长分枝杆菌鉴别：培养7日内(最快18～24 h)肉眼可见单个菌落则为快速生长分枝杆菌,培养7日以上肉眼可见单个菌落则为缓慢生长分枝杆菌。

3.4.3　与诺卡菌的区别：快速生长分枝杆菌抗酸染色强阳性,诺卡菌抗酸染色弱阳性。

3.4.4　与麻风分枝杆菌区别：快速生长分枝杆菌人工培养基上生长,麻风分枝杆菌则不能。

3.5·操作步骤

3.5.1　观察菌落特征,挑取可疑菌落,涂片染色后镜检。

3.5.2　根据菌落特征、涂片革兰染色、抗酸染色,若抗酸染色阳性,接种改良罗氏培养基,若7天内生长,加做耐热触酶、对硝基苯甲酸、噻吩-2-羧酸肼试验等生化反应进行鉴定。

4. 药敏

阿米卡星、头孢西丁、环丙沙星、克拉霉素、多西环素(或米诺环素)、亚胺培南、利奈唑胺、莫西沙星、复方磺胺甲噁唑、妥布霉素。

5. 质量控制

见《质量管理》。

6. 结果解释

6.1·快速生长分枝杆菌(Runyon Ⅳ群)在3～5日内有肉眼可见的菌落,多数在2～7日内即生长旺盛。该类菌是腐物寄生菌,主要存在于自然环境中。现在认为人可从环境(主要是指水和土壤)中感染,并可通过动物传给人。一般能在痰和伤口分泌物中检出,主要引起呼吸系统疾病,症状类似结核。人与人之间是否传播有待证实。对人有致病性的有偶发分枝杆菌、龟分枝杆菌、脓肿分枝杆菌。

6.2·值得一提的是,快速生长分枝杆菌在实验室分离率很低,由于快速生长分枝杆菌生长时间需2～7日,因此在痰标本、尿标本和无菌体液标本等培养时,培养48 h未见致病菌或无细菌生长,建议暂发阴性报告,将其平板继续培养至72 h,甚至更长时间,若阳性再补发阳性报告,这样可提高快速生长分枝杆菌的阳性检出率。

7. 临床意义

7.1·偶发分枝杆菌:可引起人的局部感染或肺部感染,对现有的抗结核药物均耐药。

7.2·龟分枝杆菌:是免疫力低下患者感染快速生长分枝杆菌时最常见的,可引起外伤后软组织病变及手术后继发感染,亦可引起肺部感染。

7.3·脓肿分枝杆菌:以前曾作为龟分枝杆菌脓肿亚种,脓肿分枝杆菌与龟分枝杆菌类似。常存在于自来水中,可引起注射后医院感染暴发。该菌也可散发引起丰胸术后、中心静脉插管、动脉插管以及透析导管所致的菌血症。与龟分枝杆菌相似,该菌能引起免疫力缺陷患者散播性皮下感染。

8. 鉴定流程

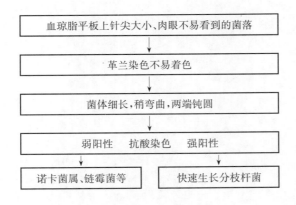

参考文献

[1] 中国合格评定国家认可委员会.CNAS－CL02－A005:医学实验室质量和能力认可准则在临床微生物学检验领域的应用说明.2018.

[2] 周庭银,章强强.临床微生物学诊断与图解.4版.上海:上海科学技术出版社,2017.

[3] Jorgensen JH, Pfaller MA, Carroll KC, et al. Manual of Clinical Microbiology. 11th ed. Washington DC: American Society for Microbiology,2015.

(周庭银)

第十四章
厌氧菌检验标准操作规程

标本采集及处理标准操作规程

××医院检验科微生物室作业指导书	文件编号：××-JY-CZ-XJ-×××
版本： 生效日期：	共 页 第 页

1. 目的

规范厌氧菌检验标本采集规程，保证实验室检测前标本质量。

2. 范围

微生物实验室受理的厌氧菌检验标本。

3. 职责

3.1·微生物实验室人员负责对医护人员如何采集合格标本进行培训和指导。

3.2·标本运输人员按运输要求及时将标本运输到微生物室。

3.3·微生物室人员负责床旁接种（必要时）。

4. 规程

4.1·标本的采集原则

4.1.1 避开正常菌群的污染：避免在有需氧菌寄生的部位，如上呼吸道、消化道、女性生殖道和下尿道等与外界相通的腔道内采集标本。应从无正常菌群寄生的部位，如环甲膜以下的气管、支气管和肺部组织、胸腔和腹腔或深部脓肿等部位采集厌氧菌检验标本。不同部位标本的采集方法见表14-0-1。

表 14-0-1 不同部位标本的采集方法

标 本 来 源	采 集 方 法
下呼吸道	环甲膜以下穿刺或肺穿刺
胸腔或腹腔	胸腔或腹腔穿刺
泌尿道	膀胱穿刺
女性生殖道	后穹隆穿刺
封闭性脓肿	直接穿刺，在脓肿边缘靠近正常组织部位采样
窦道、深部创伤、子宫腔	用静脉注射用的塑料导管穿入感染部位抽取
关节和心包	关节腔或心包腔穿刺
组织	研磨后立即接种、放置厌氧环境培养

4.1.2 严格消毒，避免污染：经皮肤黏膜组织采集标本时，须严格消毒，以防止皮肤黏膜表面正常菌群的污染。

4.1.3 厌氧菌标本的采集多采用无菌针筒穿刺法，抽取深部脓液或体液。尽可能进行床旁接种厌氧培养平板或采用厌氧运送培养基。

4.1.4 尽量避免接触空气。

4.2·各部位厌氧菌标本的采集方法

4.2.1　血液、骨髓：怀疑菌血症、败血症或骨髓厌氧菌感染时，可抽取血液做厌氧菌培养。采血时间为抗菌药物治疗前，寒战前、寒战时或寒战后 1 h 内采血可获得高的阳性率。为提高厌氧菌培养的阳性率，应多次采血培养，并增加采血的量（成人一次采血 5～10 ml，婴幼儿为 1～2 ml）。

4.2.2　中枢神经系统：怀疑脑膜炎等中枢神经系统厌氧菌感染时，可采集脑脊液标本做厌氧菌检查。

4.2.3　呼吸系统：怀疑支气管和肺部厌氧菌感染时，应从环甲膜以下抽取肺部分泌物，或直接肺穿刺抽取分泌物，也可用带有保护取样刷不被口咽部正常菌群污染的套管，通过纤维支气管镜从肺部抽取痰液或分泌物。

4.2.4　泌尿系统：怀疑肾脏、输尿管或膀胱厌氧菌感染时，应从耻骨联合上方经皮肤穿刺膀胱抽取尿液。

4.2.5　生殖系统：怀疑女性盆腔厌氧菌感染时，可在消毒阴道后从后穹隆穿刺抽取盆底的脓液。怀疑子宫腔厌氧菌感染时，可用无菌套管抽取子宫腔内容物。

4.2.6　胸腔、腹腔、心包腔和关节腔：怀疑胸膜炎或胸腔脓肿、腹膜炎或腹腔脓肿、心包炎、关节炎或关节脓肿时，可分别抽取胸、腹、心包或关节腔积液或脓液。

4.2.7　深部脓肿：封闭性脓肿用注射器抽取脓肿边缘靠近正常组织的脓液做厌氧菌培养。已破溃者，应用无菌棉拭去除表面的脓液和痂壳，取深部分泌物做检查。

4.2.8　窦道或深部伤口：最好切开后取深部组织或脓液。不宜切开者，可用注射器连接无菌导管，将导管探入窦道或伤口深部抽取标本。

4.3・厌氧菌标本的运送与处理

4.3.1　厌氧菌培养原则上主张采用床边接种的方法，采集标本后立即接种在预还原的厌氧培养基上，并迅速置厌氧环境中孵育。如无法进行床边接种时，应尽快送检，并避免接触空气。

4.3.2　厌氧标本的运送方法：无法进行床边接种时，送检标本也必须保持在无氧条件下进行。具体方法如下。

4.3.2.1　针筒运送法：针筒可用来运送各种液体标本，如血液、脓液和各种穿刺液。用无菌针筒抽取标本后，排除针筒内的空气，针尖插入无菌橡皮塞，隔绝空气，尽快运送至实验室。

4.3.2.2　无菌小瓶法：装入 0.5 ml 含有 0.000 3％刃天青的脑心浸液，加橡皮塞后用铝盖密封，以真空泵抽出瓶中空气，再充入含 10％无氧 CO_2 和 85％氮气的混合气体，培养基应无色（内有氧则为粉红色），标本注入瓶内即可送检。

4.3.2.3　厌氧袋或厌氧缸：装入可有效消耗氧气的物质，确保无氧环境，该方法一般用于运送较大的组织块或床边接种的培养皿等。

4.3.3　厌氧标本送至实验室后，应尽快处理、接种，一般应在 20～30 min 内处理完毕，最迟不得超过 2 h，否则大部分厌氧菌死亡。运送、处理和保存厌氧标本时室温即可，不主张冷藏，因低温对某些厌氧菌不利，而且低温时氧气的溶解度增高。

（周庭银）

厌氧菌检验标准操作规程

××医院检验科微生物室作业指导书	文件编号：××-JY-CZ-XJ-×××
版本：　　　　　生效日期：	共　页　第　页

1. 目的
规范厌氧菌检验标准操作规程,确保检验结果准确可靠。

2. 适用范围
厌氧菌培养。

3. 标本
3.1·标本类型：脓胸及未破溃的脓肿,血液标本,膀胱穿刺尿,组织,肺泡灌洗液,窦道,深部脓肿脓液等。

3.2·标本采集参见厌氧菌《标本采集及处理标准操作规程》。

4. 试剂和仪器
4.1·API 20A、厌氧菌鉴定卡、药敏鉴定卡、药敏纸片、血琼脂平板、厌氧血琼脂平板,革兰染液、瑞氏染液、氧化酶试剂、触酶试剂等相关生化试剂。

4.2·二级生物安全柜、显微镜、恒温培养箱、厌氧盒或厌氧罐或厌氧产气袋、CO_2培养箱、厌氧培养箱、微生物鉴定及药敏分析仪、电热灼烧器、接种环、接种针、厌氧指示剂等。

5. 药敏质控
参见《质量管理》。

6. 检验步骤
6.1·第一日(接种与培养)

6.1.1　接收标本后立即对标本进行编号,然后在LIS系统签收。

6.1.2　标本处理与接种

6.1.2.1　血液标本：疑似厌氧菌感染患者,采集血液5 ml置血培养仪培养。若阳性报警,使用无菌注射器从厌氧瓶中取培养物2~3滴进行涂片染色(应注意革兰染色的结果、球菌或杆菌、有无芽孢等)。若涂片查见细菌,从厌氧瓶中取培养物,转种需氧和厌氧血琼脂平板,需氧血平板置需氧环境培养(24 h),厌氧血平板置厌氧环境(厌氧盒或厌氧罐＋厌氧气袋)35℃培养48 h,观察并记录菌落特性。

6.1.2.2　脓胸及未破溃的脓肿、窦道、深部脓肿脓液(可先置于血培养瓶增菌培养)等标本直接接种于需氧和厌氧血琼脂平板。

6.1.2.3　除血培养以外的标本接种后,需涂片染色,了解标本中有无细菌及其细菌类别。

6.2·第二日(观察细菌生长情况)：观察各种固体培养基上有无细菌生长及其处理情况,记录在规程单上(日期、涂片、分纯、上机、手工生化、药敏、无菌生长、继续培养等)。

6.2.1　厌氧血琼脂平板：打开厌氧血琼脂平板，观察是否有细菌生长。

6.2.1.1　如果有菌生长，再打开需氧血琼脂平板观察其菌落特征是否为同一种细菌。若相同，则可能不是厌氧菌，但仍需对不同培养基上的菌落进行诸如涂片染色和镜检等操作确认，综合分析。

6.2.1.2　若厌氧血琼脂平板生长，需氧血平板不生长，则挑取可疑菌落涂片，初步确认是革兰阳性菌还是革兰阴性菌，并进行耐氧试验。

6.2.1.3　如果两种平板均没有细菌生长，则继续培养。

6.2.2　耐氧试验见表 14-0-2。

表 14-0-2　耐氧试验结果解释

平板生长情况	菌 种 数 量	结 果 判 读
需氧平板、厌氧平板皆生长	一种菌	兼性厌氧菌、微需氧菌
需氧平板生长、厌氧平板不长	一种菌	需氧菌
需氧平板不长、厌氧平板生长	一种菌	专性厌氧菌
需氧平板不良、厌氧平板生长良好	一种菌	非专性厌氧菌

6.3·第三日（鉴定）

6.3.1　细菌鉴定仪鉴定：用棉签从厌氧血琼脂平板上挑取菌落制成菌悬液（菌液浓度参见不同的试剂厂家说明），接种在鉴定卡片上，使用 VITEK-ANC、MicroScan-RAID、ATB-RAPID ID32A 等自动微生物鉴定系统鉴定，4 h 即可判断结果。

6.3.2　API 20A 鉴定系统：该系统是一种半定量的微量鉴定系统，也可用于检测细菌胞外酶。

6.3.3　MALDI-TOF 和分子生物学鉴定：用布鲁克/梅里埃的 MALDI-TOF，20 min 可判读结果。通过检测细菌 16sRNA 序列判读细菌种类。

6.3.4　传统手工鉴定：可依据涂片染色形态、菌落特性以及对某些抗菌药物的敏感性做出初步鉴定。最后菌种的鉴定则要进行生化反应，包括多种糖类发酵试验、吲哚试验、硝酸盐还原试验、触酶试验、脲酶、七叶苷、α 葡萄糖苷酶、单糖分解、卵磷脂酶试验、脂酶试验、明胶液化试验再结合胆汁肉汤生长试验、荧光素、硫化氢试验等。

6.4·结果报告

6.4.1　阳性结果：仪器报告细菌鉴定结果后，需再次观察原始平板上的菌落特征，判断其与仪器结果是否相吻合，只有相吻合时，才可以发出报告，报告厌氧菌菌名。若不符合，需再查找原因，是平板菌落不纯，还是机器鉴定结果有误或者其他原因等。

6.4.2　阴性结果：经培养 72 h，仍无厌氧细菌生长者，报告"培养 3 日无厌氧细菌生长"；厌氧菌血培养需要培养 5 日，仍无厌氧细菌生长者，报告"培养 5 日无厌氧细菌生长"。

7. 操作流程

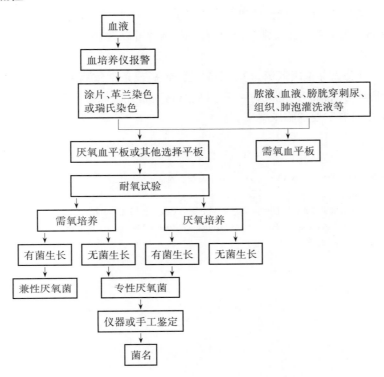

8. 结果解释

8.1・接种平板前,厌氧血平板应该预还原,将平板内溶解氧释放。

8.2・培养基要新鲜配制,若储存太久,有氧气溶解在表面或有过氧化物在培养基中,不利于厌氧菌生长。

8.3・若厌氧平板上有兼性厌氧菌和专性厌氧菌混合生长时,可利用氨曲南等纸片进行分纯。

8.4・在厌氧菌标本中(深部脓肿),可能会培养出2种以上的厌氧菌以及混合菌(需氧菌、厌氧菌)。应重视复数菌的分离。

8.5・由于多数厌氧菌生长比需氧菌慢,所以厌氧菌一般培养48 h才能观察平板,但也有生长快的厌氧菌(如产气荚膜梭菌培养24 h即可观察平板)。

8.6・有些非专性厌氧菌(如嗜酸乳杆菌等)在需氧血平板生长不良,在厌氧血琼脂平板生长良好。因此观察平板时要引起足够重视。

8.7・菌液浓度:如做胞外酶鉴定,一定要有足够的菌液浓度。

8.8・从原始平板挑取菌落进行耐氧试验时,原始平板需继续培养。其目的是防止某些生长缓慢的厌氧菌生长;其次若耐氧试验操作失误,可从原始平板上重新挑取菌落。

8.9・做耐氧试验时,应尽可能多挑选几个不同的菌落分别接种不同平板,尽量避免漏检。

8.10·传统方法鉴定厌氧菌需要活的细菌;而胞外酶法、MALDI - TOF 和 16sRNA 序列测定法不强调活的细菌,但是尚无法进行药敏试验。

8.11·分离出厌氧菌不建议常规药敏,有一些菌种可以做 β-内酰胺酶检测。

9. 临床意义

厌氧菌,尤其是无芽孢厌氧菌,是临床常见的致病或条件致病菌。从临床标本分离培养出厌氧菌,可及时为临床医生提供病原学诊断报告,对指导临床医师选用抗厌氧菌药物、及时控制厌氧菌感染具有重要的临床意义。

参考文献

[1] 中国合格评定国家认可委员会.CNAS - CL02 - A005:医学实验室质量和能力认可准则在临床微生物学检验领域的应用说明.2018.

[2] 周庭银,章强强.临床微生物学诊断与图解.4 版.上海:上海科学技术出版社,2017.

[3] Jorgensen JH, Pfaller MA, Carroll KC, et al. Manual of Clinical Microbiology. 11th ed. Washington DC:American Society for Microbiology,2015.

(周庭银)

第十五章
临床真菌标本实验诊断标准操作规程

标本采集及处理标准操作规程

××医院检验科微生物室作业指导书	文件编号：××-JY-CZ-XJ-×××
版本： 生效日期：	共 页 第 页

1. 目的

规范标本采集规程，保证实验室检测前标本质量。

2. 范围

微生物实验室受理的标本。

3. 职责

医务人员和检验人员负责指导病人如何正确留取标本。

4. 规程

标本采集及处理：检查申请单信息包括患者姓名、性别、年龄、住院号或门诊号、标本采集部位、标本采集日期和时间、临床诊断、特殊培养要求、申请者姓名、申请科室、申请项目等。

4.1·血液

4.1.1 标本采集：推荐在抗真菌药物使用前、发热初期或寒战期取静脉血或骨髓液。采集血液后立即注入血培养瓶内并轻轻摇匀。至少采集 2 套(4 瓶)。标本与培养基比例为 1/10～1/5(必须包括需氧瓶或真菌专用瓶，每瓶 8～10 ml)。

4.1.2 标本处理：2 h 内常温送检。若不能及时送检，则常温保存。

4.2·骨髓

4.2.1 标本采集：使用肝素化的注射器或溶解离心管采集骨髓液 0.5 ml(儿童)至 3 ml(成人)后送检。

4.2.2 标本处理：15 min 内常温送检，如不能及时送检，则常温保存。

4.3·静脉导管

4.3.1 标本采集：剪取导管尖段 5 cm 置于无菌容器中送检。

4.3.2 标本处理：15 min 内常温送检，如不能及时送检，则 4℃保存。将导管置于血平板上，使用无菌镊子将其从平板一端滚动至另一端，滚动 4 次，做导管尖 Maki 法半定量培养。不要使用含放线菌酮的培养基。

4.4·无菌体液(脑脊液、心包液、腹水和关节液)

4.4.1 标本采集：除脑脊液外，将其余的无菌体液置于含肝素的无菌真空采血管。脑脊液使用脊髓穿刺针采取后送检。

4.4.2 标本处理：15 min 内常温送检，如不能及时送检，则常温保存(不能冷藏)。标本量多于 2 ml，则 2 000 g 离心 10 min 后取沉渣接种。如标本量少于 2 ml，则将标本直接接种于培养基。推荐使用细胞离心机对无菌体液进行涂片镜检。另外，脑脊液可直接接种于血培养瓶。

4.5・脓液、引流液及创面分泌物

4.5.1　标本采集：开放性创口，用无菌生理盐水冲洗创面后，应采集病灶活动性边缘标本。封闭性脓肿，局部皮肤消毒后用注射器抽取脓液送检。

4.5.2　标本处理：2 h 内常温送检。将标本直接接种于培养基。较浓稠的标本需使用裂解液处理。

4.6・下呼吸道标本（痰液、支气管吸取物、肺泡灌洗液）

4.6.1　标本采集：清洁口腔后采集清晨第一口痰液。采用外科方法进行支气管毛刷取样和采集肺泡灌洗液。唾液或 24 h 痰液都不能用来进行真菌培养。

4.6.2　标本处理：2 h 内常温送检，若不能及时送检，则 4℃保存。将标本接种至含抗生素的选择培养基中。较黏稠的下呼吸道标本需要使用消化液处理，并 2 000 g 离心 10 min 后取沉渣接种。

参考文献

[1] 中国合格评定国家认可委员会.CNAS－CL02－A005：医学实验室质量和能力认可准则在临床微生物学检验领域的应用说明.2018.

[2] 王端礼.医学真菌学：实验室检验指南.北京：人民卫生出版社,2005.

[3] 周庭银,章强强.临床微生物学诊断与图解.4 版.上海：上海科学技术出版社,2017.

（王瑶　张丽　郭莉娜　徐英春）

真菌涂片标准操作规程

××医院检验科微生物室作业指导书	文件编号：××-JY-CZ-XJ-×××
版本： 生效日期：	共 页 第 页

1. 目的

规范真菌涂片标准操作规程，确保真菌检验的可靠性。

2. 适用范围

真菌标本培养。

3. 标本

呼吸道标本、生殖道标本、消化道标本、组织标本、无菌体液标本等。

4. 试剂和仪器

4.1 28℃孵箱、35℃孵箱、光学显微镜、离心机、酒精灯、电子灭菌器、镊子、消毒研磨器、载玻片、盖玻片、剪刀、固体石蜡。

4.2 沙保弱琼脂平板（SDA）、沙保弱琼脂斜面、土豆培养基（PDA）、脑心浸液培基（BHI）、念珠菌显色培养基，乳酸酚棉兰染液，API 20CAUX 试剂条、VITEK 2 YST 鉴定卡。

5. 操作步骤

5.1 不同标本处理规程

5.1.1 血标本

5.1.1.1 涂片镜检：血培养仪阳性报警，使用无菌注射器从阳性瓶取内培养物 2～3 滴涂片，革兰染色，镜下发现革兰阳性酵母样孢子。

5.1.1.2 培养：涂片查见酵母样孢子后，使用无菌注射器从培养瓶取培养物 2～3 滴接种在沙保弱平板和念珠菌显色平板上，沙保弱平板置于 25～30℃培养 48～72 h，形成酵母样菌落。念珠菌显色平板 30～37℃培养 48 h 后，根据颜色鉴定常见的念珠菌。

5.1.2 呼吸道标本

5.1.2.1 涂片镜检：用无菌棉签挑取带血、黏液的病理性部分涂片，紫外线照射 30 min，10% KOH 制片。支气管保护性毛刷刷片或标本悬液、肺泡灌洗液以无菌吸管吸取离心沉淀物涂片。

5.1.2.2 培养：痰等可用无菌棉签或接种针挑取带血、黏液的病理性部分，支气管保护性毛刷标本悬液、肺泡灌洗液以无菌吸管吸取离心沉淀物接种于含氯霉素的沙保弱葡萄糖琼脂及念珠菌显色培养基，分别置 28℃培养 7 日，观察其生长情况。

5.1.3 无菌标本（胸腔积液、腹水、引流液、关节液等）

5.1.3.1 涂片镜检：无菌液体吸取离心沉淀物滴于载玻片上，涂片，紫外线照射 30 min，10% KOH 制片。

5.1.3.2 培养：取沉淀物接种于沙保弱葡萄糖琼脂及念珠菌显色培养基，分别置 28℃培养 7 日,观察其生长情况。

5.1.4 脑脊液标本

5.1.4.1 涂片镜检:脑脊液吸取离心沉淀物滴于载玻片上,滴加 1 滴墨汁,混匀制片,观察新生隐球菌。

5.1.4.2 培养:吸取离心沉淀物 0.5 ml 涂片,若标本量>2 ml,2 000 g 离心 10 min 取沉淀接种,若标本量少则直接取数滴接种,建议接种 2 管沙保弱葡萄糖琼脂斜面,分别置(28±1)℃及(35±1)℃培养 1 个月(部分新生隐球菌菌株在 37℃不生长)。

5.1.5 生殖道标本

5.1.5.1 涂片镜检:用无菌棉签涂片,紫外线照射 30 min,10% KOH 制片。

5.1.5.2 培养:将标本接种于沙保弱培养基,(35±1)℃培养 48 h,观察其生长情况。

5.1.6 粪便标本

5.1.6.1 涂片镜检:用无菌棉签挑取带血、黏液的病理性部分,紫外线照射 30 min,10% KOH 制片。

5.1.6.2 培养:挑取脓血黏液部分涂片并接种于含氯霉素的沙保弱葡萄糖琼脂及科玛嘉念珠菌显色培养基,分别置(35±1)℃培养 48 h,观察其生长情况。

5.1.7 组织标本

5.1.7.1 涂片镜检:使用无菌研磨器研磨标本,如临床怀疑患者为接合菌感染,应使用无菌剪刀将标本剪碎,不可研磨。将研磨后标本,滴于载玻片上,均匀涂开后,紫外线照射 30 min,六胺银染色。

5.1.7.2 培养:将标本点种于沙保弱平板,点种 3 个点,用封口膜将平板封口后,放入(28±1)℃培养 1 个月,观察其生长情况。

5.2·鉴定

5.2.1 酵母样真菌:转种于显色培养基,分区划线,30～37℃孵育 48 h,观察菌落形态和颜色,以科玛嘉念珠菌显色培养基为例,绿至翠绿色为白念珠菌,中央紫色为光滑念珠菌,蓝灰至铁蓝色为热带念珠菌,粉红色为克柔念珠菌,通常应以 48 h 培养显色结果为准,尤其是热带念珠菌和光滑念珠菌。对于显色培养基不能鉴定的菌种(约 15%),使用 API 20C 或 VITEK 2 YST 卡或 MALDI - TOF MS 鉴定,特殊菌种加做相关补充试验。

5.2.2 丝状真菌鉴定:主要依靠形态学。根据菌落形态、生长速度、大小、质地、颜色、色素、渗出物及特殊气味,结合镜下结构(菌丝及分生孢子的特点)做出鉴定。

5.3·报告方式

5.3.1 真菌制片(10% KOH)

5.3.1.1 若显微镜下未见真菌,则报告"涂片镜检未找到菌丝和孢子"。

5.3.1.2 若显微镜下找到真菌,则报告真菌的数量(大量、较多、少量、偶见)、孢子(是否酵母样孢子)和菌丝形态(假菌丝、有隔真菌丝、无隔真菌丝、飘带样、宽大、分枝角度等)。

5.3.2 真菌培养

5.3.2.1 若培养有真菌生长,则报告真菌的中英文名,菌量(+、++、+++、++++),

必要时进行菌株的药敏结果。

    5.3.2.2   若培养无真菌生长,则报告"无真菌生长"。

参考文献

[1] 中国合格评定国家认可委员会.CNAS-CL02-A005:医学实验室质量和能力认可准则在临床微生物学检验领域的应用说明.2018.

[2] 王端礼.医学真菌学:实验室检验指南.北京:人民卫生出版社,2005.

(王瑶　张丽　郭莉娜　徐英春)

透明胶带法丝状菌镜检标准操作规程

××医院检验科微生物室作业指导书	文件编号：××-JY-CZ-XJ-×××
版本： 生效日期：	共 页 第 页

1. 目的

规范透明胶带法丝状菌镜检标准操作规程。

2. 原理

根据菌丝体显微镜下形态鉴定菌种。

3. 试剂

3.1·乳酸酚棉蓝（商品化或自制）配方：乳酸 20 ml、苯酚晶体 20 g（或苯酚液体 20 ml）、甘油 40 ml、蒸馏水 20 ml、棉蓝 0.05 g。

3.2·方法：将上述体积的乳酸、苯酚和蒸馏水混合，如果使用苯酚晶体需加热，混合好后再加入棉蓝，混匀即可使用，室温保存，有效期 1 年。

4. 操作步骤

在载玻片上加 1 滴乳酸酚棉蓝染液。用剪刀剪一段约 1 cm 长的透明胶带，将一边贴在棉拭子的木棒一端，形成旗帜样。手持木棒，将胶带黏性一面按在菌落表面，将菌丝粘在胶带上。在胶带粘有菌丝一面，滴 1 滴乙醇，将胶带粘有菌丝面向下，轻轻平放在滴有乳酸酚棉蓝的玻片上，取下木棒，胶带与乳酸酚棉蓝染液接触后尽量不要再移动，以免影响菌体形态观察。在胶带上表面，滴加一滴乳酸酚棉蓝染液，覆上盖玻片后，置于镜下观察。

5. 结果判断

先在低倍镜下观察有无菌丝和孢子，然后用高倍镜观察孢子和菌丝的形态特征、大小和排列方式，结合菌落特征鉴定到种或属。

6. 注意事项

制片一定要在生物安全柜中进行。胶带一定要在玻片上拉平，如果起皱影响观察效果。需丢弃的玻片放入利器盒，高压灭菌。

7. 临床意义

乳酸酚棉蓝是真菌镜检的标准浮载剂，棉蓝是酸性染料，能使真菌着色呈蓝色，且菌体越幼稚的部分着色越深。丝状真菌镜下产孢结构，对菌种鉴定有非常重要的意义，鉴定结果可指导临床诊断和抗真菌治疗。

参考文献

[1] 中国合格评定国家认可委员会.CNAS-CL02-A005：医学实验室质量和能力认可准则在临床微生物学检验领域的应用说明.2018.

[2] 王端礼.医学真菌学：实验室检验指南.北京：人民卫生出版社,2005.

[3] Larone DH. Medially Important Fungi：A Guide to Identification. 4th ed. Washington：ASM Press，2002.

（郭莉娜 王瑶 张丽 徐英春）

真菌小培养标准操作规程

××医院检验科微生物室作业指导书	文件编号：××-JY-CZ-XJ-×××
版本： 生效日期：	共 页 第 页

1. 目的

规范真菌小培养标准操作规程。

2. 原理

显微镜下观察菌落的自然生长和产孢状态，利于发现真菌特征性结构，一般用于丝状真菌鉴定。

3. 试剂与材料

固体石蜡、铜圈、载玻片、盖玻片、酒精灯、镊子、无菌平板、土豆培养基、纱布或棉花、刀片。

4. 质量控制

可用烟曲霉菌标准菌株作为质控菌株，操作与临床菌株一致。

5. 操作步骤

5.1 · 琼脂块法

5.1.1 将刀片消毒，在土豆培养基上切一小块约 1 cm² 面积的琼脂块，放在培养基表面。

5.1.2 用接种针挑取待测菌株的菌丝，接种在琼脂块的四角上。

5.1.3 将灭菌后的盖玻片放在琼脂块表面。

5.1.4 每个平板可以接种 1～3 个琼脂块，但一个平板中只能培养一株病原菌。

5.1.5 将平板边缘用封口膜封口后，于 28℃ 孵育，每日观察，至产孢良好或菌丝丰富时，将盖玻片取下，制作乳酸酚棉蓝压片，在镜下观察。

5.2 · 铜圈法

5.2.1 将铜圈、载玻片、盖玻高压灭菌备用。

5.2.2 用小镊子夹铜圈在火焰上加热后，双面沾上少许石蜡，立即将其放在载玻片上，小孔朝上。

5.2.3 在将盖片稍加热立即盖在铜圈上，形成一个密闭的小室。

5.2.4 将融化的土豆培养基，用无菌注射器从铜圈小孔中注入，量为 1/2。

5.2.5 将载玻片横向放置待冷却凝固。

5.2.6 将白金针消毒冷却后，沾上待检真菌，从铜圈小孔中贴盖玻片垂直刺入。

5.2.7 将已接种好的小培养放入无菌平板中，内放湿棉花或纱布。

5.2.8 28℃ 孵箱培养。

6. 结果判断

每日观察至产孢良好或菌丝丰富时，提起盖玻片，移去琼脂块，分别将盖玻片和载玻片制片,用显微镜观察。

7. 注意事项

7.1·操作应在二级生物安全柜中进行。

7.2·每日观察其生长状态,以防菌落过度生长,难以观察。

7.3·一个菌株的小培养,最好做多块琼脂块,以便多次观察菌株生长的不同阶段。

8. 临床意义

8.1·小培养对于观察菌落的自然生长和产孢状态有非常重要的价值。

8.2·操作较烦琐,主要用于少见真菌鉴定或需要观察特殊结构时。

参考文献

[1] 中国合格评定国家认可委员会.CNAS－CL02－A005:医学实验室质量和能力认可准则在临床微生物学检验领域的应用说明.2018.

[2] 王端礼.医学真菌学:实验室检验指南.北京:人民卫生出版社,2005.

[3] Larone DH. Medially Important Fungi:A Guide to Identification. 4th ed. Washington:ASM Press,2002.

(郭莉娜　王瑶　张丽　徐英春)

念珠菌药敏试验标准操作规程

××医院检验科微生物室作业指导书	文件编号：××-JY-CZ-XJ-×××
版本： 生效日期：	共 页 第 页

1. 目的

规范念珠菌纸片扩散法药敏试验标准操作规程,确保药敏结果准确。

2. 适用范围

本操作规程适用于念珠菌。操作主要参考 CLSI M44 文件。

3. 选药原则

建议在进行药敏试验前与临床医生沟通,确认测试菌株为有临床意义的病原菌,可测试药物包括氟康唑、伏立康唑、泊沙康唑、米卡芬净和卡泊芬净等。

4. 质量控制

纸片扩散法质控菌株及允许范围见表 15-3-1。

表 15-3-1　纸片扩散法质控菌株 24 h 质控范围

抗真菌药物	纸片含量	白念珠菌 ATCC 90028	近平滑念珠菌 ATCC 22019	热带念珠菌 ATCC 750	克柔念珠菌 ATCC 6528
氟康唑	25 μg	28～39	22～33	26～37	—
伏立康唑	1 μg	31～42	28～37	—	16～25
泊沙康唑	5 μg	24～34	25～36	23～33	23～31
米卡芬净	10 μg	24～31	14～23	24～30	23～29
卡泊芬净	5 μg	18～27	14～23	20～27	18～26

5. 材料和仪器

亚甲蓝 M-H 培养基(M-H 琼脂 + 2％葡萄糖 + 0.5 μg/ml 亚甲蓝),0.85％生理盐水,无菌棉拭子,比浊仪,孵育箱,氟康唑纸片(25 μg),伏立康唑纸片(1 μg)。

6. 操作步骤

6.1·取沙保弱培养基上 35℃培养 16～18 h 的酵母菌纯菌落,用 0.85％生理盐水制成 0.5 麦氏单位的菌悬液。

6.2·分三个方向密涂于亚甲蓝 M-H 平板上,室温干燥 15 min,贴上氟康唑和伏立康唑纸片;35℃培养 20～24 h,测量抑菌环的直径(80％被抑制即可),如果菌落生长较弱,应该 35℃继续培养 20～24 h。

7. 结果判断

念珠菌纸片扩散法药敏折点见表 15-3-2。

表 15-3-2 念珠菌纸片扩散法药敏折点(CLSI M60, 2017)

| 药 物 | 菌 种 | 纸片法折点(mm) | | | |
		S	I	SDD	R
卡泊芬净	白念珠菌	≥17	15~16	—	≤14
	光滑念珠菌	—	—	—	—
	季也蒙念珠菌	≥13	11~12	—	≤10
	克柔念珠菌	≥17	15~16	—	≤14
	近平滑念珠菌	≥13	11~12	—	≤10
	热带念珠菌	≥17	15~16	—	≤14
米卡芬净	白念珠菌	≥22	20~21	—	≤14
	光滑念珠菌	≥30	28~29	—	≤27
	季也蒙念珠菌	≥16	14~15	—	≤13
	克柔念珠菌	≥22	20~21	—	≤14
	近平滑念珠菌	≥16	14~15	—	≤13
	热带念珠菌	≥22	20~21	—	≤14
伏立康唑	白念珠菌	≥17	15~16	—	≤14
	光滑念珠菌	—	—	—	—
	克柔念珠菌	≥15	13~14	—	≤12
	近平滑念珠菌	≥17	15~16	—	≤14
	热带念珠菌	≥17	15~16	—	≤14
氟康唑	白念珠菌	≥17	—	14~16	≤13
	光滑念珠菌	—	—	≥15	≤14
	克柔念珠菌	—	—	—	—
	近平滑念珠菌	≥17	—	14~16	≤13
	热带念珠菌	≥17	—	14~16	≤13

注:SDD,剂量依赖敏感;S,敏感;I,中介;R,耐药。CLSI M44-S2(2009)折点仅适用于念珠菌

8. 注意事项

8.1·克柔念珠菌对氟康唑天然耐药,应报告为"耐药",而不能按表 15-3-2 中折点解释。

8.2·剂量依赖性敏感(SDD)指菌株的敏感性取决于可能达到的最大血药浓度。

9. 结果解释

9.1·敏感:指该病原菌引起的感染可以被正常剂量的该种药物治疗,得到较好的疗效。

9.2·剂量依赖性敏感:药物对菌株的 MIC 与该药物能达到的血药浓度或组织浓度较接近,药物治疗效果低于敏感菌株。菌株对药物的敏感性取决于药物能达到的最大血药浓度。

9.3·中介:药物对菌株的 MIC 与该药物能达到的血药浓度或组织浓度较接近,药物治疗效果低于敏感菌株。但目前的数据尚不能把此类菌株归为"敏感"或"耐药"。

9.4·耐药:菌株不能被常规剂量给药的药物浓度杀灭,治疗无效。

(张丽 王瑶 郭莉娜 徐英春)

真菌 E-test 药敏试验标准操作规程

××医院检验科微生物室作业指导书	文件编号：××-JY-CZ-XJ-×××
版本： 生效日期：	共 页 第 页

1. 目的

规范真菌 E-test 药物敏感试验标准操作规程，确保药敏结果的准确。

2. 适用范围

本操作规程适用于酵母菌及曲霉菌、镰刀菌和根霉菌等丝状真菌。

3. 选药原则

建议在进行药敏试验前与临床医生沟通，确认测试菌株为有临床意义的病原菌，选择可能有效的药物进行药敏试验或按临床需求选药。可检测药物包括两性霉素 B、氟胞嘧啶、伊曲康唑、氟康唑、泊沙康唑、伏立康唑、阿尼芬净、卡泊芬净等。

4. 质量控制

质控菌株经 48 h 孵育 MIC 范围见表 15-3-3。

表 15-3-3　质控菌株经 48 h 孵育 MIC 范围(μg/ml)

药　　物	质　控　范　围		
	近平滑念珠菌 ATCC 22019	克柔念珠菌 ATCC 6528	白念珠菌 ATCC 90028
两性霉素 B	0.25～1.0	0.5～2.0	0.125～0.5
卡泊芬净	0.25～2.0	0.12～1.0	0.064～0.25
5-氟胞嘧啶	0.064～0.25	≥32	0.5～2
氟康唑	1.0～8.0	8.0～64	0.125～0.5
伊曲康唑	0.064～0.25	0.25～1.0	0.064～0.25
泊沙康唑	0.032～0.25	0.125～0.5	0.032～0.125
伏立康唑	0.016～0.064	0.25～1	0.004～0.016

5. 材料和仪器

麦氏比浊仪(管)、RPMI1640 培养基、灭菌生理盐水、灭菌吐温 20、灭菌吸管、消毒棉拭子、剪刀和镊子、灭菌的螺旋盖试管(13 mm×100 mm)、E-test 贴条器、储存管等。E-test 条：氟康唑、5-氟胞嘧啶、伏立康唑、伊曲康唑、两性霉素 B 等。

6. 操作步骤

6.1·制备菌悬液

6.1.1　念珠菌：挑取沙保弱培养基上培养 24 h 的成熟菌落，用生理盐水制成 0.5 McF 浓度的菌悬液。

6.1.2　新生隐球菌：挑取 48～72 h 菌落，制成 1 McF 浓度的菌悬液。

6.1.3 丝状真菌：挑取沙保弱培养基上产孢良好的成熟菌落,用无菌生理盐水冲洗菌落表面(如果孢子难以冲洗下来,如曲霉菌,可在无菌生理盐水中加入少量无菌吐温-20,不超过1%,以增大表面活性),制成一定浊度的孢子悬液(曲霉菌属 0.5 McF;镰刀菌属和根霉菌属 0.5～1 McF)。

6.2 · 用无菌拭子蘸菌液后挤干,轻轻在琼脂表面向三个方向均匀密涂,让水分至少在琼脂上吸收<15 min。

6.3 · 用贴条器或无菌镊子将 E-test 条贴在琼脂表面(贴前必须保证琼脂表面干燥,厚度均匀、平滑),注意一旦药条接触琼脂表面切勿移动。90 mm 培养基可贴 2 条,150 mm 培养基可贴 5 条。

7. 判断标准

根据不同种类药物的杀菌机制的不同,其判读方法各不相同。两性霉素 B 的终点判定在生长被完全抑制处;5-氟胞嘧啶的 MIC 值判定在 95% 的菌被抑制处;唑类药敏的 MIC 值判读在 80% 的菌被抑制处。

8. 注意事项

念珠菌 35℃孵育 24～48 h,直至长出清晰的抑菌环;新生隐球菌 35℃孵育 48～72 h,直至长出清晰的抑菌环;丝状真菌 35℃孵育 48～72 h。

9. 结果解释

9.1 · 参考 CLSI M60 对酵母菌种特异性折点(CBPs)的规定及 CLSI M59 对酵母菌和丝状真菌流行病学折点(ECVs)的规定(表 15-3-4～表 15-3-6)。

表 15-3-4　CLSI M60 对常见念珠菌孵育 24 h MIC 判定折点的规定

抗菌药物	菌　　种	折点(μg/ml)			
		S	I	SDD	R
阿尼芬净	白念珠菌	≤0.25	0.5	—	≥1
	光滑念珠菌	≤0.12	0.25	—	≥0.5
	季也蒙念珠菌	≤2	4	—	≥8
	克柔念珠菌	≤0.25	0.5	—	≥1
	近平滑念珠菌	≤2	4	—	≥8
	热带念珠菌	≤0.25	0.5	—	≥1
卡泊芬净	白念珠菌	≤0.25	0.5		≥1
	光滑念珠菌	≤0.12	0.25		≥0.5
	季也蒙念珠菌	≤2	4		≥8
	克柔念珠菌	≤0.25	0.5		≥1
	近平滑念珠菌	≤2	4		≥8
	热带念珠菌	≤0.25	0.5		≥1
米卡芬净	白念珠菌	≤0.25	0.5	—	≥1
	光滑念珠菌	≤0.06	0.12	—	≥0.25

（续表）

抗菌药物	菌 种	折点（μg/ml）			
		S	I	SDD	R
米卡芬净	季也蒙念珠菌	≤2	4	—	≥8
	克柔念珠菌	≤0.25	0.5	—	≥1
	近平滑念珠菌	≤2	4	—	≥8
	热带念珠菌	≤0.25	0.5	—	≥1
伏立康唑	白念珠菌	≤0.12	0.25～0.5	—	≥1
	光滑念珠菌	—	—	—	—
	克柔念珠菌	≤0.5	1	—	≥2
	近平滑念珠菌	≤0.12	0.25～0.5	—	≥1
	热带念珠菌	≤0.12	0.25～0.5	—	≥1
氟康唑	白念珠菌	≤2	—	4	≥8
	光滑念珠菌	—	—	≤32	≥64
	克柔念珠菌	—	—	—	—
	近平滑念珠菌	≤2	—	4	≥8
	热带念珠菌	≤2	—	4	≥8

表 15 - 3 - 5　CLSI M59 对隐球菌属流行病学折点的规定

药 物	菌 种	ECVs（μg/ml）
两性霉素 B	新生隐球菌（VNⅠ）	0.5
	格特隐球菌（VGⅠ）	0.5
	格特隐球菌（VGⅡ）	1
氟康唑	新生隐球菌（VNⅠ）	8
	格特隐球菌（VGⅠ）	16
	格特隐球菌（VGⅡ）	32
氟胞嘧啶	新生隐球菌（VNⅠ）	8
	格特隐球菌（VGⅠ）	4
	格特隐球菌（VGⅡ）	32
伊曲康唑	新生隐球菌（VNⅠ）	0.25
	格特隐球菌（VGⅠ）	0.5
	格特隐球菌（VGⅡ）	1
泊沙康唑	新生隐球菌（VNⅠ）	0.25
伏立康唑	新生隐球菌（VNⅠ）	0.25
	格特隐球菌（VGⅠ）	0.5
	格特隐球菌（VGⅡ）	0.5

注：VNⅠ、VGⅠ和VGⅡ代表菌种分子生物学型别

表 15 - 3 - 6　CLSI M59 对曲霉菌属流行病学折点的规定

药　　物	菌　　种	ECV(μg/ml)
两性霉素 B	黄曲霉	4
	烟曲霉	2
	黑曲霉	2
	土曲霉	4
	杂色曲霉	2
卡泊芬净	黄曲霉	0.5
	烟曲霉	0.5
	黑曲霉	0.25
	土曲霉	0.12
艾莎康唑	黄曲霉	1
	烟曲霉	1
	黑曲霉	4
	土曲霉	1
伊曲康唑	黄曲霉	1
	烟曲霉	1
	黑曲霉	4
	土曲霉	2
泊沙康唑	黄曲霉	0.5
	黑曲霉	2
	土曲霉	1
伏立康唑	黄曲霉	2
	烟曲霉	1
	黑曲霉	2
	土曲霉	2

注：曲霉菌属对唑类药物和两性霉素 B 流行病学折点的规定是基于孵育 48 h 的药敏试验,对卡泊芬净是基于孵育 24 h 的药敏试验

9.2・敏感：指该病原菌引起的感染可以被正常剂量的该种药物治疗,得到较好的疗效。

9.3・剂量依赖性敏感：药物对菌株的 MIC 与该药物能达到的血药浓度或组织浓度较接近,药物治疗效果低于敏感菌株。菌株对药物的敏感性取决于药物能达到的最大血药浓度。

9.4・中介：药物对菌株的 MIC 与该药物能达到的血药浓度或组织浓度较接近,药物治疗效果低于敏感菌株。但目前的数据尚不能把此类菌株归为"敏感"或"耐药"。

9.5・耐药：菌株不能被常规剂量给药的药物浓度杀灭,治疗无效。

参考文献
[1] 中国合格评定国家认可委员会.CNAS - CL02 - A005：医学实验室质量和能力认可准则在临床微生物学检验领域的应用说明.2018.
[2] CLSI. M59：Epidemiological Cutoff Values for Antifungal Susceptibility Testing. The Second Edition.2018.
[3] CLSI. M60：Performance Standards for Antifungal Susceptibility Testing of Yeasts. The First Edition. 2017.

（张丽　王瑶　郭莉娜　徐英春）

ATB FUNGUS 3 标准操作规程

××医院检验科微生物室作业指导书	文件编号：××-JY-CZ-XJ-×××
版本： 生效日期：	共 页 第 页

1. 目的

规范 ATB FUNGUS 3 标准操作规程，确保 ATB FUNGUS 3 结果准确。

2. 原理

在与微量肉汤稀释(CLSI M27 A)相似的条件下，在半固体培养基中，ATB FUNGUS 3 试条测定念珠菌属和新生隐球菌对抗真菌药物的敏感性。ATB FUNGUS 3 试条包括 16 对杯状凹槽，第一对不含任何抗真菌药物，用作阳性生长对照。另外的 15 对包含不同稀释度的 5 种抗真菌药物（两性霉素 B、5-氟胞嘧啶、氟康唑、伊曲康唑、伏立康唑），用于测定最小抑菌浓度(MIC)。

3. 操作步骤

3.1·挑取平板上培养不超过 4 天的纯菌落，用 0.85% NaCl 制成 2 McF 浓度的菌悬液。

3.2·用移液器取 20 μl 上述菌悬液到 ATB F3 培养基的安瓿中，用吸管混匀。

3.3·用移液器在每个杯状凹槽中加入 135 μl 混匀的 ATB F3 培养基。

3.4·盖好试条盖子，置于湿盒。

3.5·35℃±2℃培养，念珠菌属培养 24 h±2 h，新生隐球菌培养 48 h±6 h。

4. 结果判断

在黑暗背景下进行肉眼判读。对每一个抗真菌药物从低浓度开始与生长对照比较，两性霉素 B 和 5-氟胞嘧啶记录完全抑制生长的浓度为 MIC，氟康唑、伊曲康唑、伏立康唑与生长对照相比生长量有明显的减少（80% 抑制）的浓度可作为这些抗真菌药物的 MIC。

5. 质量控制

每新购批号试条必须做质控，质控菌株 ATCC 22019 和 ATCC 6258，质控范围详见试剂盒说明书。

6. 注意事项

6.1·唑类药物存在"拖尾"现象，易将药敏结果判读为假耐药。判读结果需做人员比对。

6.2·操作步骤 3.2 中，充分混匀很重要，推荐使用一次性无菌吸管。

7. 临床意义

用于检测念珠菌属、隐球菌属等真菌的药物敏感性。

参考文献

[1] 中国合格评定国家认可委员会.CNAS-CL02-A005：医学实验室质量和能力认可准则在临床微生物学检验领域的应用说明.2018.

[2] CLSI. M27A：Reference Method for Broth Dilution Antifungal Susceptibility Testing of Yeasts. 2017.

（张丽　王瑶　郭莉娜　徐英春）

第十六章
非培养辅助检测标准操作规程

革兰阴性菌脂多糖检测标准操作规程

××医院检验科微生物室作业指导书	文件编号：××-JY-CZ-XJ-×××
版本： 生效日期：	共 页 第 页

1. 目的

建立细菌内毒素脂多糖(以下简称内毒素)检测标准操作规范,保证实验结果的准确性。

2. 原理

革兰阴性菌脂多糖(内毒素)能激活反应主剂中的C因子、B因子、凝固酶原等,引起酶的级联反应,根据其引起的吸光度变化对革兰阴性脂多糖(内毒素)浓度进行定量测定(图16-1-1)。

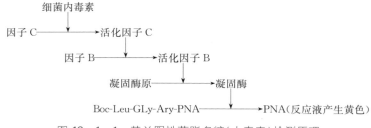

图 16-1-1 革兰阴性菌脂多糖(内毒素)检测原理

3. 试剂与仪器

3.1·样品处理液 0.9 ml,反应主剂 0.2 ml(1 M),反应主剂 0.6 ml 及反应主剂溶解液 0.6 ml(5 M)。

3.2·MB-80 微生物快速动态检测系统。

4. 质量控制

4.1·标本进行测定时应同时进行质控试验,目的是测定内毒素的测试性能及验证检测结果的准确性能。操作步骤如下。

4.1.1 无菌操作,开启质控品和溶解液,按照质控品标签上所标注的体积吸取溶解液,加入到质控品中。取溶解后的质控品溶液 0.1 ml,加入样品处理液中,混匀,放入恒温仪 70℃加热 10 min,置冷却区冷却 5 min 备用。

4.1.2 1 M 试剂操作:取上述前处理液 0.2 ml 加入反应主剂中,混匀,全量移液至无热原平底试管中,立即插入 MB-80 检测系统中检测。5 M 试剂操作:取上述前处理液 0.1 ml 加入无热原平底试管中,取主剂溶解液 0.6 ml 溶解反应主剂,混匀,然后再加入 0.1 ml 反应主剂溶液到无热原平底试管中,混匀(不要产生气泡),插入 MB-80 检测系统。

4.1.3 反应结束后,仪器自动计算结果并保存。

5. 操作步骤

5.1·目前与仪器配套使用的检测内毒素的试剂盒分为单支 1 M 和大装量 5 M 两种。操作步骤如下。

5.1.1　样本预处理（单支和大装量是相同的操作步骤）

5.1.1.1　打开 MB-80 检测系统主机、恒温仪预热 30 min。打开 MB-80 系统软件，录入病人信息、样品种类及检测项目等信息。

5.1.1.2　点击采集，使系统处于采集状态。取血清标本 0.1 ml，加入样品处理液中，摇匀，放入恒温仪加热区 70℃ 干热 10 min。

5.1.1.3　干热结束后，转移至冷却区冷却 5 min。

5.1.2　样本检测

5.1.2.1　1 M 试剂操作：取上述处理液 0.2 ml 加入反应主剂中，混匀，全量转移至无热原平底试管中，立即插入 MB-80 检测系统中检测。

5.1.2.2　5 M 试剂操作：取上述处理液 0.1 ml 加入无热原平底试管中，取主剂溶解液 0.6 ml 溶解反应主剂，混匀，然后再加入 0.1 ml 反应主剂溶液到无热原平底试管中，混匀，插入 MB-80 检测系统。

5.1.2.3　反应结束后仪器自动计算结果并保存。参见《MB-80 微生物快速动态检测系统标准操作规程》。

6. 结果判断

正常人血清中内毒素：检测值 <10 pg/ml，阴性。检测值介于 10～20 pg/ml，临床观察期，建议动态采血检测。检测值 >20 pg/ml，阳性，结合临床症状综合诊断。

注意：本法只能检测内毒素含量，不能区分细菌种属。

7. 注意事项

7.1 · 试剂盒应 2～8℃ 避光保存，使用前应检查有效期。若过期或出现破损禁止使用，以免影响测定结果。

7.2 · 试剂盒为体外诊断试剂，其中的成分可能会导致皮肤和眼睛疼痛，也可刺激黏膜和上呼吸道，所以应避免与皮肤接触，避免吸入和食入，禁止使用于人体。

7.3 · 实验操作中避免微生物及细菌污染。

8. 临床意义

内毒素的主要成分是脂多糖，存在于革兰阴性菌细胞壁外膜。革兰阴性菌感染时，脂多糖从细胞外膜释放出来，诱发机体产生免疫炎症反应。内毒素的检测主要用于：大多数革兰阴性菌感染疾病的早期诊断；对给药后的治疗效果进行评估；病程监控和预后。

参考文献

[1] 中国合格评定国家认可委员会.CNAS-CL02-A005：医学实验室质量和能力认可准则在临床微生物学检验领域的应用说明.2018.

[2] 周庭银，章强强.临床微生物学诊断与图解.4 版.上海：上海科学技术出版社，2017.

[3] 周庭银，倪语星.临床微生物检验标准化操作.3 版.上海：上海科学技术出版社，2015.

[4] Jorgensen JH, Pfaller MA, Carroll KC, et al. Manual of Clinical Microbiology. 11th ed. Washington DC: American Society for Microbiology, 2015.

（周庭银）

降钙素原(PCT)检测标准操作规程

××医院检验科微生物室作业指导书	文件编号：××-JY-CZ-XJ-×××
版本： 生效日期：	共 页 第 页

1. 目的

建立定量体外检测血清或血浆中降钙素原(PCT)含量的标准操作规范,保证实验结果的精确性及准确性。

2. 原理

检测原理：结合一步夹心法和荧光检测法(ELFA)进行检测。将样品转移到装有用碱性磷酸酶标记的抗降钙素原抗体(结合物)的孔中。样品结合物的混合物在固相管(SPR)中循环进出几次,使抗原与固定于固相管内壁的免疫球蛋白相结合成为夹层状。未结合的化合物在清洗过程中被清除掉。连续进行 2 次检测。在每步检测中,底物在 SPR 中循环进出。结合物酶催化该底物水解生成一种荧光产物(4-甲基伞形酮),于 450 nm 处检测其荧光值。其荧光强度与样品中抗原的浓度成比例。检测结束时,仪器根据两个校准曲线(对应两次检测)自动计算结果。荧光阈值所决定的校准曲线将用于每个样品的检测。

3. 试剂与仪器

3.1·试剂主要组成

3.1.1 样本检测试剂

3.1.1.1 试剂条：包被有单克隆的鼠抗人降钙素原免疫球蛋白的固相管。

3.1.1.2 试剂准备：开启后,仅从袋中取出所需数目的固相管,并重新仔细地密封储物袋。

3.1.2 校准品(定标液)

3.1.2.1 校准品：S1 校准品;S2 校准品。

3.1.2.2 校准物准备：用 2 ml 蒸馏水重溶。静置于 5～10 min 后混合。

3.1.3 质控品

3.1.3.1 质控品：C1 质控品(高值);C2 质控品(低值)。

3.1.3.2 质控物准备：用 2 ml 蒸馏水重溶。静置于 5～10 min 后混合。

3.2·主要仪器：Mini VIDAS 全自动免疫分析仪。

4. 校准

每开启一批新的试剂,需在输入批数据后进行校准,之后每隔 28 日需再进行一次校准。校准品(S1 及 S2)在同一次运行中必须重复测定 2 次,且校准值必须在设定的 RFV(相对荧光度值)范围内。如果不在该范围内,使用 S1 和 S2 重新校准。

5. 质量控制

5.1·质控品必须在新试剂盒开封后立即使用以保证试剂的性质未发生改变。必须采用质控品检查每次的校准。仪器上只有在质控品标记为 C1 和 C2 时才能检查质控值。

5.2·若质控数值偏离期望值,则无法对检测结果进行验证。在同次检测中的样品也必须进行复验。

6. 操作步骤

6.1·从冷藏处取出需要的试剂。

6.2·每份待测的样品、对照品或校准品都分别使用一条"PCT"试剂条和一个"PCT"固相管。确保取出需要的固相管后重新仔细密封储物袋。

6.3·仪器通过代码"PCT"来确认该项测试。校准品需分别标为"S1"和"S2",并且需要重复测定 2 次。检测质控品时,需在仪器上将其分别标为"C1"和"C2"并各测定 1 次。

6.4·采用旋涡振荡混合器混合校准品和(或)对质控品。该项测试,校准品、对照品和样品的上样量均为 200 μl。将"PCT"固相管和"PCT"试剂条插入仪器中。立即开始检测,所有检测步骤由仪器自动完成。

6.5·重新塞好瓶塞,将其放回到 2～8℃条件下保存。测试结束后,从仪器中取出固相管和试剂条。

7. 结果判断

7.1·测试完成后,计算机将采用仪器中的两条校准曲线对结果进行自动分析。

7.2·浓度<0.5 ng/ml 表示出现重症败血症和(或)败血症性休克的风险较低;浓度>2 ng/ml 表示出现重症败血症和(或)败血症性休克的风险较高。但是由于存在与低浓度降钙素原相关的局部感染(无全身性病症)或处于感染初期的全身性感染(<6 h),因此浓度<0.5 ng/ml 时并不能排除感染的出现。此外,无感染时也可能出现降钙素原浓度升高。PCT浓度 0.5～2.0 ng/ml 时需结合患者的病史来判定结果。对任何 PCT 测得浓度<2 ng/ml 的样品,建议在 6～24 h 内进行复验。

8. 注意事项

8.1·试剂盒使用前应检查有效期。若过期或出现破损禁止使用,以免影响测定结果。

8.2·试剂盒为体外诊断试剂,其中的成分可能会导致皮肤和眼睛疼痛,也可刺激黏膜和上呼吸道,所以应避免与皮肤接触,避免吸入和食入,禁止使用于人体。

8.3·仅供专业人员使用。若储物袋已被穿破,则勿使用其中的固相管。不得将不同批次的试剂或耗材混合使用。仪器必须定期清洁和去污(参见用户手册)。

8.4·使用过或未使用的试剂同所有其他已污染的一次性材料按照有传染性或潜在传染性物品的处理步骤处理。

9. 临床意义

PCT 是降钙素的激素原,可由很多器官的不同类型细胞在受到促炎症反应(特别是受到细菌引起的刺激)后分泌。当 PCT 浓度高于 0.1 ng/ml 时说明存在临床相关的细菌感染,需要采用抗生素进行治疗。当 PCT 浓度>0.5 ng/ml 时,要考虑患者可能有发展成重症败血症或败血症性休克的危险。故 PCT 的检测主要用于:协助评估重症患者发展为重症败血症以及败血症性休克的可能性;特异性区分细菌感染和其他原因导致的炎症反应;败血症感染的早期诊断指标；局部细菌感染的诊断指标。

参考文献

［1］ 中国合格评定国家认可委员会.CNAS－CL02－A005：医学实验室质量和能力认可准则在临床微生物学检验领域的应用说明.2018.

［2］ Christ-Crain M，Müller B. Procalcitonin in bacterial infections-hype，hope，more or less?. Swiss Med Wkly，2005，135 （31－32）：451－460.

［3］ Yang SK，Xiao L，Zhang H，et al. Significance of serum procalcitonin as biomarker for detection of bacterial peritonitis：a systematic review and meta-analysis. BMC Infect Dis，2014，14：452.

［4］ Nakajima A，Yazawa J，Sugiki D，et al. Clinical utility of procalcitonin as a marker of sepsis：a potential predictor of causative pathogens. Intern Med，2014，53(14)：1497－1503.

（凌华志　徐元宏）

C 反应蛋白(CRP)检测标准操作规程

××医院检验科微生物室作业指导书	文件编号：××-JY-CZ-XJ-×××
版本： 生效日期：	共 页 第 页

1. 目的

建立定量体外检测血清或血浆中 C 反应蛋白(CRP)含量的标准操作规范,保证实验结果的精确性及准确性。

2. 原理

采用免疫透射比浊法。抗人 CRP 抗体包被的胶乳颗粒和样品中的 CRP 进行抗原抗体反应,反应完成后,用透射比浊法检测吸光度的变化反应 CRP 的浓度。

3. 试剂与仪器

3.1·试剂：血清 CRP Dissys 配套测定试剂盒。

3.1.1 R1(试剂瓶 1)：HEPES 缓冲液 10 mmol/L,pH 为 7.2;PEG、NaCl、表面活性剂、稳定剂适量。

3.1.2 R2(试剂瓶 2)：硼酸盐缓冲液 3.2 mmol/L;多克隆抗人 CRP 抗体(山羊)和单克隆抗人 CRP 抗体(鼠)包被的羧化聚苯乙烯颗粒适量;PEG、NaCl、表面活性剂、稳定剂适量。

3.1.3 试剂准备：试剂均为即用液体试剂,禁止振摇,在使用时应去除液体表面气泡。

3.1.4 储存条件及稳定性：未开瓶试剂 2～8℃至有效期末。

3.2·校准品(定标液)

3.2.1 校准品：S1,0.9% NaCl;S2,校准品(cfas proteins)。

3.2.2 校准物准备：即用性液体校准品。

3.2.3 校准周期及要求：试剂批号更换;质控不合要求。

3.2.4 储存条件及稳定性：未开瓶试剂 2～8℃至有效期。

3.3·质控品：Roche Precinorm U(正常值),Precipath U(病理值);或其他适合控制品。

3.3.1 质控物准备：1 ml 去离子水溶解 30 min。

3.3.2 储存条件及稳定性：未开瓶试剂 2～8℃至有效期;复溶后 15～25℃12 h,2～8℃7 日。

3.4·主要仪器：Roche Modular DPP 全自动生化分析仪。

4. 校准

4.1·校准步骤

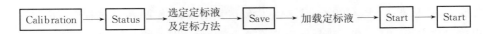

4.2·校准有效性确认：通过室内质控(两水平,标准：<2SD)确认。

5. 质量控制

5.1·质控步骤

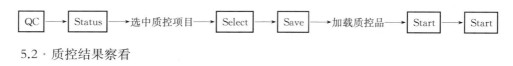

5.2·质控结果察看

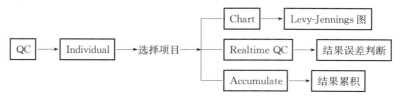

6. 操作步骤

6.1·常规样本检测：在 Roche Modular DPP 全自动生化分析仪 Workplace 界面选择样本类型并输入样本号，同时选中检测项目 CPR 并保存，点击"Start"开始样本检测。

6.2·急诊样本检测：在 Roche Modular DPP 全自动生化分析仪 Stat 界面输入急诊架号位置及样本号，选中检测项目 CPR 并保存，将样本放入急诊位，此时仪器优先检测急诊样本。

7. 结果判断

7.1·仪器自动计算结果并传输至 LIS。正常成人血清或血浆中 CPR<5 mg/L；出生>3 周的婴儿或儿童血清或血浆中 CPR<2.8 mg/L。

7.2·如果结果作为诊断指标应结合病史及其他临床检查结果综合判断。

8. 注意事项

8.1·应根据实验室标准采集程序采集标本，适用标本为血清、肝素或 EDTA 血浆标本。不可从正在静脉滴注的手臂上采血，上机标本不能有凝块。

8.2·乳糜标本对结果有一定干扰。血清或血浆标本 20~25℃保存 3 日，4~8℃稳定 8 日，−20℃稳定 3 年。

8.3·试剂中含叠氮钠(0.95 g/L)，不可入口，避免与皮肤及黏膜接触。

8.4·应采取必要预防措施使用试剂。本品仅用于体外诊断。

9. 临床意义

CRP 是最有名的急性时相蛋白，发生炎症时血液中的 CPR 浓度会升高，在细菌感染、术后或组织损伤发生急性炎症过程中，CRP 浓度在 6 h 后便会升高，故可用于早期检出急性感染等。CPR 检测主要用于：器质性疾病筛查，如细菌感染引起的急、慢性炎症，自身免疫病或免疫复合物病；组织坏死和恶性肿瘤。并发感染的鉴别：CRP>100 mg/L 为细菌感染，病毒感染 CRP≤5 mg/L，革兰阴性菌感染可高达 500 mg/L。评价疾病活动性和疗效监控：CRP 10~50 mg/L 表示轻度炎症(膀胱炎、支气管炎、脓肿)、手术、创伤、心肌梗死、非活动风湿病、恶性肿瘤、病毒感染；CRP>100 mg/L 提示为较严重的细菌感染；治疗过程中 CRP 仍维持高水平提示治疗无效。器官移植排异反应的监测：排异反应时血清 CRP 水平持续升高。

(凌华志　徐元宏)

真菌β-(1,3)-D-葡聚糖检测标准操作规程

××医院检验科微生物室作业指导书	文件编号：××-JY-CZ-XJ-×××
版本： 生效日期：	共 页 第 页

1. 目的

规范真菌β-(1,3)-D-葡聚糖检测(G试验)标准操作规程,保证实验结果的准确性。

2. 原理

真菌β-(1,3)-D-葡聚糖能特异性激活反应主剂中的G因子、凝固酶原等,发生酶的级联反应从而引起吸光度变化,根据检测其溶液吸光度变化对真菌β-(1,3)-D-葡聚糖浓度进行定量测定(图16-2-1)。

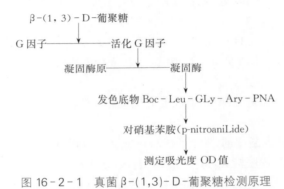

图16-2-1 真菌β-(1,3)-D-葡聚糖检测原理

3. 试剂与仪器

3.1·样品处理液0.9 ml,反应主剂0.2 ml(1 M),反应主剂0.6 ml及反应主剂溶解液0.6 ml(5 M)。

3.2·MB-80微生物快速动态检测系统。

4. 质量控制

4.1·标本进行测定时应同时进行质控试验,目的是测定真菌的测试性能及验证检测结果的准确性。操作步骤如下。

4.1.1 无菌操作,开启质控品和溶解液,按照质控品标签上所标注的体积吸取溶解液,加入到质控品中。取溶解后的质控品溶液0.1 ml,加入样品处理液中,混匀,放入恒温仪70℃加热10 min,冷却区冷却5 min备用。

4.1.2 1 M试剂操作：取上述前处理液0.2 ml加入反应主剂中,混匀,全量移液至无热原平底试管中,立即插入MB-80检测系统中检测。5 M试剂操作：取上述前处理液0.1 ml加入无热原平底试管中,取主剂溶解液0.6 ml溶解反应主剂,混匀,然后再加入0.1 ml反应主剂溶液到无热原平底试管中,混匀(不要产生气泡),插入MB-80检测系统。

4.1.3 反应结束后,仪器自动计算结果并保存。

5. 操作步骤

5.1·目前与仪器配套使用的检测真菌的试剂盒分为单支 1 M 和大装量 5 M 两种。操作步骤如下。

5.1.1　标本预处理（单支和大装量是相同的操作步骤）：打开 MB－80 检测系统主机、恒温仪预热 30 min。打开 MB－80 系统软件，录入患者信息、样品种类及检测项目等信息。点击采集，使系统处于采集状态。取血清标本 0.1 ml，加入样品处理液中，摇匀，放入恒温仪加热区 70℃ 干热 10 min。干热结束后，转移至冷却区冷却 5 min。

5.1.2　标本检测：1 M 试剂操作：取上述处理液 0.2 ml 加入反应主剂中，混匀，全量转移至无热原平底试管中，立即插入 MB－80 检测系统中检测。5 M 试剂操作：取上述处理液 0.1 ml 加入无热原平底试管中，取主剂溶解液 0.6 ml 溶解反应主剂，混匀，然后再加入 0.1 ml 反应主剂溶液到无热原平底试管中，混匀，插入 MB－80 检测系统。反应结束后，仪器自动计算结果并保存。参见《MB－80 微生物快速动态检测系统标准操作规程》。

6. 结果判断

正常人血清中 β-(1,3)-D-葡聚糖：检测值＜60 pg/ml，阴性。检测值介于 60～100 pg/ml，临床观察期，建议动态采血检测。检测值＞100 pg/ml，阳性，结合临床症状综合诊断。

7. 注意事项

7.1·试剂盒应 2～8℃ 避光保存，使用前应检查有效期。若过期或出现破损禁止使用，以免影响测定结果。

7.2·试剂盒为体外诊断试剂，其中的成分可能会导致皮肤和眼睛疼痛，也可刺激黏膜和上呼吸道，所以应避免与皮肤接触，避免吸入和食入，禁止使用于人体。

7.3·本法只能检测 β-(1,3)-D-葡聚糖含量，不能区分真菌种属。实验操作中避免微生物及细菌污染。

8. 临床意义

血清葡聚糖检测可在拟诊早期为临床医生提供机体是否感染真菌的可靠信息，因此血清葡聚糖含量检测不失为一种实用的真菌感染早期诊断方法。

参考文献

[1] 中国合格评定国家认可委员会.CNAS－CL02－A005：医学实验室质量和能力认可准则在临床微生物学检验领域的应用说明.2018.

[2] Jorgensen JH，Pfaller MA，Carroll KC，et al. Manual of Clinical Microbiology. 11th ed. Washington DC：American Society for Microbiology，2015.

（周庭银）

曲霉菌半乳甘露聚糖检测标准操作规程

××医院检验科微生物室作业指导书	文件编号：××-JY-CZ-XJ-×××
版本： 生效日期：	共 页 第 页

1. 目的

建立定量检测人血清标本中曲霉菌半乳甘露聚糖(GM)的标准操作规范,保证实验结果的精确性及准确性。

2. 原理

采用 ELISA 竞争法,使用特异抗体检测曲霉菌 GM 抗原。先将预处理过的待检人血清标本与 GM 抗体混合并温育后,加入包被有曲霉菌 GM 的酶标板中,经温育和洗涤后,加入酶标抗体,再经温育和洗涤后加入 TMB 底物产生显色反应,用酶标仪在 450 nm 波长下测定其吸光度。吸光度值与 GM 含量呈负相关,由此实现对曲霉菌 GM 的定量检测。

3. 试剂与仪器

3.1·试剂主要组成：包被 GM 的酶标板 R1、GM 标准品 R2a～R2e(浓度分别为 0.25 μg/L、0.5 μg/L、1.0 μg/L、2.5 μg/L、5.0 μg/L)、GM 抗体 R3、酶标抗体 R4、样本处理液 R5、浓缩洗液(20×)R6、样本稀释液 R7、底物溶液 R8、终止液 R9、质控品 AR10(浓度 2.5～5 μg/L)、质控品 BR11(浓度＜0.5 μg/L)、封板膜 M1。

3.2·主要仪器：酶标仪。

4. 操作步骤

4.1·实验前准备

4.1.1 试验前将试剂盒取出,置于室温(20～25℃)30 min。打开装有酶标板的密封袋 R1,将暂不用的板条放回密封袋内封号,保存在 2～8℃。

4.1.2 配制工作洗涤液：取浓缩洗液 20 倍稀释,稀释后的工作洗液可在 2～8℃保存 2 周。若浓缩洗液出现结晶,于 30℃水浴溶解后使用。取 0.6 ml 或 1.5 ml 洁净无菌离心管或混合板,备用。

4.2·标本预处理

4.2.1 向离心管中加入 300 μl 待测血清。向离心管中再加入 100 μl 标本处理液 R5。漩涡振荡 10 s 以彻底混匀,将离心管放入水浴锅内 100℃加热 3 min。

4.2.2 将离心管从水浴锅内取出,小心放入离心机内,于 4℃ 10 000 g 离心 10 min。取上清液 60 μl 用于检测。

4.3·标本检验

4.3.1 标本混合：分别设置标准曲线组、待测样品组。

4.3.1.1 标准曲线组：按 R2a、R2b、R2c、R2d 和 R2e 的顺序将各 GM 标准品溶液分别取 60 μl 加入对应离心管或混合板中。

4.3.1.2 待测样品组：将待检标本各取 60 µl 加入对应离心管或混合板中。

4.3.1.3 再向各组离心管或混合板中分别加入 GM 抗体 60 µl。加样结束后振荡混匀,在 37℃下孵育 30 min。

4.3.2 标本转移：将离心管或混合板中的标本转移至酶标板孔中,每孔加入 100 µl。另设空白对照孔 1 孔,加入标本稀释液 100 µl。封上封板膜,在 37℃下孵育 30 min。

4.3.3 洗涤：揭开封板膜,洗涤酶标板。每孔每次加入不少于 300 µl 的洗涤液,静置 40 s 后将酶标板内液体除去,在吸水纸上反复拍打以去除残留液体,重复上述洗涤 3 次。

4.3.4 加入酶标抗体：洗涤结束后,每孔加入 R4 酶标抗体 100 µl。用封板膜封板,在 37℃下孵育 30 min。

4.3.5 洗涤：同 4.3.3。

5. 数据处理

5.1 各孔 OD 值减去空白对照孔 OD 值后再进行分析。

5.2 以 GM 浓度为横坐标(以 10 为底的对数坐标),OD 值为纵坐标(普通坐标),作直线得到标准曲线方程。

5.3 根据标准曲线方程计算出待测标本中 GM 浓度。

6. 质量控制

6.1 空白对照：OD 值必须控制在 0.2 以下。

6.2 标准曲线回归方程决定系数 $R2 > 0.980$。

6.3 质控品 A 的浓度范围 2.5～5 µg/L。

6.4 质控品 B 的浓度范围小于 0.5 µg/L,如果没有达到上述指标,则影响分析的可靠性,检测结果不予报告,需重新检测。

7. 结果判断

7.1 如 GM 浓度 $\geq$0.85 µg/L,则定为阳性。如 GM 浓度 < 0.65 µg/L,则定为阴性。如 GM 浓度在 0.65～0.85 µg/L,应结合临床和影像学综合评价,建议连续检测观察。

7.2 标本中 GM 浓度超出标准曲线量程时,若标本 OD 值低于 R2e 则判断为阳性,若高于 R2a 则判断为阴性。

8. 注意事项

8.1 酶标板开封后,请务必将暂时不使用的板条立即用封口膜封口并放回密封袋内密封,保存于 2～8℃。

8.2 试剂、血液标本保存时避免污染,造成假阳性结果。如标本不能及时检测,需冷藏于 2～8℃,不超过 48 h。如 48 h 内不能检测标本,需 -20℃以下保存,避免反复冻融。

8.3 使用单独移液器或者更换洁净的吸头来预防标本或试剂污染。试剂混合时要混合充分。保证微孔充分洗涤,避免产生泡沫,不要使用洗瓶洗涤。

8.4 底物溶液应避光,避免与氧化剂接触,底物溶液由无色变为浅蓝色时试剂失效,应弃用。

8.5 终止液具有腐蚀性,易发生灼伤,在操作时注意防护。本品仅用于体外诊断。本产品组分应避免冻结,若冻结请勿使用。

8.6·试剂盒组分含有生物源性物质,操作人员都应具备生物安全相关知识,患者标本及所有试验材料使用后按照具有传染性医疗废弃物处理。

8.7·本产品尚未对儿童标本参考值进行研究。

8.8·若标本检测结果超出检测范围上限,需用试剂盒内专有标本稀释液进行稀释,建议不超过 4 倍稀释。

9. 临床意义

在免疫抑制患者中侵袭性曲霉病(invasive aspergillosis, IA)的发病率逐年增高,并成为患者死亡的主要原因,烟曲霉菌是引起免疫抑制患者严重深部曲霉菌感染的最常见病原菌,其次还有黄曲霉菌、黑曲霉菌、土曲霉菌等。IA 在血液病和造血干细胞移植(hematopoietic stem cell transplants,HSCT)患者中病死率高达 70%～90%,造成这种高病死率的主要原因在于不能在病程早期对 IA 进行检测诊断,以致患者得不到及时有效的治疗而死亡,因此选择早期检测诊断方法具有重要的意义。检测血清真菌抗原和循环代谢产物的方法对 IA 的早期诊断价值较高。GM 是一种曲霉属来源的多糖抗原,存在于 IA 患者血清中。通过对其检测可以较早辅助诊断曲霉菌感染。

参考文献

[1] 中国合格评定国家认可委员会.CNAS－CL02－A005:医学实验室质量和能力认可准则在临床微生物学检验领域的应用说明.2018.

[2] 周庭银,倪语星,胡继红,等.临床微生物检验标准化操作.3 版.上海:上海科学技术出版社,2015.

[3] Busca A, Locatelli F, Barbui A, et al. Usefulness of sequential Aspergillus galactomannan antigen detection combined with early radiologic evaluation for diagnosis of invasive pulmonary aspergillosis in patients undergoing allogeneic stem cell transplantation. Transplant Proc, 2006, 38(5): 1610－1613.

[4] Kimpton G, White PL, Barnes RA, et al. The effect of sample storage on the performance and reproducibility of the galactomannan EIA test. Med Mycol, 2014, 52(6): 618－626.

(凌华志　徐元宏)

隐球菌荚膜多糖检测标准操作规程

××医院检验科微生物室作业指导书	文件编号：××-JY-CZ-XJ-×××
版本： 生效日期：	共 页 第 页

1. 目的

本产品用于定性检测脑脊液或血清中的隐球菌荚膜多糖，临床上主要用于辅助诊断隐球菌感染。

2. 原理

隐球菌荚膜多糖检测卡（胶体金法）是一种双抗体夹心免疫层析试验。将样本和样本处理液加入到检测卡的加样孔处，样本通过毛细作用层析至喷涂有金标抗隐球菌荚膜多糖单克隆抗体的金标垫处，样本中的隐球菌荚膜多糖与金标抗隐球菌荚膜多糖单克隆抗体结合，形成金标抗体-荚膜多糖复合物，该复合物继续通过毛细作用在 NC 膜上层析并与包被固定化抗隐球菌荚膜多糖单克隆抗体的检测条带反应，形成双抗体夹心结构，并显示一条可见的检测条带。只要有正常的层析和试剂反应，任何阳性或阴性样本的层析都会使金标抗体移动至对照条带处，与对照条带处固定化的抗体结合，形成一条可见的对照条带。阳性检测结果将出现两个条带（检测条带和对照条带），阴性检测结果仅出现一个条带（对照条带）。若无对照条带，则该检测无效。

3. 试剂与仪器

3.1·试剂主要组成：隐球菌荚膜多糖检测卡 25 个、样本处理液 2 ml、阳性对照 1 ml、样本稀释液 6 ml。

3.2·主要仪器：无。

4. 操作步骤

4.1·样本要求

4.1.1 参照实验室检验标本临床采集指南，按照无菌操作收集脑脊液或血清样本。

4.1.2 样本采集后应立即用于检测，如不能及时检测，样本需冷藏于 2～8℃下，不超过 72 h；如 72 h 内不能检测标本，需 −20℃ 以下保存，避免反复冻融。

4.1.3 样本采集、转移和保存时避免污染、变质和反复冻融。

4.2·检验方法：将 1 滴样本处理液滴至适当容器（如 EP 管）中，加入 50 μl 样本，混匀。取出检测卡，水平放置，取 50 μl 混合样本滴加至检测卡的加样孔处。等待 10 min。读取并记录实验结果（见结果判定）。

5. 结果判定

出现两个条带（检测条带和对照条带）表明检测结果为阳性。仅出现一个对照条带表明检测结果为阴性。若对照条带未出现，则说明该检测无效并应重新检测。对于强阳性样本或怀疑钩状（HOOK）效应导致的弱阳性、假阴性样本，建议使用样本稀释液对样本从 1∶5 开始进行倍比稀释(至 1 ∶ 2 560 或更高)后按照上述方法进行检测,检测结果应报告为产生阳性结果的最高稀释度(图 16 - 2 - 2)。

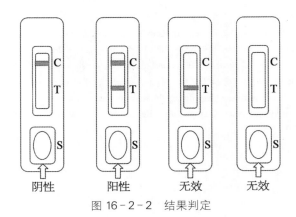

图 16 - 2 - 2　结果判定

6. 检测结果的解释

对照条带必须存在才可表明检测结果有效。对照条带和检测条带均存在表明检测结果为阳性。阴性结果并不能排除非隐球菌病。样本有可能是在可检测到荚膜多糖出现之前抽取。临界值以上检测结果的量度不能表明存在的荚膜多糖总量。

7. 钩状效应

极高浓度的荚膜多糖的检测会出现弱阳性,甚至假阴性结果。如果在出现弱阳性或假阴性结果怀疑是 HOOK 效应时,应对样本稀释后检测,保证结果的准确性。

8. 质量控制

8.1·阳性对照:1 滴阳性对照,滴加至检测卡的加样孔处,10 min 后读取结果,结果应显示为两个条带。

8.2·阴性对照:1 滴样本处理液,滴加至检测卡的加样孔处,10 min 后读取结果,结果应显示为一个对照条带。

8.3·依据国家和当地的法规及认证机构的指导方针或要求,可能需要做额外的质控检测。

9. 注意事项

9.1·试剂、样本保存时应避免污染,造成假阳性结果。如样本不能及时检测,应在适当条件下保存,避免样本污染和变质。

9.2·操作过程中注意及时更换吸头,避免交叉污染。

9.3·本产品仅适用于体外诊断。

10. 临床意义

荚膜多糖抗原是隐球菌特有的分泌物,是隐球菌感染确诊的依据;在感染的初期,荚膜多糖抗原即被检测到,因此是隐球菌病早期诊断的标志物;血清中的隐球菌荚膜多糖抗原可以早于临床症状 3 周监测到;随着病情的发展,荚膜多糖抗原的含量会随之发生变化,还可作为病情监测的指标。

参考文献

［1］ Arturo Casadevall. Evaluation of New Monoclonal Antibody-Based Latex Agglutination Test for Detection of Cryptococcal Polysaccharide Antigen in Serum and Cerebrospinal Fluid. JCM，1994，2309－2311.

［2］ Arturo Casadevall. Sensitivity of Sandwich Enzyme-Linked Immunosorbent Assay for Cryptococcus neoformans Polysaccharide Antigen Is Dependent on the Isotypes of the Capture and Detection Antibodies. JCM，1995，765－768.

［3］ Thomas R. Kozel. Monoclonal Antibodies Specific for Immuno recessive Epitopes of Glucuronoxylomannan，the Major Capsular Polysaccharide of Cryptococcus neoformans，Reduce Serotype Bias in an Immunoassay for Cryptococcal Antigen. JCM，2011，1292－1296.

（周庭银）

第十七章
质谱及分子生物学鉴定标准操作规程

细菌 16Sr DNA 测序鉴定标准操作程序

××医院检验科微生物室作业指导书	文件编号：××-JY-CZ-XJ-×××
版本： 生效日期：	共　页　第　页

1. 目的

建立医学检验科对临床细菌种属鉴定的标准操作程序，规范实验人员的操作。

2. 适用范围

适用于临床分离的所有种属细菌的测序鉴定操作。

3. 实验原理

细菌中含有 3 种 rRNA 序列，分别为 23S、16S 和 5S，其中 16Sr RNA 由于其核苷酸数目适中、信息量大、具有高度稳定性、易于提取和分析，是细菌系统分类学研究中最常用的分子钟。16Sr DNA 是编码原核生物核糖体小亚基 rRNA（16Sr RNA）的 DNA 序列，长度约为 1 540 bp，存在于所有细菌染色体基因组中。16Sr DNA 分子序列中包含 9 个可变和 10 个恒定区，保守序列区域反映了生物物种间的亲缘关系，而高变异序列区域则能体现物种间的差异。通过 PCR 扩增 16Sr DNA 并进行测序，将测序得到的 16Sr DNA 序列在 NCBI 网站进行 BLAST 比对，即可获知与该序列同源性较高的已知序列，为菌株的分类提供依据。

4. 实验器材

细菌基因组 DNA 提取试剂盒、溶菌酶干粉、1.5 ml 灭菌 EP 管、TE Buffer、移液器、金属加热器、台式离心机、PCR 扩增反应试剂、PCR 仪、电泳仪、核酸凝胶成像仪、DL2000 Marker、1%琼脂糖凝胶。

5. 操作步骤

5.1 · 细菌灭活处理：用无菌接种环从培养基上刮取适量新鲜培养的细菌（2～3 个单菌落），加入含有 200 μl TE Buffer 或无菌水的 1.5 ml EP 管制成菌悬液，放至金属加热器 95℃ 15 min 灭活细菌，如为分枝杆菌则需 30 min（生物安全柜内操作为宜）。将灭活的菌悬液在离心机内 13 000 r/min 离心 10 min。

5.2 · 基因组抽提

5.2.1　煮沸法：用无菌接种环从培养基上刮取适量新鲜培养的细菌，加入含有 200 μl TE Buffer 或无菌水的 1.5 ml EP 管制成菌悬液，放至金属加热器 95℃ 15 min 灭活细菌。将灭活的菌悬液在离心机内 13 000 r/min 离心 10 min，所得上清即为煮沸法提取的细菌基因组 DNA。

注意：由于煮沸法所提取的基因组样本中包含大量的蛋白质和 RNA 等，对后期的 PCR 扩增可能产生一定的抑制作用。并且，煮沸法通常适用于革兰阴性细菌，对于革兰阳性细菌和分枝杆菌等细胞壁较复杂的细菌，煮沸法往往不能较好地裂解释放细菌的基因组 DNA。

5.2.2　柱吸附法

5.2.2.1 将灭活的菌液上清弃去,向菌体沉淀中加入 180 μl 浓度为 20 mg/ml 的溶菌酶溶液,37℃处理 30 min 以上。

5.2.2.2 向管中加入 20 μl 蛋白酶 K 溶液,混匀。

5.2.2.3 加入 220 μl 缓冲液 GB,振荡 15 s,70℃放置 10 min,溶液应变清亮,简短离心以去除管盖内壁的水珠(注意:加入缓冲液 GB 时可能会产生白色沉淀,一般 70℃放置时会消失。不会影响后续试验。如溶液未变清亮,说明细胞裂解不彻底,可能会导致提取的 DNA 量少或不纯)。

5.2.2.4 加入 220 μl 无水乙醇,充分振荡混匀 15 s,此时可能会出现絮状沉淀,简短离心以去除管盖内壁的水珠。

5.2.2.5 将上一步所得溶液和絮状沉淀都加入一个吸附柱 CB3 中(吸附柱放入收集管中),12 000 r/min 离心 30 s,倒掉废液,将吸附柱放入收集管。

5.2.2.6 向吸附柱中加入 500 μl 缓冲液 GD(使用前检查是否已加入无水乙醇),12 000 r/min 离心 30 s,倒掉废液。

5.2.2.7 向吸附柱中加入 700 μl 漂洗液 PW(使用前检查是否已加入无水乙醇),12 000 r/min 离心 30 s,倒掉废液。

5.2.2.8 向吸附柱中加入 500 μl 漂洗液 PW,12 000 r/min 离心 30 s,倒掉废液。

5.2.2.9 将吸附柱放回收集管中,12 000 r/min 离心 2 min,倒掉废液,将吸附柱放置于室温数分钟,以彻底晾干吸附材料中残余的漂洗液(注意:这一步骤的目的是将吸附柱中残余的漂洗液去除,漂洗液中乙醇的残留会影响后续的酶反应试验)。

5.2.2.10 将吸附柱转入一个干净的离心管中,向吸附膜的中间部位滴加 100 μl 洗脱缓冲液 TE,放置 70℃ 2～5 min,12 000 r/min 离心 2 min。

5.3·PCR 扩增 16Sr DNA 引物序列

5.3.1 16Sr RNA‐F:AGTTTGATCCTGGCTCAG。

5.3.2 16Sr RNA‐R:GGTTACCTTGTTACGACTT。

5.4·PCR 反应体系及参数设置

5.4.1 反应体系:dNTP(10 mM each)1 μl,Mg^{2+}(25 mM)4 μl,10×Buffer 5 μl,Primer F(10 pmol/μl)0.5 μl,Primer R(10 pmol/μl)0.5 μl,Taq polymerase(5 U/μl)0.5 μl,Template 2 μl,dH_2O 36.5 μl,共 50 μl。

5.4.2 反应体系配好后用手指轻弹反应管,以使加入的模板混匀,微型离心机短暂离心,上机进行扩增反应。具体 PCR 反应参数设置如下:95℃ 5 min,94℃ 1 min,55℃ 1 min,72℃ 1 min,72℃ 5 min。均 30 cycles。

5.5·凝胶电泳:根据扩增产物的数量,选择 1%琼脂糖凝胶放入电泳槽,加样孔在电泳槽的负极方向。吸取 2 μl 的 PCR 扩增产物与 0.8 μl 的 6×Loading Buffer 混合后加入凝胶孔,最后加入 5 μl DL2000 Marker。接通电源,调节电压至 120 V,开始电泳过程。待溴酚蓝指示剂跑至胶的 2/3 处停止电泳,取出胶在凝胶成像仪上进行观察。

5.6·紫外成像仪拍照:阳性条带应在 1 500 bp 处,亮度与 Marker 最亮的一条相当,如图

17-1-1 所示,即可送 PCR 产物测序。

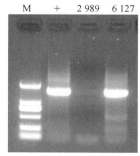

图 17-1-1　紫外成像拍照

5.7·PCR 产物测序:经电泳验证符合测序的 PCR 产物转移至高压灭菌过的 1.5 ml EP 管,标记好名称,填写测序申请单:包括样品名称、样品类型、引物名称及浓度(16Sr RNA Primer F/R,10 mM)、片段长度(1 500 bp 左右)、反应个数(通常为 2 个,双向测序)、是否测通(是)等。将引物和 PCR 产物包装好通过快递送至测序公司。

5.8·结果分析:登录 NCBI 网站 http://www.ncbi.nlm.nih.gov,将测序结果中的 txt 格式文件上传。在搜索数据库选项中选"others",点击"BLAST"等待结果。分析结果时主要看 Max identity,通常在 97% 以上可认为结果比较可靠,辅以 Query coverage 及 Total score,评分越高可靠性越高。在进行鉴定种属选择时,也应当结合菌株的生长形态、生化反应等常规试验进行综合判定。

6. 注意事项

6.1·检测标本必须是经纯培养分离出的新鲜菌落,所有操作均需使用无菌耗材和试剂,否则抽提出的基因组中混有杂菌的基因组会影响测序结果,导致测序失败。

6.2·PCR 时反应体系的配制以及加入模板时,操作地点应分开,防止造成核酸污染;试验同时注意设置阳性及阴性对照。

6.3·因琼脂糖凝胶中含有的 EB 为致癌剂,需注意防护,并注意不要污染其他清洁区域;可以使用其他无污染或低毒性的显色剂,进行扩增结果的观察分析。

参考文献

[1] 中国合格评定国家认可委员会.CNAS-CL02-A005:医学实验室质量和能力认可准则在临床微生物学检验领域的应用说明.2018.

[2] Jorgensen JH, Pfaller MA, Carroll KC, et al. Manual of Clinical Microbiology [M]. 11th ed. Washington DC: American Society for Microbiology, 2015.

(吴文娟　郭健)

真菌 ITS/D2 测序鉴定标准操作程序

××医院检验科微生物室作业指导书	文件编号：××-JY-CZ-XJ-×××
版本： 　　　　　生效日期：	共　页　第　页

1. 目的

建立医学检验科对临床真菌种属鉴定的标准操作程序，规范实验人员的操作。

2. 适用范围

适用于临床分离的所有种属真菌的测序鉴定操作。

3. 实验原理

18S rDNA 是编码真核生物核糖体小亚基 rRNA（18S rRNA）的 DNA 序列，序列中既有保守区又有可变区，保守序列区域反映了生物物种间的亲缘关系，而高变异序列区域则能体现物种间的差异。由于 18S rDNA 在进化速率上比较保守，因此在系统发育研究中较适用于种属的分类。内转录间隔区 ITS 位于核糖体 rDNA 18S、5.8S 及 28S 之间，由于不需要加入成熟核糖体，因此在进化过程中能够承受更多的变异，其进化速率为 18S rDNA 的 10 倍，属于中度保守的区域，利用它可研究种及种以下的分类。针对真菌保守序列 18S 核糖体 DNA 3′末端设计通用引物 ITS1 和 28S 核糖体 DNA 5′端的通用引物 ITS4 可扩增出真菌 ITS 区基因序列（600 bp 左右）。通过测序并将该段的序列结果在 NCBI 上进行 BLAST 比对，即可获知与该序列同源性较高的已知序列，为确定菌种的分类提供依据。

4. 实验器材

真菌基因组 DNA 提取试剂盒、真菌细胞破壁酶、1.5 ml 灭菌 EP 管、TE Buffer、移液器、金属加热器、台式离心机、PCR 扩增反应试剂、PCR 仪、电泳仪、核酸凝胶成像仪、DL2000 Marker、1‰琼脂糖凝胶。

5. 操作步骤

5.1·标本处理：用无菌接种环从培养基上刮取适量的纯培养菌体，加入至含有 200 μl TE Buffer 或无菌水的 1.5 ml EP 管制成菌悬液，放至金属加热器 95℃ 15 min 灭活菌体，离心机 13 000 r/min 离心 10 min，收集菌体沉淀。

5.2·基因组抽提

5.2.1　向灭活的菌体沉淀中加入 600 μl 山梨醇 Buffer，加入大约 50 U Lyticase，充分混匀。30℃处理 30 min 以上。4 000 r/min 离心 10 min，弃上清，收集沉淀。向沉淀中加入 200 μl 缓冲液 GA 重悬沉淀，收集沉淀（注意：以上为 $5×10^7$ 真菌细胞的 Lyticase 用量，根据细胞量的不同所用 Lyticase 的浓度和孵育时间应该进行适量调整）。

5.2.2　向管中加入 20 μl 蛋白酶 K 溶液，混匀。

5.2.3　加入 220 μl 缓冲液 GB，振荡 15 s，70℃放置 10 min，溶液应变清亮，简短离心以去除管盖内壁的水珠（注意：加入缓冲液 GB 时可能会产生白色沉淀，一般 70℃放置时会消失。

不会影响后续试验。如溶液未变清亮,说明细胞裂解不彻底,可能会导致提取的 DNA 量少或不纯)。

5.2.4　加入 220 μl 无水乙醇,充分振荡混匀 15 s,此时可能会出现絮状沉淀,简短离心以去除管盖内壁的水珠。

5.2.5　将上一步所得溶液和絮状沉淀都加入一个吸附柱 CB3 中(吸附柱放入收集管中),12 000 r/min 离心 30 s,倒掉废液,将吸附柱放入收集管。

5.2.6　向吸附柱中加入 500 μl 缓冲液 GD(使用前检查是否已加入无水乙醇),12 000 r/min 离心 30 s,倒掉废液。

5.2.7　向吸附柱中加入 700 μl 漂洗液 PW(使用前检查是否已加入无水乙醇),12 000 r/min 离心 30 s,倒掉废液。

5.2.8　向吸附柱中加入 500 μl 漂洗液 PW,12 000 r/min 离心 30 s,倒掉废液。

5.2.9　将吸附柱放回收集管中,12 000 r/min 离心 2 min,倒掉废液,将吸附柱放置于室温数分钟,以彻底晾干吸附材料中残余的漂洗液(注意:这一步骤的目的是将吸附柱中残余的漂洗液去除,漂洗液中乙醇的残留会影响后续的酶反应试验)。

5.2.10　将吸附柱转入一个干净的离心管中,向吸附膜的中间部位滴加 100 μl 洗脱缓冲液 TE,放置 70℃ 2～5 min,12 000 r/min 离心 2 min。

5.2.11　可使用核酸定量仪器检测 DNA 浓度,便于稀释制备核酸扩增模板。

5.3·PCR 反应体系及参数设置

5.3.1　反应体系:dNTP(10 mM each)1 μl,Mg^{2+}(25 mM) 4 μl,10×Buffer 5 μl,Primer F(10 pmol/μl)0.5 μl,Primer R(10 pmol/μl)0.5 μl,Taq polymerase(5 U/μl)0.5 μl,Template 2 μl,dH$_2$O 36.5 μl 共 50 μl。

5.3.2　反应体系配好后用手指轻弹反应管,以使加入的模板混匀,微型离心机短暂离心,上机进行扩增反应。具体 PCR 反应参数设置如下:95℃ 5 min,94℃ 30 s,55℃ 30 s,72℃ 1 min,72℃ 5 min。均 30 cycles。

5.4·凝胶电泳:根据扩增产物的数量,选择 1% 琼脂糖凝胶放入电泳槽,加样孔在电泳槽的负极方向。吸取 2 μl 的 PCR 扩增产物与 0.8 μl 的 6×Loading Buffer 混合后加入凝胶孔,最后加入 5 μl DL2000 Marker。接通电源,调节电压至 120 V,开始电泳过程。

待溴酚蓝指示剂跑至胶的 2/3 处停止电泳,取出胶在凝胶成像仪上进行观察。

5.5·紫外成像仪拍照:阳性条带应在 600 bp 处,亮度与 Marker 最亮的一条相当,如图 17－1－2 所示,即可送 PCR 产物测序。

5.6·PCR 产物测序:经电泳验证符合测序的 PCR 产物转移至高压灭菌过的 1.5 ml EP 管,标记好名称,填写测序申请单:包括样品名称、样品类型、引物名称及浓度(ITS14 Primer F/R, 10 mM)、片段长度(600 bp 左右)、反应个数(通常为 2 个,双向测序)、是否测通(是)等。

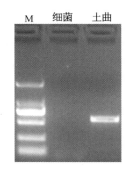

图 17－1－2
凝胶电泳紫外线成像图

将引物和 PCR 产物包装好通过快递送至测序公司。

5.7·结果分析：登录 NCBI 网站 http：//www.ncbi.nlm.nih.gov，将测序结果中的 txt 格式文件上传。在搜索数据库选项中选"others"，点击"BLAST"等待结果。分析结果时主要看 Max identity，通常在 97％以上可认为结果比较可靠，辅以 Query coverage 及 Total score，评分越高可靠性越高。在进行鉴定种属选择时，也应当结合菌株的生长形态、生化反应等常规试验进行综合判定。

6. 注意事项

6.1·检测标本必须是经纯培养分离出的新鲜菌落，所有操作均需使用无菌耗材和试剂，否则抽提出的基因组中混有杂菌的基因组会影响测序结果，导致测序失败。

6.2·PCR 时反应体系的配制以及加入模板时，操作地点应分开，防止造成核酸污染；试验同时注意设置阳性及阴性对照。

6.3·因琼脂糖凝胶中含有的 EB 为致癌剂，需注意防护，并注意不要污染其他清洁区域；可以使用其他无污染或低毒性的显色剂，进行扩增结果的观察分析。

参考文献

[1] 中国合格评定国家认可委员会.CNAS-CL02-A005：医学实验室质量和能力认可准则在临床微生物学检验领域的应用说明.2018.

[2] Jorgensen JH，Pfaller MA，Carroll KC，et al. Manual of Clinical Microbiology [M]. 11th ed. Washington DC：American Society for Microbiology，2015.

（吴文娟　郭健）

MALDI-TOF-MS 质谱鉴定细菌及酵母菌标准操作规程

××医院检验科微生物室作业指导书		文件编号：××-JY-CZ-XJ-×××	
版本：	生效日期：	共 页	第 页

1. 目的

规范质谱(MALDI-TOF-MS)标准操作规程，保证实验结果的准确性。

2. 原理

2.1·基质辅助激光解吸电离离子源(MALDI)：用激光照射样本与基质形成的共结晶薄膜，基质从激光中吸收能量传递给生物分子，而电离过程中将质子转移到生物分子或从生物分子中得到质子，从而使生物分子电离。

2.2·飞行时间质量分析器(TOF)：离子在电场作用下加速飞过飞行管道，根据到达检测器的飞行时间不同而被检测，即离子的质/荷比大小依次被检测，制成质谱图。

2.3·检测结果与数据库中的参考质谱图比对得到最接近的菌种。

3. 试剂与仪器

3.1·乙醇、乙腈、甲酸、三氟乙酸、无菌蒸馏水等化学试剂，HCCA(α-氰基-4-羟基肉桂酸)或其他合适的基质，蛋白标准品等。

3.2·质谱仪：布鲁克 MTQ 质谱仪。

4. 质量控制

4.1·应定期使用蛋白标准品对仪器进行蛋白质/荷比靶值的校准。

4.2·实验室亦应对参加室间质评的菌株、ATCC 株等进行比对。

4.3·对反复鉴定分值在 1.7 以下的菌株，可选用其他如 16S rDNA 等方法进行比对核实。

5. 操作步骤

5.1·直接点靶法：取少量菌落直接点在靶板上，加 1 μl 基质液充分混匀，干燥后上机。

5.2·靶板裂解法：取少量菌落直接点在靶板上，加 1 μl 70%甲酸溶液进行蛋白裂解，干燥后加 1 μl 基质液充分混匀，干燥后上机。

5.3·蛋白提取法：将少量菌落溶解于蛋白提取液(10%三氟乙酸+70%乙腈等量混匀) 10 μl 中，充分研磨裂解，1 μl 裂解液点靶，干燥后加 1 μl 基质液充分混匀，干燥后上机。

6. 结果判断

检测结果与数据库中的参考质谱图比对得到最接近的菌种。根据同源性距离得到鉴定分值，分值在 1.99~2.30 为满足种鉴定；1.70~1.98 满足属鉴定，种可接受；分值在 1.7 以下不可信，需要重新鉴定，查找原因或选用其他方法。

7. 注意事项

7.1·各类试剂最好为新鲜配制。

7.2·菌落在不同培养基上可能鉴定的分值不同，推荐血琼脂平板及哥伦比亚琼脂平板，选择性培养基可能造成鉴定分值降低。

7.3·实验操作中避免微生物及细菌污染。

7.4·丝状真菌的鉴定可能需要液相培养环节,分枝杆菌的鉴定可能需要进行研磨环节。

7.5·数据库目前仍无法满足部分菌种的区分,如大肠埃希菌与志贺菌之间的鉴别,肺炎链球菌与其他草绿色链球菌之间的鉴别,需要用其他方法进行确认。

7.6·应考虑到质谱图谱进行比对时,选择的数据库是否涵盖目标菌种。如布鲁菌不在常规鉴定库中,而在高致病性菌种库中,未选择合适的菌种数据库,可能造成鉴定结果错误或鉴定不出。

7.7·用户应对数据库进行持续地更新及评估,以不断完善自身数据库。

8. 临床意义

MALDI‑TOF 目前具备操作鉴定、鉴定迅速、低运行成本及自动更新数据库等特点,除常见细菌、厌氧菌、真菌、分枝杆菌等鉴定功能外,甚至对标本中病原体的直接鉴定、细菌耐药菌性的检测和耐药机制的研究都有很好的应用。

参考文献

[1] 中国合格评定国家认可委员会.CNAS‑CL02‑A005:医学实验室质量和能力认可准则在临床微生物学检验领域的应用说明.2018.

[2] 周庭银,章强强.临床微生物学诊断与图解.4 版.上海:上海科学技术出版社,2017.

[3] 周庭银,倪语星,胡继红,等.临床微生物检验标准化操作.3 版.上海:上海科学技术出版社,2015.

[4] Jorgensen JH, Pfaller MA, Carroll KC, et al. Manual of Clinical Microbiology [M]. 11th ed. Washington DC: American Society for Microbiology, 2015.

[5] 鲁辛辛,冯伟明,顾秀丽.MALDITOF MS 技术在临床微生物检验中的应用进展.中华医学杂志,2014,94(34).

(陈峰)

第十八章
检验程序性能验证

浓缩标本显微镜检查性能验证

××医院检验科微生物室作业指导书	文件编号：××-JY-CZ-XJ-×××
版本： 生效日期：	共 页 第 页

1. 验证目的
规范浓缩标本(以脑脊液为例)显微镜检查的性能验证。

2. 仪器与试剂
显微镜、细胞离心机、染色液。

3. 标本类型
临床脑脊液标本或模拟标本。

4. 标本数量
应使用至少 5 份样品进行验证，无菌样品类型应包含阴性和阳性结果。

5. 操作步骤
5.1·人员比对：实验室经培训考核，并授权显微镜检查岗位工作的所有人员，按脑脊液涂片标准操作规程进行。

5.2·室间比对：有能力验证(PT)/室间质量评价(EQA)的项目，应参加并取得满意成绩；无 PT/EQA 的项目，可采用自行组织的室间比对，建议与通过 ISO 15189 认可的实验室(或同级别以上实验室)进行比对。

6. 验证结果
6.1·观察涂片质量、镜下有无细菌等。

6.2·分别填写验证结果报告见表 18-1-1。

表 18-1-1 浓缩标本(脑脊液)显微镜检查的性能验证表

编号	标本类型	已知菌株	涂片质量	镜检结果	符合率(%)	备 注
1	脑脊液	脑膜炎奈瑟菌	厚薄适宜	革兰阴性双球菌(胞内吞噬)	100%	

操作者：＿＿＿＿＿＿ 审核人：＿＿＿＿＿＿

7. 验证结论
7.1·X 株浓缩标本(脑脊液)所制涂片厚薄是否适宜？镜下是否可见已知菌？染色质量是否合格？

7.2·涂片厚薄适宜，镜下可见已知菌，染色质量合格者通过性能验证。

8. 性能验证报告

按要求填写性能验证记录表,实验室负责对性能验证结果做出评论,并将所有原始数据、汇总结果、总结报告整理后存档保存,验证报告经技术负责人审核后签字批准。经授权后可查询数据和报告。

参考文献

［1］中国合格评定国家认可委员会.CNAS－CL02－A005：医学实验室质量和能力认可准则在临床微生物学检验领域的应用说明.2018.

［2］周庭银,倪语星,胡继红,等.临床微生物检验标准化操作.3 版.上海:上海科学技术出版社,2015.

［3］中国合格评定国家认可委员会.CNAS－GL0228：临床微生物检验程序验证指南.2018.

（周庭银）

非浓缩标本显微镜检查性能验证

××医院检验科微生物室作业指导书	文件编号：××-JY-CZ-XJ-×××
版本：　　　　　生效日期：	共　页　第　页

1. 验证目的

规范非浓缩标本(脓液及伤口分泌物)显微镜检查的性能验证。

2. 仪器与试剂

显微镜、染色液。

3. 标本类型

阳性伤口分泌物。

4. 标本数量

应使用至少5份样品进行验证,覆盖全部样本类型,无菌样品类型应包含阴性和阳性结果。

5. 操作步骤

5.1·取伤口分泌物直接涂片,经自然干燥或烘片机烘干,进行革兰染色。

5.2·镜检和结果报告。

6. 验证结果

6.1·观察涂片质量、镜下有无细菌等。

6.2·验证结果见表18-1-2。

表 18-1-2　非浓缩标本(伤口分泌物)显微镜检查的性能验证表

编号	标本类型	已知菌株	涂片质量	镜检结果	符合率(%)	备　注
1	伤口分泌物	葡萄球菌	厚薄适宜	革兰阳性球菌	100%	

操作者：＿＿＿＿＿＿＿＿　审核人：＿＿＿＿＿＿＿＿

7. 验证结论

7.1·所制涂片厚薄是否适宜? 镜下是否可见已知菌? 染色质量是否合格?

7.2·涂片厚薄适宜,镜下可见已知菌,染色质量合格者通过性能验证。

8. 性能验证报告

按要求填写性能验证记录表,实验室负责对性能验证结果做出评论,并将所有原始数据、汇总结果、总结报告整理后存档保存,验证报告经技术负责人审核后签字批准。经授权后可查询数据和报告。

(周庭银)

革兰染色涂片检查人员比对

××医院检验科微生物室作业指导书	文件编号：××-JY-CZ-XJ-×××
版本： 生效日期：	共 页 第 页

1. 验证目的
规范革兰染色涂片检查人员比对标准化操作规程。

2. 适用范围
对同一标本不同人员细菌涂片革兰染色进行比对。

3. 试剂
革兰染色液。

4. 标本类型
阴道分泌物。

5. 标本数量
应使用至少 5 份样品进行验证，覆盖全部样品类型，无菌样品类型应包含阴性和阳性结果。

6. 操作步骤
6.1 · 人员以英文字母（A、B、C……）编号。标本以阿拉伯数字（1、2、3……）编号。

6.2 · 直接将阴道分泌物标本涂片，自然干燥或烘片机烘干后进行革兰染色。镜检。

7. 结果报告
7.1 · 涂片效果评价：参加比对人员制备的涂片厚薄适宜、范围大小符合标准要求。

7.2 · 观察白细胞内或白细胞外有无呈双肾形的革兰阴性双球菌，疑似××细菌，同时观察上皮细胞内有无大量革兰阴性杆菌，疑似××菌。

7.3 · 描述并记录结果，填写"革兰染色涂片检查人员比对表"（表 18 - 2 - 1）。

表 18 - 2 - 1 革兰染色涂片检查人员比对表

标本类型： 授权人： 日期：20××年×月×日

人员编号	标本编号	涂片质量	镜检结果	正确结果	正确率（%）	评 语

8. 可接受标准
授权人（高年资微生物检验人员）确认比对结果正确与否。比对结果正确率＞80%，比对通过。

9. 备注

9.1·备份"革兰染色涂片检查人员比对表"。比对不合格的人员要暂停相关工作并接受培训,考核合格后可继续岗位工作。

9.2·实验室人员从事该项目均需定期进行能力比对;频率及时间安排:每年 2 次,两次人员比对时间间隔不宜超过 6 个月。

参考文献

[1] 中国合格评定国家认可委员会.CNAS－CL02－A005:医学实验室质量和能力认可准则在临床微生物学检验领域的应用说明.2018.

[2] 周庭银,章强强.临床微生物学诊断与图解.4 版.上海:上海科学技术出版社,2017.

[3] 中国合格评定国家认可委员会.CNAS－GL0228:临床微生物检验程序验证指南.2018.

(周庭银)

抗酸染色涂片检查人员比对

××医院检验科微生物室作业指导书	文件编号：××-JY-CZ-XJ-×××
版本： 生效日期：	共 页 第 页

1. 验证目的

规范抗酸染色涂片检查人员比对。

2. 适用范围

同一标本不同人员抗酸染色涂片检查比对。

3. 试剂

抗酸染色液。

4. 标本类型

痰或其他标本。

5. 标本数量

应使用至少5份样品进行验证，覆盖全部样品类型，无菌样品类型应包含阴性和阳性结果。

6. 操作步骤

6.1·人员以英文字母（A、B、C……）编号。标本以阿拉伯数字（1、2、3……）编号。

6.2·涂片、抗酸染色参见《抗酸杆菌涂片镜检》。

6.3·油镜下观察。

7. 结果报告

7.1·查见抗酸杆菌，用"+"表示（如1+,2+,3+,4+）。

7.2·未查见抗酸杆菌。

7.3·描述并记录结果，填写"抗酸染色涂片检查人员比对表"（表18-2-2）。

表 18-2-2　抗酸染色涂片检查人员比对表

标本类型： 授权人： 日期：20××年×月×日

人员编号	标本编号	涂片质量	镜检结果	正确结果	正确率(%)	评 语

8. 可接受标准

授权人（高年资微生物检验人员）确认比对结果正确与否。在±1个加号允许误差范围内为合格。

9. 备注

9.1 · 备份"抗酸染色涂片检查人员比对表"。比对不合格的人员要暂停相关工作并接受培训,考核合格后可继续岗位工作。

9.2 · 实验室人员从事该项目均需定期进行能力比对;频率及时间安排:每年 2 次,两次人员比对时间间隔不宜超过 6 个月。

参考文献

[1] 中国合格评定国家认可委员会.CNAS－CL02－A005:医学实验室质量和能力认可准则在临床微生物学检验领域的应用说明.2018.

[2] 周庭银,章强强.临床微生物学诊断与图解.4 版.上海:上海科学技术出版社,2017.

[3] 中国合格评定国家认可委员会.CNAS－GL0228:临床微生物检验程序验证指南.2018.

(周庭银)

特殊染色涂片检查人员比对

××医院检验科微生物室作业指导书	文件编号：××-JY-CZ-XJ-×××
版本： 生效日期：	共 页 第 页

1. 验证目的

规范特殊染色(墨汁染色)涂片检查人员比对。

2. 适用范围

同一标本不同人员墨汁染色涂片检查比对。

3. 试剂

印度墨汁或国产优质墨汁。

4. 标本类型

痰或其他标本。

5. 标本数量

应使用至少5份样品进行验证,覆盖全部样品类型,无菌样品类型应包含阴性和阳性结果。

6. 操作步骤

6.1·人员以英文字母(A、B、C……)编号。标本以阿拉伯数字(1、2、3……)编号。

6.2·脑脊液等标本离心取沉淀物或者挑取菌液1环涂于洁净玻片上,滴加墨汁3环,覆以盖玻片,静置后镜检。

7. 结果报告

7.1·新生隐球菌可呈宽阔透亮的厚荚膜,菌体无色,有时有厚膜和出芽,背景为纤细均匀的黑褐色,白细胞被染成黑色不透亮,但核形明显。

7.2·描述并记录结果,填写"墨汁染色涂片检查人员比对表"(表18-2-3)。

表18-2-3 墨汁染色涂片检查人员比对表

标本类型：　　　　　　　　　授权人：　　　　　　　　　日期：20××年×月×日

人员编号	标本编号	镜检结果	正确结果	正确率(%)	评 语

注：荧光染色、荚膜染色、六胺银染色等特殊染色涂片检查人员比对参见上述

8. 可接受标准

授权人(高年资微生物检验人员)确认比对结果正确与否。比对结果正确率>80%,比对通过。

9. 备注

9.1·菌悬液与墨汁染色的比例建议 1∶3。

9.2·备份"墨汁染色涂片检查人员比对表"。比对不合格的人员要暂停相关工作并接受培训,考核合格后可继续岗位工作。

9.3·实验室人员从事该项目均需定期进行能力比对;频率及时间安排:每年 2 次,两次人员比对时间间隔不宜超过 6 个月。

参考文献

[1] 中国合格评定国家认可委员会.CNAS－CL02－A005:医学实验室质量和能力认可准则在临床微生物学检验领域的应用说明.2018.

[2] 周庭银,章强强.临床微生物学诊断与图解.4 版.上海:上海科学技术出版社,2017.

[3] 中国合格评定国家认可委员会.CNAS－GL0228:临床微生物检验程序验证指南.2018.

（周庭银）

痰标本质量评估人员比对

××医院检验科微生物室作业指导书	文件编号：××-JY-CZ-XJ-×××
版本： 生效日期：	共 页 第 页

1. 验证目的

规范痰标本质量评估人员比对标准化操作规程。

2. 适用范围

同一痰标本质量评估不同人员比对。

3. 试剂

革兰染色液。

4. 标本类型

痰标本。

5. 标本数量

应使用至少 5 份样品进行验证，覆盖全部样品类型，无菌样品类型应包含阴性和阳性结果。

6. 操作步骤

6.1·人员以英文字母（A、B、C……）编号。标本以阿拉伯数字（1、2、3……）编号。

6.2·涂片、革兰染色。

6.3·镜检：首先用低倍镜观察白细胞与上皮细胞数量，参照相关痰标本涂片标准操作规程判断标本是否合格，再进行细菌学描述。

7. 结果报告

7.1·低倍镜下，观察白细胞、上皮细胞数量，判断结果。

7.2·油镜下观察细菌的形态、排列、革兰染色属性，疑似××细菌，同时观察有无真菌孢子及菌丝、脱落细胞或白细胞吞噬现象等。

7.3·除判断标本质量外，于高倍镜下观察有无寄生虫。

7.4·填写"痰标本质量评估人员比对表"（表 18-2-4）。

表 18-2-4 痰标本质量评估人员比对表

标本类型： 授权人： 日期：20××年×月×日

人员编号	标本编号	镜检结果	标本是否合格	正确结果	正确率(%)	评 语

8. 可接受标准

授权人(高年资微生物检验人员)确认比对结果正确与否。比对结果正确率>80%,比对通过。

9. 备注

9.1·备份"痰标本质量评估人员比对表"。比对不合格的人员要暂停相关工作并接受培训,考核合格后可继续岗位工作。

9.2·实验室人员从事该项目均需定期进行能力比对;频率及时间安排:每年 2 次,两次人员比对时间间隔不宜超过 6 个月。

参考文献

[1] 中国合格评定国家认可委员会.CNAS－CL02－A005:医学实验室质量和能力认可准则在临床微生物学检验领域的应用说明.2018.

[2] 周庭银,倪语星,胡继红,等.临床微生物检验标准化操作.3 版.上海:上海科学技术出版社,2015.

[3] 中国合格评定国家认可委员会.CNAS－GL0228:临床微生物检验程序验证指南.2018.

(周庭银)

血培养仪性能验证

××医院检验科微生物室作业指导书		文件编号：××-JY-CZ-XJ-×××
版本：	生效日期：	共　页　第　页

1. 验证目的

规范血培养仪性能验证，以确保血培养仪系统运行正常。

2. 验证仪器

自动血培养仪。

3. 菌株选择

3.1·验证菌株要求：验证应覆盖临床常见微生物，需氧成人/儿童血培养瓶验证菌株应包括需氧/兼性厌氧革兰阳性菌、需氧/兼性厌氧革兰阴性菌、苛养菌（如流感嗜血杆菌、肺炎链球菌等）和真菌，厌氧血培养瓶验证菌株应包括兼性厌氧革兰阳性菌、兼性厌氧革兰阴性菌、专性厌氧菌，其他特殊用途血培养瓶参照厂家要求选择合适类型菌株进行验证。每种类型至少1株，总体不少于15株。应尽可能使用真实患者的临床分离菌株（性能验证用临床留样菌株宜经质谱或DNA序列分析确认）。

3.2·测试菌株的细菌名称及其需血要求（表18-3-1）。

表 18-3-1　测试菌株的细菌名称及其需血要求

细　菌　名　称	是否需要血液	备　注
铜绿假单胞菌（ATCC 27853）	×	
金黄色葡萄球菌（ATCC 25923）	×	
肺炎链球菌（ATCC 49619）	×	
无乳链球菌/化脓链球菌（2选1）	×	
脑膜炎奈瑟菌	×	
流感嗜血杆菌（ATCC 49766）	√	
弯曲杆菌属	√	
支气管败血鲍特菌	√	
HACEK群：嗜血杆菌属、放线杆菌属、心杆菌属、艾肯菌属、金杆菌属	√	任选两种
白假丝酵母菌	×	
厌氧菌（脆弱拟杆菌、产气荚膜梭菌、坏死梭杆菌、厌氧消化链球菌）	×	

注：√，需要加血；×，不需要加血

4. 操作步骤

4.1·配制菌悬液。

4.1.1　需氧菌悬液 10^2 CFU/ml 稀释方法（图18-3-1）。

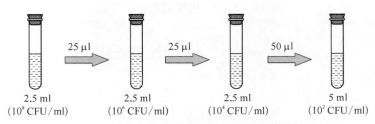

图 18-3-1 需氧菌悬液(10² CFU/ml)稀释方法

4.1.1.1 菌株要求:在血平板培养 18~20 h,挑取纯菌落。

4.1.1.2 取 1~3 个菌落用无菌生理盐水配制 0.5 McF 浓度的菌悬液(约 10^8 CFU/ml),充分混匀(第一管)。

4.1.1.3 再取无菌试管 3 支(第二至第四管),第二、第三管分别加无菌盐水 2.5 ml,第四管加 5 ml,从第一管吸取 25 μl 菌悬液至第二管混匀(10^6 CFU/ml),从第二管吸取 25 μl 至第三管混匀(10^4 CFU/ml),再从第三管吸取 50 μl 至第四管混匀(10^2 CFU/ml)。

4.1.2 需氧菌悬液 10 CFU/ml 稀释方法(图 18-3-2)。

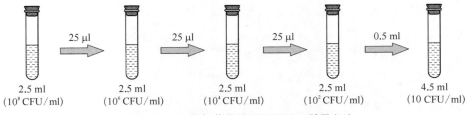

图 18-3-2 需氧菌悬液 10 CFU/ml 稀释方法

4.1.2.1 菌株要求:在血平板培养 18~20 h,挑取纯菌落。

4.1.2.2 先配制 10^8 CFU/ml(0.5 McF 菌悬液)(第一管)。

4.1.2.3 取无菌试管 4 支(第二至第五管),第二至第四管加 2.5 ml 无菌盐水,在第五管加 4.5 ml 无菌盐水,从第一管吸取 25 μl 菌悬液至第二管混匀(10^6 CFU/ml),从第二管吸 25 μl 至第三管混匀(10^4 CFU/ml),从第三管吸 25 μl 至第四管混匀(10^2 CFU/ml),再从第四管加入 0.5 ml 至第五管混匀(10 CFU/ml)。

4.2 · 准备 15 个血培养瓶。

4.3 · 分别取上述菌液(10^2 CFU/ml、10 CFU/ml)1 ml(如果需要加入血液,则每瓶加入 2~5 ml)注入需氧瓶及厌氧瓶中。在每个培养瓶上应标明菌种名称及接种日期。

4.4 · 放入血培养仪中,按照操作手册进行操作。

4.5 · 同时取 0.1 ml 菌液,接种于血琼脂平板或巧克力琼脂平板或厌氧菌琼脂平板(厌氧平板需置于厌氧箱或厌氧袋中培养),用于菌落计数,菌落计数结果应在 10~100 CFU/ml,做好记录(表 18-3-2)。

4.6 · 记录报告阳性的时间或直到培养 5 日报告阴性。

表 18-3-2　模拟菌液菌落计数

菌株名称	培养基	培养时间(h)	菌落数 (CFU/ml)	菌落数允许范围 (CFU/ml)
金黄色葡萄球菌 （ATCC 25923）	血琼脂培养基	18～24	50	10～100

5. 验证结果

验证结果见表 18-3-3。

表 18-3-3　需氧瓶 10^2 CFU/ml、10 CFU/ml 菌液浓度的细菌生长速度验证

细菌名称	标本编号	接种时间	报阳时间	<72 h是 否报阳	是否符合	备注
金黄色葡萄球菌 （ATCC 25923）	1					
	2					
脑膜炎奈瑟菌	1					
	2					
肺炎链球菌 （ATCC 49619）	1					
	2					
流感嗜血杆菌 （ATCC 49766）	1					
	2					
白假丝酵母菌	1					
	2					

注：如出现假阴性，在备注中注明

6. 验证结论

×年×月×日对××血培养仪，采用模拟临床标本（配制 10^2 CFU/ml、10 CFU/ml 浓度菌悬液），上机测试，所有培养瓶在××时间内均报阳性，仪器报阳时间均小于××时间，假阳性率为×％，假阴性率为×％；结果是否可靠有效。是否符合预期要求。

7. 备注

如果在厂家说明书规定时间内检测出所有菌株则该方法通过验证。3 日应足以检测出至少 95％的临床相关细菌，须具备苛养菌、真菌、厌氧菌等的检出能力。若未能检出应使用相

同菌株进行重复试验来验证。若仍不能检测,实验室和(或)制造商应在临床使用该系统前采取纠正措施。

参考文献

[1]　中国合格评定国家认可委员会.CNAS-CL02-A005:医学实验室质量和能力认可准则在临床微生物学检验领域的应用说明.2018.

[2]　周庭银,倪语星,胡继红,等.临床微生物检验标准化操作.3 版.上海:上海科学技术出版社,2015.

[3]　中国合格评定国家认可委员会.CNAS-GL0228:临床微生物检验程序验证指南.2018.

(周庭银)

A 血培养仪与 B 血培养仪性能比对

××医院检验科微生物室作业指导书	文件编号：××-JY-CZ-XJ-×××
版本： 生效日期：	共　页　第　页

1. 验证目的
规范 A 血培养仪与 B 血培养仪性能比对，确保培养结果的准确率。

2. 仪器与试剂
自动血培养仪、血琼脂平板、厌氧血琼脂平板、念珠菌显色平板等。

3. 菌株选择
标准菌株、临床已知菌株。

4. 操作步骤
参考血培养仪性能验证章节。

5. 验证结果
见表 18-3-4。

表 18-3-4　A 血培养仪与 B 血培养仪性能比对

细 菌 名 称	标本编号	报阳时间(h)		符合率(%)	备 注
		A 血培养仪	B 血培养仪		
金黄色葡萄球菌（ATCC 25923）	1				
	2				
脑膜炎奈瑟菌	1				
	2				
肺炎链球菌（ATCC49619）	1				
	2				
流感嗜血杆菌（ATCC 49766）	1				
	2				
白假丝酵母菌	1				
	2				
平均报警时间					

6. 验证结论

通过已知菌株平均报警时间,评价两种血培养仪对阳性报警时间的符合率(%),证明两种或一种仪器符合阳性报警时间要求,适用于临床标本检测。

7. 备注

7.1·厌氧血培养瓶验证菌株应包括兼性厌氧革兰阳性菌、兼性厌氧革兰阴性菌、专性厌氧菌,其他特殊用途血培养瓶参照厂家要求选择合适类型菌株进行验证。每种类型至少 1 株,总体不少于 15 株。应尽可能使用真实患者的临床分离菌株,通常比对所需临床标本数量应≥100 例。

7.2·与参考方法相比,新培养系统检测符合率至少为 95%。若未能满足要求,则该检测系统不能通过验证或者寻找原因采取措施。修正后的检测系统应再次进行验证。

参考文献

[1] 中国合格评定国家认可委员会.CNAS-CL02-A005:医学实验室质量和能力认可准则在临床微生物学检验领域的应用说明.2018.

[2] 周庭银,倪语星,胡继红,等.临床微生物检验标准化操作.3 版.上海:上海科学技术出版社,2015.

[3] 中国合格评定国家认可委员会.CNAS-GL0228:临床微生物检验程序验证指南.2018.

(周庭银)

一般培养的性能验证

××医院检验科微生物室作业指导书	文件编号：××-JY-CZ-XJ-×××
版本： 生效日期：	共 页 第 页

1. 验证目的

规范一般培养性能验证，确保检验质量的准确性。

2. 仪器与试剂

显微镜、染色液、培养基、生化板条等。

3. 标本类型

以模拟痰标本一般菌培养为例。

4. 标本数量

至少 5 份样品进行验证，覆盖全部样品类型，无菌样品类型包含阴性和阳性结果。

5. 操作步骤

标本分类编号扫码。观察标本颜色、性状等。根据标本类型及临床需要进行涂片镜检。根据不同的标本类型选择培养基进行标本接种，置不同的环境下培养。观察培养结果。

6. 验证结果

6.1 · 观察涂片质量、镜下有无细菌等。

6.2 · 观察细菌生长情况（菌落种类、四区划线、各区细菌生长情况等）。

6.3 · 验证结果报告见表 18-4-1。

表 18-4-1 标本一般培养性能验证记录表

编号	标本类型	已知菌株	涂片质量	镜检结果	菌落的种类	菌落四区生长情况	处理意见	正确结果
1	模拟痰标本	肺炎链球菌	厚薄适宜	革兰阳性双球菌，成双排列	正常菌群，疑似肺炎链球菌	1～4 区均可见菌落生长	胆盐试验、奥普托欣试验	
合计								

操作者：＿＿＿＿＿＿ 审核人：＿＿＿＿＿＿

7. 结果结论

7.1 · 所制涂片厚薄是否适宜？镜下是否可见已知菌？染色质量是否合格？菌落四区生长情况？

7.2·涂片厚薄适宜,镜下可见疑似目的菌,染色质量合格、菌落四区生长良好,通过性能验证。

8. 性能验证报告

按要求填写性能验证记录表,实验室负责对性能验证结果做出评论,并将所有原始数据、汇总结果、总结报告整理后存档保存,验证报告经技术负责人审核后签字批准。经授权后可查询数据和报告。

9. 备注

实验室在开展各种类型标本微生物培养检验前应针对培养验证目的对本实验室使用的检验程序进行验证。一般培养包括各类标本(痰液、尿液、粪便、分泌物、组织等)的细菌(含厌氧菌、结核分枝杆菌)、真菌、支原体等的培养。每项检查每种样品类型至少1份标本。

参考文献

[1] 中国合格评定国家认可委员会.CNAS－CL02－A005:医学实验室质量和能力认可准则在临床微生物学检验领域的应用说明.2018.
[2] 周庭银,倪语星,胡继红,等.临床微生物检验标准化操作.3 版.上海:上海科学技术出版社,2015.
[3] 中国合格评定国家认可委员会.CNAS－GL0228:临床微生物检验程序验证指南.2018.

(周庭银)

结核分枝杆菌培养的性能验证

××医院检验科微生物室作业指导书	文件编号：××-JY-CZ-XJ-×××
版本： 生效日期：	共 页 第 页

1. 验证目的
规范结核分枝杆菌培养的性能验证，确保检验质量的准确性。

2. 仪器与试剂
显微镜、染色液、罗氏培养基等。

3. 标本类型
模拟痰标本。

4. 操作步骤
标本分类编号扫码。观察标本颜色、性状等。根据标本类型及临床需要进行涂片镜检。按照"分枝杆菌属标准化操作规程"进行。

5. 验证结果
5.1·观察涂片质量、镜下有无革兰阳性杆菌等。

5.2·观察罗氏培养基菌落生长情况，提出处理意见。

5.3·验证结果报告见表18-4-2。

表 18-4-2 标本一般培养性能验证记录表

编号	标本类型	已知菌株	涂片质量	革兰染色	抗酸染色	罗氏培养基菌落特征	处理意见	正确结果
1	模拟痰标本	偶发分枝杆菌ATCC 35855	厚薄适宜	革兰阳性杆菌	抗酸染色强阳性	3～5日乳白色或米黄色，干燥颗粒状	进行硝酸盐还原、耐热触酶等试验	
合计								

操作者：_____　审核人：_____

6. 结果评价
6.1·所制涂片厚薄是否适宜？镜下是否可见已知菌？抗酸染色、革兰染色质量是否合格？罗氏培养基生长情况？

6.2·涂片厚薄适宜，镜下可见已知菌，染色质量合格，偶发分枝杆菌罗氏培养基生长良好,通过性能验证。

7. 性能验证报告

按要求填写性能验证记录表,实验室负责对性能验证结果做出评论,并将所有原始数据、汇总结果、总结报告整理后存档保存,验证报告经技术负责人审核后签字批准。经授权后可查询数据和报告。

注:实验室在开展各种类型标本微生物培养检验前应针对培养目的对本实验室使用的检验程序进行验证。结核分枝杆菌培养包括各类标本(痰液、尿液、粪便、分泌物、组织等)的分枝杆菌的培养。每项检查每种样品类型至少 1 份标本。

参考文献

[1] 中国合格评定国家认可委员会.CNAS‐CL02‐A005:医学实验室质量和能力认可准则在临床微生物学检验领域的应用说明.2018.
[2] 周庭银,倪语星,胡继红,等.临床微生物检验标准化操作.3 版.上海:上海科学技术出版社,2015.
[3] 中国合格评定国家认可委员会.CNAS‐GL0228:临床微生物检验程序验证指南.2018.

(周庭银)

标本分离培养人员比对

××医院检验科微生物室作业指导书		文件编号：××-JY-CZ-XJ-×××
版本：	生效日期：	共 页 第 页

1. 验证目的

规范标本分离培养人员比对标准化操作规程，以确保平板四区划线后各区均有菌生长。

2. 适用范围

对同一标本不同人员标本分离培养比对。

3. 试剂

培养基（平板）、接种环。

4. 标本类型

以粪便标本为例。

5. 标本数量

一般培养人员比对每次至少5份临床标本。

6. 操作步骤

6.1·人员以英文字母（A、B、C……）编号。标本以阿拉伯数字（1、2、3……）编号。

6.2·按照实验室细菌分离培养SOP进行操作。

7. 结果报告

7.1·观察细菌生长情况（菌落种类、四区划线、各区细菌生长情况等）。

7.2·描述并记录结果，填写"标本分离培养人员比对表"（表18-4-3）。

表18-4-3 标本分离培养人员比对表

标本类型： 　　　　　授权人： 　　　　　日期：20××年×月×日

人员编号	标本编号	四区菌落生长情况	正确结果	正确率（%）	备 注

8. 可接受标准

授权人（高年资微生物检验人员）确认比对结果正确与否。比对结果正确率＞80%，则比对通过。

9. 备注

9.1·标本至少5份，覆盖全部样品类型，无菌样品类型包含阴性和阳性结果，检验人员2

人以上,有利于实验结果统计分析。

9.2·备份"标本培养分离人员比对表"。比对不合格的人员要暂停相关工作并接受培训,考核合格后可继续岗位工作。

9.3·比对频率及时间安排:每年 2 次,两次人员比对时间间隔不宜超过 6 个月。每次至少 5 份临床样品。

参考文献

[1] 中国合格评定国家认可委员会.CNAS－CL02－A005:医学实验室质量和能力认可准则在临床微生物学检验领域的应用说明.2018.

[2] 周庭银,章强强.临床微生物学诊断与图解.4 版.上海:上海科学技术出版社,2017.

[3] 中国合格评定国家认可委员会.CNAS－GL0228:临床微生物检验程序验证指南.2018.

(周庭银)

标本定量培养计数人员比对

××医院检验科微生物室作业指导书	文件编号：××-JY-CZ-XJ-×××
版本：　　　　生效日期：	共　页　第　页

1. 验证目的
规范标本定量培养计数人员比对标准化操作规程，确保菌落计数的准确性。

2. 适用范围
对同一标本不同人员标本定量培养计数比对。

3. 试剂
培养基（平板）、定量接种环。

4. 标本类型
以尿标本为例。

5. 标本数量
一般培养人员比对每次至少 5 份临床标本，无菌样品类型包含阴性和阳性结果。

6. 操作步骤
6.1 · 人员以英文字母（A、B、C……）编号。标本以阿拉伯数字（1、2、3……）编号。

6.2 · 按照实验室菌落计数 SOP 进行操作。

7. 结果报告
7.1 · 观察细菌生长情况（菌落分布是否均匀、菌落计数等）。

7.2 · 描述并记录结果，填写"标本定量培养计数人员比对表"（表 18 - 4 - 4）。

表 18 - 4 - 4　标本定量培养计数人员比对表

标本类型：　　　　　　　　　授权人：　　　　　　　日期：20××年×月×日

人员编号	标本编号	菌落计数	正确结果	正确率(%)	备　注

8. 可接受标准
授权人（高年资微生物检验人员）确认比对结果正确与否。比对结果正确率＞80％，允许平均偏差不超过 20％，则比对通过。

9. 备注
9.1 · 检验人员 2 人以上，有利于实验结果统计分析。

9.2 · 备份"标本定量培养计数人员比对表"。比对不合格的人员要暂停相关工作并接受培训,考核合格后可继续岗位工作。

9.3·比对频率及时间安排:每年 2 次,两次人员比对时间间隔不宜超过 6 个月。每次至少 5 份临床样品。

参考文献

[1] 中国合格评定国家认可委员会.CNAS-CL02-A005:医学实验室质量和能力认可准则在临床微生物学检验领域的应用说明.2018.

[2] 周庭银,章强强.临床微生物学诊断与图解.4 版.上海:上海科学技术出版社,2017.

[3] 中国合格评定国家认可委员会.CNAS-GL0228:临床微生物检验程序验证指南.2018.

（周庭银）

培养结果判读人员比对

××医院检验科微生物室作业指导书	文件编号：××-JY-CZ-XJ-×××
版本： 生效日期：	共 页 第 页

1. 验证目的

规范培养结果判读人员比对，确保培养结果的准确性。

2. 适用范围

同一标本不同人员培养结果判读。

3. 试剂

血琼脂平板、巧克力琼脂平板、麦康凯琼脂平板等。

4. 标本类型

以痰标本为例。

5. 标本数量

一般培养人员比对每次至少 5 份临床标本。

6. 操作步骤

6.1·人员以英文字母（A、B、C……）编号。各种平板以阿拉伯数字（1、2、3……）编号。

6.2·观察平板有无细菌生长。若平板上有细菌生长，辨别是病原菌还是条件致病菌，是一种菌还是多种菌。

6.3·观察菌落特征，提出处理意见（涂片、分纯、上机、手工生化、药敏、无菌生长、继续培养 24 h 等）。

7. 结果报告

7.1·找出有临床意义致病菌。

7.2·记录处理意见见表 18-4-5。

表 18-4-5 培养结果判读人员比对表

标本类型： 授权人： 日期：20××年×月×日

人员编号	标本编号	处理意见	镜检结果	正确结果	正确率（%）

8. 可接受标准

培养结果判读以主要致病菌如卡他莫拉菌、流感嗜血杆菌等不漏检，条件致病菌以优势菌至少1种符合,并且不报告无意义的菌为比对合格,由授权人(高年资微生物检验人员)确认比对结果正确与否。

9. 备注

9.1 · 备份"培养结果判读人员比对表"。比对不合格的人员要暂停相关工作并接受培训,考核合格后可继续岗位工作。

9.2 · 凡在细菌室工作岗位的技术人员均需定期进行能力比对。

9.3 · 比对频率及时间安排:每年2次,通常为上、下半年各1次(两次人员比对时间间隔不宜超过6个月)。

参考文献

[1] 中国合格评定国家认可委员会.CNAS－CL02－A005:医学实验室质量和能力认可准则在临床微生物学检验领域的应用说明.2018.

[2] 周庭银,倪语星,胡继红,等.临床微生物检验标准化操作.3版.上海:上海科学技术出版社,2015.

[3] 中国合格评定国家认可委员会.CNAS－GL0228:临床微生物检验程序验证指南.2018.

(周庭银)

XLD 琼脂平板性能验证

××医院检验科微生物室作业指导书	文件编号：××-JY-CZ-XJ-×××
版本： 生效日期：	共　页　第　页

1. 验证目的

规范 XLD 琼脂平板性能验证，确保沙门菌、志贺菌的生长能力。

2. 仪器与试剂

XLD 琼脂平板。

3. 菌株选择

质控菌株/标准菌株（沙门菌、志贺菌），包含阳性和阴性菌株。

4. 操作步骤

按照实验室细菌分离培养 SOP 直接接种菌株至 XLD 琼脂平板，观察细菌生长情况。

5. 验证结果

验证结果见表 18-5-1。

表 18-5-1　XLD 琼脂平板性能验证结果表

编号	菌株来源	已知菌株	验证结果	鉴定标准	符合率(%)
1	ATCC 14028	鼠伤寒沙门菌	符合	生长，有黑色中心	100
2					
3					
合计					

操作者：＿＿＿＿＿＿＿＿＿　审核人：＿＿＿＿＿＿＿＿＿

6. 验证结论

标准/质控菌株×株在 XLD 琼脂平板上生长符合率应为 100%，验证通过，可用于临床标本检测。如果在使用直接接种法时出现验证不合格，则改用标准化菌悬液进行验证。

7. 性能验证报告

按要求填写性能验证记录表，实验室负责对性能验证结果做出评论，并将所有原始数据、汇总结果、总结报告整理后存档保存，验证报告经技术负责人审核后签字批准。经授权后可查询数据和报告。

参考文献

中国合格评定国家认可委员会.CNAS-CL02-A005：医学实验室质量和能力认可准则在临床微生物学检验领域的应用说明.2018.

（周庭银）

SS 琼脂平板性能验证

××医院检验科微生物室作业指导书	文件编号：××-JY-CZ-XJ-×××
版本： 生效日期：	共 页 第 页

1. 验证目的

规范上述 SS 琼脂平板性能验证，确保沙门菌、志贺菌生长的能力。

2. 仪器与试剂

SS 琼脂平板。

3. 菌株选择

鼠伤寒沙门菌 ATCC 14028；福氏志贺菌 CMCC(B)51572。

4. 操作步骤

按照实验室细菌分离培养 SOP 直接接种菌株至 SS 琼脂平板，观察细菌生长情况。

5. 验证结果

验证结果见表 18-5-2。

表 18-5-2 SS 琼脂平板性能验证结果表

编号	菌株来源	已知菌株	验证结果	鉴定标准	符合率(%)
1	ATCC 14028	鼠伤寒沙门菌	符合	生长,有黑色中心	100
2					
3					

操作者：＿＿＿＿＿＿ 审核人：＿＿＿＿＿＿

6. 验证结论

6.1·标准/质控菌株×株在 SS 琼脂平板上生长符合率应为 100％，验证通过，可用于临床标本检测。

6.2·如果在使用直接接种法时出现验证不合格，则改用标准化菌悬液进行验证。

7. 性能验证报告

按要求填写性能验证记录表，实验室负责对性能验证结果做出评论，并将所有原始数据、汇总结果、总结报告整理后存档保存，验证报告经技术负责人审核后签字批准。经授权后可查询数据和报告。

参考文献

中国合格评定国家认可委员会.CNAS-CL02-A005：医学实验室质量和能力认可准则在临床微生物学检验领域的应用说明.2018.

（周庭银）

麦康凯琼脂平板性能验证

××医院检验科微生物室作业指导书	文件编号：××-JY-CZ-XJ-×××
版本： 生效日期：	共 页 第 页

1. 验证目的

规范麦康凯琼脂平板性能验证，确保肠道致病菌生长的能力。

2. 仪器与试剂

麦康凯琼脂平板。

3. 菌株选择

大肠埃希菌（ATCC 25922）。

4. 操作步骤

按照实验室细菌分离培养 SOP 直接接种菌株至麦康凯琼脂平板，观察细菌生长情况。

5. 验证结果

验证结果见表 18-5-3。

表 18-5-3 麦康凯琼脂平板性能验证结果表

编号	菌株来源	已知菌株	验证结果	鉴定标准	符合率(%)
1	ATCC 25922	大肠埃希菌	符合	乳糖利用	100
2					
3					

操作者：_____ 审核人：_____

6. 验证结论

6.1·标准/质控菌株×株在麦康凯琼脂平板上生长，符合率应为100％，验证通过，可用于临床标本检测。

6.2·如果在使用直接接种法时出现验证不合格，则改用标准化菌悬液进行验证。

7. 性能验证报告

按要求填写性能验证记录表，实验室负责对性能验证结果做出评论，并将所有原始数据、汇总结果、总结报告整理后存档保存，验证报告经技术负责人审核后签字批准。经授权后可查询数据和报告。

参考文献

中国合格评定国家认可委员会.CNAS-CL02-A005：医学实验室质量和能力认可准则在临床微生物学检验领域的应用说明.2018.

（周庭银）

巧克力琼脂平板性能验证

××医院检验科微生物室作业指导书	文件编号：××-JY-CZ-XJ-×××
版本： 生效日期：	共 页 第 页

1. 验证目的

规范巧克力琼脂平板性能验证，确保嗜血杆菌生长的能力。

2. 仪器与试剂

巧克力琼脂平板。

3. 菌株选择

流感嗜血杆菌（ATCC 49247）。

4. 操作步骤

按照实验室细菌分离培养SOP直接接种菌株至巧克力琼脂平板，观察细菌生长情况。

5. 验证结果

验证结果见表18-5-4。

表 18-5-4 巧克力琼脂平板性能验证结果表

编号	菌株来源	已知菌株	验证结果	鉴定标准	符合率(%)
1	ATCC 49247	流感嗜血杆菌	符合	生长良好	100
2					
3					

操作者：_____ 审核人：_____

6. 验证结论

6.1·标准/质控菌株×株在巧克力琼脂平板上生长符合率应为100%，验证通过，可用于临床标本检测。

6.2·如果在使用直接接种法时出现验证不合格，则改用标准化菌悬液进行验证。

7. 性能验证报告

按要求填写性能验证记录表，实验室负责对性能验证结果做出评论，并将所有原始数据、汇总结果、总结报告整理后存档保存，验证报告经技术负责人审核后签字批准。经授权后可查询数据和报告。

参考文献

中国合格评定国家认可委员会.CNAS-CL02-A005：医学实验室质量和能力认可准则在临床微生物学检验领域的应用说明.2018.

（周庭银）

血琼脂平板性能验证

××医院检验科微生物室作业指导书	文件编号：××-JY-CZ-XJ-×××
版本： 生效日期：	共 页 第 页

1. 验证目的

规范血琼脂平板性能验证，确保一般病原菌生长的能力。

2. 仪器与试剂

血琼脂平板。

3. 菌株选择

肺炎链球菌 ATCC 49619、β 溶血性链球菌 ATCC 6305。

4. 操作步骤

按照实验室细菌分离培养 SOP 直接接种菌株至血琼脂平板，观察细菌生长情况。

5. 验证结果

验证结果见表 18-6-1。

表 18-6-1 血琼脂平板性能验证结果表

编号	菌株来源	已知菌株	验证结果	鉴定标准	符合率(%)
1	ATCC 49619	肺炎链球菌	符合	生长，α 溶血	100
2					
3					

操作者：_____ 审核人：_____

6. 验证结论

6.1·标准/质控菌株×株在血琼脂平板上生长符合率应为 100%，验证通过，可用于临床标本检测。

6.2·如果在使用直接接种法时出现验证不合格，则改用标准化菌悬液进行验证。

7. 性能验证报告

按要求填写性能验证记录表，实验室负责对性能验证结果做出评论，并将所有原始数据、汇总结果、总结报告整理后存档保存，验证报告经技术负责人审核后签字批准。经授权后可查询数据和报告。

参考文献

中国合格评定国家认可委员会.CNAS-CL02-A005：医学实验室质量和能力认可准则在临床微生物学检验领域的应用说明.2018.

(周庭银)

沙保弱琼脂平板性能验证

××医院检验科微生物室作业指导书	文件编号：××-JY-CZ-XJ-×××
版本： 生效日期：	共 页 第 页

1. 验证目的

规范沙保弱琼脂平板性能验证，确保真菌生长的能力。

2. 仪器与试剂

沙保弱琼脂平板。

3. 菌株选择

白色念珠菌 ATCC 90028。

4. 操作步骤

按照实验室细菌分离培养 SOP 直接接种菌株至沙保弱琼脂平板，观察细菌生长情况。

5. 验证结果

验证结果见表 18-6-2。

表 18-6-2 沙保弱琼脂平板性能验证结果表

编号	菌株来源	已知菌株	验证结果	鉴定标准	符合率(%)
1	ATCC 90028	白念珠菌	符合	生长良好	100
2	临床菌株	黄曲霉	符合	生长良好	100
3					

操作者：_____ 审核人：_____

6. 验证结论

6.1·标准/质控菌株×株在沙保弱琼脂平板上生长符合率应为100%，验证通过，可用于临床标本检测。

6.2·如果在使用直接接种法时出现验证不合格，则改用标准化菌悬液进行验证。

7. 性能验证报告

按要求填写性能验证记录表，实验室负责对性能验证结果做出评论，并将所有原始数据、汇总结果、总结报告整理后存档保存，验证报告经技术负责人审核后签字批准。经授权后可查询数据和报告。

参考文献

中国合格评定国家认可委员会.CNAS-CL02-A005：医学实验室质量和能力认可准则在临床微生物学检验领域的应用说明.2018.

（周庭银）

微生物鉴定仪性能验证

××医院检验科微生物室作业指导书		文件编号：××-JY-CZ-XJ-×××	
版本：	生效日期：	共　页　第　页	

1. 验证目的

规范微生物鉴定性能验证，以确保所用仪器系统运行及试剂盒性能正常。

2. 验证仪器

全自动微生物鉴定仪、半自动微生物鉴定仪、手工微生物鉴定仪。

3. 菌株选择

3.1·验证菌株要求：应参照厂商说明书，覆盖革兰阳性和革兰阴性非苛养菌、苛养菌、厌氧菌、念珠菌、隐球菌等。包括临床留样菌株和标准/质控菌株。每种类型应至少1株，总体不少于20株。

3.2·菌株种类举例（表18-7-1）。

表 18-7-1　菌株种类

细 菌 名 称	菌 株 来 源	
大肠埃希菌	ATCC 25922	购于×××××
金黄色葡萄球菌	ATCC 29213	购于×××××
肠球菌	ATCC 29212	购于×××××
铜绿假单胞菌	ATCC 27853	购于×××××
甲型副伤寒沙门菌	ATCC 9150	购于×××××
伤寒沙门菌	ATCC 14028	购于×××××
副溶血性弧菌	ATCC 17802	购于×××××
福氏志贺菌	ATCC 12022	购于××××
肺炎链球菌	临床菌株	
流感嗜血杆菌	质控菌株	

3.3·标准菌株、质控菌株或临床已知菌株，选择不少于20种菌株，每种类型至少一株（覆盖革兰阳性和革兰阴性非苛养菌、苛养菌、厌氧菌、念珠菌、隐球菌等）。

4. 操作步骤

细菌/真菌鉴定按照实验室SOP进行操作。

5. 验证结果

已知菌株验证结果见表18-7-2。

表 18-7-2　微生物鉴定仪菌株验证结果表

编号	菌株来源	已知菌株	验证结果	是否符合
1	ATCC 29213	金黄色葡萄球菌	金黄色葡萄球菌	是
2	ATCC 25922	大肠埃希菌	大肠埃希菌	是
3				
4				
5				

操作者：＿＿＿＿＿＿＿　审核人：＿＿＿＿＿＿＿

6. 验证结论

本检测系统验证标准/质控菌株符合率100%，临床菌株符合率90%以上，满足临床检测性能要求。

7. 性能验证报告

按要求填写性能验证记录表，实验室负责对性能验证结果做出评论，并将所有原始数据、汇总结果、总结报告整理后存档保存，验证报告经技术负责人审核后签字批准。经授权后可查询数据和报告。

8. 备注

一般要求鉴定至种水平。对于特殊类型的微生物(如棒状杆菌、厌氧菌、芽孢杆菌)，可将鉴定到属的水平作为可以接受的性能标准。标准/质控菌株符合率应为100%，临床菌株的符合率应在90%以上。

参考文献

[1] 中国合格评定国家认可委员会.CNAS-CL02-A005：医学实验室质量和能力认可准则在临床微生物学检验领域的应用说明.2018.
[2] 周庭银,倪语星,胡继红,等.临床微生物检验标准化操作.3版.上海：上海科学技术出版社,2015.
[3] 中国合格评定国家认可委员会.CNAS-GL0228：临床微生物检验程序验证指南.2018.

(周庭银)

MALDI - TOF - MS 质谱仪性能验证

××医院检验科微生物室作业指导书	文件编号：××-JY-CZ-XJ-×××
版本： 生效日期：	共 页 第 页

1. 验证目的

规范 MALDI - TOF - MS 质谱仪性能验证，以确保仪器及试剂性能正常。

2. 验证仪器

MALDI - TOF - MS 质谱仪。

3. 仪器与试剂

3.1 · MALDI - TOF - MS 质谱仪。

3.2 · 试剂：乙醇、乙腈、甲酸、三氟乙酸、无菌蒸馏水等化学试剂，HCCA（α-氰基-4-羟基肉桂酸）或其他合适的基质，蛋白标准品等。

4. 菌株选择

标准菌株、质控菌株或临床已知菌株（每种类型至少1株，总体不少于20株）：金黄色葡萄球菌（ATCC 29213）、肺炎链球菌（ATCC 49619）、大肠埃希菌（ATCC 25922）、铜绿假单胞菌（ATCC 27853）、流感嗜血杆菌（ATCC 49247）、粪肠球菌（ATCC 29212）、白念珠菌（ATCC 10231）等。

5. 操作步骤

按质谱仪 SOP 进行操作。

6. 验证结果

临床已知菌株/标准菌株/质控菌株鉴定结果见表 18-7-3。

表 18-7-3 MALDI - TOF - MS 质谱仪细菌鉴定结果

编号	菌株来源	已知菌株	验证结果	鉴定值（%）	符合率（%）	备 注
1	ATCC 29213	金黄色葡萄球菌	金黄色葡萄球菌			
2	ATCC 25922	大肠埃希菌				
3	ATCC 49619	肺炎链球菌				
4	ATCC 49247	流感嗜血杆菌				
5	质控菌株	伤寒沙门菌				
6	临床菌株	福氏志贺菌				
7						
8						
9						

操作者：_____ 审核人：_____

7. 验证结论

7.1 · 标准菌株鉴定符合率×％，质控菌株鉴定符合率×％，临床菌株鉴定符合率×％。

7.2・本仪器对标准菌株、质控菌株、临床菌株鉴定结果符合质量要求,则性能验证通过,适用于临床标本检测。

注:① 性能验证要求:标准菌株、质控菌株鉴定应符合率100%,已知临床菌株鉴定符合率在＞90%。② 按厂家说明书或实验室检测程序规定对验证菌株进行检测,一般要求鉴定至种水平。对于特殊类型的微生物(如棒状杆菌、厌氧菌、芽孢杆菌),可将鉴定到属的水平作为可以接受的性能标准。标准/质控菌株符合率应为100%,临床菌株的符合率应在90%以上。

8. 性能验证报告

按要求填写性能验证记录表,实验室负责对性能验证结果做出评论,并将所有原始数据、汇总结果、总结报告整理后存档保存,验证报告经技术负责人审核后签字批准。经授权后可查询数据和报告。

9. 备注

9.1・验证试验用菌株经生化反应初步鉴定,细菌 16S rDNA、真菌 ITS DNA 测序进行结果验证,确认菌株鉴定结果。将所选已知菌株进行质谱鉴定,记录鉴定结果并比较与确认结果的一致性。按验证的标准/质控菌株、临床菌株分别计算鉴定符合率,标准/质控菌株符合率应为100%,临床菌株的符合率应在90%以上。

9.2・精密度验证要求:1 位操作者使用 3 个检测系统对 10 株菌株分别进行质谱鉴定,每天鉴定 3 次,连续鉴定 3 日;3 位操作者使用 3 个检测系统对 10 株菌株每天分别进行质谱鉴定 3 次,连续鉴定 3 日,从而验证鉴定结果的重复性,进行精密度验证试验。可接受标准:鉴定结果应一致,重复性 100%。

参考文献

[1] 中国合格评定国家认可委员会.CNAS - CL02 - A005:医学实验室质量和能力认可准则在临床微生物学检验领域的应用说明.2018.

[2] 周庭银,倪语星,胡继红,等.临床微生物检验标准化操作.3 版.上海:上海科学技术出版社,2015.

[3] 中国合格评定国家认可委员会.CNAS - GL0228:临床微生物检验程序验证指南.2018.

(周庭银)

定量接种环性能验证

××医院检验科微生物室作业指导书	文件编号：××-JY-CZ-XJ-×××
版本： 生效日期：	共 页 第 页

1. 验证目的
规范定量接种环性能验证，以确保计数的准确性。

2. 验证仪器
定量接种环。

3. 仪器与试剂
3.1 · 定量接种环、分光光度计。

3.2 · 试剂：Evans blue 染液（EBD）、蒸馏水。

4. 菌株选择（略）

5. 操作步骤
5.1 · 浸染法：见图 18 - 7 - 1。

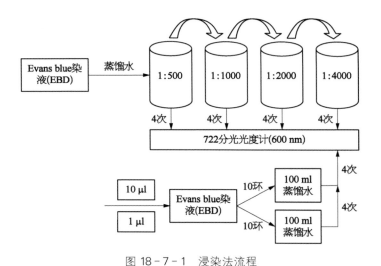

图 18 - 7 - 1　浸染法流程

    5.1.1　配制 Evans blue 染液（EBD）。用蒸馏水稀释 Evans blue 染液为 1∶500、1∶1 000、1∶2 000、1∶4 000。

    5.1.2　用 1 μl 环取 10 环 EBD 原液至 10 ml 蒸馏水中；10 μl 环取 10 环 EBD 原液至 100 ml 蒸馏水中，或至 10 ml 蒸馏水中后再稀释 10 倍。

    5.1.3　用 722 分光光度计 600 nm 波长比色，重复 4 次。

    5.1.4　计算 1 μl 环和 10 μl 环分别配制溶液的吸光度应与 1∶1 000 EBD 稀释液相符。

以 1∶1 000 稀释液的吸光度为比对测定值,计算接种环定量配制溶液吸光度与比对测定值的偏差[偏差 =(检测测定值 − 比对测定值)/检测测定值×100％](图 18 − 7 − 2)。

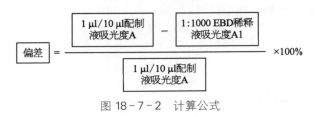

图 18 − 7 − 2　计算公式

5.2·钻头法(略)。

6. 验证结果

计算接种环定量配制溶液吸光度与比对测定值的偏差。

7. 验证结论

通过浸染法进行定量接种环性能验证,计算接种环定量配制溶液吸光度与比对测定值的偏差×％。接种环性能验证结果在允许范围内(<20％),符合质量要求,则性能验证通过,适用于临床标本检测。

注:定量接种环不如微量加样器准确,但仍不失为半定量培养或者稀释的一种很好的方法,在允许 20％误差存在时可以使用定量接种环。

8. 性能验证报告

按要求填写接种环性能验证记录表,实验室负责对性能验证结果做出评论,并将所有原始数据、汇总结果、总结报告整理后存档保存,验证报告经技术负责人审核后签字批准。经授权后可查询数据和报告。

注:可以采用钻头法和浸染法两种方法。钻头法适用于重复使用金属环;浸染法适用于重复使用金属环和一次性接种环。

参考文献

[1] 中国合格评定国家认可委员会.CNAS − CL02 − A005:医学实验室质量和能力认可准则在临床微生物学检验领域的应用说明.2018.
[2] 周庭银,倪语星,胡继红,等.临床微生物检验标准化操作.3 版.上海:上海科学技术出版社,2015.
[3] 中国合格评定国家认可委员会.CNAS − GL0228:临床微生物检验程序验证指南.2018.

(周庭银)

志贺菌血清学试验性能验证

××医院检验科微生物室作业指导书	文件编号：××-JY-CZ-XJ-×××
版本： 生效日期：	共 页 第 页

1. 验证目的

规范志贺菌血清学试验性能验证，以确保试验结果准确性。

2. 适用范围

志贺菌血清学试验。

3. 试剂

志贺菌诊断血清、生理盐水。

4. 菌株

福氏志贺菌 ATCC 12022、临床菌株。

5. 操作步骤

试验按照《志贺菌血清学检测标准操作规程》进行操作。

6. 验证结果

已知菌株验证结果见表 18-7-4。

表 18-7-4　志贺菌血清学试验性能验证结果表

编号	菌株来源	已知菌株	验证结果	符合率(%)	备 注
1	ATCC 12022	福氏志贺菌	福氏志贺菌	100	
2					
3					

操作者：_____　审核人：_____

7. 验证结论

×株志贺菌标准/质控菌株血清学验证结果符合率为×％，验证通过，可用于临床标本检测。

8. 性能验证报告

按要求填写性能验证记录表，实验室负责对性能验证结果做出评论，并将所有原始数据、汇总结果、总结报告整理后存档保存，验证报告经技术负责人审核后签字批准。经授权后可查询数据和报告。

参考文献

中国合格评定国家认可委员会.CNAS-CL02-A005：医学实验室质量和能力认可准则在临床微生物学检验领域的应用说明.2018.

（周庭银）

沙门菌血清学试验性能验证

××医院检验科微生物室作业指导书	文件编号：××-JY-CZ-XJ-×××
版本： 生效日期：	共 页 第 页

1. 验证目的
规范沙门菌血清学试验性能验证，以确保试验结果准确性。

2. 适用范围
沙门菌血清学试验

3. 试剂
沙门菌诊断血清、生理盐水。

4. 菌株
伤寒沙门菌 ATCC 50096、临床菌株。

5. 操作步骤
试验按照《沙门菌血清学检测标准操作规程》进行操作。

6. 验证结果
已知菌株验证结果见表 18-7-5。

表 18-7-5 沙门菌血清学试验性能验证结果表

编号	菌株来源	已知菌株	验证结果	符合率(%)	备注
1	ATCC 50096	伤寒沙门菌	伤寒沙门菌	100	
2					
3					

操作者：＿＿＿＿＿＿ 审核人：＿＿＿＿＿＿

7. 验证结论
×株沙门菌标准/质控菌株血清学验证结果符合率为×％，验证通过，可用于临床标本检测。

8. 性能验证报告
按要求填写性能验证记录表，实验室负责对性能验证结果做出评论，并将所有原始数据、汇总结果、总结报告整理后存档保存，验证报告经技术负责人审核后签字批准。经授权后可查询数据和报告。

参考文献
中国合格评定国家认可委员会.CNAS-CL02-A005：医学实验室质量和能力认可准则在临床微生物学检验领域的应用说明.2018.

（周庭银）

致病性大肠埃希菌血清学试验性能验证

××医院检验科微生物室作业指导书	文件编号：××-JY-CZ-XJ-×××
版本： 生效日期：	共 页 第 页

1. 验证目的

规范致病性大肠埃希菌血清学试验性能验证，以确保试验结果准确性。

2. 适用范围

致病性大肠埃希菌血清学试验。

3. 试剂

致病性大肠埃希菌诊断血清、生理盐水。

4. 菌株

致病性大肠埃希菌、临床菌株。

5. 操作步骤

试验按照《致病性大肠埃希菌血清学检测标准操作规程》进行操作。

6. 验证结果

已知菌株验证结果见表18-7-6。

表 18-7-6 致病性大肠埃希菌血清学试验性能验证结果表

编号	菌株来源	已知菌株	验证结果	符合率(%)	备 注
1	质控菌株	致病性大肠埃希菌	致病性大肠埃希菌	100	
2					
3					

操作者：_____ 审核人：_____

7. 验证结论

×株致病性大肠埃希菌标准/质控菌株血清学验证结果符合率应为×%，则验证通过，可用于临床标本检测。

8. 性能验证报告

按要求填写性能验证记录表，实验室负责对性能验证结果做出评论，并将所有原始数据、汇总结果、总结报告整理后存档保存，验证报告经技术负责人审核后签字批准。经授权后可查询数据和报告。

参考文献

中国合格评定国家认可委员会.CNAS-CL02-A005：医学实验室质量和能力认可准则在临床微生物学检验领域的应用说明.2018.

（周庭银）

O157：H7 出血性大肠埃希菌血清学试验性能验证

××医院检验科微生物室作业指导书	文件编号：××-JY-CZ-XJ-×××
版本：　　　　　　生效日期：	共　页　第　页

1. 验证目的
规范 O157：H7 出血性大肠埃希菌血清学试验性能验证，以确保试验结果准确性。

2. 适用范围
O157：H7 出血性大肠埃希菌血清学试验。

3. 试剂
O157：H7 出血性大肠埃希菌诊断血清，生理盐水。

4. 菌株
大肠埃希菌 O157：H7 NCTC 12900、临床菌株。

5. 操作步骤
试验按照《O157：H7 出血性大肠埃希菌血清学检测标准操作规程》进行操作。

6. 验证结果
已知菌株验证结果见表 18-7-7。

表 18-7-7　O157：H7 出血性大肠埃希菌血清学试验性能验证结果表

编号	菌株来源	已知菌株	验证结果	符合率(%)	备　注
1	NCTC 12900	大肠埃希菌 O157：H7	大肠埃希菌 O157：H7	100	
2					
3					

操作者：＿＿＿＿＿＿＿　审核人：＿＿＿＿＿＿＿

7. 验证结论
×株 O157：H7 出血性大肠埃希菌标准/质控菌株血清学验证结果符合率为×％，验证通过，可用于临床标本检测。

8. 性能验证报告
按要求填写性能验证记录表，实验室负责对性能验证结果做出评论，并将所有原始数据、汇总结果、总结报告整理后存档保存，验证报告经技术负责人审核后签字批准。经授权后可查询数据和报告。

参考文献
中国合格评定国家认可委员会.CNAS-CL02-A005：医学实验室质量和能力认可准则在临床微生物学检验领域的应用说明.2018.

（周庭银）

志贺菌血清学试验人员比对

××医院检验科微生物室作业指导书	文件编号：××-JY-CZ-XJ-×××
版本： 生效日期：	共 页 第 页

1. 验证目的

规范志贺菌血清学试验人员比对标准化操作规程。

2. 适用范围

对同一标本不同人员进行血清学试验比对。

3. 试剂

志贺菌诊断血清、生理盐水。

4. 标本类型

三糖铁、双糖培养基上的已知菌。

5. 标本数量

至少 5 份样品进行验证。应覆盖本地区流行的血清学型别。

6. 操作步骤

6.1·人员以英文字母（A、B、C……）编号。标本以阿拉伯数字（1、2、3……）编号。

6.2·用志贺菌属 4 种多价血清做玻片凝集及单价血清定型。

7. 结果报告

7.1·根据血清学试验是否凝集，初步判断属于某种志贺菌。

7.2·描述并记录结果，填写"志贺菌血清学试验人员比对表"（表 18-8-1）。

表 18-8-1 志贺菌血清学试验人员比对表

标本类型： 授权人： 日期：20××年×月×日

人员编号	标本编号	测试结果	正确结果	符合率	备 注

8. 可接受标准

授权人（高年资微生物检验人员）确认比对结果正确与否。比对结果正确率＞80％，则比对通过。

9. 备注

9.1·参加比对的检验人员需 2 人以上，有利于实验结果统计分析。

9.2·备份"志贺菌血清学试验人员比对表"。比对不合格的人员要暂停相关工作并接受培训，考核合格后可继续岗位工作。

9.3·比对频率及时间安排：每年 2 次，两次人员比对时间间隔不宜超过 6 个月。每次至少 5 份临床样品。

参考文献

［1］中国合格评定国家认可委员会.CNAS－CL02－A005：医学实验室质量和能力认可准则在临床微生物学检验领域的应用说明.2018.

［2］周庭银，章强强.临床微生物学诊断与图解.4 版.上海：上海科学技术出版社，2017.

［3］中国合格评定国家认可委员会.CNAS－GL0228：临床微生物检验程序验证指南.2018.

（周庭银）

沙门菌血清学试验人员比对

××医院检验科微生物室作业指导书	文件编号：××-JY-CZ-XJ-×××
版本： 生效日期：	共 页 第 页

1. 验证目的

规范沙门菌血清学试验人员比对标准化操作规程。

2. 适用范围

对同一标本不同人员进行血清学试验比对。

3. 试剂

沙门菌诊断血清、生理盐水。

4. 标本类型

三糖铁、双糖培养基上的已知菌。

5. 标本数量

至少 5 份样品进行验证。

6. 操作步骤

6.1·人员以英文字母（A、B、C……）编号。标本以阿拉伯数字（1、2、3……）编号。

6.2·用沙门菌 A~F。O 多价血清及 H 因子血清凝集。

7. 结果报告

7.1·根据血清学试验是否凝集，初步判断属于某种沙门菌。

7.2·描述并记录结果，填写"沙门菌血清学试验人员比对表"（表 18-8-2）。

表 18-8-2 沙门菌血清学试验人员比对表

标本类型： 授权人： 日期：20××年×月×日

人员编号	标本编号	测试结果	正确结果	符合率	备 注

8. 可接受标准

授权人（高年资微生物检验人员）确认比对结果正确与否。比对结果正确率>80%，则比对通过。

9. 备注

9.1·参加比对的检验人员需 2 人以上，有利于实验结果统计分析。

9.2·备份"沙门菌血清学试验人员比对表"。比对不合格的人员要暂停相关工作并接受培训,考核合格后可继续岗位工作。

9.3·比对频率及时间安排:每年 2 次,两次人员比对时间间隔不宜超过 6 个月。每次至少 5 份临床样品。

参考文献

[1] 中国合格评定国家认可委员会.CNAS‐CL02‐A005:医学实验室质量和能力认可准则在临床微生物学检验领域的应用说明.2018.

[2] 周庭银,章强强.临床微生物学诊断与图解.4 版.上海:上海科学技术出版社,2017.

[3] 中国合格评定国家认可委员会.CNAS‐GL0228:临床微生物检验程序验证指南.2018.

(周庭银)

致病性大肠埃希菌血清学试验人员比对

××医院检验科微生物室作业指导书	文件编号：××-JY-CZ-XJ-×××
版本： 生效日期：	共 页 第 页

1. 验证目的
规范致病性大肠埃希菌血清学试验人员比对标准化操作规程。

2. 适用范围
对同一标本不同人员进行血清学试验比对。

3. 试剂
致病性大肠埃希菌诊断血清、生理盐水。

4. 标本类型
三糖铁、双糖等生化反应确定为大肠埃希菌。

5. 标本数量
至少 5 份样品进行验证。

6. 操作步骤
6.1·人员以英文字母（A、B、C……）编号。标本以阿拉伯数字（1、2、3……）编号。

6.2·先以生化反应确定为大肠埃希菌，再以抗原分析定型。

7. 结果报告
7.1·根据血清学试验是否凝集，初步判断属于某种致病性大肠埃希菌。

7.2·描述并记录结果，填写"致病性大肠埃希菌血清学试验人员比对表"（表 18-8-3）。

表 18-8-3　致病性大肠埃希菌血清学试验人员比对表

标本类型：　　　　　　　　授权人：　　　　　　　日期：20××年×月×日

人员编号	标本编号	测试结果	正确结果	符合率	备　注

8. 可接受标准
授权人（高年资微生物检验人员）确认比对结果正确与否。比对结果正确率＞80%，则比对通过。

9. 备注
9.1·参加比对的检验人员需 2 人以上，有利于实验结果统计分析。

9.2·备份"致病性大肠埃希菌血清学试验人员比对表"。比对不合格的人员要暂停相关工作并接受培训,考核合格后可继续岗位工作。

9.3·比对频率及时间安排:每年2次,两次人员比对时间间隔不宜超过6个月。每次至少5份临床样品。

参考文献

[1] 中国合格评定国家认可委员会.CNAS‐CL02‐A005:医学实验室质量和能力认可准则在临床微生物学检验领域的应用说明.2018.

[2] 周庭银,章强强.临床微生物学诊断与图解.4版.上海:上海科学技术出版社,2017.

[3] 中国合格评定国家认可委员会.CNAS‐GL0228:临床微生物检验程序验证指南.2018.

(周庭银)

O1 群、O139 群霍乱弧菌血清学试验人员比对

××医院检验科微生物室作业指导书	文件编号：××-JY-CZ-XJ-×××
版本：	生效日期：	共 页 第 页

1. 验证目的
规范霍乱弧菌 O1 群、O139 群血清学试验人员比对标准化操作规程。

2. 适用范围
对同一标本不同人员进行血清学试验比对。

3. 试剂
霍乱弧菌 O1 群、O139 群诊断血清、生理盐水。

4. 标本类型
从选择平板上挑取的已知菌落。

5. 标本数量
至少 5 份样品进行验证。

6. 操作步骤
6.1·人员以英文字母（A、B、C……）编号。标本以阿拉伯数字（1、2、3……）编号。

6.2·从选择平板上挑取可疑菌落与霍乱多价诊断血清做玻片凝集试验。

7. 结果判断
7.1·根据血清学试验是否凝集，初步判断属于某种霍乱弧菌 O1 群、O139 群，再进行生化反应。

7.2·描述并记录结果，填写"霍乱弧菌 O1 群、O139 群血清学试验人员比对表"（表 18-8-4）。

表 18-8-4 霍乱弧菌 O1 群、O139 群血清学试验人员比对表

标本类型： 　　　　　　授权人： 　　　　　日期：20××年×月×日

人员编号	标本编号	测试结果	正确结果	符合率	备 注

8. 可接受标准
授权人（高年资微生物检验人员）确认比对结果正确与否。比对结果正确率＞80％，则比对通过。

9. 备注

9.1·参加比对的检验人员需 2 人以上，有利于实验结果统计分析。

9.2·备份"霍乱弧菌 O1 群、O139 群血清学试验人员比对表"。比对不合格的人员要暂停相关工作并接受培训，考核合格后可继续岗位工作。

9.3·比对频率及时间安排：每年 2 次，两次人员比对时间间隔不宜超过 6 个月。每次至少 5 份临床样品。

参考文献

[1] 中国合格评定国家认可委员会.CNAS－CL02－A005：医学实验室质量和能力认可准则在临床微生物学检验领域的应用说明.2018.

[2] 周庭银,章强强.临床微生物学诊断与图解.4 版.上海：上海科学技术出版社,2017.

[3] 中国合格评定国家认可委员会.CNAS－GL0228：临床微生物检验程序验证指南.2018.

（周庭银）

全自动微生物药敏试验性能验证

××医院检验科微生物室作业指导书	文件编号：××-JY-CZ-XJ-×××
版本： 生效日期：	共 页 第 页

1. 验证目的

规范全自动微生物药敏试验性能验证，以确保仪器性能正常。

2. 验证仪器

自动细菌鉴定及药敏分析仪。

3. 仪器与试剂

自动细菌鉴定及药敏分析仪、培养基、药敏卡片、真菌药敏卡。

4. 菌株选择

根据所使用的药敏板的抗生素种类，参考 CLSI 细菌、真菌相关药敏试验操作指南，选择药敏质控标准菌株，普通细菌药敏试验至少包括金黄色葡萄球菌 ATCC 29213、铜绿假单胞菌 ATCC 27853、大肠埃希菌 ATCC 25922、粪肠球菌 ATCC 29212、大肠埃希菌 ATCC 35218。

5. 操作步骤

5.1·药敏质控标准菌株和药物，每日对每一组药物/细菌重复测定 3 次，连续 5 日。每次单独制备接种物。

5.2·药敏卡试验按照实验室 SOP 进行操作。

5.3·真菌药敏卡试验按照实验室真菌 SOP 进行操作。

6. 验证结果

6.1·药敏卡验证结果

6.1.1 革兰阳性菌药敏卡性能验证结果见表 18-9-1。

表 18-9-1 金黄色葡萄球菌(ATCC 29213)药敏性能验证记录表

抗菌药物 允许范围 MIC(μg/ml)	次数	药敏卡批号	MIC(μg/ml)					评价
			第一日	第二日	第三日	第四日	第五日	
青霉素 (0.25~2)	1							
	2							
	3							
	1							
	2							
	3							

注：① 其他细菌全自动微生物药敏试验性能验证均参考上述；② 若结果均在允许范围内，则评价为"通过"

操作者：＿＿＿＿＿＿ 审核人：＿＿＿＿＿＿

6.1.2　真菌药敏卡性能验证结果见表18-9-2。

表 18-9-2　近平滑念珠菌药敏卡性能验证

抗菌药物 允许范围 MIC(μg/ml)	次数	药敏卡批号	MIC(μg/ml)					评价
			第一日	第二日	第三日	第四日	第五日	
两性霉素 B (0.25～1.0)	1							
	2							
	3							
	1							
	2							
	3							

注：① 其他真菌全自动微生物药敏试验性能验证均参考上述；② 若结果均在允许范围内,则评价为"通过"

操作者：＿＿＿＿＿＿＿＿　审核人：＿＿＿＿＿＿＿＿

7. 验证结论

7.1·采用标准菌株进行全自动微生物药敏试验,MIC 浓度均在 CLSI 质控范围内,符合率×％。连续 5 个不同工作日重复药敏试验,结果是否在 CLSI 质控范围内,重复性如何。15 个数据中超出参考范围(抑菌圈直径或 MIC)的结果应不超过(≤)1 个,若失控结果为 2～3 个,则如前述,再进行 5 日,每日重复试验 3 次,30 个数据失控结果应不超过(≤)3 个。

7.2·本药敏检测系统经验证满足性能要求,可用于临床检测。日常质控按室内质控要求。

8. 性能验证报告

按要求填写性能验证记录表,实验室负责对性能验证结果做出评论,并将所有原始数据、汇总结果、总结报告整理后存档保存,验证报告经技术负责人审核后签字批准。经授权后可查询数据和报告。

9. 备注

若不采用替代质控方案,可连续检测 20～30 日,每一组药物/细菌 MIC 超出参考范围频率不超过(≤)1/20 或 3/30。

参考文献

中国合格评定国家认可委员会.CNAS-CL02-A005：医学实验室质量和能力认可准则在临床微生物学检验领域的应用说明.2018.

(周庭银)

K-B 法药敏试验性能验证

××医院检验科微生物室作业指导书	文件编号：××-JY-CZ-XJ-×××

版本：	生效日期：	共　页　第　页

1. 验证目的

规范 K-B 法药敏试验性能验证。

2. 仪器与试剂

M-H 琼脂平板、药敏纸片、质控菌株、菌液比浊管。

3. 菌株选择

参考 CLSI 细菌相关药敏试验操作指南，选择药敏质控标准菌株，普通细菌药敏试验至少包括：金黄色葡萄球菌 ATCC 25923、铜绿假单胞菌 ATCC 27853、大肠埃希菌 ATCC 25922、粪肠球菌 ATCC 29212、大肠埃希菌 ATCC 35218、肺炎链球菌（ATCC 49619）、流感嗜血杆菌（ATCC 49247）。

4. 操作步骤

4.1·按《K-B 法药敏试验标准操作规程》进行。

4.2·药敏质控标准菌株和药物，连续 5 日，每日对每一组药物/细菌重复测定 3 次。每次单独制备接种物。

5. 验证结果

5.1·培养后取出平板，用游标卡尺测量抑菌环的直径，抑菌环的边缘以肉眼见不到细菌明显生长为限，然后根据抑菌环直径大小、CLSI 判断细菌的敏感性，并加以记录。

5.2·验证结果见表 18-9-3。

表 18-9-3　金黄色葡萄球菌（ATCC 25923）药敏性能验证记录表

抗菌药物	次数	纸片批号	抑菌圈直径(mm)					评价
抑菌圈直径(mm)			第一日	第二日	第三日	第四日	第五日	
青霉素 (26~37)	1							
	2							
	3							
	1							
	2							
	3							

注：① 其他菌株 K-B 法药敏试验性能验证均参考上述；② 若结果均在允许范围内，则评价为"通过"

操作者：＿＿＿＿＿＿　审核人：＿＿＿＿＿＿

6. 验证结论

6.1·采用标准菌株进行 K–B 法药敏试验性能验证，抑菌环直径大小均在 CLSI 质控范围内，符合率×％。连续 5 个不同工作日重复药敏试验，结果是否在 CLSI 质控范围内，重复性如何。15 个数据中超出参考范围（抑菌圈直径或 MIC）的结果应不超过（≤）1 个，若失控结果为 2～3 个，则如前述，再进行 5 日，每日 3 次重复试验，30 个数据失控结果应不超过（≤）3 个。

6.2·本药敏检测系统经验证满足性能要求，可用于临床检测。日常质控按室内质控要求。

7. 性能验证报告

按要求填写性能验证记录表，实验室负责对性能验证结果做出评论，并将所有原始数据、汇总结果、总结报告整理后存档保存，验证报告经技术负责人审核后签字批准。经授权后可查询数据和报告。

8. 备注

也可采用替代质控方案，即连续检测 20～30 日，每一组药物/细菌的抑菌圈直径或 MIC 超出参考范围的频率应不超过（≤）1/20 或 3/30。

参考文献

［1］中国合格评定国家认可委员会.CNAS‐CL02‐A005：医学实验室质量和能力认可准则在临床微生物学检验领域的应用说明.2018.

［2］周庭银,倪语星,胡继红,等.临床微生物检验标准化操作.3 版.上海：上海科学技术出版社,2015.

［3］中国合格评定国家认可委员会.CNAS‐GL0228：临床微生物检验程序验证指南.2018.

（周庭银）

K-B法药敏试验测量抑菌圈直径人员比对

××医院检验科微生物室作业指导书	文件编号：××-JY-CZ-XJ-×××
版本： 生效日期：	共 页 第 页

1. 验证目的

规范人员K-B法药敏试验测量抑菌圈直径人员比对。

2. 适用范围

同一标本不同人员K-B法药敏试验测量抑菌圈直径比对。

3. 仪器与试剂

血琼脂平板、M-H琼脂平板、药敏纸片、游标卡尺。

4. 标本类型

临床分离菌株、标准菌株。

5. 标本数量

至少5份样品进行验证。

6. 操作步骤

6.1 · 人员以英文字母（A、B、C······）编号。菌株以阿拉伯数字（1、2、3······）编号。

6.2 · 将菌株接种于M-H平板或羊血平板上，贴合适的药敏纸片。

6.3 · 置35℃培养18～24 h后阅读结果，操作方法参见《K-B法标准操作规程》。

7. 结果报告

7.1 · 用游标卡尺量取抑菌圈直径，记录结果。

7.2 · 填写"K-B法药敏试验测量抑菌圈直径人员比对表"（表18-9-4）。

表18-9-4 K-B法药敏试验测量抑菌圈直径人员比对表

菌株名称： 测试人： 授权人： 日期：20××年×月×日

抗菌药物 抑菌圈直径(mm)	测试结果(mm)	结果判断 (SIR)	正确率(%)	备 注

8. 可接受标准

以授权人（高年资微生物检验人员）量取的抑菌圈直径(mm)±1 mm为正确。

9. 备注

9.1 · 备份"K-B法药敏试验测量抑菌圈直径人员比对表"。比对不合格的人员要暂停相关工作并接受培训,考核合格后可继续岗位工作。

9.2·比对频率及时间安排：每年 2 次,通常为上、下半年各 1 次(两次人员比对时间间隔不宜超过 6 个月)。

9.3·凡在微生物室工作的检验人员均需定期进行能力比对。

参考文献

[1] 中国合格评定国家认可委员会.CNAS－CL02－A005：医学实验室质量和能力认可准则在临床微生物学检验领域的应用说明.2018.

[2] 周庭银,倪语星,胡继红,等.临床微生物检验标准化操作.3 版.上海：上海科学技术出版社,2015.

[3] 中国合格评定国家认可委员会.CNAS－GL0228：临床微生物检验程序验证指南.2018.

（周庭银）

A 微生物鉴定和药敏仪与 B 微生物鉴定和药敏仪性能验证比对

××医院检验科微生物室作业指导书		文件编号：××-JY-CZ-XJ-×××		
版本：	生效日期：	共 页	第 页	

1. 验证目的

规范 A 自动微生物鉴定和药敏仪和 B 自动微生物鉴定和药敏仪性能验证比对，确保培养结果的准确率。

2. 验证仪器

自动细菌鉴定及药敏分析仪。

3. 仪器与试剂

自动细菌鉴定及药敏分析仪、培养基、鉴定卡片、药敏卡片。

4. 菌株选择

4.1·鉴定：标准菌株、质控菌株或临床已知菌株，选择不少于 20 种菌株，每种类型至少 1 株（覆盖革兰阳性和革兰阴性非苛养菌、苛养菌、厌氧菌等）。

4.2·药敏：参考 CLSI 细菌相关药敏试验操作指南选择药敏质控标准菌株和药物（金黄色葡萄球菌 ATCC 29213、铜绿假单胞菌 ATCC 27853、粪肠球菌 ATCC 29212、肺炎链球菌 ATCC 49619……）。

5. 操作步骤

菌株鉴定和药敏卡试验按照实验室 SOP 进行操作。

6. 验证结果

6.1·已知菌株验证结果见表 18-10-1。

18-10-1 A 鉴定仪和 B 鉴定仪菌株鉴定结果比对

编号	菌株来源	已知菌株	A 鉴定仪		B 鉴定仪		备 注
			验证结果	符合率（%）	验证结果	符合率（%）	
1	ATCC 29213	金黄色葡萄球菌	金黄色葡萄球菌				
2	ATCC 25922	大肠埃希菌					
3	ATCC 49619	肺炎链球菌					
4	ATCC 49247	流感嗜血杆菌					
5	质控菌株	伤寒沙门菌					
6	临床菌株	福氏志贺菌					
7							
8							
9							
合计							

操作者：_____ 审核人：_____

6.2·药敏卡验证结果

6.2.1 革兰阳性菌药敏卡性能验证结果见表 18-10-2。

表 18-10-2 A 鉴定仪和 B 鉴定仪金黄色葡萄球菌药敏性能验证比对表

抗菌药物 允许范围 MIC(μg/ml)	次数	A 鉴定仪测量结果						B 鉴定仪测量结果						符合率 (%)
		第一日	第二日	第三日	第四日	第五日	在控	第一日	第二日	第三日	第四日	第五日	在控	
青霉素 (0.25~1)	1													
	2													
	3													
红霉素 (0.25~1)	1													
	2													
	3													
克林霉素 (0.06~0.25)	1													
	2													
	3													
头孢西丁 (1~4)	1													
	2													
	3													
米诺环素 (0.06~0.25)	1													
	2													
	3													
莫西沙星 (0.016~0.12)	1													
	2													
	3													
左氧氟沙星 (0.06~0.5)	1													
	2													
	3													
庆大霉素 (0.12~1)	1													
	2													
	3													
四环素 (0.12~1)	1													
	2													
	3													

（续表）

抗菌药物 允许范围 MIC(μg／ml)	次数	A 鉴定仪测量结果						B 鉴定仪测量结果						符合率（%）
		第一日	第二日	第三日	第四日	第五日	在控	第一日	第二日	第三日	第四日	第五日	在控	
呋喃妥因（8～32）	1													
	2													
	3													
利福平（0.004～0.016）	1													
	2													
	3													
利奈唑胺（1～4）	1													
	2													
	3													
甲氧苄啶-磺胺甲基异噁唑（≤0.5/9.5）	1													
	2													
	3													

注：在控"√"

操作者：＿＿＿＿＿＿＿ 审核人：＿＿＿＿＿＿＿

6.2.2 革兰阴性菌药敏卡性能验证结果见表 18-10-3、表 18-10-4。

表 18-10-3 A 鉴定仪和 B 鉴定仪大肠埃希菌药敏性能验证比对表

抗菌药物 允许范围 MIC(μg／ml)	次数	A 鉴定仪测量结果						B 鉴定仪测量结果						符合率（%）
		第一日	第二日	第三日	第四日	第五日	在控	第一日	第二日	第三日	第四日	第五日	在控	
氨苄西林（2～8）	1													
	2													
	3													
氨苄西林-舒巴坦（2/1～8/4）	1													
	2													
	3													
哌拉西林-他唑巴坦（1/4～4/4）	1													
	2													
	3													

（续表）

抗菌药物	次数	A 鉴定仪测量结果						B 鉴定仪测量结果						符合率（%）
允许范围 MIC(μg/ml)		第一日	第二日	第三日	第四日	第五日	在控	第一日	第二日	第三日	第四日	第五日	在控	
头孢他啶 （0.06～0.5）	1													
	2													
	3													
头孢吡肟 （0.016～0.12）	1													
	2													
	3													
头孢唑啉 （1～4）	1													
	2													
	3													
头孢噻肟 （0.03～0.12）	1													
	2													
	3													
头孢西丁 （2～8）	1													
	2													
	3													
亚胺培南 （0.06～0.25）	1													
	2													
	3													
美罗培南 （0.008～0.06）	1													
	2													
	3													
米诺环素 （0.25～1）	1													
	2													
	3													
庆大霉素 （0.25～1）	1													
	2													
	3													
阿米卡星 （0.5～4）	1													
	2													
	3													

（续表）

抗菌药物	次数	A 鉴定仪测量结果						B 鉴定仪测量结果						符合率（%）
允许范围 MIC(μg/ml)		第一日	第二日	第三日	第四日	第五日	在控	第一日	第二日	第三日	第四日	第五日	在控	
环丙沙星 (0.004～0.016)	1													
	2													
	3													
磷霉素 (0.5～2)	1													
	2													
	3													

注：在控"√"

操作者：_____ 审核人：_____

表 18‑10‑4　A 鉴定仪和 B 鉴定仪铜绿假单胞菌药敏性能验证比对表

抗菌药物	次数	A 鉴定仪测量结果						B 鉴定仪测量结果						符合率（%）
允许范围 MIC(μg/ml)		第一日	第二日	第三日	第四日	第五日	在控	第一日	第二日	第三日	第四日	第五日	在控	
哌拉西林 (1～8)	1													
	2													
	3													
哌拉西林-他唑巴坦 (1/4～4/8)	1													
	2													
	3													
头孢他啶 (1～4)	1													
	2													
	3													
头孢吡肟 (0.5～4)	1													
	2													
	3													
头孢哌酮 (2～8)	1													
	2													
	3													
亚胺培南 (1～4)	1													
	2													
	3													

（续表）

抗菌药物	次数	A 鉴定仪测量结果						B 鉴定仪测量结果						符合率（%）
允许范围 MIC(μg/ml)		第一日	第二日	第三日	第四日	第五日	在控	第一日	第二日	第三日	第四日	第五日	在控	
美罗培南 (0.12~1)	1													
	2													
	3													
氨曲南 (2~8)	1													
	2													
	3													
庆大霉素 (0.5~2)	1													
	2													
	3													
阿米卡星 (1~4)	1													
	2													
	3													
环丙沙星 (0.25~1)	1													
	2													
	3													

注：在控"√"

操作者：_____ 审核人：_____

7. 可接受标准

用 A 鉴定仪与 B 鉴定仪进行菌株鉴定和药敏试验比对，评价两种鉴定仪对菌株鉴定的符合率×％，药敏试验 MIC 测试结果是否在控，两者药敏试验符合率×％，两种鉴定系统是否符合质控要求，性能验证是否通过。

参考文献

［1］中国合格评定国家认可委员会.CNAS－CL02－A005：医学实验室质量和能力认可准则在临床微生物学检验领域的应用说明.2018.
［2］中国合格评定国家认可委员会.CNAS－GL0228：临床微生物检验程序验证指南.2018.

（周庭银）

质谱仪与自动微生物鉴定仪比对

××医院检验科微生物室作业指导书	文件编号：××-JY-CZ-XJ-×××
版本： 生效日期：	共 页 第 页

1. 验证目的

规范质谱仪与自动微生物鉴定仪比对报告。

2. 验证仪器

质谱仪、自动微生物鉴定仪。

3. 试剂

3.1·质谱仪试剂：乙醇、乙腈、甲酸、三氟乙酸、无菌蒸馏水等化学试剂，HCCA（α-氰基-4-羟基肉桂酸）或其他合适的基质，蛋白标准品等。

3.2·自动微生物鉴定仪试剂、鉴定卡片。

4. 菌株选择

质控菌株或临床已知菌株（每种类型至少1株，总体不少于20株）包括：金黄色葡萄球菌（ATCC 29213）、肺炎链球菌（ATCC 49619）、大肠埃希菌（ATCC 25922）、铜绿假单胞菌（ATCC 27853）、流感嗜血杆菌（ATCC 49247）、粪肠球菌（ATCC 29212）、白念珠菌（ATCC 10231）等。

5. 操作步骤

质谱仪、自动微生物鉴定仪分别按实验室SOP进行操作。

6. 验证结果

临床菌株/标准菌株/质控菌株鉴定结果见表18-10-5。

表18-10-5 质谱仪与自动微生物鉴定仪结果比较

编　　号	已知菌株	质谱仪		鉴定仪		符合率（%）
		鉴定结果	鉴定值（%）	鉴定结果	鉴定值	
质控菌株	金黄色葡萄球菌					
ATCC 29212	粪肠球菌					
临床菌株	肺炎链球菌					
ATCC 25922	大肠埃希菌					
ATCC 27853	铜绿假单胞菌					
ATCC 49247	流感嗜血杆菌					

7. 可接受标准

通过已知菌株鉴定结果及鉴定值评价两种仪器对细菌鉴定的符合率(%),证明两种或一种仪器符合微生物检测质量要求,鉴定性能良好,适用于临床标本检测。若未能满足要求,则该检测系统不能通过验证或者寻找原因采取措施。修正后的检测系统应再次进行验证。

注:性能验证要求标准菌株、质控菌株鉴定符合率100%,已知临床菌株鉴定符合率>90%。

参考文献

[1] 中国合格评定国家认可委员会.CNAS－CL02－A005:医学实验室质量和能力认可准则在临床微生物学检验领域的应用说明.2018.

[2] 周庭银,倪语星,胡继红,等.临床微生物检验标准化操作.3版.上海:上海科学技术出版社,2015.

[3] 中国合格评定国家认可委员会.CNAS－GL0228:临床微生物检验程序验证指南.2018.

(周庭银)

第十九章
检验后结果报告及资料处理程序

结果报告程序

××医院检验科微生物室作业指导书	文件编号：××-JY-CZ-XJ-×××
版本： 生效日期：	共 页 第 页

1. 目的

规范结果报告程序，确保结果报告的准确性。

2. 范围

微生物检验报告。

3. 职责

报告审核。

4. 程序

4.1·微生物实验室各岗位检验人员完成报告，由负责人或指定人员审核。

4.2·只有当质控结果符合要求时，才可发出临床报告，否则应重新测定。

4.3·细菌鉴定应报告到种，不能鉴定的细菌应尽可能鉴定到属。药敏试验应严格遵循 CLSI 标准，报告敏感（S）、中介（I）、耐药（R）。

4.4·分泌物、尿液、引流液等标本培养 48 h 未见可疑菌落，则报告"培养 2 日无菌生长"。

4.5·脑脊液、穿刺液等标本培养 48～72 h 未见可疑菌落，则报告"培养 2 或 3 日无菌生长"。

4.6·痰液或咽拭子标本培养至 48 h 未检出致病菌，则报告"正常菌群生长"。

4.7·粪便或肛拭子等肠道标本培养至 48 h 未见可疑菌落，则根据申请项目报告"无×××菌生长"，如"无沙门菌、志贺菌生长"。

4.8·拭子、分泌物、尿液、引流液等真菌标本培养：每日观察培养基，结果连续观察 10 日未见可疑菌落，则报告"未培养出酵母样真菌"。

4.9·分枝杆菌检验标本培养：每周观察 1～2 次培养基斜面，结果连续观察 8 周未发现有可疑菌落生长，报告"未培养出分枝杆菌"。

4.10·定性结果以"阴性"或"阳性"报告；定量或半定量项目，阳性结果应报告最高稀释度，阴性结果应报告最低稀释度。

4.11·报告内容应包括患者姓名、性别、年龄、送检项目、标本类型、样本号、结果、标本接收日期和报告日期、操作者和审核者的签名等。

4.12·报告单应及时发出。门诊患者报告单由本人领取，病区报告单由专人送至各病区，并签收。

4.13·电话报告结果时，应先确认对方身份，核对患者姓名、病区床号、检测项目等情况，方可报告，并告知对方检测结果以最终报告为准。

4.14·当患者要求需邮寄报告时，应由患者本人或家属填写地址及邮政编码等。

4.15 · 实验室工作人员应为患者的检测结果保密,不得提供给非相关人员。

4.16 · 检测结果的报告应准确、客观和及时,禁止虚假报告。

参考文献

[1] 中国合格评定国家认可委员会.CNAS-CL02-A005:医学实验室质量和能力认可准则在临床微生物学检验领域的应用说明.2018.
[2] 中国合格评定国家认可委员会.CNAS-CL02:医学实验室质量和能力认可准则(ISO 15189:2012,IDT).2012.

(周庭银)

危急值报告程序

××医院检验科微生物室作业指导书	文件编号：××-JY-CZ-XJ-×××
版本：	生效日期：	共 页 第 页

1. 目的

规范危急值报告程序，及时报告结果。

2. 范围

血培养阳性、脑脊液涂片和培养阳性、分枝杆菌涂片和培养阳性。

3. 职责

微生物检验人员应当及时判断并尽快报告危急值结果。

4. 程序

4.1 · 血和脑脊液检出细菌时，首先对检测过程仔细检查，排除污染。

4.2 · 核实后将结果报告临床并记录在"危急值报告记录表"，报告时间具体到时、分。并做好相应记录，如报告结果、报告者工号、病区接电话者工号等。

4.3 · 做好相应记录，如报告结果、报告者姓名、病区接电话者姓名等。

参考文献

[1] 中国合格评定国家认可委员会.CNAS-CL02-A005：医学实验室质量和能力认可准则在临床微生物学检验领域的应用说明.2018.

[2] 中国合格评定国家认可委员会.CNAS-CL02：医学实验室质量和能力认可准则(ISO 15189：2012，IDT).2012.

（周庭银）

分级报告程序

××医院检验科微生物室作业指导书	文件编号：××-JY-CZ-XJ-×××
版本： 生效日期：	共 页 第 页

1. 目的
规范分级报告程序，及时、分级地向临床报告结果。

2. 范围
血液、骨髓标本。

3. 职责
由微生物实验室检验人员进行分级报告。

4. 程序
4.1·一级报告：阳性报警血培养瓶应进行涂片革兰染色，将涂片结果电话（或其他方式）通知临床。

4.2·二级报告：报告直接药敏试验结果。

4.3·三级报告：报告细菌种属、药敏试验、结果评价和建议。

参考文献
[1] 中国合格评定国家认可委员会.CNAS-CL02-A005：医学实验室质量和能力认可准则在临床微生物学检验领域的应用说明.2018.
[2] 中国合格评定国家认可委员会.CNAS-CL02：医学实验室质量和能力认可准则(ISO 15189：2012，IDT).2012.

（周庭银）

传染病报告程序

××医院检验科微生物室作业指导书	文件编号：××-JY-CZ-XJ-×××
版本：　　　　　生效日期：	共　页　第　页

1. 目的
规范传染病报告程序，为传染病暴发、流行提供及时和准确的信息。

2. 范围
甲类和乙类法定传染病。

3. 职责
微生物实验室检验人员为责任报告人。

4. 程序
4.1·如检测出可疑的甲类或乙类法定传染病病原体时，首先由微生物实验室负责人或指定人员复核。并联系临床医生，了解临床病情，了解患者资料及联系方式。

4.2·复核无误后，通过网络上报或填写传染病报告表（卡），在规定时限内上报，并登记在"传染病报告记录表"存档。

4.3·按照CDC的要求，有些传染病如 HIV、霍乱、鼠疫等须立即向科主任和医务处（科）汇报，需由 CDC 复核并做出最终报告。

4.4·严禁漏报、迟报、谎报疫情。

4.5·未经许可，不得随意扩大或泄露报告信息。

参考文献
[1] 中国合格评定国家认可委员会.CNAS-CL02-A005：医学实验室质量和能力认可准则在临床微生物学检验领域的应用说明.2018.

[2] 中国合格评定国家认可委员会.CNAS-CL02：医学实验室质量和能力认可准则(ISO 15189：2012，IDT).2012.

（周庭银）

更改报告程序

××医院检验科微生物室作业指导书	文件编号：××-JY-CZ-XJ-×××
版本： 生效日期：	共 页 第 页

1. 目的
规范更改报告程序。

2. 适用范围
适用于微生物检验结果报告。

3. 职责
微生物实验室检验人员更改，实验室负责人审核。

4. 程序
4.1·当发现已发出的检验报告有误需要更改时，首先查找错误原因，及时和临床医生沟通。应将原报告收回、注销，重新发出一份新的检验报告。新报告的编号与原报告一致，经原检验者、原审核者审核后方可报告。

4.2·并在原始申请单或在 LIS 系统的备注栏中注明更改原因。

4.3·总结分析错误根源，制订相应措施并记录备案，培训和教育员工，杜绝错误再次发生。

参考文献

[1] 中国合格评定国家认可委员会.CNAS-CL02-A005：医学实验室质量和能力认可准则在临床微生物学检验领域的应用说明.2018.

[2] 中国合格评定国家认可委员会.CNAS-CL02：医学实验室质量和能力认可准则（ISO 15189：2012，IDT）.2012.

（周庭银）

细菌耐药监测与上报程序

××医院检验科微生物室作业指导书	文件编号：××-JY-CZ-XJ-×××
版本： 生效日期：	共　　页　第　　页

1. 目的
规范细菌耐药监测数据上报程序。

2. 范围
适用于细菌耐药监测与上报。

3. 职责
微生物检验专业人员负责细菌耐药监测与上报结果。

4. 程序
4.1·监测内容：应大致包括患者的住院号（门诊患者除外）、性别、年龄、病区来源、标本种类、细菌名称、药敏试验结果以及重要耐药细菌的标记如 MRSA、ESBL、碳青霉烯酶等。

4.2·监测频次：一般建议每半年 1 次（具体可按各医院院感部门要求有所不同，如每季度 1 次）。

4.3·使用 WHONET 软件，对数据进行必要的审核后，通过网络上报至省市或全国耐药监测网。

参考文献

［1］中国合格评定国家认可委员会.CNAS-CL02-A005：医学实验室质量和能力认可准则在临床微生物学检验领域的应用说明.2018.

［2］中国合格评定国家认可委员会.CNAS-CL02：医学实验室质量和能力认可准则(ISO 15189：2012，IDT).2012.

（周庭银）

第二十章
菌种保存程序

需氧菌种保存程序

××医院检验科微生物室作业指导书	文件编号：××-JY-CZ-XJ-×××
版本： 生效日期：	共 页 第 页

1. 目的
规范菌种保存程序。

2. 范围
微生物实验室保存的标准菌株和来自临床的标本菌株。

3. 职责
微生物实验室检验人员正确执行本程序。

4. 程序
4.1・一般保存法见表20-0-1。

表 20-0-1　常见菌种培养基保存期限

菌　　种	培养时间(h)	培　养　基	保存温度(℃)	保存时间
流感嗜血杆菌	18～24	脱纤维羊血或脱脂牛奶	−20	6个月
葡萄球菌、链球菌	18～24	血琼脂斜面（高层加液体石蜡）	4～8	1～3个月
肠杆菌科	18～24	Soxbean 酪蛋白琼脂（高层加液体石蜡）	4～8	1年
肠杆菌科、非发酵菌、葡萄球菌等	18～24	牛肉汤（6份肉汤+4份甘油或10％胰大豆肉汤或10％～15％甘油）	−20	6个月
苛养菌	18～24	5％小牛血清肉汤	−20	6个月
分枝杆菌	18～24	罗氏培养基（加液体石蜡）	4～8	3个月
幽门螺杆菌	18～24	心脑浸出液或布氏肉汤加入甘油	−70	6年

注：待保存菌均需培养 18～24 h

4.2・流感嗜血杆菌保存法

4.2.1　方法一：甘油血清肉汤法。甘油肉汤按照1:1混匀后，121.3℃15 min,冷却后无菌加入10％血清混匀,取0.5 ml分装于试管中,加入数个流感嗜血杆菌落研磨于此培养基中,4℃冰箱稳定1 h,置−20℃保存

4.2.2　方法二：脱脂牛乳法。买来新鲜牛乳煮沸5次,脱脂后取0.5 ml分装于1 ml试管中,加入数个流感嗜血杆菌落研磨于此培养基中,4℃冰箱稳定1 h,置−20℃保存

4.2.3　方法三：真空冷冻干燥法。流感嗜血杆菌纯培养物接种于37 g/L牛心浸液+0.03％氯化血红素+0.01辅酶Ⅰ中培养36 h后,用无菌毛细管吸取菌液放到试管中,于−20℃冰箱稳定1 h,然后放置到冷冻干燥机干燥箱内冻干,抽真空后4℃冰箱保存1年。冷冻干燥法：将待保存菌培养18～24 h后,挑取菌落加入一定量的牛肉汤或心脑浸出液,加入20％蔗糖,混匀,分装于安瓿中,置−70℃低温冰箱中迅速冻结,再放入冷冻干燥机内,抽真空

16～24 h,然后将安瓿封口,置低温冰箱保存。大多数菌株可保存 10 年以上,甚至更长。

4.3·超冰冻法:保存菌株初代培养 18～24 h 的菌落、菌苔,加入 0.5～1.0 ml 无菌脱纤维羊血安瓿中,封口,置液氮或 -40℃冰箱中保存。

参考文献

[1] 中国合格评定国家认可委员会.CNAS-CL02-A005:医学实验室质量和能力认可准则在临床微生物学检验领域的应用说明.2018.
[2] 周庭银,章强强.临床微生物学诊断与图解.4 版.上海:上海科学技术出版社,2017.

（周庭银）

厌氧菌种保存程序

××医院检验科微生物室作业指导书	文件编号：××-JY-CZ-XJ-×××
版本：	生效日期：	共 页 第 页

1. 目的
规范菌种保存程序。

2. 范围
微生物实验室保存的标准菌株和来自临床的标本菌株。

3. 职责
微生物实验室检验人员正确执行本程序。

4. 程序
4.1·短期保存方法

4.1.1 庖肉培养基保存法：用牛肉渣和牛肉浸出液制成庖肉培养管，接种待保存菌株，然后覆盖 1～2 cm 石蜡，再将培养管垂直放置片刻，待石蜡凝固置 35℃ 培养（无芽孢厌氧菌培养 72 h，普通梭菌培养 24 h，产气荚膜梭菌和多枝梭菌培养 2 周左右），最后置室温或 −20℃ 保存。发酵糖类的厌氧菌每个月转种 1 次，不发酵糖类的厌氧菌 3～6 个月转种 1 次。

4.1.2 半固体培养基保存法：在上述液体培养基中加入 0.2%～0.5% 琼脂，制成半固体培养基，接种时用毛细管将待保存的厌氧菌的菌液加入半固体培养管底，表面加入 1～2 cm 厚度的液体石蜡，密封管口，培养 48 h，置室温或 −20℃ 保存。

4.1.3 甘油乳剂培养基保存法：在厌氧液体培养基（含胰蛋白胨、牛肉膏、酵母浸粉、L-半胱氨酸和维生素 K 等）中加入少量牛肉渣，分装于长试管中，接种待保存菌株，置 35℃ 培养 48～72 h，取出后加入无菌甘油（按 1∶1 比例），盖紧盖子后用石蜡封口，置 4℃ 或 −20℃ 保存。此法适用于保存脆弱拟杆菌、产黑色素普雷沃菌和具核梭杆菌。

4.2·长期保存法：低温冷冻保存法（厌氧菌在低温条件下新陈代谢处于抑制状态，不繁殖也不死亡）：培养基包括脱纤维羊血、兔血或马血，20% 脱脂牛乳，7.5% 葡萄糖的马血清。将待保存菌株（培养 24～48 h）加入上述培养基中，封好瓶口，置 −70℃ 液氮或 −70℃ 低温冰箱中保存。菌种不同造成保存时间差异，最长可保存 10 年，最短可保存 2 年以上。

4.3·冷冻真空干燥法：冷冻真空干燥法的培养基（保存剂）有两种，一种是用 10%～20% 脱脂牛乳加入 0.1% 的谷氨酸钠和 0.03% 的 L-半胱氨酸，煮沸 15 min 消毒，冷却备用。另一种是用 10% 蔗糖与马血清的混合液，过滤灭菌，并置厌氧环境中预还原，分装备用。将培养 48 h 左右（处于生长静止期）的厌氧菌落或菌苔刮下，加入一定量的上述培养基，混匀分装于安瓿中，置 −20℃ 低温冰箱中迅速冻结，再放入冷冻干燥机内，抽真空 16～24 h，然后将安瓿封口，置 4℃ 环境下长期保存。

（周庭银）

结核分枝杆菌保存程序

××医院检验科微生物室作业指导书	文件编号：××-JY-CZ-XJ-×××
版本：　　　　生效日期：	共　页　第　页

1. 目的
规范菌种保存程序。

2. 范围
微生物实验室保存的标准菌株和来自临床的标本菌株。

3. 职责
微生物实验室检验人员正确执行本程序。

4. 程序
4.1 · 短期保存方法（悬浮液低温保存法）：结核分枝杆菌充分悬浮于经高压灭菌的20％丙三醇生理盐水中，保藏在－20℃。使用该方法，大部分分枝杆菌能保存1年以上。

4.2 · 长期保存方法（悬浮液超低温保存法）：10 mg结核分枝杆菌充分悬浮于冻存溶液（6 g胰蛋白胨溶于100 ml 20％丙三醇水溶液）中，保藏温度为－70℃。使用该方法，大部分分枝杆菌能保存5年以上。

参考文献
［1］中国合格评定国家认可委员会.CNAS-CL02-A005：医学实验室质量和能力认可准则在临床微生物学检验领域的应用说明.2018.

［2］周庭银,章强强.临床微生物学诊断与图解.4版.上海：上海科学技术出版社,2017.

（周庭银）

真菌菌种保存程序

××医院检验科微生物室作业指导书	文件编号：××-JY-CZ-XJ-×××
版本： 生效日期：	共 页 第 页

1. 目的
规范菌种保存程序。

2. 范围
微生物实验室保存的标准菌株和来自临床的标本菌株。

3. 职责
微生物实验室检验人员正确执行本程序。

4. 程序

4.1·冰冻保存法：冰冻保存有助于抑制真菌，尤其是抑制皮肤癣菌发生多形性变化，即变异（当其培养物变成白色蓬松绒毛状时，真菌就失去所有特征性的颜色及形态学特征，甚至会停止产生各种孢子，由此会导致菌种鉴定困难）。真菌接种在沙保弱培养基上培养8～10日或直至见到菌落将近要全面覆盖培养基时，将试管置于−20℃冰箱中保存。

4.2·石蜡油保存法：真菌接种于沙保弱琼脂上，25℃培养，酵母菌2～4日，产孢子的丝状真菌需形成成熟的孢子，不产孢子的真菌生长成健壮的菌丝为止。覆盖2 cm的无菌石蜡（矿物）油（石蜡油的灭菌一般在1 h以上，然后将自然冷却的石蜡油加入含真菌的试管中，使液面高于斜面顶部1 cm左右）。使用此方法，许多真菌可在室温下存活数年。在恢复培养时，先从石蜡油下面挑取一小块（2～3 mm³）菌落，沿试管壁边挑取边挤压过多的石蜡油（因石蜡油过多会抑制真菌生长），然后接种于沙保弱琼脂斜面上，培养数日并观察生长情况。

4.3·水保存法：将真菌接种于培养基的斜面上，待培养成熟后，将无菌蒸馏水直接注入试管中，冲洗下孢子和菌丝，再转入无菌小试管中，密封瓶口，贴好标签，存放在室温或4℃即可。利用此管保存菌株，简便易行，经济，效果好。在恢复培养时，取混悬液接种于SDA培养基中即可。大多数真菌均可用这种方法保存数年（最长12年）。

4.4·新生隐球菌质控菌株可接种至脑心浸液，分装后，4℃保存。

参考文献

［1］中国合格评定国家认可委员会.CNAS-CL02-A005：医学实验室质量和能力认可准则在临床微生物学检验领域的应用说明.2018.

［2］周庭银，章强强.临床微生物学诊断与图解.4版.上海：上海科学技术出版社，2017.

（周庭银）

附　　录

一、实验室记录表格

（一）组织管理

1. 微生物组培训记录表

20　　年

培训时间		培训地点	
培训老师		培训方式	
培训主题			
培训内容摘要			
参加培训人员签到共　　人			
改进措施			
培训后的能力评价		负责人：　　　　日期：	

2. 员工培训汇总与能力评估表

20　　年

姓　名		学历		工作年限	
专业组		职称		日　期	
年度培训汇总：					
能力评估：					
科主任签字：　　　　　日期：					

3. 新进/轮岗人员培训与能力评估表

20　　年

姓　名			性别			学历/学位		
专业组			职称			入职时间		

序号	培 训 主 题	培训时间	培训地点	培训人	考核时间	考核结果	考核时间	考核结果
1	科室简介与聘用条件							
2	实验室生物安全防护与应急事件							
3	卫生法律法规与伦理							
4	质量管理体系与实验室认可							
5	实验室工作程序与 LIS 系统							
6	专业组基本理论							
7	专业组基本操作							
8	仪器及试剂管理							
9	报告单管理及临床意义							
能力评估	负责人签名：　　　　　　　　　　日期：							
结果确认	科主任签名：　　　　　　　　　　日期：							

4. 外出会议培训记录表

20　　年

日　期	姓　名	职　称	专业组	地　点	主　要　内　容

5. 微生物组进修生、实习生考核记录表

20　　年

日　期	岗　位	考 核 内 容	考 核 结 果	操作者	考核者
	标本接种 标本号：	培养基选择、平板菌落分布			
	细菌鉴定＋ 药敏	菌落特征、氧化酶、触酶、 细菌名称、药敏试验等			
	涂片染色	抗酸染色 标本号：			
		革兰染色 标本号：			
	标本接种 标本号：	培养基选择、平板菌落 分布			
	细菌鉴定＋ 药敏	菌落特征、氧化酶、触酶、 细菌名称、药敏试验等			
	涂片染色	抗酸染色 标本号：			
		革兰染色 标本号：			
	标本接种 标本号：	培养基选择、平板菌落分布			
	细菌鉴定＋ 药敏	菌落特征、氧化酶、触酶、 细菌名称、药敏试验等			
	涂片染色	抗酸染色 标本号：			
		革兰染色 标本号：			

6. 实验室安全与防护操作考核表

考核内容 姓名／时间	1. 手卫生管理		2. 个人防护操作		3. 样本溢洒紧急处理操作		4. 操作认真与熟练程度	总评分
	操作顺序	规范程度	操作顺序	规范程度	操作顺序	规范程度		

操作规范

1. 手卫生管理：洗手时，取适量肥皂或者皂液均匀涂抹至整个手，认真揉搓双手至少 15 s，步骤如下：掌心相对揉搓→手心对手背沿指缝相互揉搓→双手交叉指缝相互揉搓→关节在另一手掌心旋转揉搓→手心握住大拇指旋转揉搓→指尖并拢在另一手掌心揉搓→彻底冲净双手；擦干；护肤。

2. 个人防护操作

（1）穿防护用品步骤：戴口罩→戴护目镜或面具→戴帽子→穿防护服→穿长筒靴或可消毒的保护性脚套→戴手套。

（2）脱防护用品步骤：摘手套→洗手或手消毒→脱防护服及鞋套→洗手或手消毒→摘帽子→摘护目镜→洗手或手消毒→摘口罩→洗手或手消毒。

3. 样本溢洒紧急处理操作：标本溢出→打开急救箱→取出消毒液、纱布等→纱布盖在溢出标本上→喷洒消毒液从外至内→75％酒精再次消毒。

4. 评分标准：总分 100 分，每错一操作步骤扣 2 分，规范程度满分 10 分，认真与熟练程度满分 14 分。

7. 临床医护人员咨询记录表

20　年　微生物组

日期	主要咨询内容	解释和说明	科室	医师	检验师	联系方式

8. 与临床医护人员沟通记录表

20　年　微生物组

日期	沟通内容	处理意见	科室	医师	检验师	联系方式

9. 参与临床查房记录表

20　　年

查房时间		科室/床号	
病人姓名：	性别：　　　　年龄：　　　　住院号：		
临床诊断			
临床查房人员			
临床查房记录			
查房后诊断			
对查房后的观点	参加查房人：　　　　　　日期：		

10. 仪器设备使用授权表

20　　年

序号	设备自编号	仪器设备名称	授权人	被 授 权 人

（二）环境与安全管理

11. 微生物室温度与湿度记录表

20　年　月

日期	监测时间	接种室		仪器室		无菌室		鉴定室		记录者
		温度 15～28℃	湿度 30%～80%	温度 18%～25℃	湿度 30%～80%	温度 15～28℃	湿度 20%～80%	温度 15～30℃	湿度 20%～70%	

12. 实验室紫外线消毒记录表

20　年　月　　微生物组

日期	无菌室		接种室		鉴定室		仪器室		半污染区		抗酸染房		记录者
	照射 1 h	累计照射	照射 1 h	累计照射	照射 1 h	累计照射	照射 1 h	累计照射	照射 1 h	累计照射	照射 1 h	累计照射	

注：本实验室每日 13:00～14:00 开启紫外灯。紫外灯累计使用时间为 857 h,到期及时更换

13. 日 常 卫 生 和 安 全 检 查 记 录 表

20　　年　　月　微生物组

日期	清洁					确认已关闭	关闭	值班者
	电脑	仪器	桌面	地面	垃圾桶	灭火器、烘片机高压锅、显微镜生物安全柜	灯、窗、门禁	

　　___月___日已完成设备保养(5台检验相关仪器,3台离心机,8台培养箱,生物安全柜,高压锅,显微镜,冰箱,电子天平)。保养者签名(　　)

14. 每 月 安 全 检 查 记 录 表

20　　年　微生物组

检查日期	防护用品是否齐全、足够存量	急救物品有效期品种	灭火器有效期放置位置	设备电路是否老化接线板位置	化学品专柜存放数量	标本和菌株是否双人双锁、保存销毁记录	检查者

15. 压力蒸汽灭菌化学监测记录表

包外指示条	包内指示卡

16. 生物标本、培养物保存及医废销毁记录表

20　年　月　微生物组

保存日期	涂片类标本（个）	培养类标本（个）	血标本（个）	阳性平板（块）	保存者	销毁日期	感染性医废（袋）	损伤性医废（盒）	销毁者

注：涂片和培养类标本、血标本、阳性平板当日集中保存 7 日，期满移交工勤高压销毁

17. 菌种保存与销毁记录表

20　　年　　微生物组

保存日期	菌种名称	菌种编号	菌种来源	传代次数	保存者		使用日期	使用者	销毁日期	销毁者
					签名1	签名2				

注：菌种及培养物以高压灭菌方式销毁

18. 标准菌株传代和保存记录表

20　　年　　微生物组

传代日期	标准菌株名称	菌株来源	菌株批号	传代次数	保管员	销毁日期	销毁员

19.高致病性(或疑似高致病)微生物标本、培养物交接记录表

专业组:微生物组

日期	标本号	高致病微生物名称	标本、培养物数量	移交人	移交地点	销毁时间	销毁人

(三) 质量管理

20.差错记录表

20 年 微生物组

日期	差错者	差错内容	原因分析	解决措施	发现者

21. 质量监督记录表

20　年　月　微生物组　质量监督者：

序号	检 查 项 目	检 查 结 果	检查说明
1	工作量		
2	室内质控		
3	室间质评		
4	试剂验证		
5	试剂出入库		
6	设备故障		
7	设备维护与校准		
8	人员培训与考核评估		
9	采样到接收		
10	TAT 符合率		
11	报告单差错		
12	检验差错		
13	安全管理		
14	临床沟通		
15	服务改进		
16	医患投诉		
17	尿培污染率		
18	血培污染率		

22. 延迟报告登记表

20　　年

通知时间	延迟报告标本编号	延迟报告项目	延迟原因	拟报告时间	报告者	接收者	备注

23. 冰箱温度失控处理记录表

20　　年

序号	失控冰箱	设定温度℃	报警温度℃	报警时间	恢复时间	处 理 措 施

24. 不合格标本处理记录表

20　　年　　微生物组

日期	条形码	姓名	ID号	病区床号	拒收原因及处理方法	通知者	接收者	接收时间

表格：检验前操作程序(标本拒收规程序)——CZH - SOP - WSW - 206/01 - 0

25. 血培养污染统计表

20　　年

日 期	标本号	姓　名	科室-床号	报告结果	备　注

26. 尿培养污染统计表

20　　年

日　期	标本号	姓　名	科室-床号	报告结果	处理意见	检验者

27. 报告结果修正记录表

20 年 微生物组

日期	修正者	标本号	标本类型	错 误 结 果	修正结果	审核者

（四）质量验收和室内质量控制

28. 每日生化反应试验质控记录表

20 年 月

日期	凝固酶		过氧化氢酶		氧化酶		吲 哚		检验者	审核者
	金葡菌 ATCC 25923	表皮葡萄球菌（质控菌株）	金葡菌 ATCC 25923	粪肠球菌 ATCC 29212	铜绿假单胞菌 ATCC 27853	大肠埃希菌 ATCC 25922	大肠埃希菌 ATCC 25922	肺炎克雷伯菌（质控菌株）		

29. 每周生化反应试验质控记录表

20　　年

日期	β–内酰胺酶		杆菌肽＞10 mm		Optochin＞14 mm		XV	X	V	XV	X	V	检验者	审核者
	金黄色葡萄球菌ATCC 29213	金黄色葡萄球菌ATCC 25923	化脓链球菌质控株	粪肠球菌质控株	肺炎链球菌质控株	粪肠球菌质控株	流感嗜血杆菌临床标本			副流感嗜血杆菌临床标本				

30. 染色液质控记录表

20　　年

月　份	质控日期	质控片批号	革兰染色质控结果	检验者签名	抗酸染色质控结果	检验者签名

表格：质量管理(室内质控管理程序)——CZH - SOP - WSW - 133/08 - 0

31. 诊断血清质控记录表

20　年

日期	抗血清	批号	阳性对照			阴性对照	检验者
			福氏志贺菌（质控菌）	伤寒沙门菌（质控菌）	致病性大肠杆菌（质控菌）	大肠杆菌ATCC25922	

表格：质量管理（室内质控管理程序）——CZH－SOP－WSW－133/09－0

32. 每日抗酸染色质控记录表

20　年　月

日期	阳性对照快速生长分枝杆菌(质控菌)	阴性对照大肠埃希菌 ATCC25922	操作者	审核者

33. 每周药敏质控（仪器法）记录表

20　年

日期	药敏卡	批　号	ATCC25922	ATCC27853	ATCC35218	ATCC29212	ATCC29213	操作者	审核者

34. 每周药敏质控（K－B法）——大肠埃希菌 ATCC 25922

20　年

抗生素 日期	1 AK 19-26	2 CN 19-26	5 AMP 15-22	6 SAM 19-24	9 KZ 21-27	11 CXM 20-26	12 CTX 29-35	13 CAZ 25-32	17 IPM 26-32	20 CIP 30-40	29 SXT 23-29	34 SCF 28-34	35 TZP 24-30	36 FEP 31-37	33 FOX 23-29	40 MEM 28-35	43 FOT 22-30	49 MH 19-25	TGC 20-27	PB 13-19	操作者、复核者

35. 每周药敏质控（K－B法）——金黄色葡萄球菌 ATCC 25923

20　年

抗生素 日期	3 P 26-37	22 E 22-30	28 DA 24-30	29 SXT 24-32	33 FOX 23-29	43 FOT 25-33	49 MH 25-30	操作者、复核者

36. 每周药敏质控（K−B法）——铜绿假单胞菌 ATCC 27853

20　　　年

抗生素 日期	1 AK 18−26	2 CN 17−23	7 PRL 25−33	13 CAZ 22−29	14 CFP 23−29	16 ATM 23−29	17 IPM 20−28	20 CIP 25−33	34 SCF 23−29	35 TZP 25−33	36 FEP 25−31	40 MEM 27−33	43 FOT	PB 14−18	操作者、 复核者

37. 每周药敏质控（K−B法）——粪肠球菌 ATCC 29212

20　　　年

日　期	5 AMP	43 FOT	操作者、 复核者

38. 每周药敏质控（K－B法）——大肠埃希菌 ATCC 35218

20　　年

日期 \ 抗生素	5 AMP 6 mm	6 SAM 13～19 mm	7 PRL 12～18 mm	35 TZP 24～30 mm	操作者、复核者

39. 新批号及每货次培养基质量验证记录表

20　　年

日期	培养基	批号	外观	pH	无菌试验	生长试验/生长抑制试验/生化反应														检验者
						化脓性链球菌	肺炎链球菌	金黄色葡萄球菌	大肠埃希菌	粪肠球菌	流感嗜血杆菌	脑膜炎奈瑟菌	白念珠菌	光滑念珠菌	伤寒沙门菌	福氏志贺菌	普通变形杆菌	鼠伤寒沙门菌	肺炎克雷伯菌	

注：1. 菌株来源：金黄色葡萄球菌 ATCC25923、大肠埃希菌 ATCC25922、粪肠球菌 ATCC29212 来源于上海临检中心，其他菌株均来自质控菌株或已知菌株。
　　2. 保存厂家的合格证明，随机油取琼脂平板进行无菌试验及生长试验，购买各种培养基质控要求见附录
　　3. 表格摘自《质量管理——室内质量控制管理程序》编号：CZH－SOP－WSW－133

40. 自 配 试 剂 、培 养 基 质 量 验 证 记 录 表

20　　年

日期	名称	配制量	pH	无菌试验	ATCC 25923	ATCC 29212	ATCC 27853	ATCC 25922	肺炎克雷伯菌质控菌株	配制者

41. 微 生 物 分 析 仪 鉴 定 卡 质 量 验 证 记 录 表

20　　年

日期	仪器	鉴定卡	批　　号	质控菌株	鉴定值	检验者	审核者

42. 新批号及每货次特殊纸片质量验证记录表

20　　年

日期	纸片名称	批号	β-内酰胺酶		杆菌肽		奥普托欣		因　子		检验者
			金葡菌ATCC29213	金葡菌ATCC25923	化脓链球菌（质控菌株）	粪肠球菌ATCC29212	肺炎链球菌（质控菌株）	粪肠球菌ATCC29212	流感嗜血杆菌（临床菌株）	副流感嗜血杆菌（临床菌株）	

43. 新批号及每货次染色液质量验证记录表

20　　年

日期	染液名称	批　号	革兰染色液		抗酸染色液		检验者
			金葡菌ATCC25923	大肠埃希菌ATCC25922	快速生长分枝杆菌（质控菌株）	大肠埃希菌ATCC25922	

（五）设备管理

44. 生物安全柜日常使用及维修记录表

20　年　月

日期	使用时间	75%酒精擦拭台面	紫外消毒1 h	使用者	故障及维修

45. 高压灭菌锅使用及维修记录表

20　年　　　　　　型号：松下 MLS‐3781L　　　存放地点：微生物室

日期	灭菌物品	开机时间	使用情况		关机时间	清洗内胆	故障维修	操作者
			温度/时间 (121℃/20 min)	压力 (0.15 Mpa)				

表格：生物检验仪器标准操作规程(LMQ.C压力蒸汽灭菌器标准操作规程)——CZH‐SOP‐WSW‐313/01‐0

46. 冲 眼 器 维 护 记 录 表

20　年

日期	每周清洁	出水情况	故障及维修	操作者

注：每周清洁冲眼器的水槽，并观察出水情况。若速度很慢或几乎滴不出时，必须维修，做好记录

47. 离 心 机 使 用、保 养 及 维 修 记 录 表

20　年　月

日期	Eppendorf(冷冻)		TDL80 - 2C(普通)		TXD3(细胞)		清洁保养	故障维修	操作者
	使用时间	运转情况	使用时间	运转情况	使用时间	运转情况			

48. 显微镜使用、保养及维修记录表

20　年　月

日期	1号(摄像)		2号(普通)		3号(普通)		4号(荧光)		故障维修	操作者
	使用时间	洁镜	使用时间	洁镜	使用时间	洁镜	使用时间	洁镜		

49. 低温冰箱温度、使用保养记录表

20　年　月

日期	温度(℃)	箱体清洗	内壁除霜	存放物品	故障及维修	记录者

50. 加热器温度记录表

20　年　微生物组

日期	检测项目	温度范围	观察温度值	操作者

51. 红外灭菌器使用、保养及维修记录表

20　年　月　　如使用状态正常,用"√"表示。

日期	接种岗位		鉴定岗位		清洁保养	故障及维修	记录者
	使用时间	状态正常	使用时间	状态正常			

52. 电子天平使用、保养及维修记录表

20　年　月

日期	使用时间	使用情况	清洁保养	故障及维修	使用者

53. 冰箱、孵育箱温度失控处理记录表

20　年　月

日期	失控冰箱/孵育箱	设定温度（℃）	报警温度（℃）	报警时间	恢复时间	处理措施

54. 烘片机使用、保养及维修记录表

20　年　微生物组

日　期	使用时间	使用情况	清洁保养	故障及维修	使用者

（六）危急值和耐药菌管理

55. 抗酸染色涂片抽查记录表

20　年　微生物组

日期	编号	姓名	住院号	科室/床号	标本种类	初检结果	初检者	复检结果	复检者

注：至少抽查复检当日 10％涂片

56. 血培养危急值报告记录表

20　年　　微生物组

日期	标本号	姓名	采样时间	需氧/厌氧	住院号	病区床号	结果	报告时间	报告者	接收者	菌名

注：血培养危急值报告范围包括：血培养涂片阳性、涂片阴性但培养阳性的结果

57. 传染病报告登记表

20　年　　微生物组

日期	标本号	姓名	病人号	病区/床号	标本类型	报告结果	报告时间	报告者	接收者	防保科

58. 临床耐药菌复核记录表

20　年　　微生物组

日期	标本号	姓名	住院号	科室/床号	采样日期	标本类型	细菌	初检结果	初检者	复检结果	复检者

注：① 需复核耐药菌：VRE、PRSP、CRE，万古霉素、利奈唑胺、替加环素 I 或 R 的革兰阳性球菌，青霉素耐药的链球菌。② 复核信息包括菌株复核结果、药敏复核结果（KB 直径、MIC 值）

59. 少见菌、疑难菌鉴定记录表

日期编号标本	姓名科室床号	临床病史疗效预后	涂片染色镜下特征	24 h\48 h\72 h 菌落生长特性 氧化酶\触酶等	仪器鉴定（可信度）	生化试验鉴别点	鉴定结果临床意义	检验者

（七）实验室管理

60. 报告单补发记录

科室： 日期： 表格编号：

补发时间	补发报告单原始信息	补发原因	接收人签字	补发人签字

61. 标本接种后和阳性培养物管理记录表

科室： 日期： 表格编号：
冰箱型号：

日期	标本接种后			阳性培养物		保存期（天）	处理日期	处理人
	编号	标本数	留取人	标本数	留取人			

注：标本留取与处理必须按照生物安全要求处置

62. 不合格标本处理记录表

科室：　　　　　　　　　　　　日期：　　　　　　　　　　　表格编号：

日期	条形码	姓名	住院号	病区/床号	拒收原因及处理方法	记录者	接收者	时间

表格：检验前操作程序（标本拒收规程序）——CZH - SOP - WSW - 206/01 - 0

63. 传染病报告登记表

科室：　　　　　　　　　　　　日期：　　　　　　　　　　　表格编号：

日期	标本号	姓名	病人号	病区/床号	标本类型	报告结果	报告时间	报告者	接收者	防保科

表格：检验后操作程序——CZH - SOP - WSW - 804

64. 检 验 报 告 修 改 申 请 记 录 表

科室：　　　　　　　　　　　　　　　日期：　　　　　　　　　　表格编号：

病人姓名	科室	床号	住院号/门诊号	原报告日期	修改日期	项目	修改原因及改动内容	申请人	组长签字	科主任签字

65. 菌 种 保 存 与 销 毁 记 录 表

科室：　　　　　　　　　　　　　　　日期：　　　　　　　　　　表格编号：

入库时间	编号	来源	菌名	传代次数	保存者		销毁日期	销毁原因	移交人	移交地点	接受/销毁者	销毁时间	销毁方法
					签名1	签名2							

表格：检验后操作程序（菌种保存程序）——CZH‐SOP‐WSW‐809/01‐1

66. 日常卫生和安全工作督查记录表

科室：　　　　　　　　　　日期：　　　　　　　　　表格编号：

日期	清　洁					关　闭	督查者	备　注
	电脑	仪器	台面	地面	垃圾桶	门、窗、水、电、煤、空调		

　　注：日常以 1 000 mg/L 有效氯清洁，当发生传染性的病原物质污染台面时应予 2 000 mg/L 有效氯喷洒。表格：安全管理（消毒灭菌管理程序）——CZH - SOP - WSW - 168/02 - 0

67. 实验室紫外线消毒记录表

科室：　　　　　　　　　　日期：　　　　　　　　　表格编号：

日期	照射地点、时间、累积时间										操作者
	无菌室		接种室		操作室		仪器室		半污染区		
	照射≥30′	累计时间	照射≥30′	累计时间	照射≥30′	累计时间	照射≥30′	累计时间	照射≥30′	累计时间	

　　注：紫外灯累计时间共 857 h。表格：安全管理（消毒灭菌管理程序）——CZH - SOP - WSW - 168/01 - 1

68. 外来人员登记表

科室：　　　　　　　　　　　日期：　　　　　　　　　　表格编号：

日　期	姓　名	单　位	时　间	事　由	离开时间

69. 延迟报告登记表

科室：　　　　　　　　　　　日期：　　　　　　　　　　表格编号：

电话通知日期	时间	延迟报告项目	延迟原因	拟报告时间	报告者	接收者及电话	备注

70. 医务人员职业性疾病、伤害和不利事件报告

科室：　　　　　　　　日期：　　　　　　　　表格编号：

时　间		地　点	
相关人员			
事故详细情况			
预防建议和措施			

负责人：　　　　　日期：

71. 转检标本核收登记表

科室：　　　　　　　　日期：　　　　　　　　表格编号：

日期	时间	姓名	科室	标本类型	检验项目	标本总数	送检者	接收者

（周庭银）

二、现场评审不符合项举例

序号	条款号	不 符 合 内 容
1	4.1.1.4 e)	检验科 2017 年生物安全演练有 25 人参与,未能达到全员参加;生物安全培训有 30 人参加(总部在职员工 41 人)
2	CL02 4.3 c)	查见微生物室有三本 CLSI M100 的版本(M100 - S26、M100 - S27、M100 - S28),且均未受控
3	5.1.5	未能提供 2017 年微生物专业技术培训计划
4	5.1.5	查见微生物室 2018 年专业培训未涵盖质量保证等内容
5	5.3.1.1	东院及西院微生物检验室在进行真菌培养时仅采用 35℃培养箱而没有采用 25℃培养箱
6	5.3.1.1	微生物室开展无菌体液(如穿刺液)显微镜检查未配备细胞离心机
7	5.3.1.4	BD 的 FX 血培养仪(编号)的温度监控瓶未启用(有瓶在仪器中)
8	5.3.1.4(a)	微生物室? 血培养仪、麦氏浊度仪不同年度的校准报告内的数据均为相同
9	5.3.1.4(c)	微生物室 FX200 仪器内无温度监控瓶
10	5.3.1.4(c)	微生物室未能提供 CO_2 浓度、游标卡尺、移液器(新)的校准报告
11	5.3.1.4(c)	微生物室 FX200 仪器内温度监控瓶、定量移液器(VITEK2 Compact 鉴定仪药敏试验用)未校准
12	5.3.1.4(d)	微生物室二氧化碳培养箱(WSW/Z - 07)2018 年 5 月 4 日 11:00 时 CO_2 浓度为 11.4%,超过实验室 10% 的规定
13	5.3.1.4(d)	微生物室未能提供二氧化碳培养箱(WSW/Z - 07)的温度记录
14	CL02 5.3.1.4 e)	微生物室二氧化碳培养箱(YZXJYK - 285)CO_2 浓度的设置为 5%,而 2018 年 5 月 25 日的校准报告 CO_2 浓度偏差 - 0.7%,而该校准因子未被采用
15	CL02 5.3.1.4 e)	未进行二氧化碳培养箱内 CO_2 浓度的校准;霉菌培养箱的校准偏差为:- 1.8 度,未引入校准因子
16	CL02 5.3.2.1	WSW - SOP - 519《酵母样真菌药敏标准操作规程》中质量控制部分内容不全(缺标准菌株的质控范围)
17	5.3.2.3	未能提供培养基的验收 SOP,血平板做大肠埃希菌
18	5.3.2.3	培养基质检记录中麦康凯的细菌生长试验只做大肠埃希菌,与 SOP(需做大肠、金葡)的规定不符

（续表）

序号	条款号	不 符 合 内 容
19	5.3.2.3(a)	药敏卡无首次质控记录,换批号无质控验证;附件1～5：5.6.1每日做质控之前先做了部分患者标本,且有失控记录,未见分析报告
20	5.3.2.3(e)	沙门菌抗血清试验未做质控
21	5.3.2.3(f)	麦康凯培养基(MAP180116R)2018年2月26日性能验证仅做大肠埃希菌和鲍曼不动杆菌的验证
22	5.3.2.3(f)	外购的血平板、中国蓝、SS、TCBS培养基,实验室未提供其无菌试验、生长试验记录
23	5.3.2.3(f)	未能提供微生物室2017年12月11日接收的需氧微生物培养基(批号：186662)的性能验证记录
24	CL02 5.3.2.4	冰箱内储存的自制培养基(如中国蓝培养基)没有明确标识培养基名称、配制时间和使用的有效期
25	5.4.3e)	标本(67051611)LIS申请单上的临床诊断未说明感染类型(颈椎病)
26	5.4.4.3 c)	成人血培养未能满足每人二套的采血量(2瓶需氧、1瓶厌氧)
27	5.4.4.3 g)	未能提供样品(如分院的样品)延时运送时的程序文件及保存方法
28	5.4.5 a)	在WSW-SOP1-014《标本拒收标准》中,对脑脊液、尿液培养等所有标本未规定送检时限
29	5.4.6 e)	2010年1月11日标本号条码310021812400(标本号X40)的痰培养,痰涂片进行标本质量评价的涂片结果没有记录
30	5.4.6 e)	未能提供样品质量评估的反馈结果的记录
31	CL02 5.5.1.1	用于细菌和真菌培养的培养基(如血平板、麦康凯平板、沙堡弱平板和念珠菌显色平板)混放在二氧化碳孵箱中：且真菌培养只采用了35℃培养温度
32	5.5.1.1(b)	微生物室未开展厌氧菌检验且未能提供外送检验的合同
33	5.5.1.1(b)	未能提供深部伤口感染的厌氧菌检验程序
34	5.5.1.1(f)	2018年9月21日查见19-508样本做链球菌药敏试验时未使用血M-H平板(用普通血平板代替),与WSW-SOP-601《细菌药敏标准操作规程》不符
35	5.5.1.2	未能提供微生物质谱鉴定仪与VITEK 2 Compact鉴定仪的鉴定比对记录
36	CL02 5.6.2.1	现场检验人员药敏试验从开始贴纸片到放入孵箱时间(10:00～11:40)超过ХХ-WS-17《抗微生物药敏试验纸片扩散法操作规程》中6.6规定的15 min；现场检验人员未对痰标本做涂片检查,直接接种培养基
37	CL02 5.6.2.1	微生物室技术人员未按ХХ-WSW-SOP-101《血培养检测操作程序》进行血培养阳性标本的初步药敏试验
38	5.6.2.1(c)	微生物室的抗酸染色质控频率未能满足实验当日质控的要求

（续表）

序号	条款号	不 符 合 内 容
39	5.6.2.1(c)	结核涂片的染色液质控为每周质控,与每工作日质控不符
40	5.6.3.1	2017年第一次室间质评药敏90分未做分析,无室间比对的计划
41	5.6.3.1	霍乱弧菌培养+鉴定项目近一年未能满足两次的室间比对,仅完成一次与本市中心医院的比对(副溶血性弧菌2018.04.27)
42	CL02 5.6.4	微生物药敏试验采用了全自动细菌鉴定仪和K-B法药敏两种方法,缺两种方法的比对实验
43	5.6.4	微生物室人员比对的程序(WSW-SOP-106人员培训和考核)中未规定多个人员进行的手工检验项目比对的判断标准(如抑菌圈的测量的比对标准等)
44	5.8.2 c)	检验科在程序文件ＸＸ-PF-37《急诊检验程序》的"检验项目危机值表"中明确指出血培养阳性应即时汇报。但是夜间微生物标本由生化值班人员完成,而值班人员只完成标本接种和上机,对血培养仪报阳的标本没有做任何处理
45	5.9.1	微生物室血培养危急值报告(LIS)中缺失接收者的记录
46	5.9.1 b)	作业指导书(检验后操作程序-危急值报告程序YZXJYK-GL-SOP16/02)未对血、脑脊液标本的危急值的报告做具体的时间限定
47	5.9.1 b)	住院号5020289的血培养的一级报告记录为8月1日,其最终报告为8月2日,其实际与操作不符

注:除了注明CL02外,其余未注明的条款号均是CL02-A005的条款号

（葛平　吴文娟　周庭银）